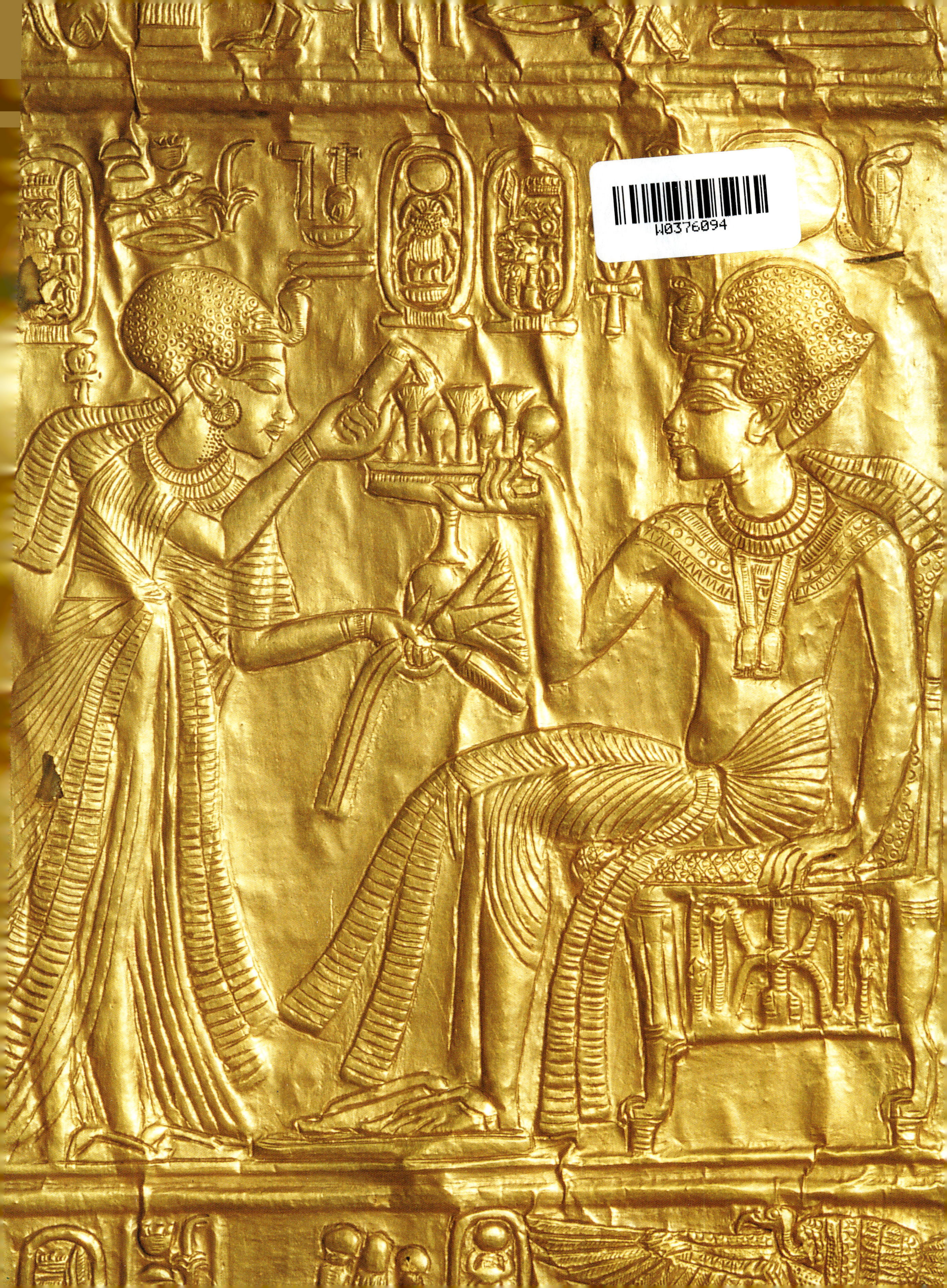

Die Schätze der Pharaonen

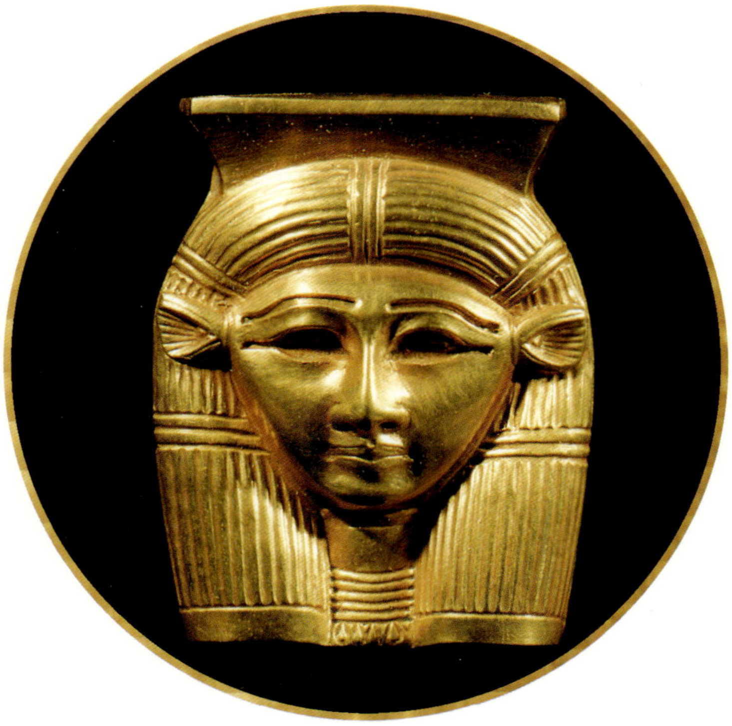

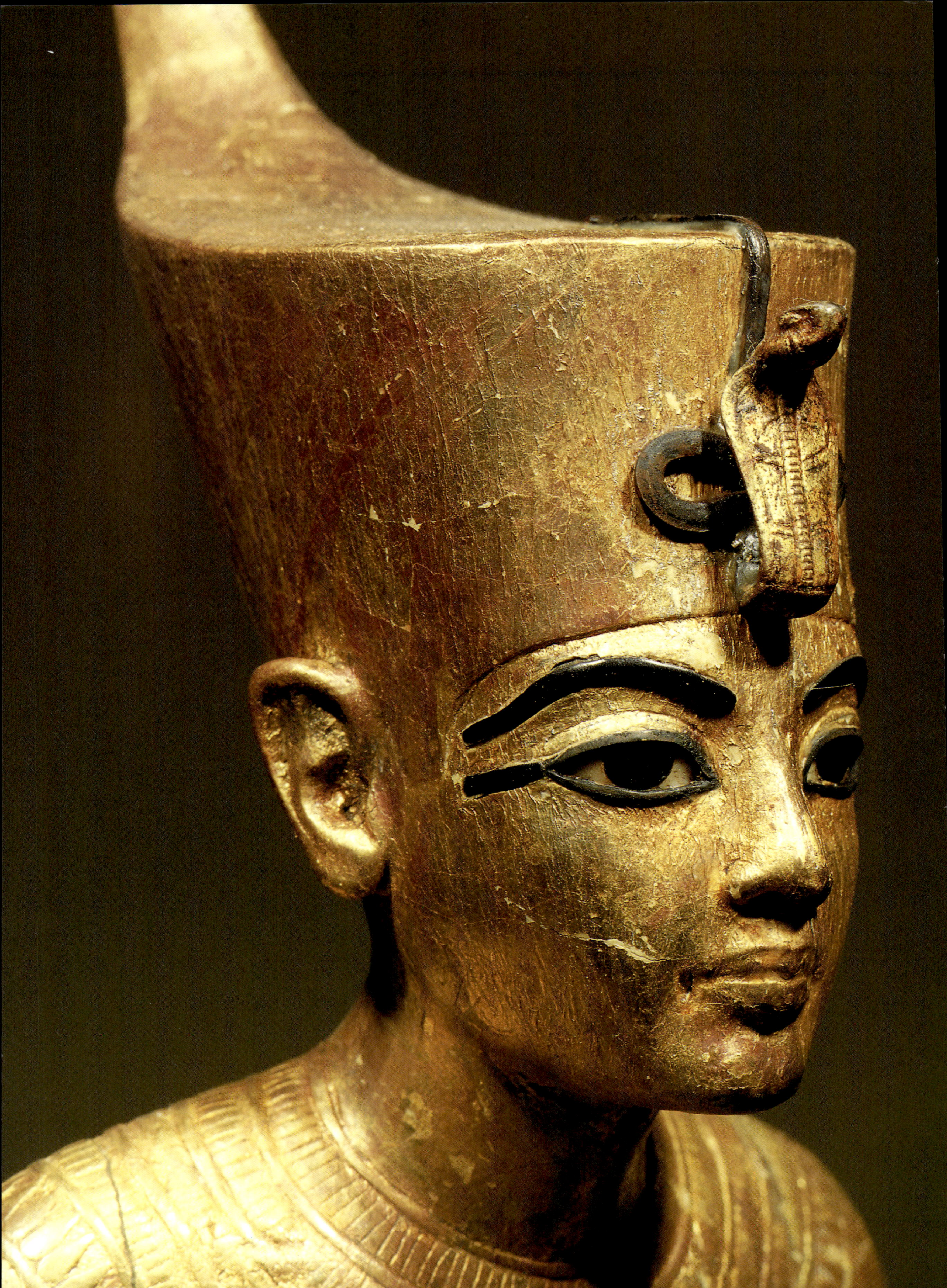

Hans Wolfgang Müller • Eberhard Thiem

Die Schätze der Pharaonen

BATTENBERG

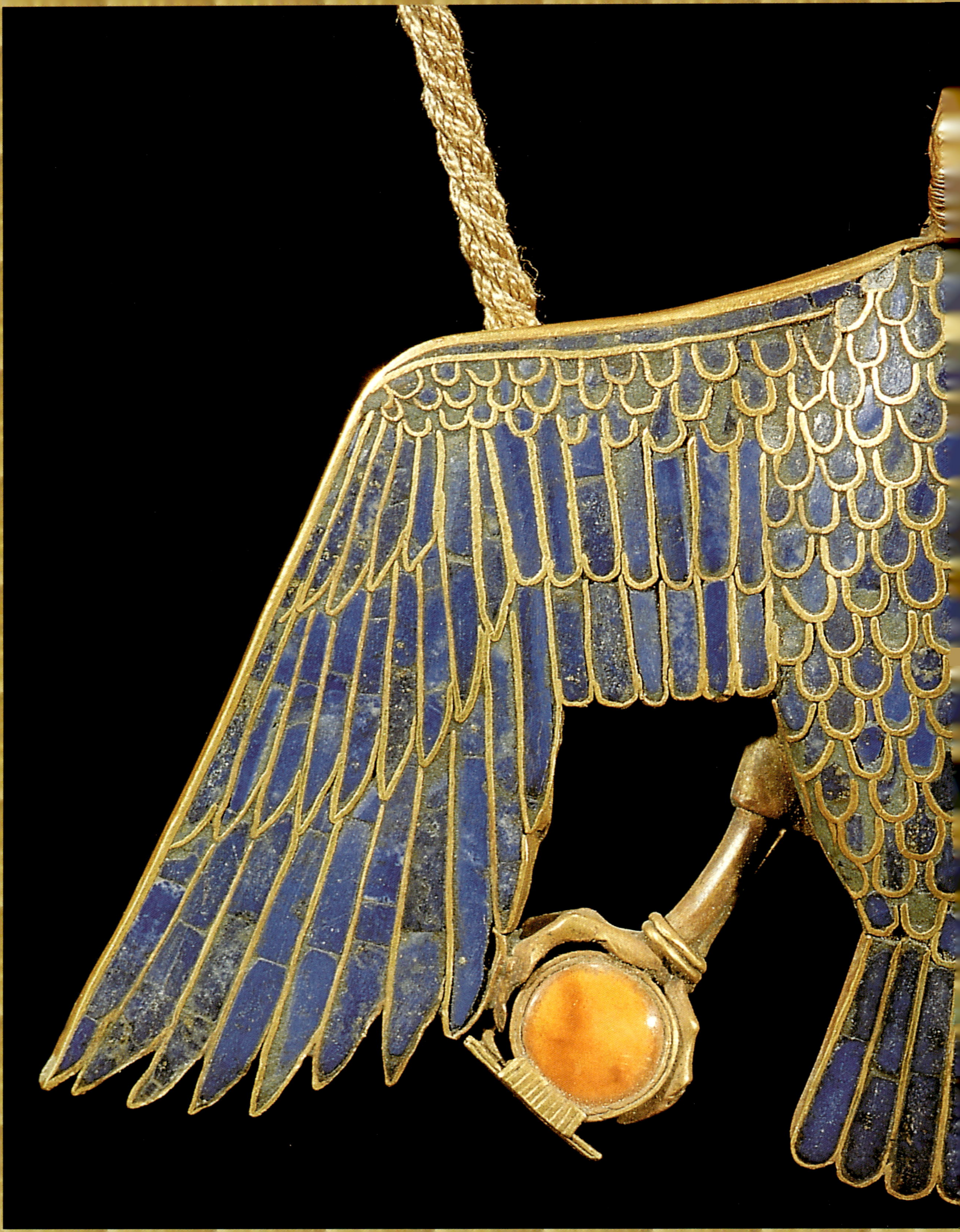

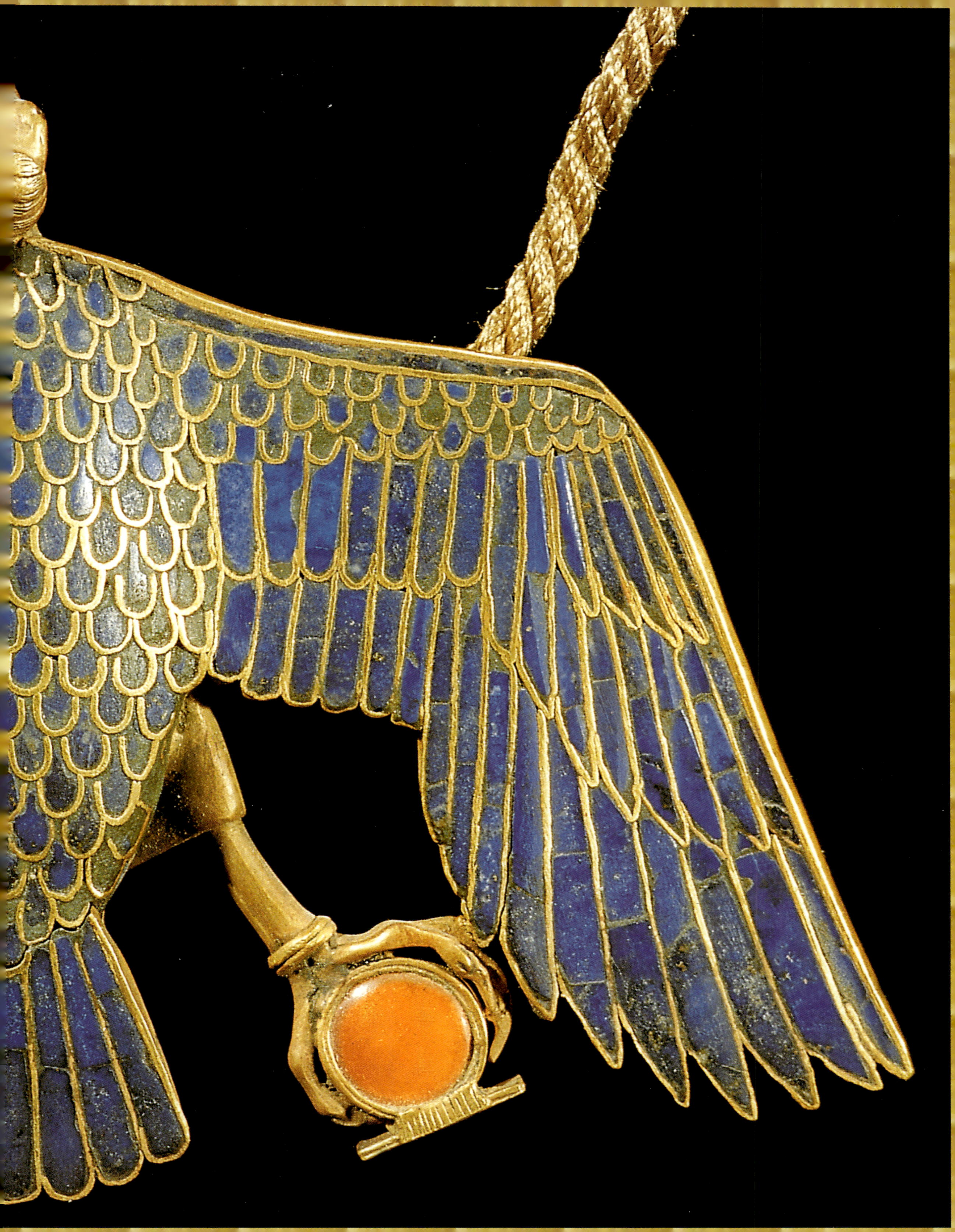

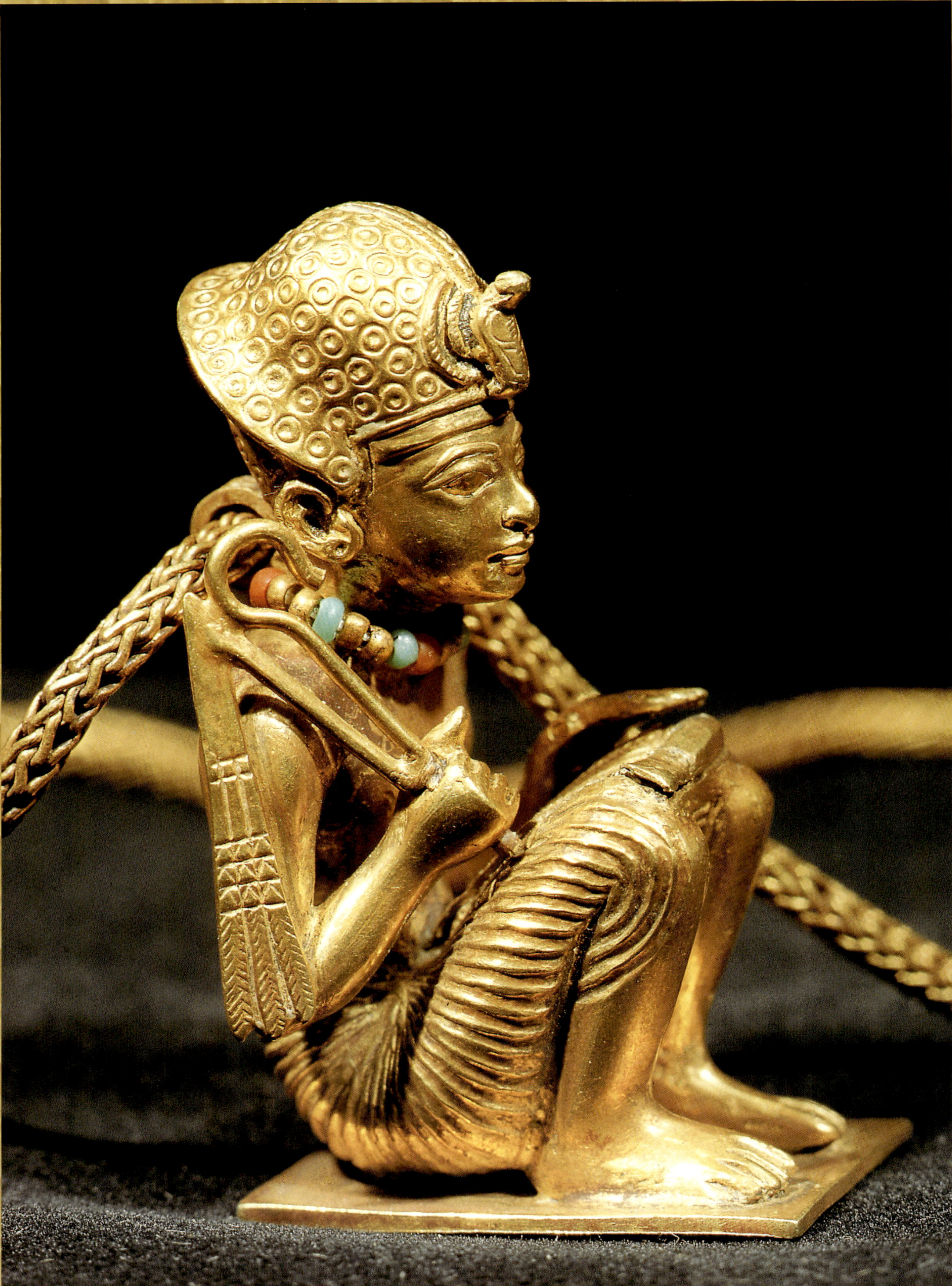

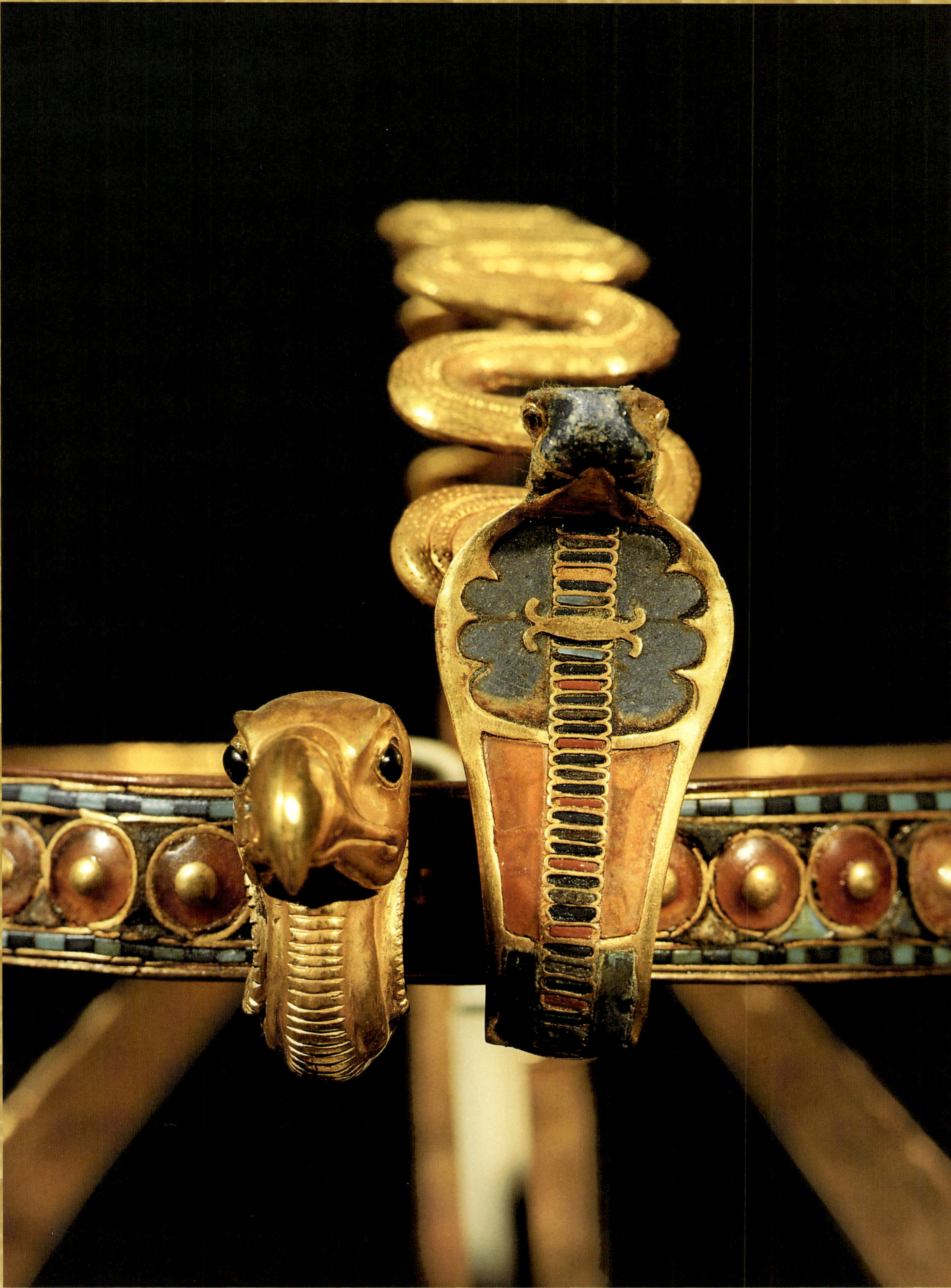

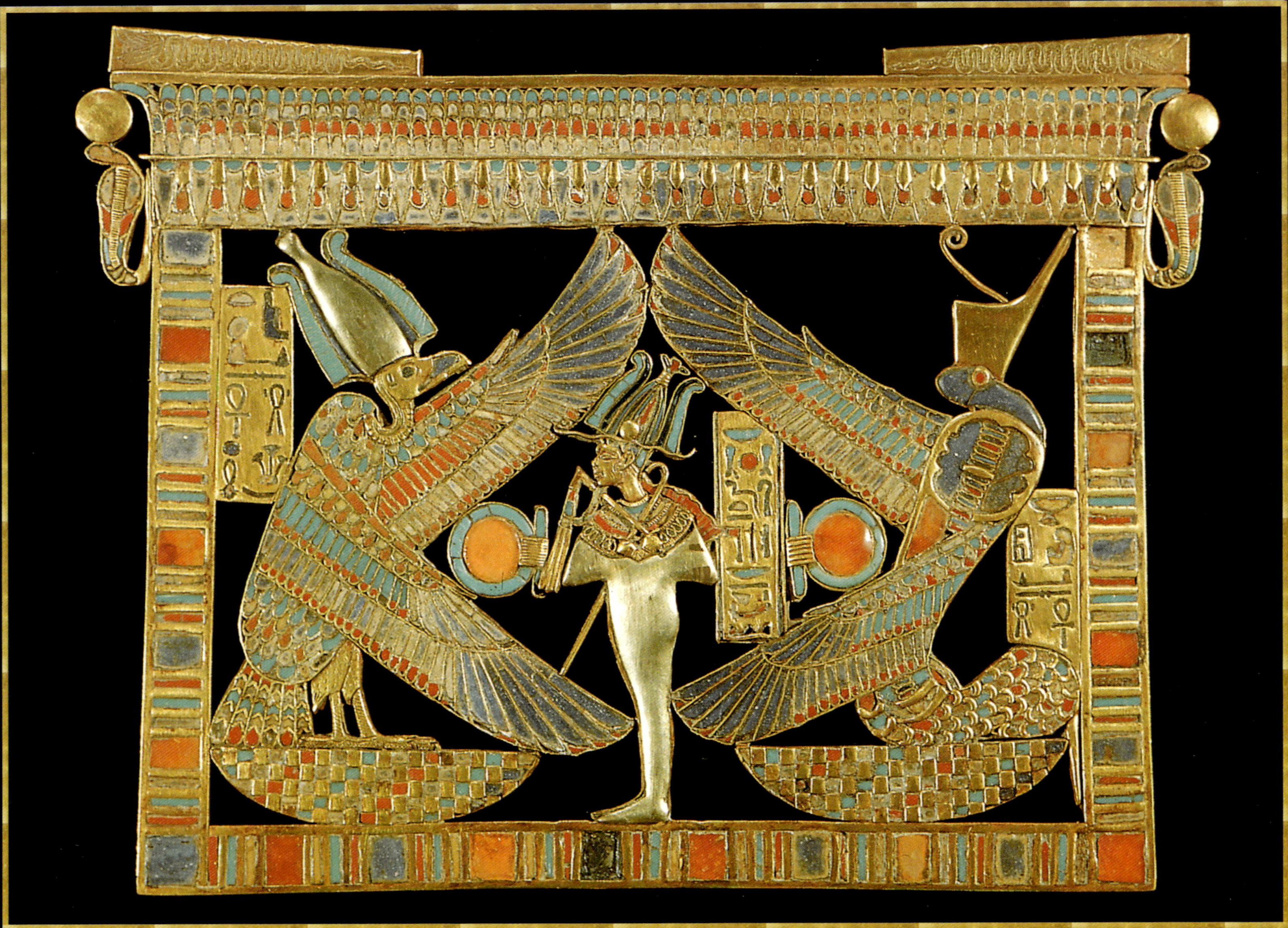
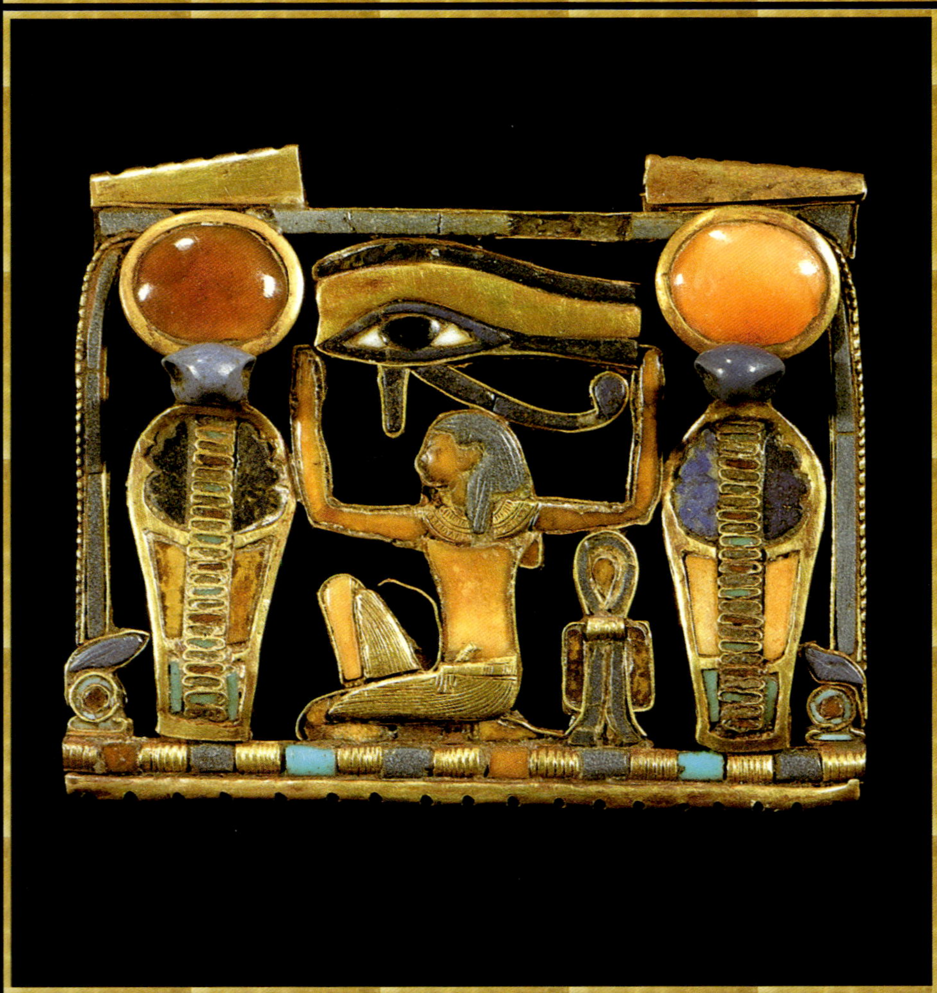
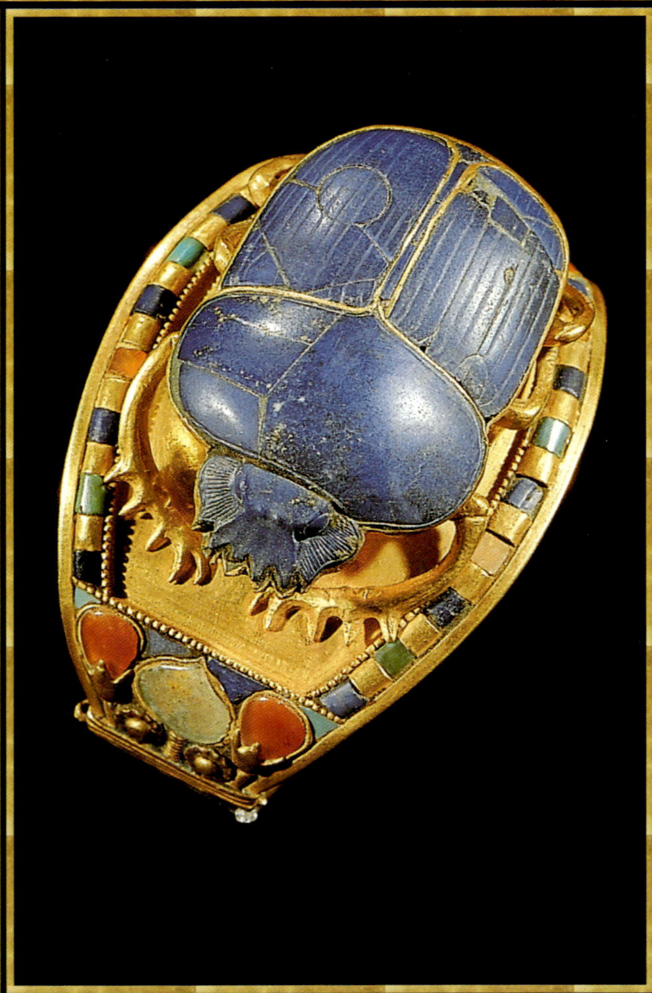

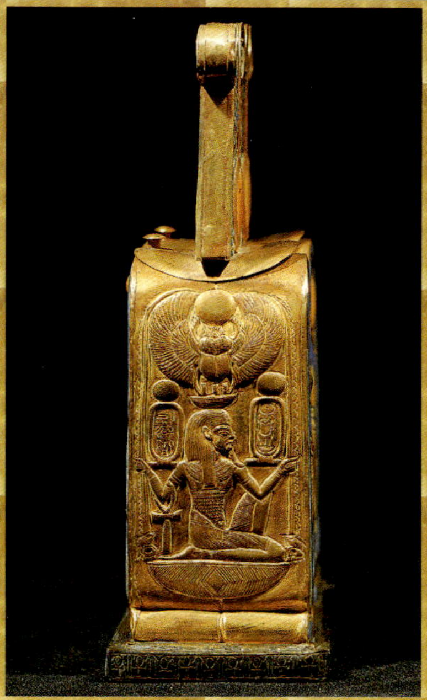
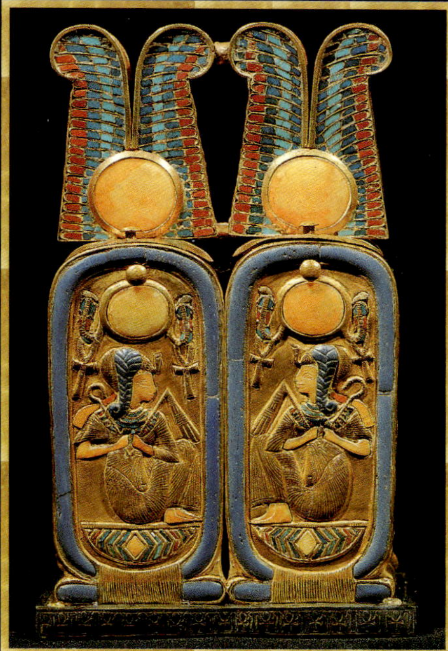
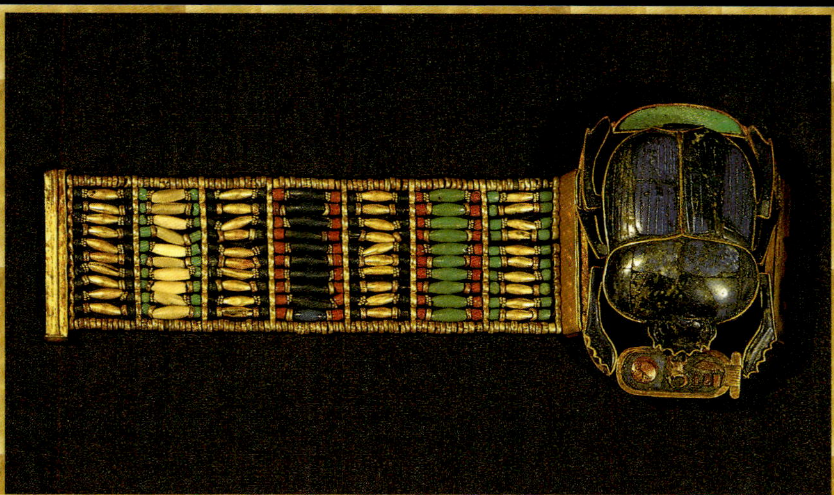
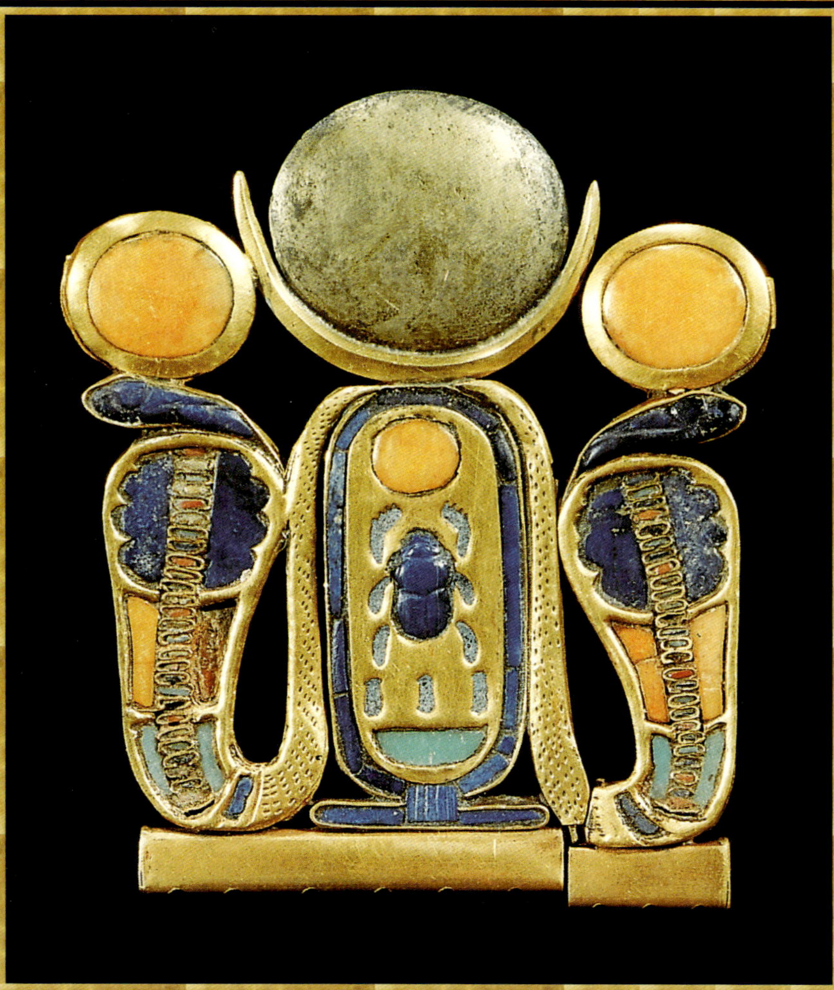
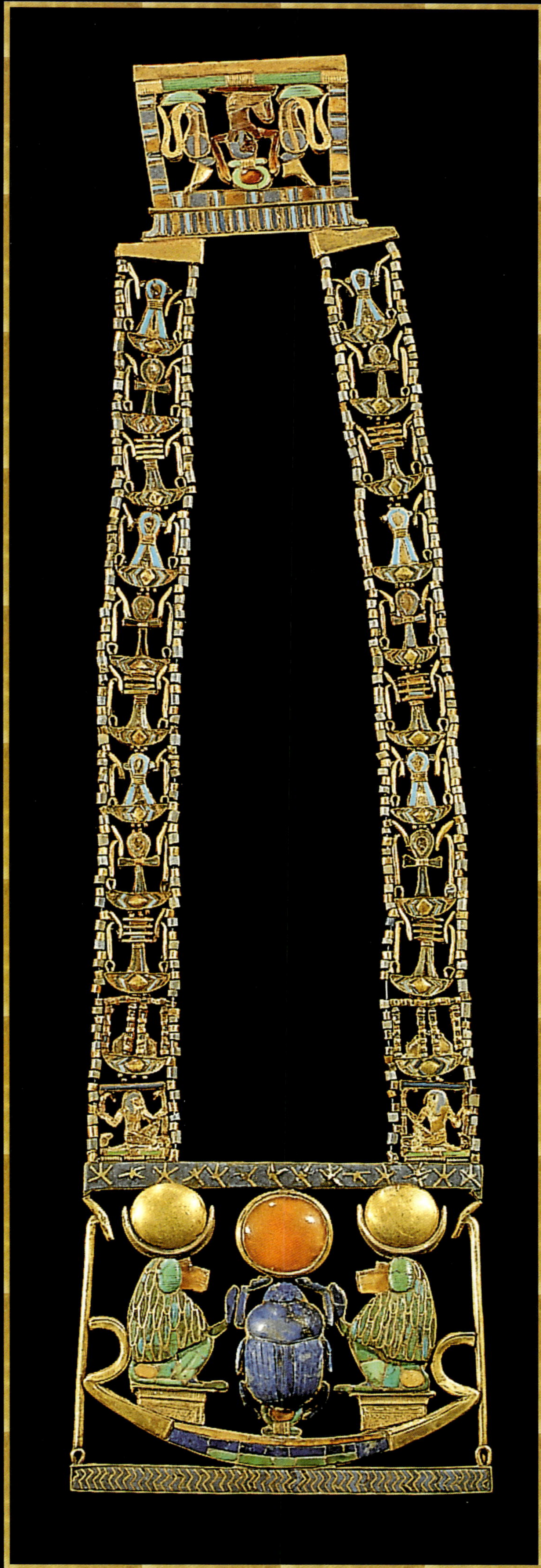

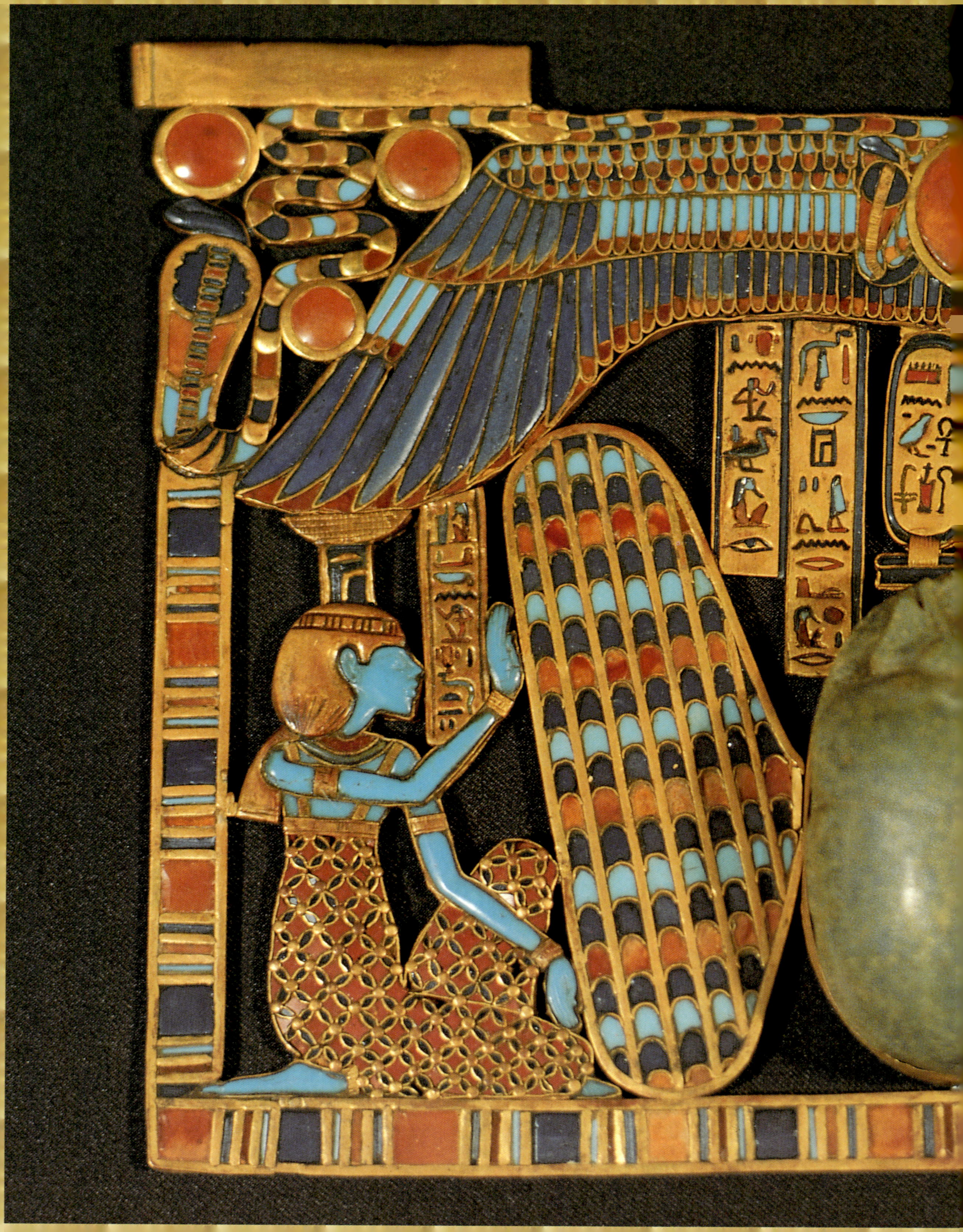

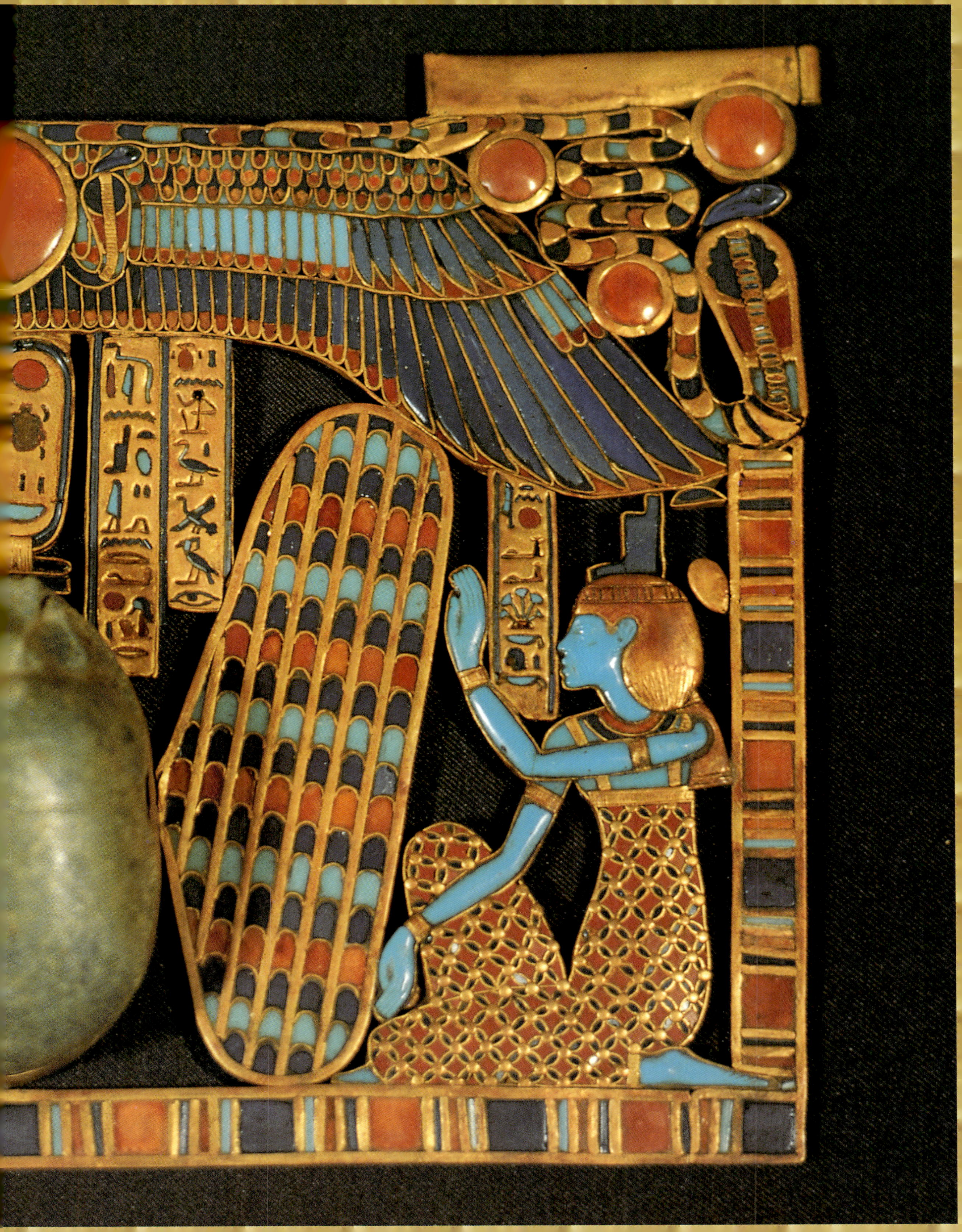

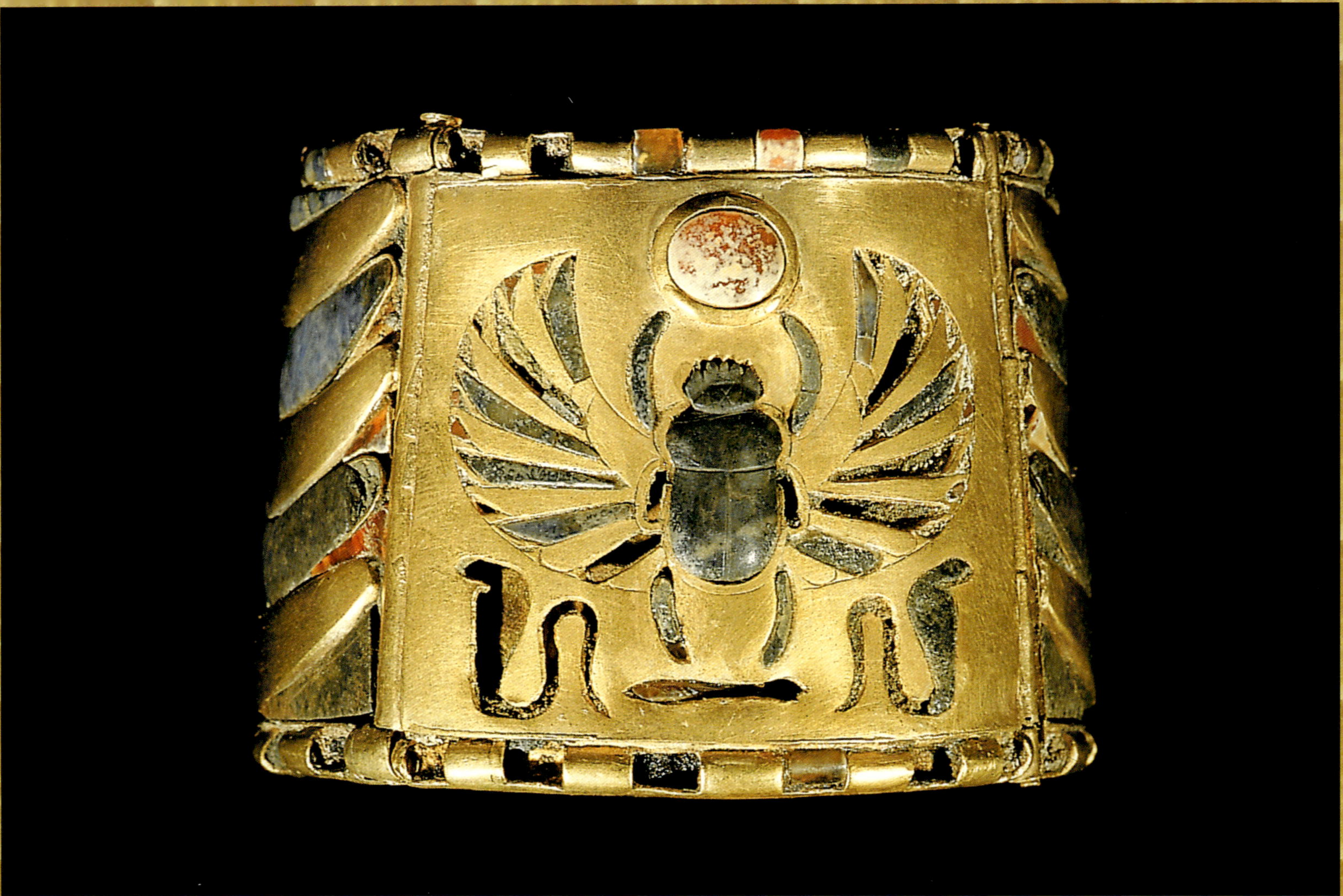

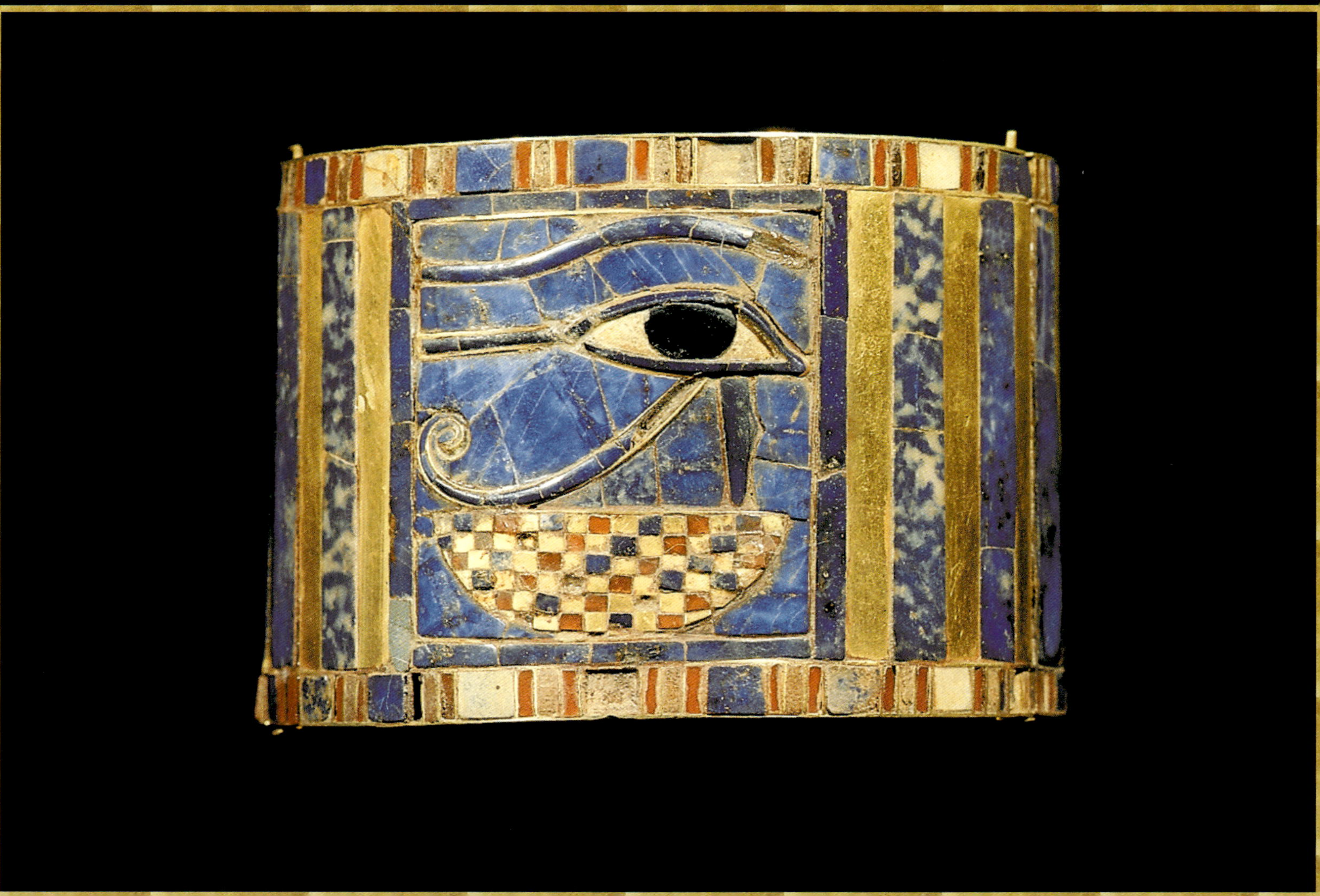

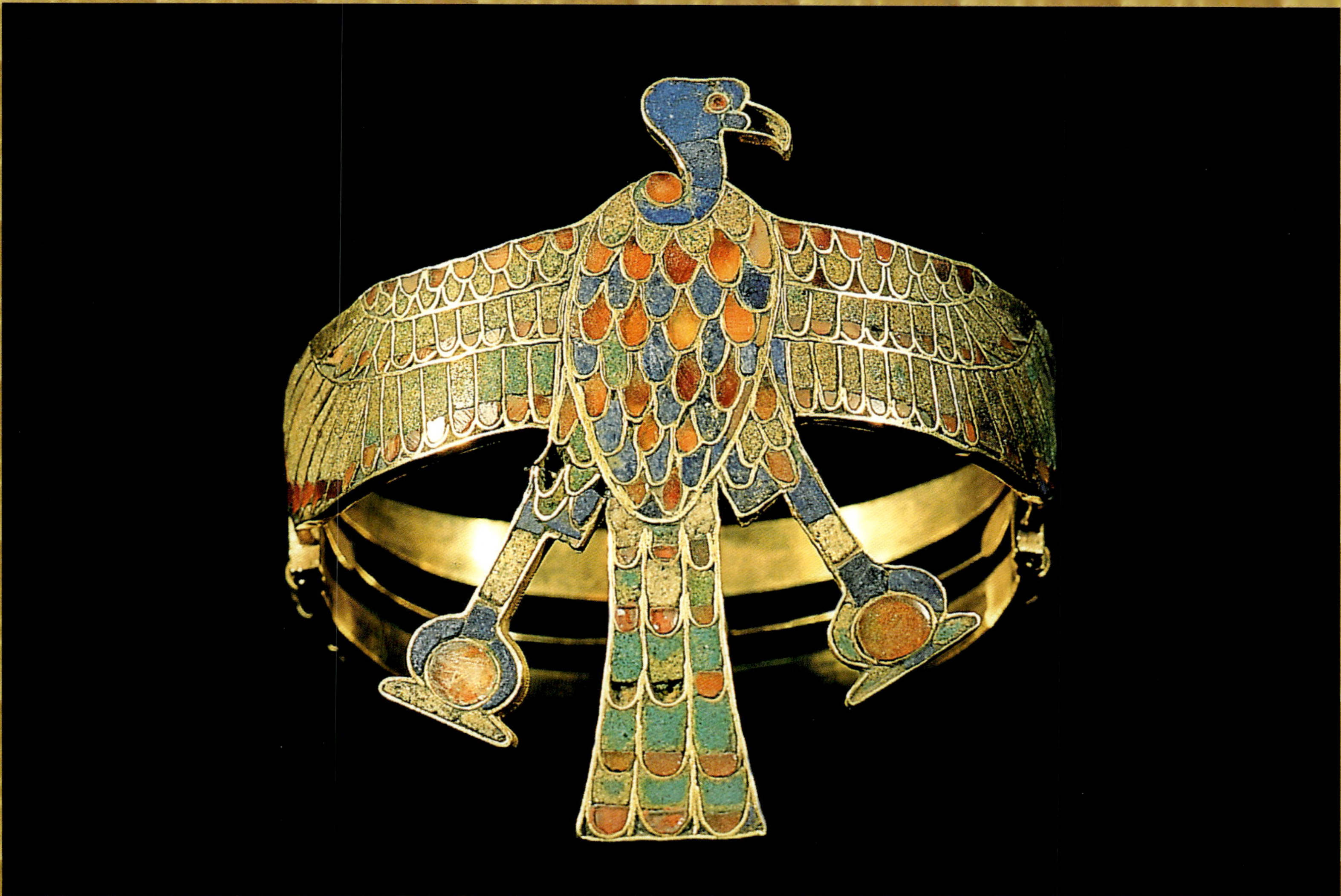

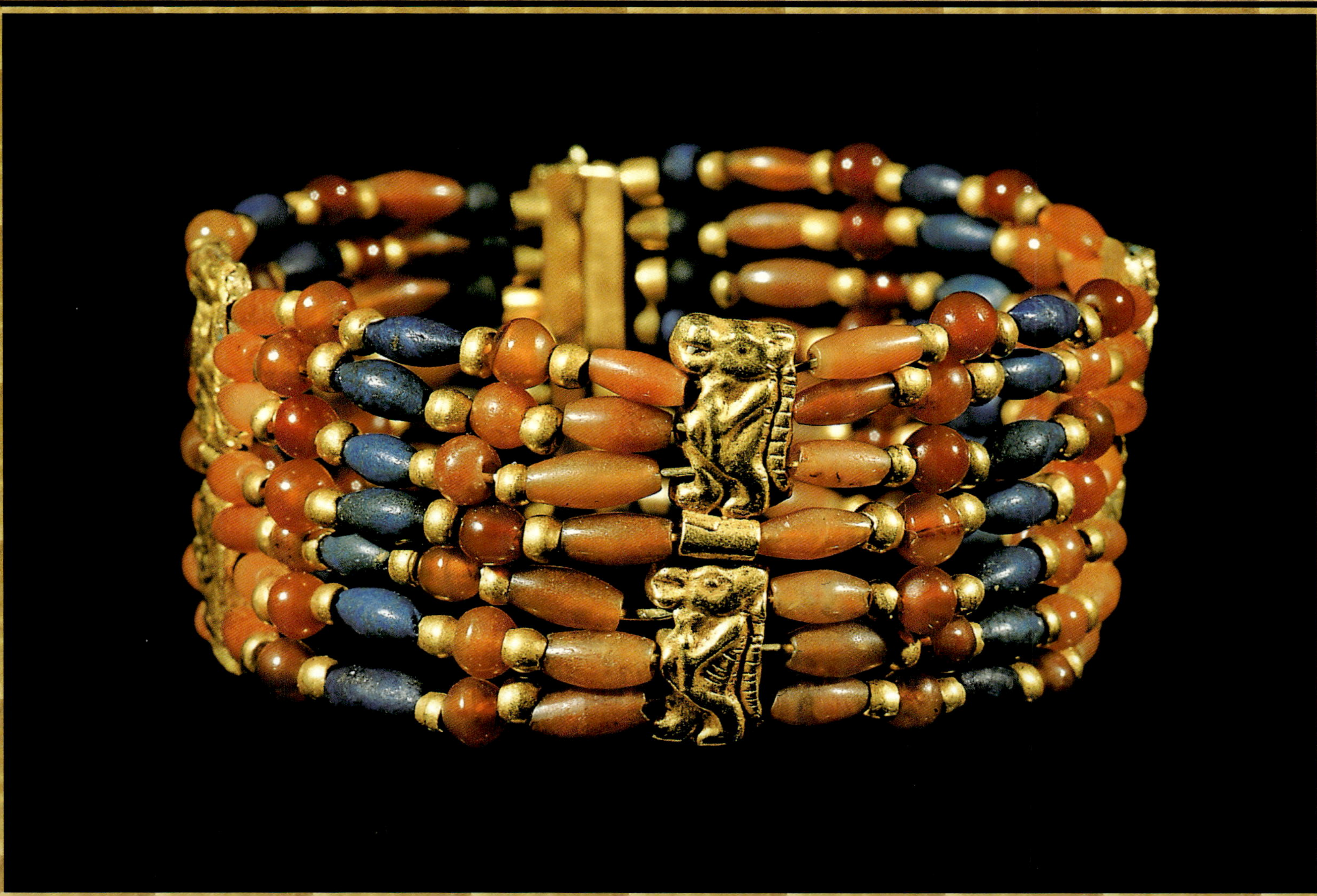

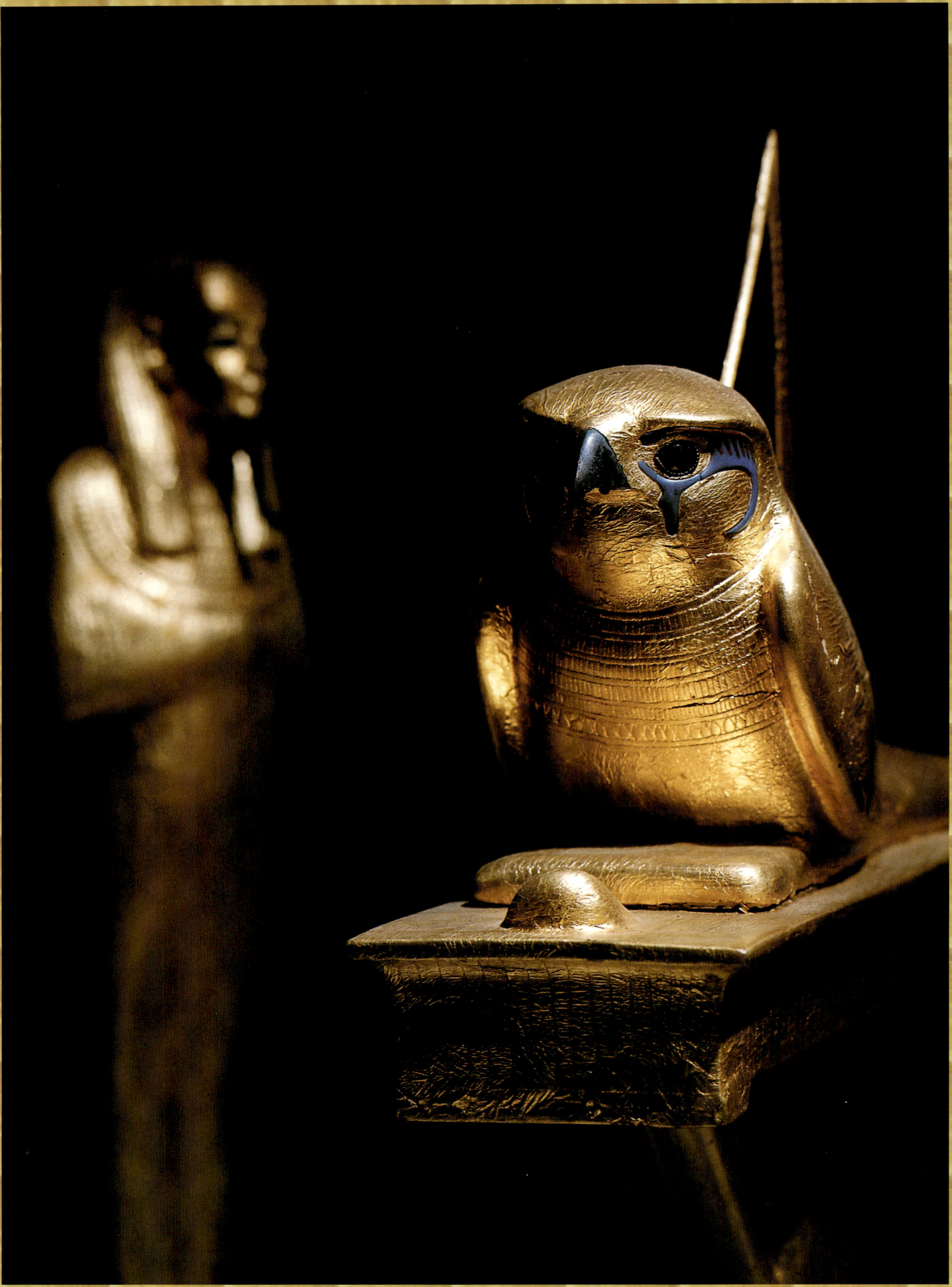

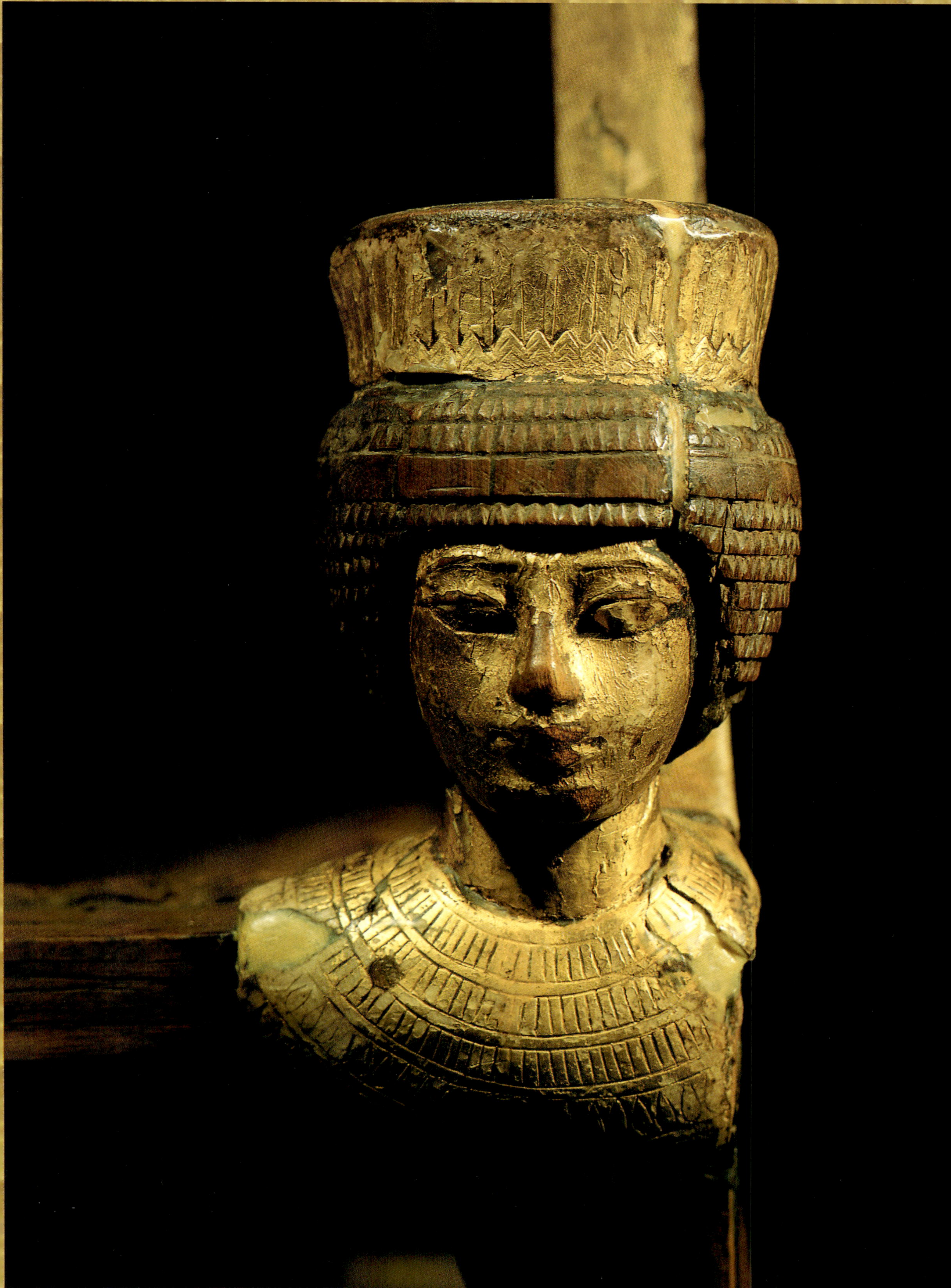

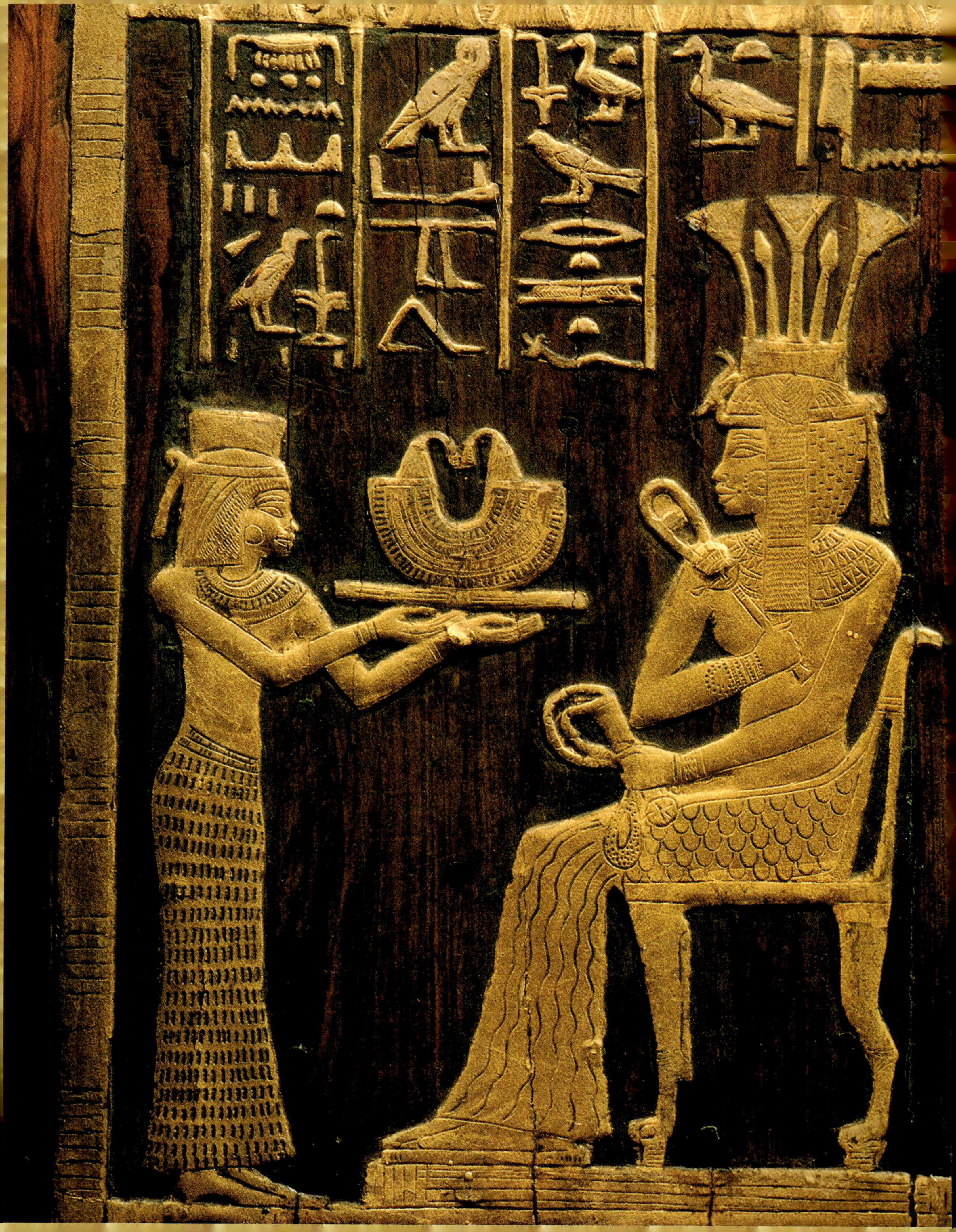

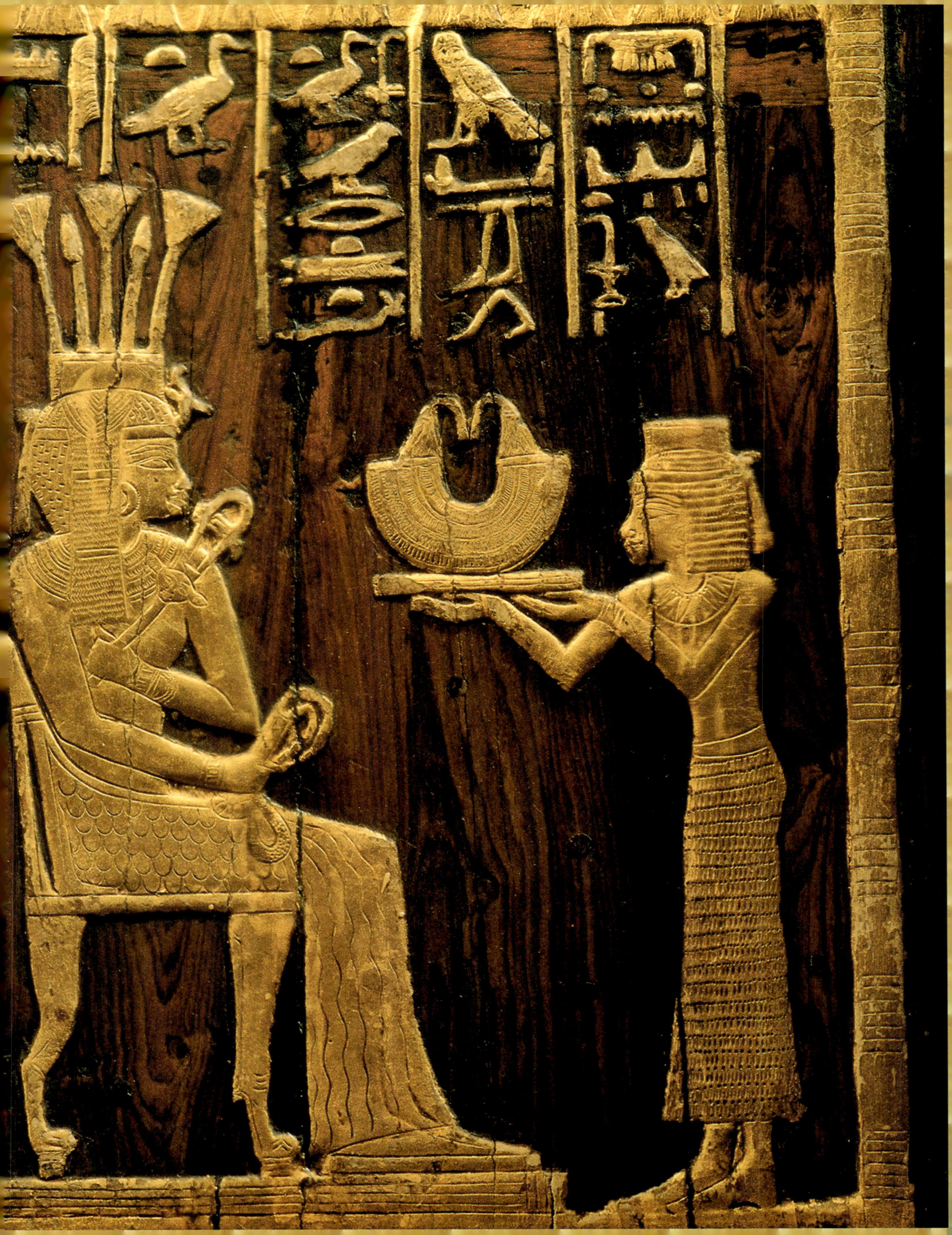

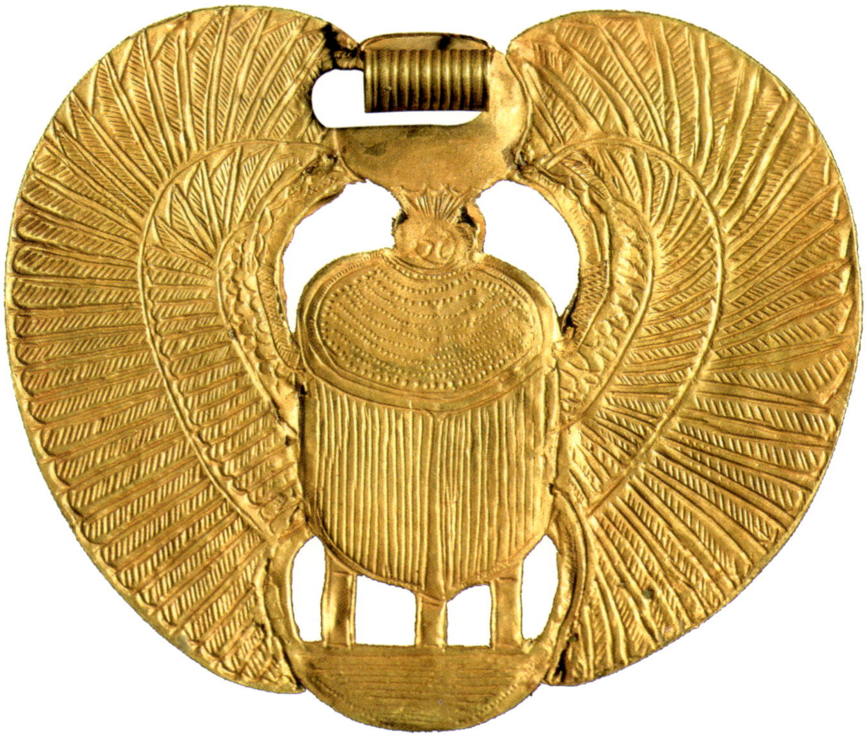

Dank

Krankheit und Tod haben Hans Wolfgang Müller die Feder aus der Hand genommen, bevor er das Manuskript ganz vollenden konnte. Mein Dank gilt seinen einstigen Schülern und heutigen Kollegen, die aus Verehrung für ihren früheren Lehrer und Mentor großzügig ihre Zeit und ihr Wissen zur Verfügung gestellt haben und halfen, sein Werk fertigzustellen: Frau Dr. Birgit Schlick-Nolte, die auf Wunsch und nach Notizen Hans Wolfgang Müllers die Bearbeitung der Dritten Zwischenzeit und Spätzeit und die vollständige Durchsicht des Manuskripts übernommen hat; Herrn Professor Dr. Abdel Ghaffar Shedid, der die Anfertigung der Zeichnungen durch Frau Petra Illenseer betreute; Herrn Dr. Alfred Grimm für viele hilfreiche Hinweise bei allen auftauchenden Fragen; Frau Rosemarie Klemm M.A. und Herrn Professor Dr. Dietrich Klemm für die wertvollen Auskünfte zum antiken Goldabbau und für die Durchsicht des Abschnitts über die farbigen Steine und ihre Vorkommen. Mein besonderer Dank gilt schließlich Frau Karin Gruhl für die tatkräftige Unterstützung sowie Herrn Eberhard Thiem, der die Idee zu diesem Buch hatte und unermüdlich tätig war, das Bildmaterial zu vervollständigen.

Maleen Müller von Saalfeld

Vorsatz: 1 Tutanchamun und Anches-en-pa-Amun. Bildfelder des Statuenschreins, Seite 1: 2 Goldener Hathorkopf von der Mumie des Prinzen Scheschonq, Seite 2: 3 Tutanchamun mit der Krone Unterägyptens, Seite 4-5: 4 Geierpektoral, Seite 6: 5 Hockender König. Goldfigürchen aus dem Grabschatz Tutanchamuns, Seite 7: 6 Kronreif Tutanchamuns, Seite 8: 7 Osiris-Pektoral, 8 Gegengewicht, 9 Skarabäenarmband, Seite 9: 10-11 Doppelgefäß in Kartuschenform aus dem Grab Tutanchamuns 12 Skarabäenarmband, 13 Schmuckteil mit dem Thronnamen Tutanchamuns, 14 Skarabäenpektoral, Seite 10-11: 15 Metamorphosen-Pektoral Tutanchamuns, Seite 12: 16 Armreif Psusennes' I., 17 Armreif Scheschonqs I., Seite 13: 18 Armreif der Königin Ahhotep, 19 Perlenarmband einer Nebenfrau Thutuosis' III., Seite 14: 20 Emblem des Falken Gemhesu und Statuette des Gottes Atum, Seite 15: 21 Frauenkopf am Sessel der Prinzessin Sat-Amun, Seite 16-17: 22 Rückenlehne des Sessels, Seite 18-19: 23-24 Skarabäenanhänger Tutanchamuns

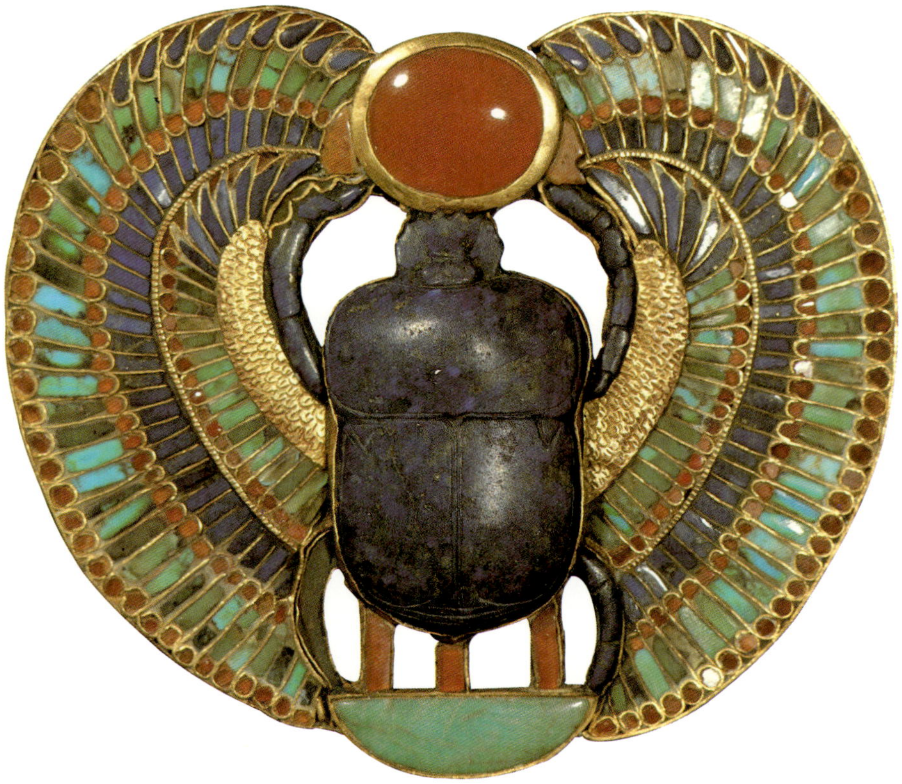

Geleitwort

Mehr als ein halbes Jahrhundert war Hans Wolfgang Müller der ägyptischen Kunstgeschichte leidenschaftlich ergeben. Wie kaum ein anderer hat er ein tiefes Verständnis und eine umfassende Kenntnis der ägyptischen Kunst errungen. Als Ordinarius für Ägyptologie in München hat er eine weltweit anerkannte Schule der ägyptischen Kunstgeschichte gegründet und als Leiter der Ägyptischen Sammlung diese zu einem Museum ausgebaut. Seine minuziöse Methode der Beobachtung und Analyse ägyptischer Kunstgegenstände, sein Gespür und Gefühl für Kunst haben sein Urteil über den Wert und die Datierung eines Werkes so unfehlbar geleitet, daß seine Anfangsbuchstaben H.W.M. innerhalb der Kunstgeschichte zu einem Gütesiegel geworden sind. Seine zahlreichen Abhandlungen erhalten und vermitteln Kollegen und Schülern sein großes Wissen und seine sichere Arbeitsmethode. Seine Bücher über ägyptische Kunst und altägyptische Malerei setzten in ihrer knappen, aber umfassenden Betrachtungsweise einen Standard. In den letzten Jahren hat Hans Wolfgang Müller sich mehr und mehr der Metallkunst zugewandt. Die Techniken von Guß und Verarbeitung von Waffen und Figuren aus Kupfer und Bronze haben ihn ebenso interessiert wie Gold und Goldverarbeitung, die in Ägypten seit Beginn der Geschichte bezeugt sind. Das Land der Pyramiden, der »Staat aus dem Stein«, die Wiege der ersten Großplastik und Reliefkunst aus Stein, war auch das Goldland der Antike und Pharao der »Gold-Horus«, der »Gott des Goldes«, der das Monopol über das göttliche Metall besaß. Die Techniken der Goldgewinnung und der Verarbeitung zu Schmuck und Dekor zur Erhöhung und Verewigung der Götterbilder und zur Bewahrung des göttlichen Körpers des toten Königs als ergänzende Maßnahme bei der Mumifizierung sind früh erfunden und vervollkommnet worden. Ihnen nachzugehen, sie zu erforschen und darzustellen war die letzte Aufgabe, die sich Hans Wolfgang Müller gestellt hatte. So wie das »göttliche Gold« Symbol für die Unvergänglichkeit war, so mögen mit diesem letzten Werk auch sein Name und seine wissenschaftlichen Verdienste unvergänglich und unvergessen unter uns bleiben.

Rainer Stadelmann
Erster Direktor des Deutschen
Archäologischen Instituts Kairo

Vorwort

Preis dir, o Re,
in deiner Schönheit und Vollkommenheit,
wo immer du bist,
in deinem schimmernden Gold

Göttliches Gold

Göttliches Gold – hier geht es nicht um blasphemische Anbetung, nicht um das »goldene Kalb«, das umtanzt wird. Vielmehr soll der Versuch gemacht werden, dem Menschen unserer Zeit den tiefen Glauben der alten Ägypter an die vergöttlichende und magische Kraft des Goldes, Substanz der Götter und Könige, nahezubringen; denn die Symbolkraft, die sie dem Gold wegen seines Glanzes und seiner Beständigkeit gaben und die im Mittelalter von arabischen Alchimisten nach Europa überliefert wurde, ist heute verloren.

Die Ägypter haben als einziges Volk der Welt mit letzter Konsequenz die Magie des Goldes erdacht und umgesetzt. Nur mit diesem Wissen werden Bedeutung und Formen des Schmucks verständlich, den Könige, Königsgemahlinnen, Prinzen und Prinzessinnen, Hofbeamte und Untertanen im Leben trugen und der ihnen mit ins Grab gegeben wurde: Gold war ein heiliges Metall und sollte nicht nur zieren, sondern mit magischer Kraft erfüllen.

Solche Vorstellungen setzten voraus, daß Gold in genügender Menge zur Verfügung stand. Nur in einem Land mit so reichen Vorkommen konnte die Idee von seiner göttlichen Kraft entstehen.

Auch die Edelsteine sowie ihr kunstvoll hergestellter Ersatz aus farbigem Glas oder Fayence waren mit dem Gold als Magie aufs engste verbunden. Jede Farbe hatte ihre eigene wohltätige und schützende Bedeutung.

Darstellungen und erläuternde Texte auf den erhaltenen Wandbildern der Gräber und Tempel geben uns eine Fülle von Einblicken: Berichte über Goldexpeditionen; Biographien und Titel der mit dem Gold und seiner Verarbeitung betrauten Beamten; Goldschmiede bei der Arbeit in den Werkstätten; Gebrauch und Tragweise des Schmucks; königliche Dekrete über die Verleihung des Goldes ... all diese Szenen und Inschriften zeigen die Wertschätzung, die soziale, standesbedingte und religiöse Bedeutung des Schmucks.

Die Grabausrüstung mit dem schimmernden Gold des Sarges, des Mobiliars und Schmucks garantierte auch Unsterblichkeit, denn sie war aus der Materie der Sonne. Welche überwältigende Fülle an Kostbarkeiten mag einst in den Grabkammern der Pyramiden und der über dreißig Königsgräber im »Tal der Könige« verborgen gewesen sein, wenn ein so unbedeutender Pharao wie Tutanchamun mit solch überreichen Goldschätzen bestattet wurde? Ist es nicht ein Wunder, daß nach jahrtausendelanger Ausplünderung der Gräber und Tempel überhaupt noch etwas vorhanden ist und nicht in die Schmelzöfen wanderte?

Von dem einst unter der Herrschaft der Pharaonen verarbeiteten Gold blieb nur ein minimaler Bruchteil erhalten. Aber das Erhaltene – so lückenhaft es für manche Epoche sein mag – gibt einen Einblick in das hochentwickelte handwerkliche Können der altägyptischen Goldschmiede. In den geschaffenen Formen, die zeitlichem, politischem und religiösem Wandel unterlagen, besitzt jede Einzelheit ihre besondere Bedeutung. Auch der ungeheure Einsatz an organisatorischen Fähigkeiten und an Arbeitskraft, der für die Gewinnung des Goldes nötig war, ist mit jeder Goldschmiedearbeit eng verbunden. Zu solch umfassender Betrachtungsweise möchte dieses Buch anregen.

Inhalt

Magie des Goldes

Die ältesten Kulturen im Vorderen Orient reichen mit ihren Anfängen bis ins 7./6. Jahrtausend v. Chr. hinauf, während die Siedlungsspuren an den Rändern des Niltals anhand archäologischer Funde nur bis gegen Ende des 5. Jahrtausends zurückzuverfolgen sind. Bis in diese Zeit war die heutige westliche Wüste dank spärlicher Regenfälle steppenhaft bewachsen; sie bot mit ihrer Vegetation an Bäumen und Gräsern einer artenreichen Großtierwelt und den Menschen mit der Jagdbeute und dürftigem Körneranbau ausreichende Lebensbedingungen. Als die Regenfälle nachließen und bald auch ausblieben, wurde die Steppe allmählich zur Wüste. Die Menschen wandten sich den Nilufern zu; an den Hochrändern des Tals hatten sie bereits seit der Steinzeit gelebt. Das Niltal war damals keine einladende Landschaft. Der Fluß hatte zwar inzwischen sein Bett gegraben und die schmalen Uferstreifen freigegeben, trat jedoch alljährlich im Sommer mit Überschwemmungen über die Ufer. Erst gegen Ende des 5. Jahrtausends hatte sich der Mensch mit den Gezeiten des Flusses vertraut gemacht und an den von der Hochflut nicht

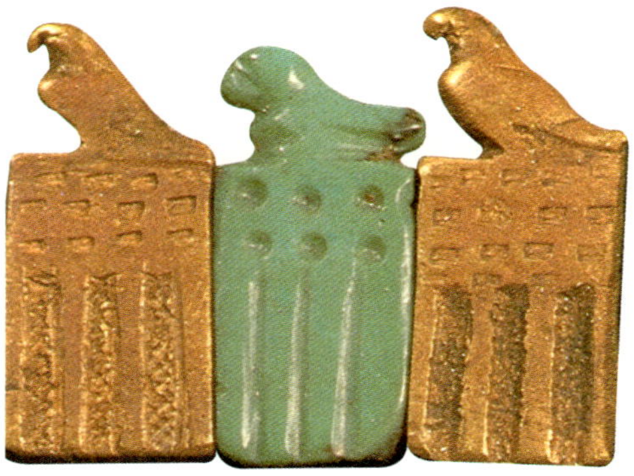

25 *Horus über dem Palasttor*
26 *Sonnenaufgang am Nil*

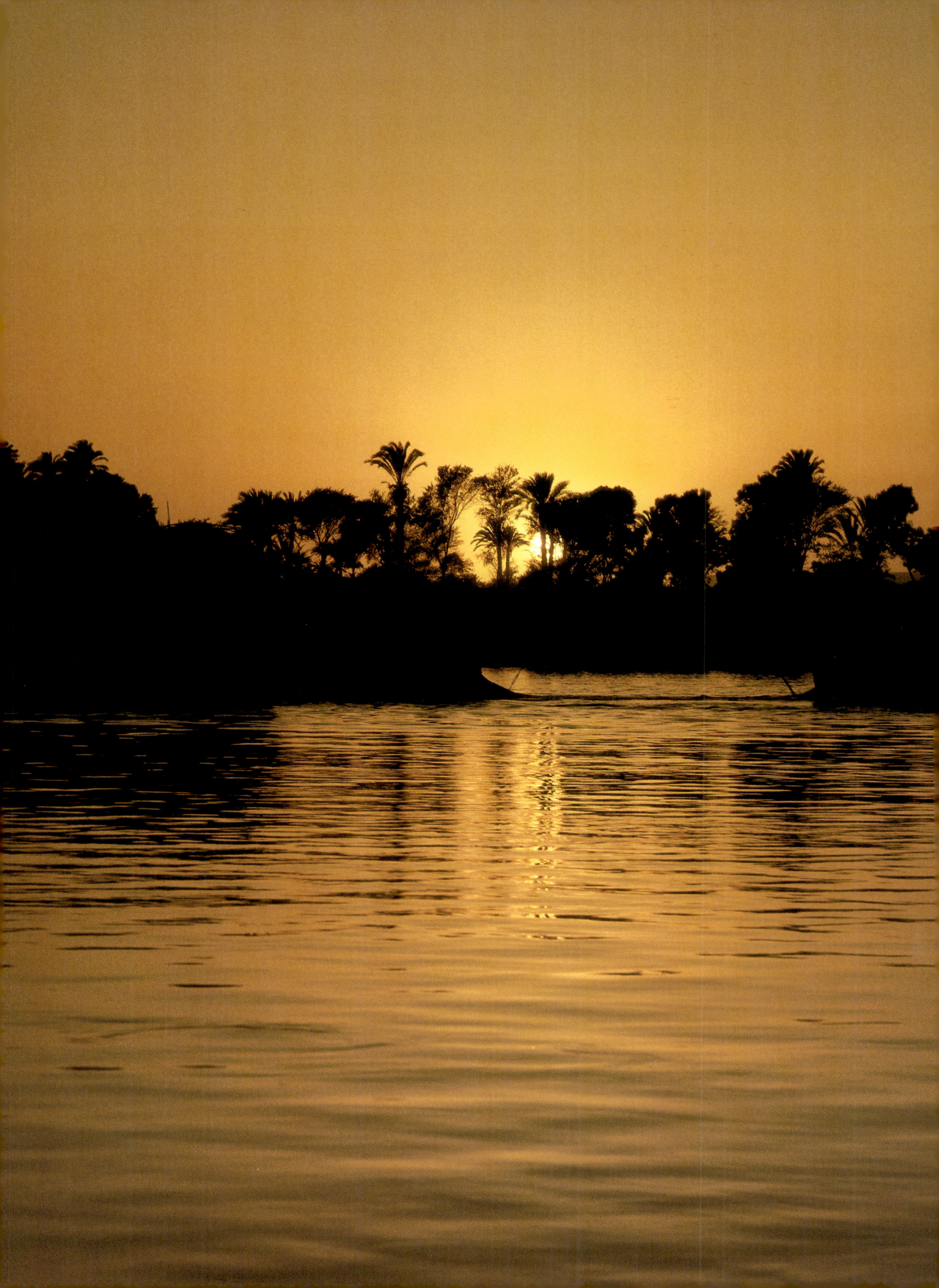

erreichten Erhebungen zu siedeln begonnen. Die Vorstellungen der seßhaft Gewordenen waren noch lange Zeit von den Erinnerungen des Jägerdaseins geprägt.

Schmuck der vorgeschichtlichen Zeit

In vorgeschichtlicher Zeit wurden farbige Wüstenkiesel, Kristalle, Muscheln und Gesteine zu Schmuck verarbeitet, gelegentlich auch Gold, Silber und Kupfer. Nomaden, welche die Ostwüste durchstreiften, tauschten solcherlei Materialien gegen Erzeugnisse der bäuerlichen Seßhaften im Niltal ein. Malachit und Türkise wurden auf der Sinaihalbinsel von den dort lebenden semitischen Nomaden abgebaut und an die Niltalbewohner gehandelt. Der seit frühesten Zeiten in Ägypten zu Schmuck verarbeitete blaue Lapislazuli konnte bisher in den ägyptischen Gebirgen nicht nachgewiesen werden – er kam wahrscheinlich auf weiten Handelswegen aus Afghanistan über Mesopotamien nach Ägypten. Der Bedarf an farbigen Edelsteinen war beträchtlich, da der Schmuck mit der Bestattung seines Besitzers als Grabbeigabe verschwand.

Schmuck aus dem ausgehenden 5. und dem 4. Jahrtausend ist uns nur aus Gräbern bekannt: Halsketten, häufig mit einem Anhänger, Oberarmreife, Armbänder, Fußbänder und Schamgürtel. Den von Frauen getragenen Zierat veranschaulicht eine Tonfigur als »Gefährtin des Toten« im Jenseits (27). Deutlich erkennbar sind die Fußbänder aus Perlen; die Zeichnungen am rechten Oberschenkel, an den Schultern und Brüsten stellen Tätowierungen dar.

Schmuck war von Anbeginn an nicht nur Zier, sondern vor allem Schutz vor Gefahren und Lebenspender: Amulett. Er mußte deshalb aus beständigen Materialien gefertigt sein, zumal er auch bei der Arbeit getragen wurde.

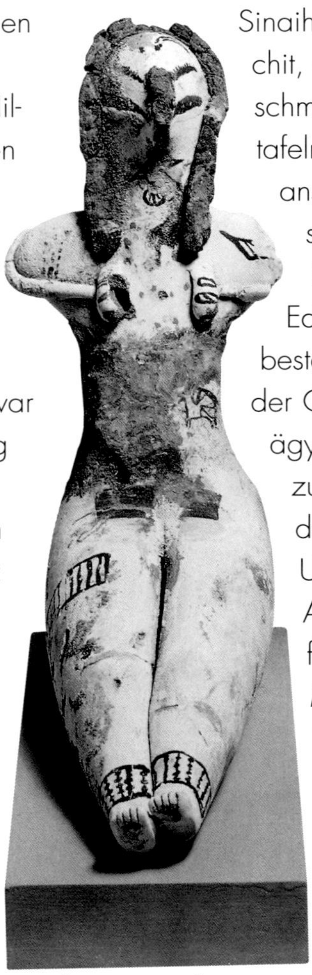

27 Primitive Frauenfigur mit Fußbändern

Farbige Steine und Naturgebilde

Es gibt kaum ein in Ägypten vorkommendes Gestein, das in der Vorgeschichte nicht zu Perlen und Amuletten verarbeitet worden wäre. Je nach ihrer Farbe und Struktur verliehen die Perlen Leben, Schutz und Wohlergehen. Man hat sie auf dünne Lederschnüre, Tierhaar- oder Leinenfäden gezogen. Mehrreihige Perlenketten und -gürtel wurden durch Stege aus Knochen und aus anderem Material, mit winzigen Bohrlöchern zum Durchziehen der Fäden versehen, auf Abstand gehalten.

Den Edelsteinen und ihren Farben wurden besondere magische Kräfte zugesprochen. Rot ist die Farbe des pulsierenden Blutes und wachsamer Abwehr. Ein roter Stein, der sehr häufig verarbeitet wurde, war der Karneol; auch der dunkelrote Granat und roter Jaspis waren beliebt. Grün ist die Farbe der Pflanzen, die aus dem Boden sprießen, vergehen und wieder aufkeimen, insbesondere des Papyrus; es ist ein Sinnbild des gesunden Gedeihens, der Frische, der Wiedergeburt, des unvergänglichen Lebens und der Freude. Grüne Farbe hat der auf der Sinaihalbinsel gefundene Türkis, ebenso der Malachit, der – selten zu Perlen verarbeitet – als Augenschminke auf den zahlreich gefundenen Schminktafeln zerrieben wurde; auch der in der Ostwüste anstehende Feldspat und eine Variante des Jaspis sind grün. Blau galt als göttliche Farbe. Tiefes Blau weist unter den in Ägypten verarbeiteten Edelsteinen nur der Lapislazuli auf. Aus Lapislazuli bestand nach Zeugnissen späterer Zeit das Haar der Götter. Der goldgelb gemaserte Calcit oder ägyptische Alabaster hatte eine nahe Beziehung zum Gold. »Goldhaus« hieß in späteren Texten der wichtigste Calcitbruch in Mittelägypten. Unter die Perlen wurden Naturgebilde als Amulette aufgereiht, wie zum Beispiel auffallend geformte Schneckengehäuse und Muscheln aus dem Niltal, von den Küsten des Roten und des Mittelmeeres. Zuweilen legte man in die Muscheln kleine Steine, die bei jeder Bewegung des Körpers klangen. Kaurimuscheln sind besonders häufig in Frauengräbern gefunden worden, und zwar an Gürteln, die über Hüften und Unterleib getragen wurden. Aus Goldblech getrieben, taucht diese Muschel im Mittleren Reich, zu Beginn des 2. Jahrtausends v. Chr., an kostbaren Gürteln von Prinzessinnen wieder auf; sie schützte den Unterleib vor Krankheiten und Fehlgeburten. Eine ähnliche Bedeutung hatten Akaziensamen und ihre Nachbildungen, die sich häufig in Perlengürteln als Schmuckglieder finden. Auch die Schalen von Straußeneiern, zu kleinen runden Scheiben geschliffen und durchbohrt, waren als Material für Halsketten und Gürtel sehr beliebt.

Magische Abwehrkräfte wurden ferner Tierzähnen, den Hauern des Nilpferds und Hörnern von Kleintieren zugeschrieben. Raubvogelkrallen trug man an den Fußgelenken. Mehr und mehr wurden in die Halsketten und

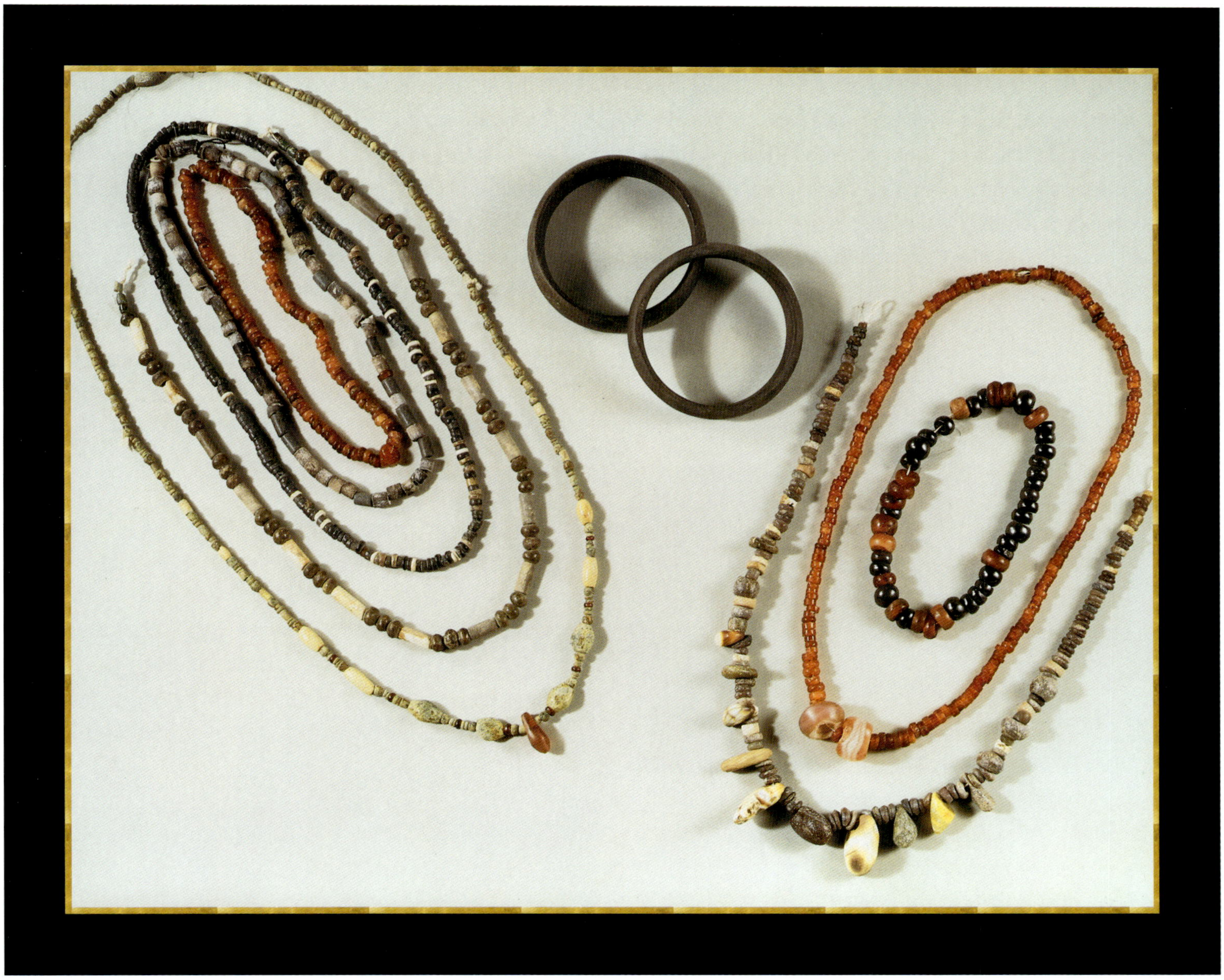

28 *Perlenketten und Armringe vor- und frühdynastischer Zeit*

Armbänder Figuren in Tiergestalt als Amulette eingefügt: Figürchen von Nilpferden und Fröschen sollten Fruchtbarkeit verleihen, solche von Igeln, den Feinden der Schlangen und Skorpione, Schutz gewähren. Gegen Ende der Vorgeschichte kamen auch Amulette in Form eines Falken, dem Abbild des Himmelsgottes, auf.

Perlenherstellung

Zehntausende von vorgeschichtlichen Perlen aus den verschiedensten Gesteinen sind erhalten; ihre Herstellung setzte spezialisierte Werkstätten in den Siedlungen des Niltals voraus. Die primitiven Werkzeuge und technischen Hilfsmittel dieses Handwerks sind bis um 1500 v. Chr. die gleichen geblieben. Überreste einer ausgegrabenen Perlenwerkstatt aus dem Beginn des 2. Jahrtausends v. Chr. veranschaulichen die mühevollen Arbeitsvorgänge der Perlenherstellung: zerschlagene Steine, unfertige Perlen in jedem Bearbeitungszustand, Bohrgeräte aus Feuerstein und Kupfer.

Farbige Wüstenkiesel, einheimische und im Fernhandel beschaffte kostbare Gesteine wurden kunstgerecht auf ungefähre Perlengröße zerschlagen und die Rohformen dann auf Sandstein- oder Quarzitplatten mit glatten, gerillten oder geriefelten Flächen in Perlenform geschliffen. Hierauf wurden die Stücke in Vertiefungen eingekittet und

29 *Durchbohren und Polieren von Karneolperlen*

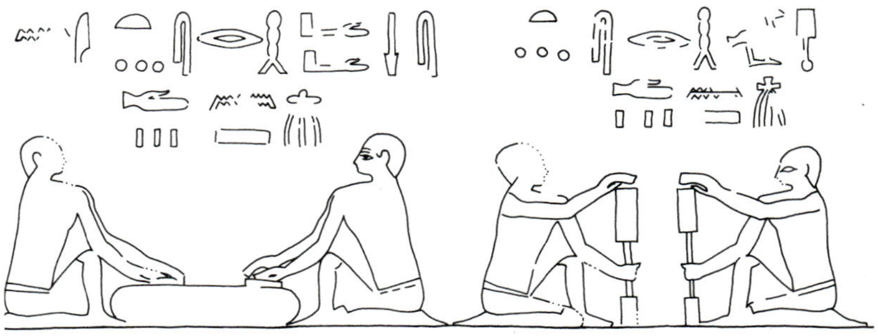

mit den Bohrgeräten, meist von beiden Enden her bis zur Mitte, durchbohrt. Wie ein Relief vom Ende des Alten Reiches (29) zeigt, bestanden die hölzernen Bohrer aus einem Griffstück und einem dünnen Stab mit Feuersteinspitze; sie wurden mit den Händen gestoßen und gedreht. Um der Anschaulichkeit willen sind die zu durchbohrenden Perlen wie auch das Werkzeug stark vergrößert dargestellt. Die Bohrwirkung erzielte man mit zu feinstem Schmirgel zermahlenem Hartgestein. Abschließend erhielten die Perlen mit Schleifmitteln die feine Politur.

30 *Umm el-Qa'ab, Grab des Dewen*

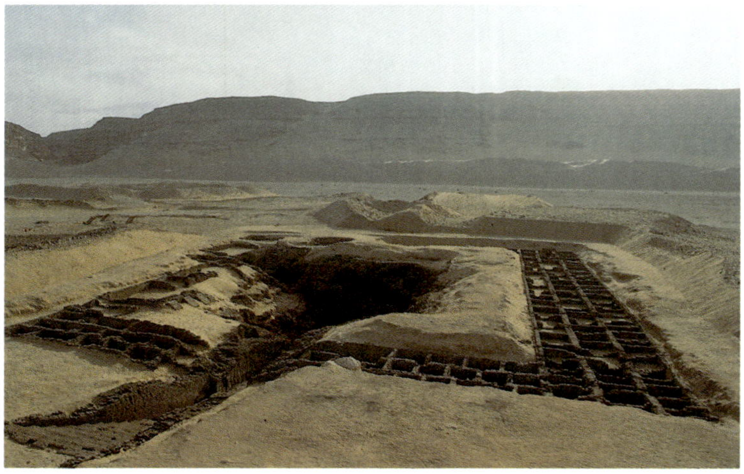

Die linke Gruppe des Reliefs (29) wird inschriftlich mit *Polieren der Karneolperlen* gekennzeichnet.

Glasur und Fayence

Schon früh im 4. Jahrtausend gelangen den Ägyptern Imitationen von blaugrünen Steinen. Perlen und Anhänger aus Steatit und Quarz wurden grün und blau glasiert. Die Erfindung ist wahrscheinlich dem Zufall zu verdanken: Beim unbeabsichtigten Zusammentreffen von pulverisiertem kupferoxidhaltigen Malachit (Augenschminke) und natronhaltigem Wüstensand am offenen Herdfeuer verbanden

31 *Umm el-Qa'ab, Grab des Chasechemui*

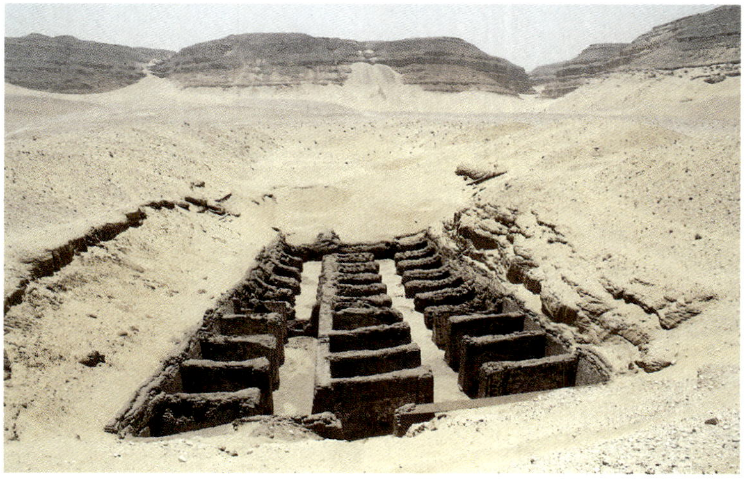

sich Kupferoxid, Natron und Quarzsand und schmolzen zu Glasur. Perlen aus Steatit eigneten sich besonders zum Überzug mit grüner Glasur, weil Steatit bei der Erhitzung nicht zersprang.

Eine weitere, nicht viel spätere Erfindung war die der »ägyptischen Fayence«. Sie besteht aus kalkhaltigem Wüstensand, Kupferverbindungen als Farbgeber sowie Natron, einem Bindemittel und Wasser als Zusätzen. Diese Masse wurde geknetet, zu Perlen geformt, getrocknet und vermutlich schon zu früher Zeit in einem Bett aus Calcitpulver, Salzpflanzenaschen und Kupferverbindungen im Ofen gebrannt. Ein Halm, um den die Perle geformt war und der im Feuer verglühte, ersparte die schwierige Prozedur des Durchbohrens.

Gold, Silber und andere Metalle

An Metallen für die Perlenherstellung sind Gold, Silber, Kupfer und auch Meteoreisen in kleinen Mengen bezeugt. Reines Silber wurde wahrscheinlich aus Vorderasien ins Niltal importiert – häufig ist es durch Oxidation zerfallen. Goldene Perlen, die aus Nuggets zu Blech geschmiedet und zu Röhrchen gebogen worden sind, gehören zu den

32 *Umm el-Qa'ab, Grab des Qa'a*

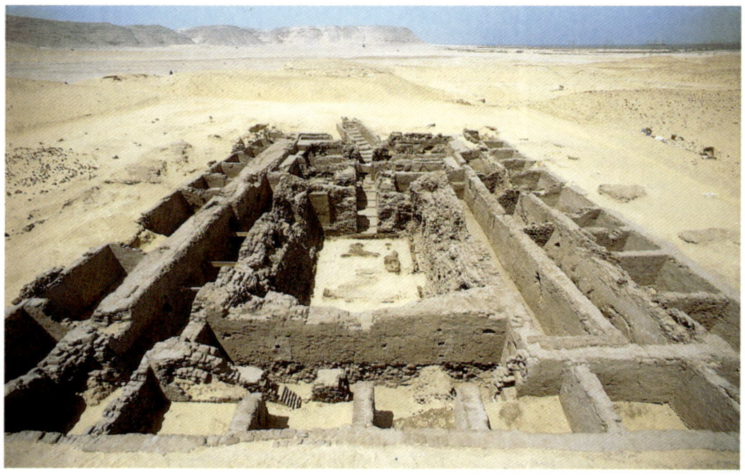

Seltenheiten. Die nötige Temperatur zum Schmelzen von ägyptischem silberhaltigen Gold (etwa 1000 Grad Celsius) konnte erst gegen Ende des 4. Jahrtausends erreicht werden. Die frühesten Metallperlen waren daher kalt geschmiedet, nicht gegossen.

Frühdynastische Zeit

Gegen Ende des 4. Jahrtausends verließen die letzten Jäger ihre Jagdgründe. Felsbilder, die sie an Jagdpfaden und schattigen Rastplätzen hinterlassen haben, verewigen das Wild, dem sie nachstellten: Elefanten, Nashörner, Giraffen und andere Tiere. Mit den damaligen Waffen war Großwild nur unter erfahrener Führung und in straff organisierter Zusammenarbeit zu überwältigen. Die nun ins Niltal abwandernden Jäger waren durch Erfahrung und Organisation zu Unterordnung und gemeinsamem Handeln erzogen. Mit dieser Überlegenheit und in dem Bewußtsein, einer besonderen Kaste anzugehören, setzten sie ihren Führungsanspruch über die seßhafte Bevölkerung durch. Als Oberschicht lebten sie von der Arbeit der Seßhaften und begannen, diese nach festen Ordnungsprinzipien zu organisieren.

Das oberägyptische Niltal war den Jägerstämmen von Anfang an zu eng. Ihr an Weite gewöhnter Blick richtete sich auf den reicheren Norden, wohin sich seit der späten Vorgeschichte das Schwergewicht der kulturellen Entwicklung verlagert hatte. Als Eroberer drangen sie bis in die weite Landschaft des Deltas vor. In Reliefbildern auf Paletten dieser Zeit treten die Anführer anfangs als wilde Tiermächte auf, zerreißen als Löwe den unterägyptischen Gegner oder zertrampeln ihn als Wildstier unter den Hufen.

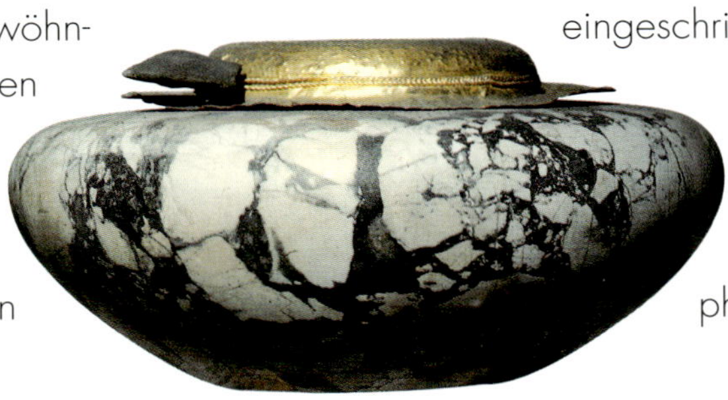

33 *Steingefäß mit goldenem Deckel*

Im Delta kamen die neuen Herren auch mit Erzeugnissen und Motiven der vorderasiatischen Kunst in Berührung. Das Zentrum ihrer Herrschaft blieb aber zunächst Oberägypten. Hier haben sie den Handwerkern mit anspruchsvolleren Aufträgen einen deutlichen Ansporn gegeben. Bilder des afrikanischen Großwilds, auf kunstvoll geschnitzten Messergriffen aus Elfenbein oder in Goldblech getrieben, treten unter den Funden aus Oberägypten plötzlich und in bis dahin unbekannter künstlerischer Qualität auf. Der kulturelle Aufschwung ist auch im feineren Schliff und an der Menge neuer Perlenformen spürbar.

In dem Triumphbild einer großen reliefierten Palette des Königs Horus Narmer, einer Weihgabe an den Himmelsgott Horus (37), ist der entscheidende Schritt in der darstellenden Kunst getan: Die Hieroglyphenschrift ist erfunden. Sie bietet die Möglichkeit, alle Erscheinungen des Alltagslebens sowie der irdischen und himmlischen Mächte in Typenbildern zu bezeichnen.

Narmer, mit der hohen Krone Oberägyptens, erschlägt mit der Keule symbolisch einen besiegten Häuptling Unterägyptens. In der Mitte des oberen Randes der Palette ist der Name des *Nar-mer,* in den Palast eingeschrieben, beiderseits flankiert von der Himmelsgöttin, einem Frauenantlitz mit Kuhohren und -hörnern. Hinter dem König sein Sandalenträger; die Blütenrosette und die Hieroglyphe bezeichnen ihn als *Diener des Königs*. Sein Brustschmuck – an einem Halsband ein kurzer Querbalken mit zwei kurzen Senkrechten – wird in der ganzen pharaonischen Zeit als »Pektorale« eine beständige künstlerische Entwicklung erfahren. Die Komposition des einen besiegten Feind erschlagenden Königs erhält sich in Reliefdarstellungen und im Schmuck als Sinnbild der vom König garantierten Ordnung, des Sieges über das Chaos.

Auf der Seite mit dem runden Reibnäpfchen, gebildet von den ineinander verschlungenen Hälsen zweier Panther-Fabeltiere (38), erscheint Narmer mit der Krone Unterägyptens in Prozession zum Besuch der Richtstätte enthaupteter Rebellen. Der Zeremonialbart, ein zur Königstracht gehöriger künstlicher Bart, ist nun auch Attribut der ägyptischen Götter. In der rechten Hand hält der König den Wedel, ein Herrschaftssymbol neben dem

34 *Salbgefäß aus Karneol mit goldenem Deckel*

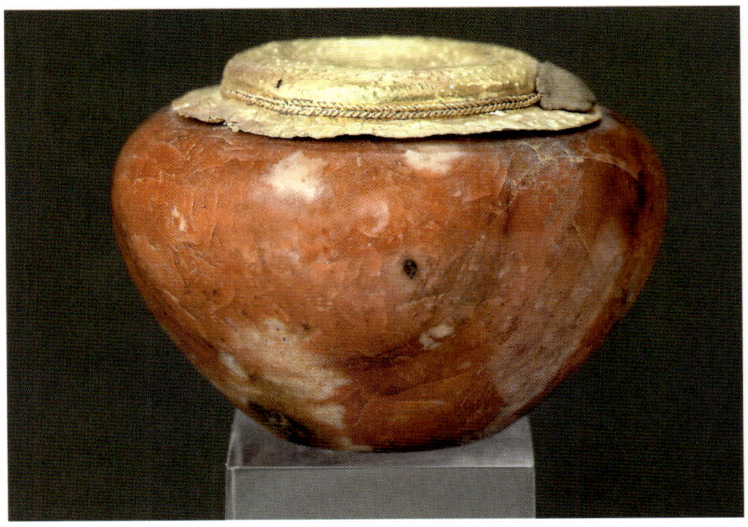

35 *Salbgefäß aus Brekzie mit goldenem Deckel*

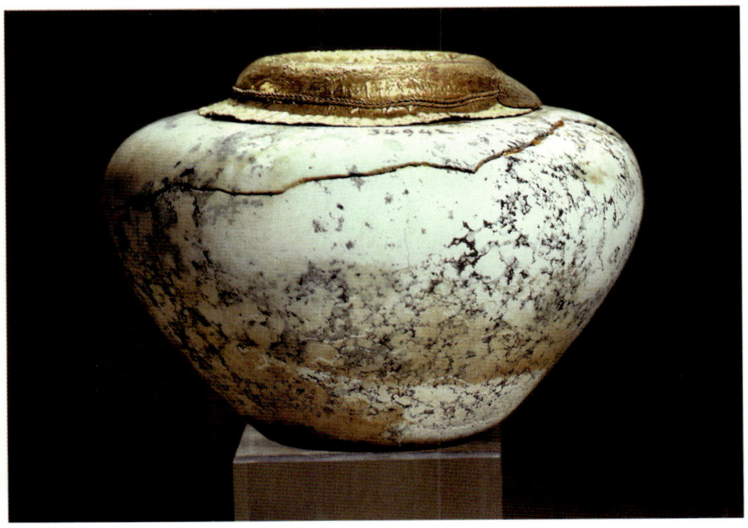

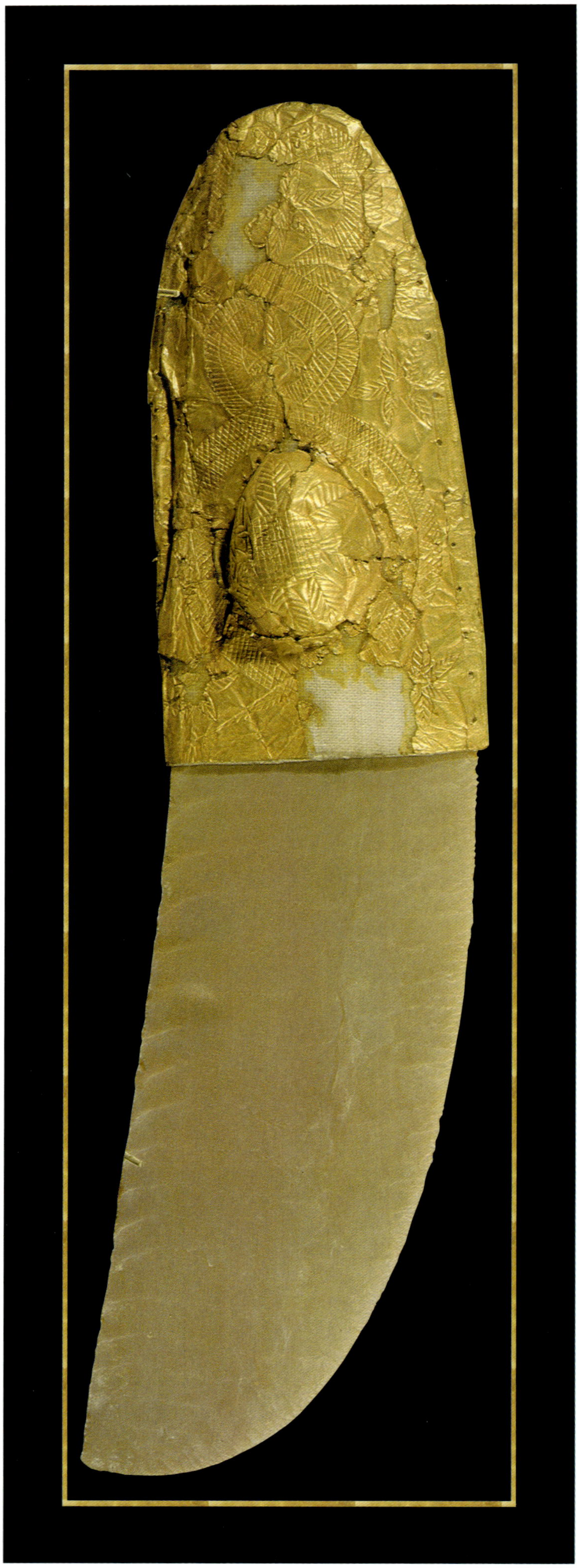

Zepter, das aus einem Hirtenstab entwickelt ist. Vom Gürtel hängen Perlenreihen herab und ein Schutzgehänge mit einem winzigen Vogel als Abschluß.

Jedes Zeichen und jedes Bildmotiv der neuen darstellenden Kunst ist geprägt von der von nun an geltenden gottgewollten Ordnung (ägyptisch *Ma'at*), die auch das Wirken des Königs bestimmt. Die bildenden Künste – auch die Schmuckkunst – werden zu einem Propaganda-Instrument des Horus-Königtums mit der Aufgabe, die göttliche Ordnung auf Erden sichtbar zu machen.

Die Königsgräber frühdynastischer Zeit

Königsgräber der Reichseinigungszeit (Dynastie 0) und der ersten beiden Dynastien sind in der Nähe von Abydos in Oberägypten und bei den »Weißen Mauern«, dem späteren Memphis, in Unterägypten aufgedeckt worden. Da einige Königsnamen aus den Grabstätten von Abydos in den Gräbern von Memphis wiederkehren, wäre es denkbar, daß jene Könige sich als »Herrscher der Beiden Länder« jeweils ein Grab in Ober- und in Unterägypten errichtet haben. Wahrscheinlich sind die eigentlichen Gräber traditionsgemäß bei Abydos (30–32) angelegt worden und ein Scheingrab bei der unterägyptischen Residenz. Dort wurden Prinzen, die als Verwalter des Nordlandes amtierten, und auch Königinnen bestattet.

Der Friedhof von Umm el-Qa'ab bei Abydos ist der älteste Königsfriedhof. Hier entdeckte man das Grab des Königs Narmer und Gräber weiterer Herrscher der Dynastie 0 sowie die Gräber fast aller Könige der ersten beiden Dynastien: aus dem Wüstenboden ausgehobene und mit Lehmziegeln ausgemauerte Gruben, über einer Balkendecke mit einem flachen Grabhügel überdacht. Schon in pharaonischer Zeit sind diese Königsgräber zerstört und geplündert worden.

Eine erste Ausgrabung von Emile Amélineau glich eher einer »Schatzsuche«. Um die Jahrhundertwende widmete sich der englische Archäologe William Matthew Flinders Petrie den für die Erforschung der frühesten Geschichte Ägyptens höchst bedeutenden Grabanlagen. Flinders Petrie entdeckte weitere, von seinem Vorgänger übersehene Gräber und machte in den bereits »ausgegrabenen« noch äußerst wichtige Funde, darunter auch bedeutenden Schmuck.

Als die Ausgräber die Grabräume des Horus Djer freilegten, fanden sie in einem Versteck einen von einer Toten abgetrennten Unterarm, der in Leinenbinden

36 *Feuersteinmesser mit goldenem Griff*

gewickelt war. Unter den Binden kam am Handgelenk ein wahrhaft königlicher Schmuck zum Vorschein: vier verschiedenartige Armbänder aus Gold, Lapislazuli, Amethyst und Türkis (43). Bei diesem einzigartigen Fund handelt es sich um Frauenschmuck, der einer Königsgemahlin oder einem weiblichen Mitglied der königlichen Familie ins Jenseits mitgegeben wurde.

Das Hauptstück der vier am Handgelenk übereinander getragenen Armbänder besteht aus einander abwechselnden Gliedern aus Gold und grünem Türkis (25,44). Alle stellen auf der Vorder- und Rückseite den Königstitel

aus Gold wurden in einer zweiteiligen Form gegossen und die Palastarchitektur mit einem spitzen Werkzeug ziseliert; an der immer gleichen Formung der Falken ist die Herstellung im Gußverfahren zu erkennen.

Sämtliche Glieder dieses Armbands sind zweifach quer durchbohrt, sie waren also auf zwei Fäden aufgezogen. Die Fäden mündeten in die beiden aus Goldblech hohl gearbeiteten Endstücke, deren gerade Basisfläche zwei kleine Bohrlöcher für die Befestigung der Fäden aufweist. Aus den sich zuspitzenden Enden traten die beiden Fäden zur Verschnürung heraus.

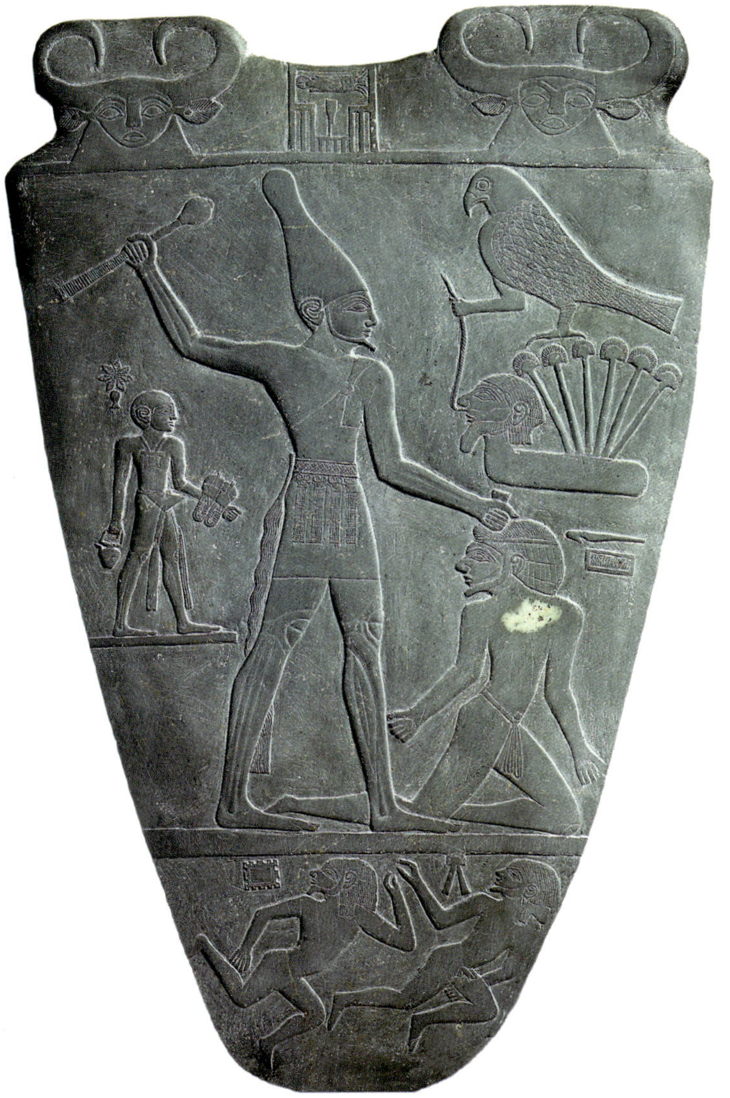

37 *Narmer-Palette, Rückseite mit Triumphbild*

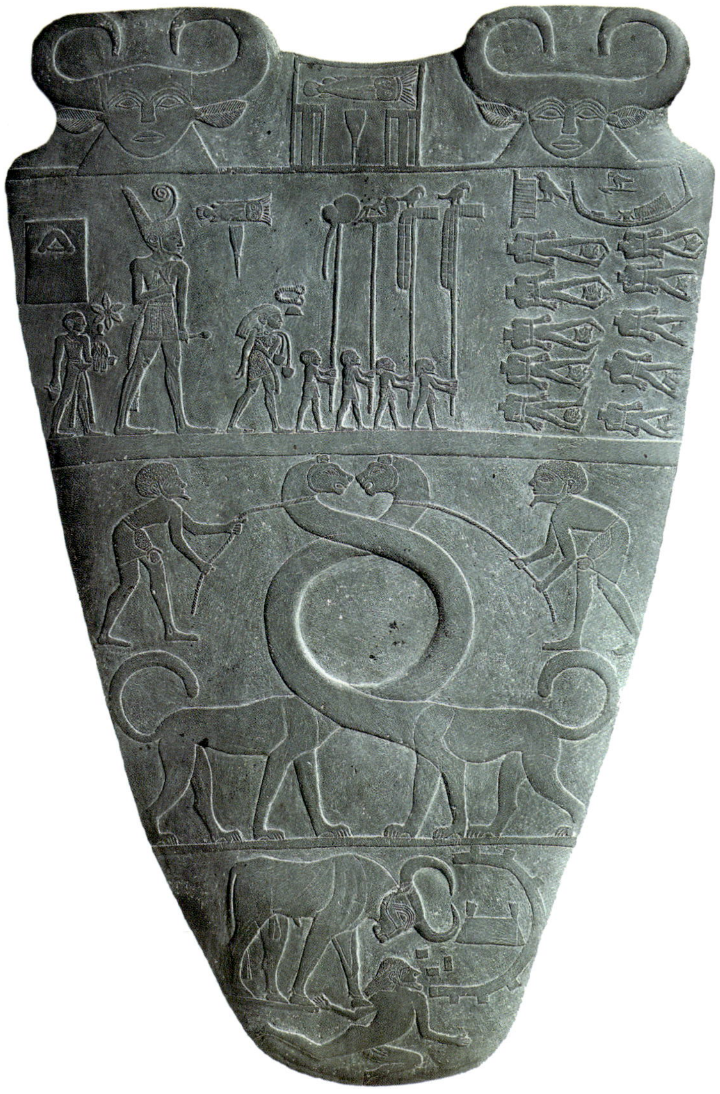

38 *Narmer-Palette, Vorderseite mit rundem Reibnapf*

»Horus-Falke über dem Tor des Palastes« dar. Auf den Türkisgliedern ist der Falke in einer älteren, leicht nach vorn geneigten Haltung – über seiner Beute hockend – wiedergegeben. Auf den goldenen Gliedern erscheint er in der jüngeren »aufgerichteten« Fassung, die als die »klassische« bis ans Ende der Pharaonenzeit bestehen bleibt. Die Königsfalken aus Türkis sind kunstvoll aus dem Halbedelstein geschliffen und poliert. Die Glieder

Der über dem Armband mit den Königsfalken liegende Schmuck (41) besteht aus zwei ungleichen Teilen, die an den Seiten des Handgelenks mit Schnüren aus vergoldeten Tierhaaren verbunden sind. Der oben auf dem Handgelenk getragene Teil ist symmetrisch aufgebaut, mit einem goldenen Blütenkelch in der Mitte. Drei kurze Perlenreihen, die an beiden Enden aus einer großen Kugelperle aus Lapislazuli hervorgehen, zeigen eine regel-

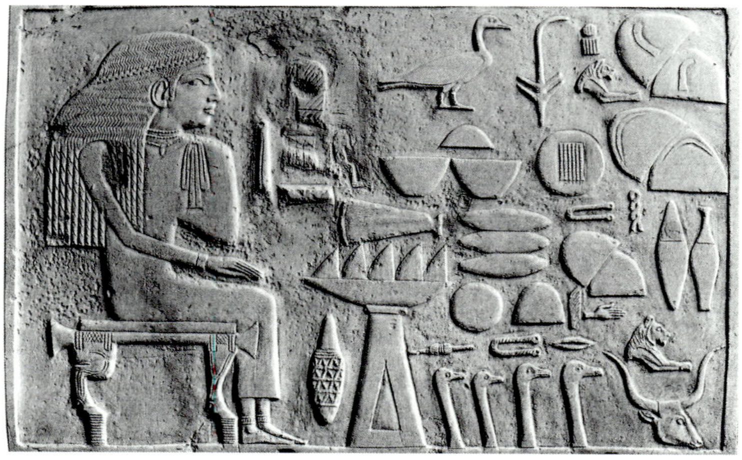

39 *Grabrelief einer Prinzessin der 2. Dynastie*

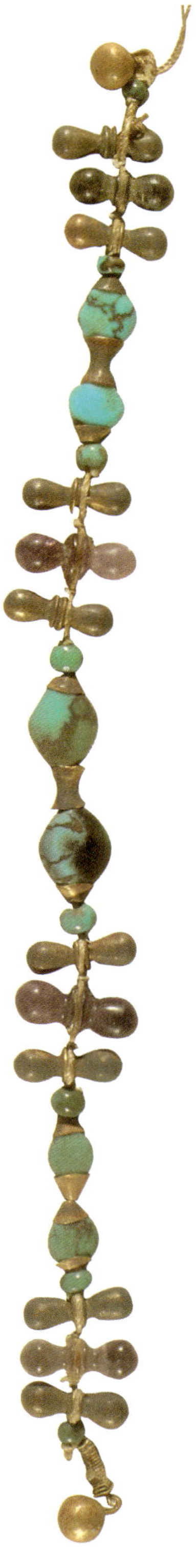

mäßige Folge von winzigen Perlen aus Gold und größeren aus Türkis. Die Goldperlen sind aus Goldblech zu Halbkugeln getrieben, zusammengelötet und jeweils drei miteinander zu Stegen für das Durchziehen der drei Fäden verbunden. Den Verschluß muß man mit einer Schlaufe ergänzen, die über die einzelne goldene Kugelperle gezogen wurde.

Der goldene Blütenkelch ist ein Meisterwerk der frühen Goldschmiedekunst. Als Vorbild diente der Stempel einer Lotosblüte (42). Der einem Eierstab ähnliche äußere Kranz umschließt einen tiefer liegenden »Teller« mit einem winzigen runden Buckel in seiner Mitte, von dem strahlenförmig gravierte Linien zum Rand führen. Dieser Teil der Rosette ist der Exaktheit der Ausführung wegen in eine Form gepreßt worden. Die Unterseite besteht aus einer genau eingepaßten goldenen Büchse. Zur Festigung ist das Innere der Kapsel mit Stuck gefüllt.

Die Lotosblume steht in enger Beziehung zum Sonnengott. Ob aber diese goldene Blüte – über dem Armband mit den Königsfalken getragen – schon als Sonnensymbol verstanden wurde, ist für die frühdynastische Zeit nicht zu belegen. Sicherlich hat sie die Bedeutung eines Amuletts.

Das dritte Armband (40) ist einreihig. Die Formen der Perlen sind ungewöhnlich. Zwei große flache Glieder aus grünem Türkis

40 *Einreihiges Armband mit doppelkeulenförmigen Gliedern*

sowie die kleineren gleicher Form und gleichen Materials könnten Akaziensamen nachgebildet sein, der als heilbringender Frauenschmuck vorgeschichtlicher Zeit bereits erwähnt wurde. Goldglieder mit zwei trichterförmig erweiterten Öffnungen überdecken und verbinden

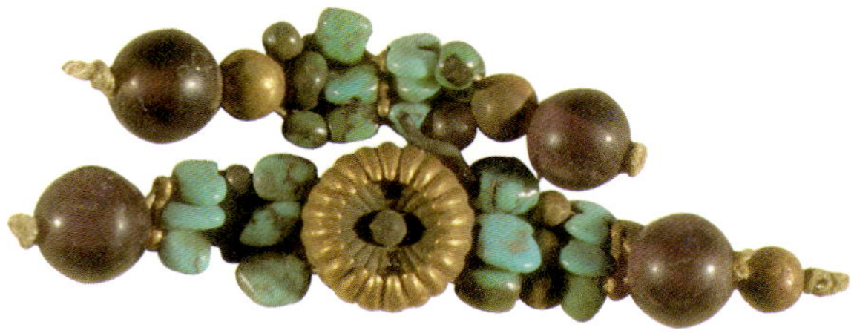

41 *Armband mit Goldrosette*

die Perlen miteinander. Einzigartig in ihrer Form sind die doppelkeulenförmigen Glieder, die in vier Dreiergruppen erscheinen. Die beiden äußeren sind jeweils aus Gold massiv gegossen, während die mittlere aus durchscheinendem Amethyst besteht. Diese Glieder in Form von Doppelkeulen sind nicht durchbohrt – die zweifache Auffädelung schließt sie zwischen gekreuzten Golddrähten mittels einer Kerbe mit ringförmig erhobenen Rändern ein. Die »Doppelkeulen« haben Ähnlichkeit mit dem Emblem der Göttin Neith, aber die Deutung bleibt ungewiß.

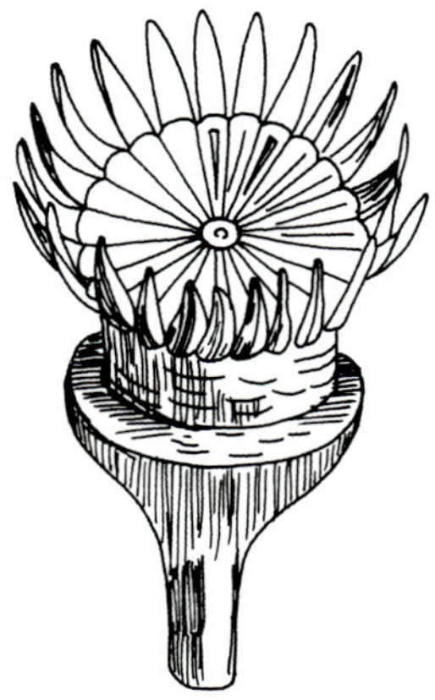

42 *Stempel der Lotosblüte*

Das am Handgelenk zuunterst getragene Armband (45) ist wiederum auf drei Stränge aufgefädelt und in drei Gruppen gegliedert. Größere Perlen heben das Mit-

43 *Unterarm einer königlichen Frau mit vier Armbändern*

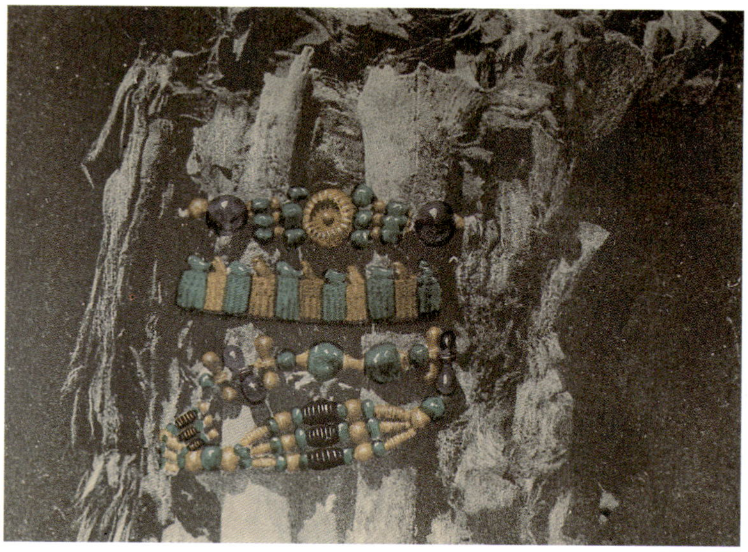

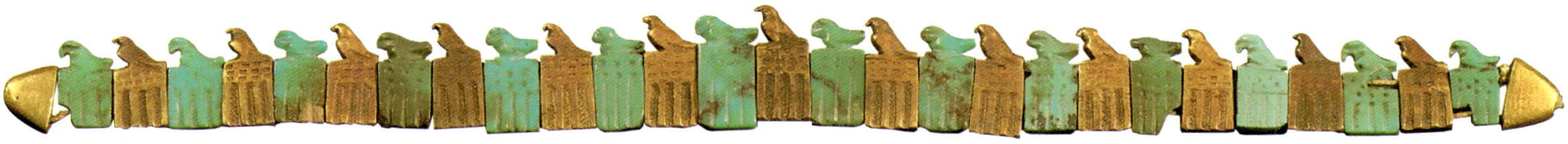

44 Armbandglieder »Horusfalke über dem Palasttor«

telstück hervor. Auch hier sind drei große Kugelperlen aus Goldblech zu Stegen zusammengelötet. Ganz neue Perlenformen treten auf und zeigen den Erfindungsreichtum der frühen Juweliere: Aus Golddrahtstücken, die von ihrer stärkeren Mitte zu ihren Enden hin allmählich dünner ausgeschmiedet wurden, sind spiralförmig kleine Tonnenperlen zusammengedreht. Die drei großen Perlen aus Lapislazuli in der Mitte ahmen mit ihrer Kerbe diese Goldschmiedearbeit nach.

Aus Golddraht spiralförmig gebildete Perlen genau gleicher Art finden sich auch im Goldschmuck einer Königin von Ur in Mesopotamien; sie hat allerdings fünfhundert Jahre später gelebt. Aber die Übereinstimmung ist bemerkenswert, denn in Ägypten sind spiralförmige Golddrahtperlen nur in diesem einen Armband bezeugt.

Die vier Armbänder aus dem Königsfriedhof bei Abydos zeigen eine Vielfalt der Ideen, der Gestaltung der Schmuckelemente wie ihrer Gliederung und eine Vollkommenheit der Ausführung, die schon Flinders Petrie bei der glücklichen Auffindung dieses einzigartigen frühen ägyptischen Schmucks bewundert hat.

Der reiche und kostbare Zufallsfund am Handgelenk einer toten Königin oder Prinzessin ist zu ergänzen zur einstigen Ausstattung mit Halsketten und Fußbändern aus Perlen, wahrscheinlich auch mit einem goldenen Diadem um das Haupt. In dem völlig ausgeraubten Grab der Gemahlin des Reichsgründers, der Königin Neith-hotep, die bei Naqada bestattet wurde, fand man neun kleine Elfenbeintäfelchen, auf denen Halsketten und anderer Schmuck, jeweils mit Zahlen, den geraubten reichen Schmuckbesitz dieser Königin inventarmäßig für die Ewigkeit festgehalten haben.

Aus der 2. Dynastie ist die Darstellung einer Königstochter auf einer Reliefplatte aus der Nekropole von Memphis (Saqqara) erhalten (39). Sie vermittelt uns eine Vorstellung von dem im Leben getragenen Schmuck einer Dame des Königshauses. Die ursprüngliche Bemalung des Reliefs, die Hinweise auf die Materialien dieser Schmuckstücke geben könnte, ist leider verloren. Ein zickzackförmig dargestelltes Diadem umschließt das volle Haar der Prinzessin. Am Hals trägt sie drei einfache Perlenkettchen, das untere mit einem Anhänger, in dem man eine Tierkralle als Amulett erkennen könnte.

Ein breites Armband ziert das Gelenk der zum Totenmahl ausgestreckten rechten Hand. Um beide Knöchel liegt ein Fußband mit Perlen. Die große Schleife, die von der linken Schulter herabhängt, hält das Gewand zusammen.

Ebenfalls der 2. Dynastie entstammen die Funde aus dem Grab des Königs Chasechemui, des letzten Herrschers, der bei Abydos bestattet wurde (31). Unter eingestürztem Ziegelmauerwerk dieses Königsgrabes blieben mehrere Salbentöpfchen aus verschieden gemaserten Steinen mit goldenen Verschlüssen erhalten (33–35). Der Deckel ist aus dünnem Goldblech rund beschnitten, wie ein Pergament über die etwas vorkragende Gefäßlippe gespannt und mit gezwirbeltem Golddraht verschnürt. Ein Tonklumpen an den Drahtenden diente der Versiegelung des Inhalts.

Ein aus Goldblech getriebener schlichter Armreif führt in Edelmetall die in vorgeschichtlichen Gräbern gefundenen, aus Elfenbein geschnitzten und dann auch aus Kupfer geformten Armbänder fort. Auch ein königlicher Würdestab, vielleicht ein Zepter, entging den Grabräubern. Röhren aus Sard, der schwarzen Variante des roten Karneols, sind über einen kupfernen Stab gesteckt und mit goldenen Zwingen verbunden. Das eine erhaltene Ende ist mit einer Goldkappe verschlossen. Ähnlich konstruiert sind die wesentlich kürzeren Zepter aus dem Grab Tutanchamuns.

Die königlichen Grabbauten bei Memphis (Saqqara-Nord) waren wie die bei Abydos weitgehend geplündert. Mit aller Sorgfalt durchgeführte Ausgrabungen von Walter Bryan Emery haben keinen Schmuck erbracht. Aber in einer Grabkammer aus der Zeit des Königs Horus Djet, des Nachfolgers von Djer, fand man das Edelmetall in

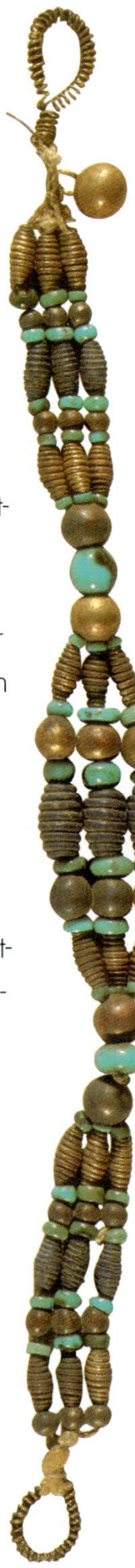

45 Dreireihiges Armband mit spiralförmig aus Golddraht gedrehten Perlen

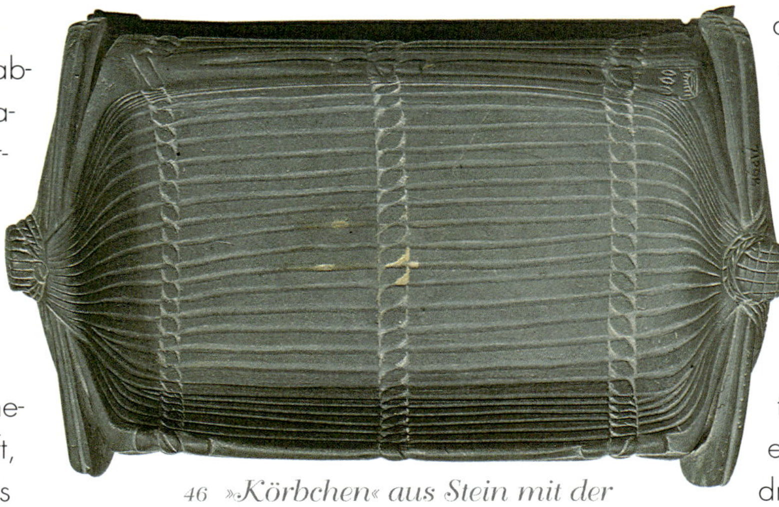

46 »Körbchen« aus Stein mit der eingravierten Hieroglyphe »Gold«

einer neuartigen Verwendung: Die Pfeiler der Grabkammer waren mit schmalen Goldblattstreifen überzogen; das Dunkel des Grabes sollte durch das Sonnenmetall für den Toten erhellt werden. Etwa tausend Jahre später schreibt König Amenemhet I. in einer Inschrift, daß er sich sein Grab als »Goldhaus« gebaut habe. Gelbe Bemalung der Wände und Decken der Gräber konnte die magische Wirkung des Edelmetalls ersetzen.

Gold aus nichtköniglichen Gräbern

Der Besitz von reichem Schmuck aus Gold und farbigen Steinen war nicht allein dem Königshaus vorbehalten. Das beweist ein früher Inschriftstein im Museum von Palermo: Unter anderen Ereignissen sind die alle zwei Jahre wiederkehrenden Steuererhebungen *das Zählen aller Felder und allen Goldes* vermerkt. Gold ist also auch in Privatbesitz gelangt, zunächst wohl durch Honorierung für besondere Dienstleistungen und durch Geschenke aus dem »Schatzhaus« an treue Gefolgsleute. Ein bedeutender Grabfund, der in der oberägyptischen Provinz gemacht wurde, belegt dies.

Bei der Ausgrabung eines sehr zerstörten frühdynastischen Friedhofs in Naga ed-Deir, Abydos gegenüber auf dem östlichen Nilufer gelegen, stieß der amerikanische Ausgräber George A. Reisner auf ein Grab, dessen Decke eingestürzt und das daher der Aufmerksamkeit der Grabräuber entgangen war. Die Gebeine des auf den Boden der unterirdischen Kammer gebetteten Toten waren von dem Mauerwerk der Grabdecke zerdrückt. Um den Kopf lagen verstreut zahlreiche Schmuckstücke aus Gold und mit Perlen aus farbigen Steinen, darunter ein goldener Stirnreif.

Zum Halsschmuck gehört eine Kette mit vierundzwanzig aus dickem Goldblech getriebenen Gliedern in Muschelform (47) – Nachfolger der in der Vorgeschichte als Schmuck und Amulett getragenen Originalmuscheln. Die Goldmuscheln sind äußerst naturgetreu nachgebildet, möglicherweise durch den Abdruck eines Originals in Gips, in dessen Hohlform das Goldblech gedrückt wurde. Die Spirale auf dem äußeren Gehäuse ist mit einem Stichel nachgezogen worden. Das Innere wurde mit Gips gefüllt und die Öffnung mit einem Goldblech verlötet. Reisner hebt nachdrücklich die auffallend sorgfältige Arbeit hervor, mit der an beiden Schmalseiten der Muschel die Ösen angelötet sind.

Einzigartig sind zwei Brusttafeln in Tiergestalt (50/51), die eine stellt eine männliche Oryxantilope, die andere einen Stier dar. Sie sind aus dünnem Goldblech als

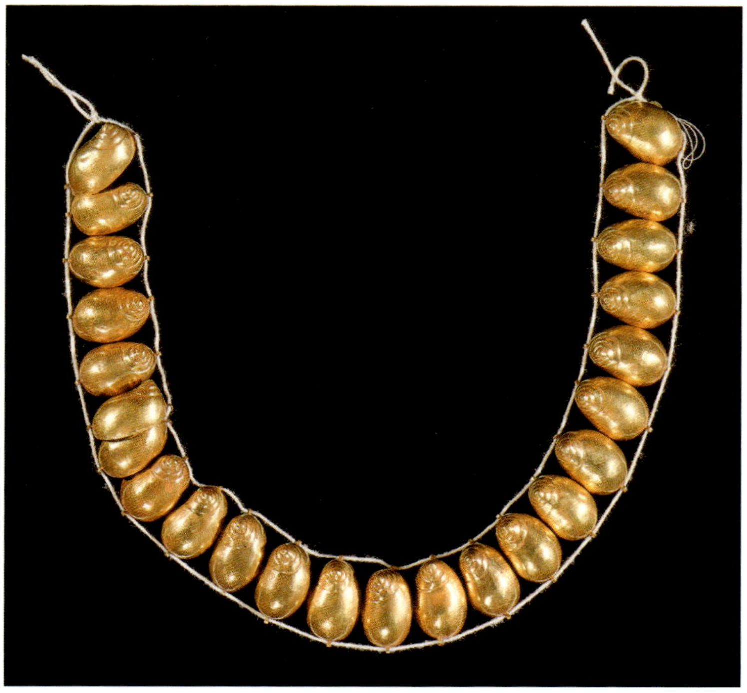

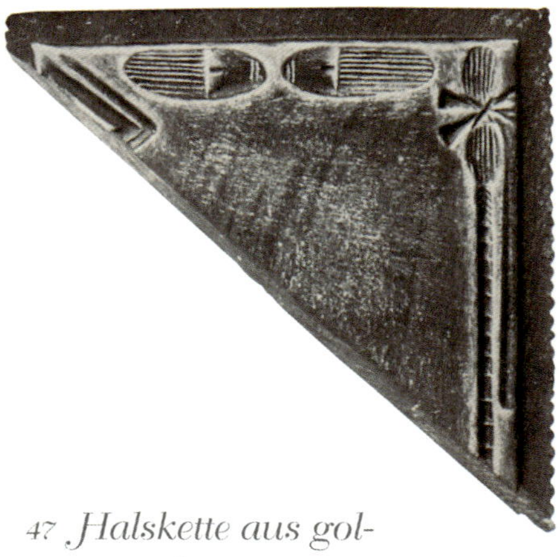

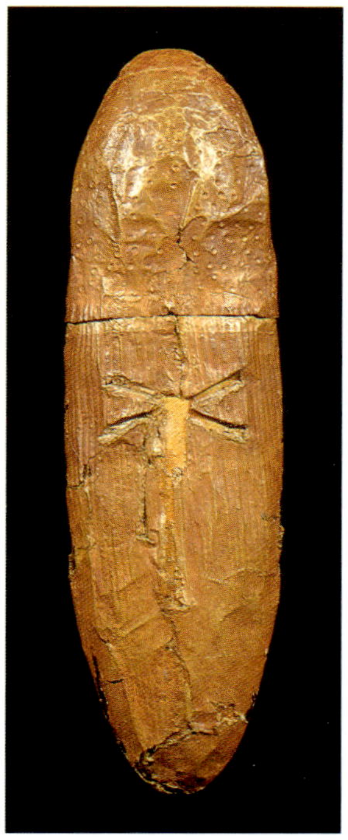

47 *Halskette aus goldenen Nabelmuscheln*
48 *Steinrelief mit dem Emblem der Göttin Neith und zwei Schnellkäfern*
49 *Amulett in Käferform mit dem Emblem der Göttin Neith*

Hochrelief getrieben, mit rosafarbenem Stuck hinterfüllt und mit einem Goldblech verschlossen, das von den umgebogenen Kanten der Relieffigur gehalten wird. Auf der Rückseite der Brusttafeln sind je zwei Ösen aufgelötet, so daß sie an einem Band oder an einer Perlenkette getragen werden konnten. Am breiten Halsband der Oryxantilope hängt eine Schleife herab, die Hieroglyphe *tjet* (Leben). Der Stier, dessen Hörner abgebrochen sind, trägt an einem breiten Gurt um den Hals das Emblem der Himmelsgöttin Bat: ein Frauenantlitz mit Kuhohren der unterägyptischen Göttin Neith eingeschnitten; es hebt sich blau vom Goldgrunde ab, denn das Innere des Käfers ist mit einem blauen Material gefüllt.

Der Käfer wurde als Schnellkäfer *(Elateridae)* bestimmt. Dessen enge Beziehung zu der Göttin Neith von Sais ist auf einer frühgeschichtlichen Steinplatte (48) festgehalten. Hier erscheint er in zwei Exemplaren neben dem Emblem der Neith. Während des Alten Reiches kommen diese beiden Motive in der Schmuckkunst und in Dekorationsmustern häufig vor (170–171). Möglicherweise ist

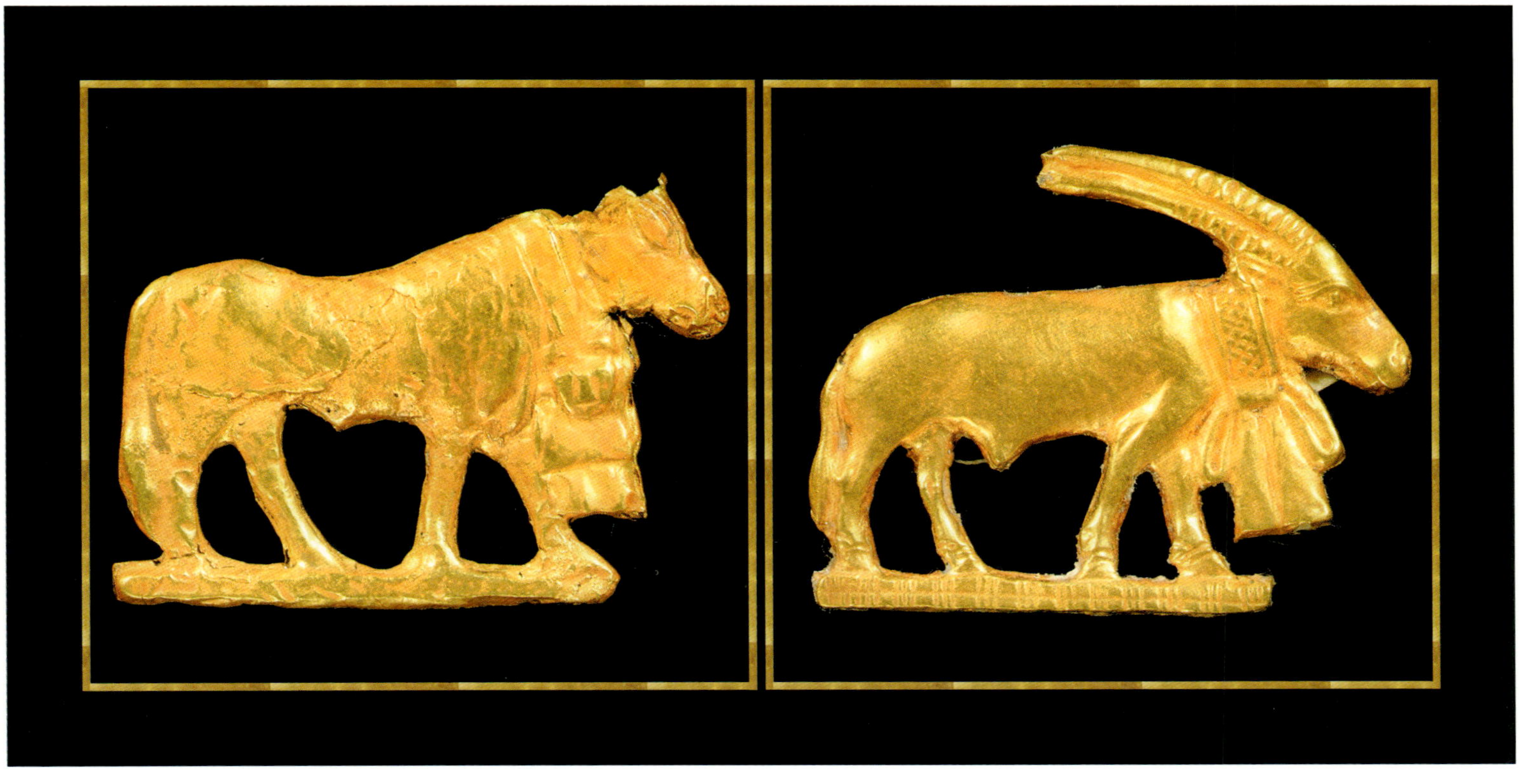

50-51 *Brusttafeln in Tiergestalt*

und einwärts gebogenen Hörnern, darunter ein breites Perlengehänge. In frühdynastischer Zeit erscheint die Himmelsgöttin als magischer Schutz am Gürtel des Horus Narmer (38), sie kehrt in entsprechender Verwendung auf einem Statuenfragment des Königs Djoser wieder (119). Das Bat-Emblem ist zugleich Zeichen des 7. oberägyptischen Gaus. Später geht Bat mit der kuhgestaltigen Göttin Hathor des 6. Nachbargaus eine enge Verbindung ein.

Ein besonders interessantes Stück aus diesem Grab ist ein Amulett in Form eines Käfers (49). Er ist aus dünnem Goldblech in zwei Teilen – Ober- und Unterseite – reliefartig getrieben. Die beiden Teile sind an den Außenrändern zusammengelötet. Der Kopfteil ist vermutlich beim Einsturz der Grabdecke abgebrochen. Auf der Unterseite sind die Käferbeine in nachziselierter Arbeit gut erkennbar wiedergegeben. In die Flügeldecken ist das Emblem der Schnellkäfer eine ältere Form des seit dem Ende des 3. Jahrtausends bekannten Skarabäus, des Mistkäfers *(Ateuchus sacer)*, und hatte als Amulett die Bedeutung »Leben und Auferstehung«.

Die Größe des Grabes von Naga ed-Deir läßt auf einen Gefolgsmann des Königs als Grabinhaber schließen. Der durch einen Zufall vollständig erhaltene Schmuck zeigt, wie reich die Grabausstattung war, und macht angesichts der spärlichen Überreste aus königlichen Bestattungen deutlich, was durch Grabräuberei verlorengegangen ist.

Die Hieroglyphe »Gold«

Seit der frühesten dynastischen Zeit um 3000 v. Chr. wird die Hieroglyphe »Gold« durch einen Perlenhalskragen dargestellt, dem von Pharaonen und ihren Zeitgenossen, Männern wie Frauen, am häufigsten getragenen Schmuck.

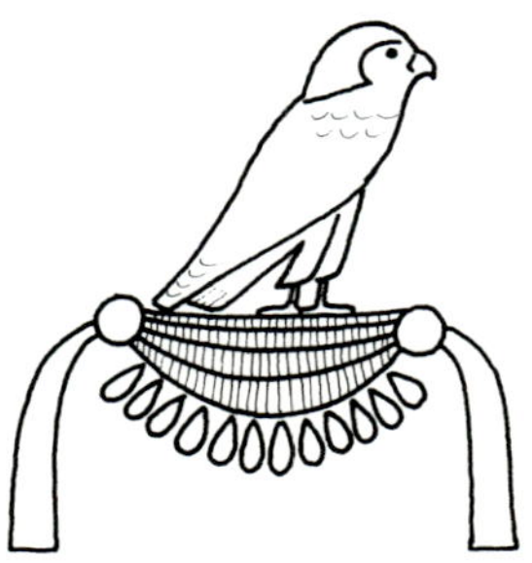

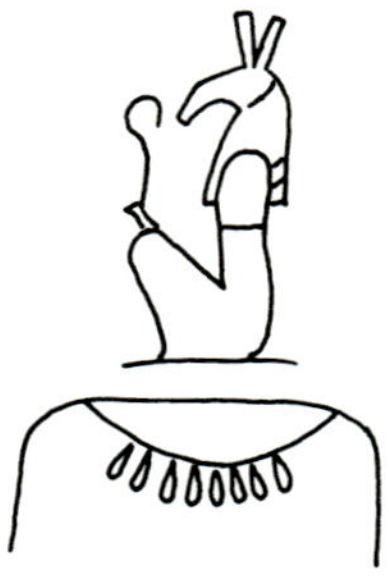

52 *Horusfalke auf der Hieroglyphe »Gold«*
53 *Seth, über der Hieroglyphe »Gold« hockend*

In den ältesten Schriftzeichen besteht er aus halbkreisförmigen, die Brust bedeckenden Perlenreihen, die an beiden Enden über den Schultern zusammengefaßt sind und mit zwei Bändern im Nacken verschnürt werden. Eine Reihe tropfenförmiger Anhänger bildet den unteren Abschluß.

Aus der frühen Königszeit ist ein solcher Perlenkragen bisher weder aus Darstellungen noch aus Originalfunden bekannt. Erst in der 3. Dynastie, unter König Djoser, tritt er auf, und zwar in den Reliefs einer Kapelle im Heiligtum von Heliopolis als Schmuck einer Göttergestalt (55), nicht jedoch in den Reliefdarstellungen und an Statuen Djosers. Seit Beginn der 4. Dynastie gehört er dann zur Königstracht, wie bildliche Wiedergaben erkennen lassen, und auch Mitglieder der königlichen Familie tragen nun diesen Schmuck.

Die älteste farbige Wiedergabe eines Perlenkragens ist auf der Grabstatue der Prinzessin Nofret erhalten (132). Hier sind die Perlenstränge abwechselnd blau, grün und rot ausgemalt, es könnten also Perlen aus Lapislazuli, Türkis und Karneol wiedergegeben sein. Denkbar wäre

54 *Isis, auf der Hieroglyphe »Gold« kniend. Fußende des Sarkophags der Königin Hatschepsut*

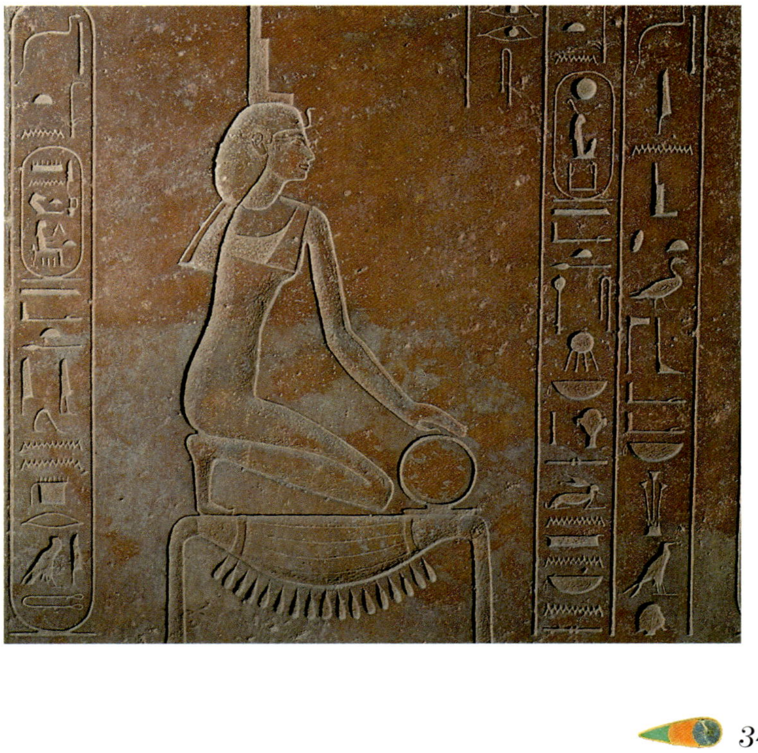

aber auch, daß die blauen und grünen Farbtöne blaue und grüne Fayenceperlen darstellen sollen; Fayencen mit roter Glasur hingegen kommen erst später vor.

Im Alten Reich sind in der ausgeformten Hieroglyphe für Gold die Enden der Perlenreihen in kreisrunden Abschlußstücken zusammengefaßt. An allen Originalfunden sind diese jedoch annähernd halbrund. Auch die Darstellungen von Perlenhalskragen an Statuen haben halbrunde Endstücke. Seit dem späten Alten Reich können diese auch in Form von Falkenköpfen gestaltet sein.

Wie konnte der Perlenkragen, der – wie Originale und Darstellungen zeigen – aus Perlen aus Fayence und farbigen Steinen geknüpft wurde und stets nur zum Teil aus Gold bestand, in der Hieroglyphenschrift zu der Bedeutung »Gold« kommen? Es gibt dafür verschiedene Deutungsversuche.

Der Perlenkragen war ursprünglich vielleicht ein altes Emblem der »Goldstadt« Nubet auf dem Westufer des Nils, gegenüber den Zuwegen zu den Goldminen im Bereich von Koptos. Ihr Ortsgott Seth wird als *Der von Nubet* mit dem Perlenkragen geschrieben und auch über diesem hockend dargestellt – ebenso wie sein Gegenspieler, der Königsgott Horus (52–53).

Eine andere Erklärung der ursprünglichen Bedeutung dieser Hieroglyphe ließe sich aus der altägyptischen Sprache herleiten: Der Lautbestand von »Gold« *(nb)* ist der gleiche wie der von »Feuersglut«. Gold ist das Metall der glühenden Sonne – Gold wird in »Feuersglut« geschmolzen.

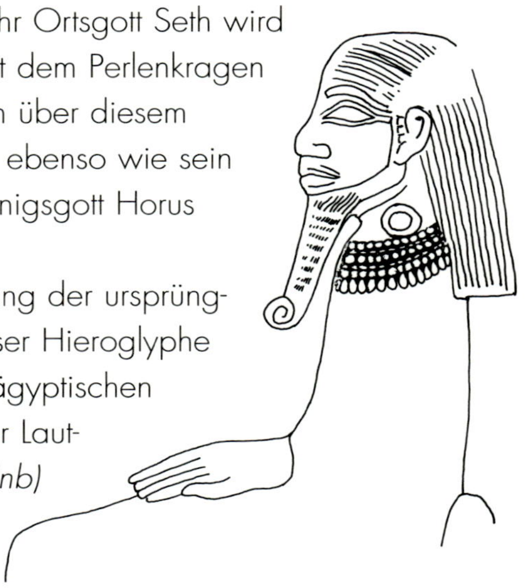

55 *Gottheit mit Halskragen und Sonnenscheibe*

Unberücksichtigt bleiben bei diesen Deutungsversuchen die kreisrunden goldenen Abschlußstücke, die in den Schriftzeichen zuweilen auch mit einem Punkt in der Mitte des Kreises wiedergegeben sind und Sonnensymbole sein könnten. Wenn man die beiden Kreise als »Sonnen« versteht, könnten sie als auf- und untergehendes Gestirn angesehen werden und die Perlenreihen als »Sonnenstrahlen«. Blau und Grün sind die Farben der

56 *Isis, mit schützend ausgebreiteten Flügelarmen auf der Hieroglyphe »Gold« hockend. Standfläche des mittleren Sarges Tutanchamuns*

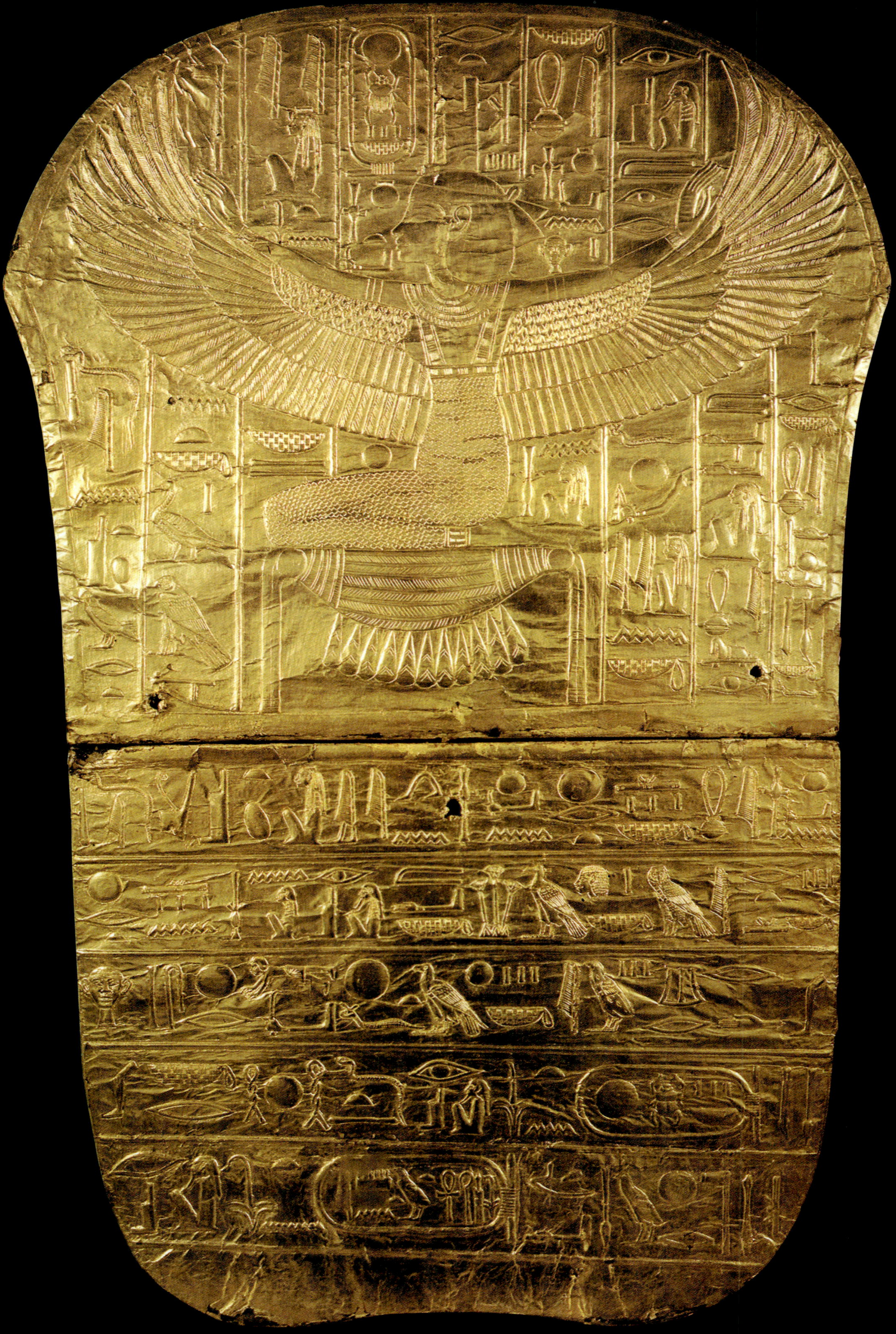

auf- und untergehenden Sonne und ihrer Nachtfahrt durch die Unterwelt. Rot ist die Farbe des sengenden Tagesgestirns – man vergleiche die farbigen Einlagen der Sonnenscheiben auf den Brusttafeln der 12. Dynastie (219–220, 233–234). Mit den blauen und grünen Glasuren ihrer Röhrenperlen deuten die Perlenkragen, die auf der Brust der Toten in den Gräbern gefunden wurden, auf die nächtlich-unterweltliche und auf die täglich auf- und untergehende Sonne. Im Leben getragene Halskragen enthalten zusätzlich rote Karneolperlen und vereinen damit die Sonnenbahn von Tag und Nacht in all ihren Phasen.

Die Goldminen

Ägypten war das goldreichste Land unter den Hochkulturen des Altertums. Die alten Kulturländer Vorderasiens, in den Niederungen zwischen Euphrat und Tigris, mußten alle Edelmetalle und Edelsteine, die sie zu Schmuck verarbeiteten, aus den außerhalb ihres Herrschaftsgebietes liegenden Gebirgen Kleinasiens, des Kaukasus und Irans beziehen.

Ägypten besaß zahlreiche Goldvorkommen im eigenen Land, in der oberägyptischen Ostwüste, den Urgesteinszügen längs der Küste des Roten Meeres. Gold tritt in weißen Quarzadern überall dort hervor, wo Schiefer und Granite aufeinandertreffen. Diese Goldvorkommen ziehen sich über die Südgrenze Ägyptens am Ersten Katarakt weit hinaus, über das »Goldland Ta-Nub« (Nubien) bis tief in den Sudan hinein. Auch das »nubische Gold« haben die Pharaonen bereits im Alten Reich gelegentlich als Tribut bezogen.

Das Ostgebirge mit seinen teils hügeligen, teils schroffen Bergzügen bis zu über 2000 Meter Höhe ist von Trockentälern oder Wadis durchzogen, in denen nur eine spärliche Vegetation gedeihen kann – vereinzelte Tamarisken, Akazien und Buschwerk. Vom Roten Meer aufsteigende Wolken, die sich an den höchsten Berggipfeln sammeln, bringen in längeren Zeitabständen örtlich begrenzte Regenschauer oder entladen sich in schweren Gewittern. Die Wadis verwandeln sich dann in reißende Bäche oder stauen die Regenflut zu kleinen Seen, deren Wasser bald wieder in Felsspalten versickert. Hier hält es sich lange Zeit frisch. Der gefeuchtete Boden begrünt sich mit spärlichen Gräsern und Blüten, die unter einer sengenden Sonne schnell wieder verdorren. Im 3. Jahrtausend v. Chr. waren die Regenfälle noch wesentlich häufiger als heute.

Der Klimawechsel, der in vorgeschichtlichen Zeiten den größten Teil Nordafrikas allmählich zur sterilen Wüste Sahara austrocknen ließ, hat sich nicht in gleicher Härte auf die Gebirge längs der Küste des Roten Meeres ausgewirkt. Im Alten und Mittleren Reich waren die klimatischen Bedingungen günstiger als heute: Es gab mehr Wasserstellen an den Marschrouten durch die Vorwüste und an den fern vom Niltal gelegenen Abbaustellen im Gebirge sowie mehr Vegetation und auch Wild. Längere, mehrwöchige Aufenthalte von Hunderten oder gar Tausenden von Arbeitskräften und deren Versorgung waren bei sorgfältiger Planung und Organisation seitens der staatlichen Verwaltung möglich, besonders wenn man die an das harte Leben in diesen ariden Gebirgen gewöhnten bedürfnislosen Nomaden als Arbeitskräfte

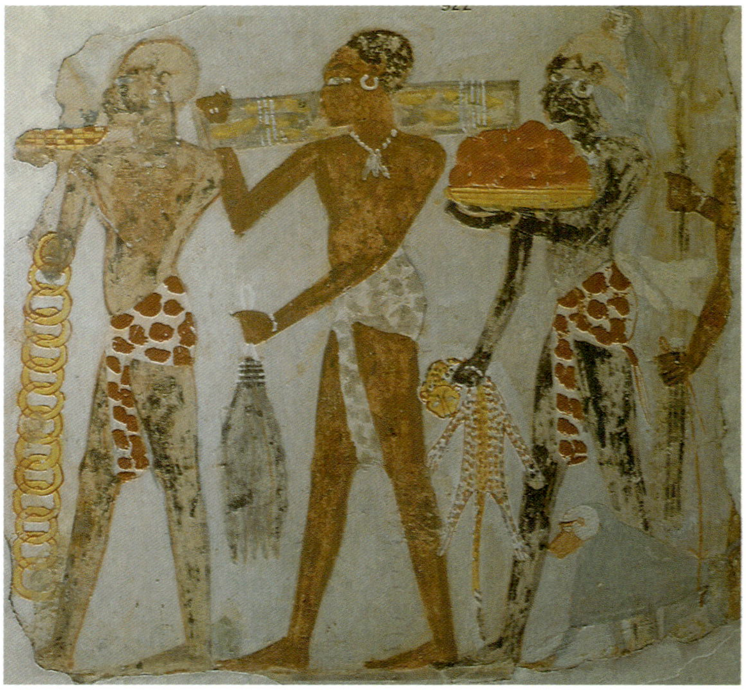

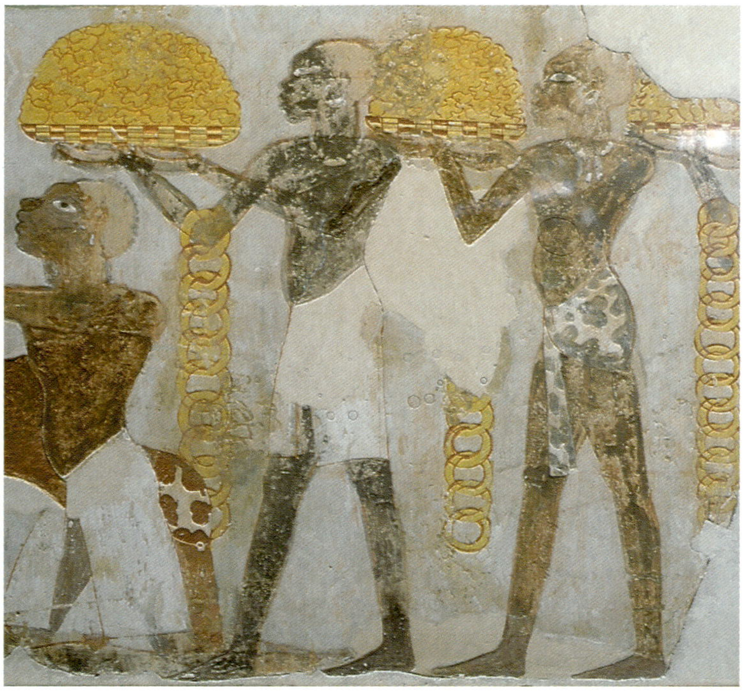

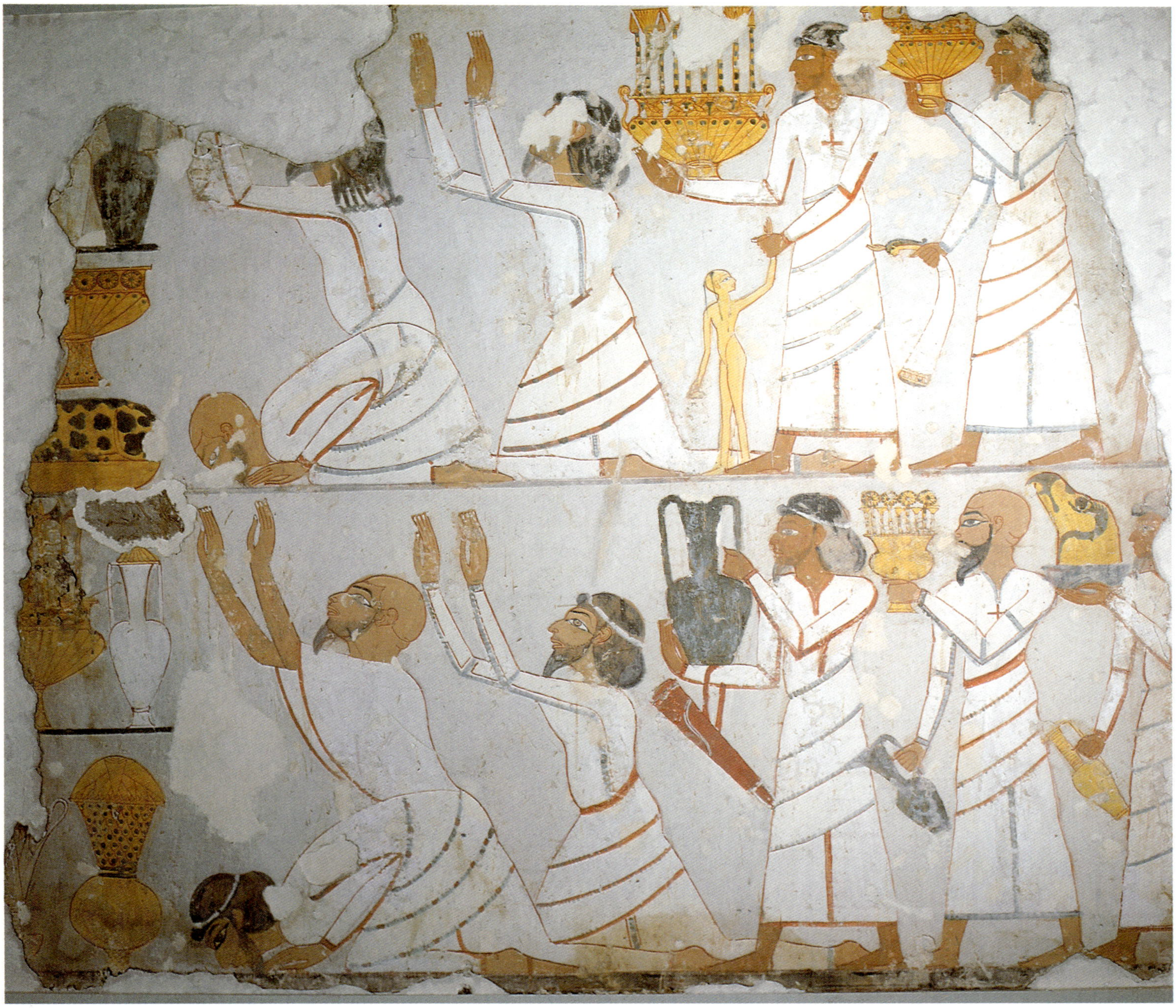

57–59 *Tributlieferung: Nubier bringen Gold in Form von Nuggets und Ringen, Asiaten goldene Prunkgefäße.*

einsetzte. Der Raubbau an der Vegetation, der Kahlschlag, um Holz für Feuerung und Baumstämme zum Abstützen der unterirdischen Galerien beim Abbau des Goldes zu gewinnen, ließ die Wadis im Ostgebirge dann mehr und mehr verkarsten.

Die Goldvorkommen – Erkundung und Zuwege

Die von Jagd und Viehzucht lebenden Nomaden, die mit den Gebirgen vertraut waren, hatten schon in vorgeschichtlicher Zeit Goldbrocken und Edelsteine als Tauschware ins Niltal gebracht. In den frühesten hieroglyphischen Inschriften werden sie als ein am Boden hockender Mann, der in der vorgestreckten Hand einen Lederbeutel hält, dargestellt und *Sementiu* genannt. In der 1. Dynastie scheint man Nomaden in staatliche Dienste genommen zu haben, um Bodenschätze und Handelswege in fernen, schwer zugänglichen Gegenden zu erkunden. Neben diesen »Exploratoren« wirkte an der Erkundung von Gold- und Edelsteinvorkommen eine »Wüstenpolizei« mit, die die vom König eingesetzten Verwalter der mittel- und oberägyptischen Gaue wohl schon früh unterhielten.

Die nördlichste Gruppe von Goldvorkommen in dem Gebirgszug längs der Küste des Roten Meeres liegt ungefähr auf der Höhe der Südspitze der Sinaihalbinsel und der Stadt Minja im Niltal. Diese Vorkommen sind von der Stadt Qena am Scheitel der Nilschleife in nördli-

Seite 38–39: 60 Pharaonische Goldarbeiterhütten bei der Mine von Fawachir

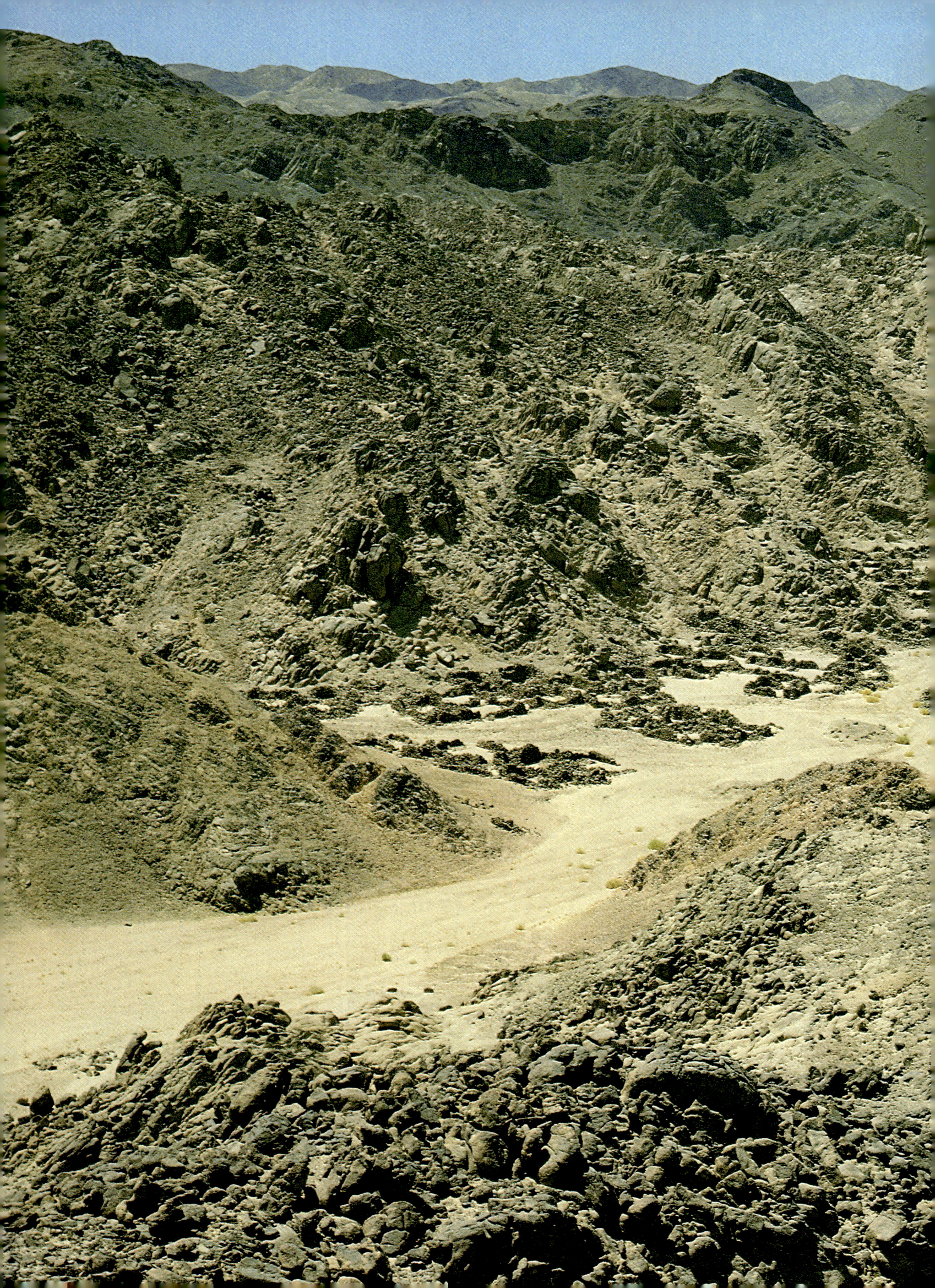

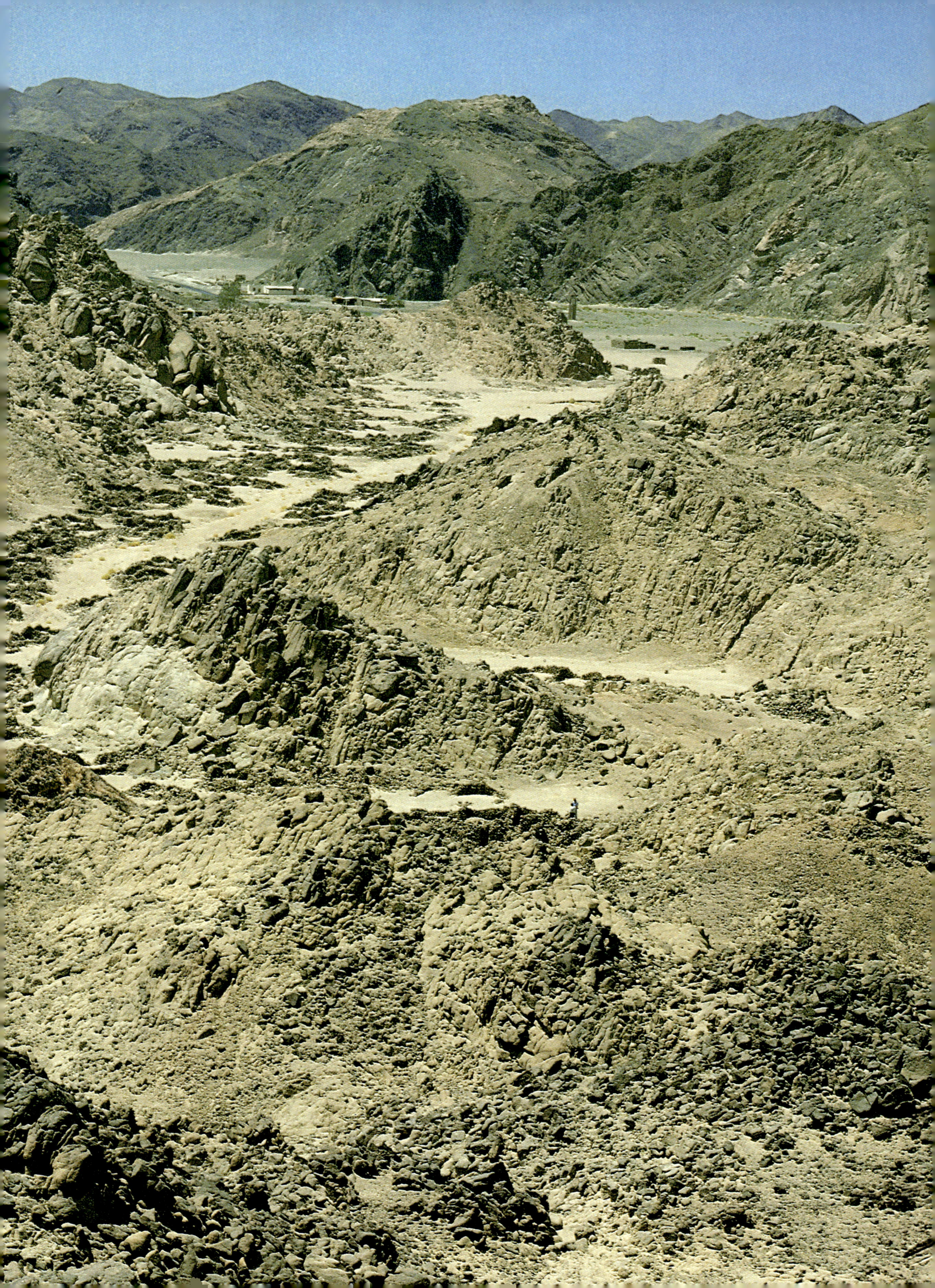

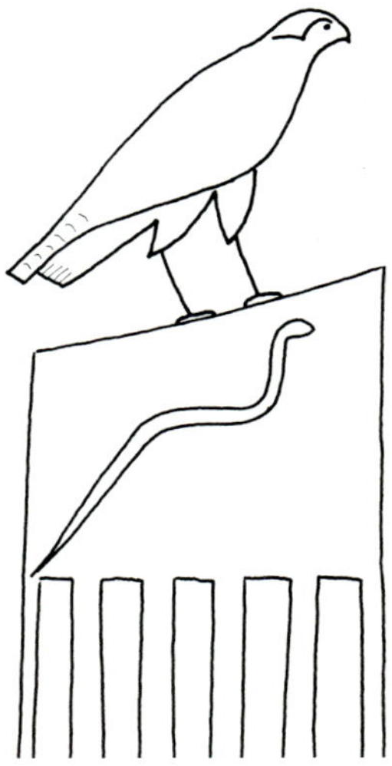

61 Horusname des Königs »Schlange«

cher Richtung durch das Wadi Qena oder auch von Minja aus in östlicher Richtung in zehn Tagesmärschen zu erreichen.

Bedeutende Goldvorkommen erschloß die Mine von *Fawachir* (60). Die vermutlich ältesten Wege dorthin, durch das Wadi Hammamat, gingen von der Stadt Koptos aus, dem heutigen Quft. Der in Koptos verehrte Gott Min, durch primitive Statuen schon für die späte vorgeschichtliche Zeit bezeugt, war nicht nur der Herr dieser Stadt, sondern auch Beschützer der Wüstenstraßen, die nach Osten führen, durch das Wadi Hammamat bis zu einem Hafenplatz am Roten Meer, dem heutigen Qosseir.

Koptos, auf dem Ostufer des Nils, war durch Überfälle der Nomadenstämme aus der Ostwüste gefährdet. Auf dem Westufer, Koptos gegenüber und durch den Fluß geschützt, lag die »Goldstadt« Nubet, das Hauptsiedlungsgebiet im vorgeschichtlichen Oberägypten. Hier wurde offenbar das in der Ostwüste gewonnene Gold verwahrt und auch verarbeitet – Koptos war wegen seiner Lage zu unsicher für die Lagerung solcher Schätze. »Herr von Nubet« war der Gott Seth in Gestalt eines Fabeltiers der Wüste, ein früher Königsgott und Gegenspieler des falkengestaltigen Königsgottes »Horus von Nechen« (Hierakonpolis).

Auch von der südlich von Koptos gelegenen Stadt Necheb-Elkab führen mehrere Wadis zu Goldvorkommen. Seit alter Zeit war die Stadt von Mauern umgeben, die noch heute die antiken Häuser- und Tempelruinen umschließen. Die Hauptgöttin der Stadt, Nechbet, wurde in Gestalt eines weißen Geiers als Schützerin der weißen oberägyptischen Krone verehrt. Auf einem Reliefbild aus dem Totentempel des Königs Sahure in Abusir gewährt die Göttin dem König das Recht, *Silber und Gold in den östlichen Bergen zu waschen.*

An der Marschroute zu den von Necheb-Elkab erreichbaren Goldvorkommen, im Wadi Barramije, ist der Horus-Name eines der frühesten ägyptischen Könige, des Horus Djet, in eine Felsnische eingeritzt (61). Schon in frühdynastischer Zeit scheint dort also Gold in königlichem Auftrag abgebaut worden zu sein. Unweit von Elkab, nilaufwärts am Westufer, lag Nechen (Hierakonpolis), die Residenz der frühesten ägyptischen Horus-Könige. Von hier aus ging jenseits des Flusses ebenfalls ein Weg zu den Goldminen östlich von Elkab. Möglicherweise beruhte der Aufstieg vom oberägyptischen Häuptlingstum zum Horus-Königtum auch auf dem Besitz und Abbau dieser Goldvorkommen. Zu den südwärts

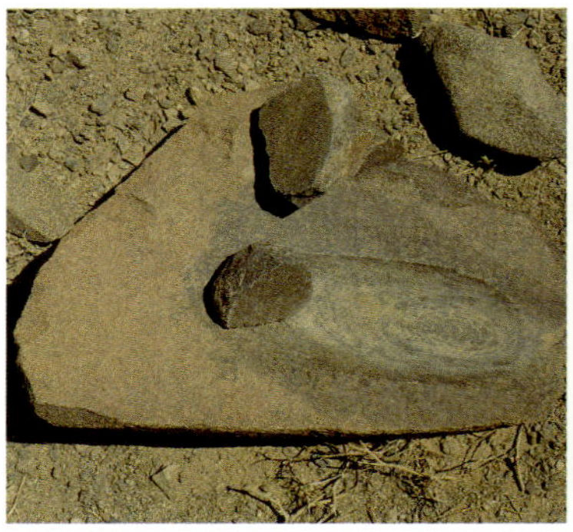

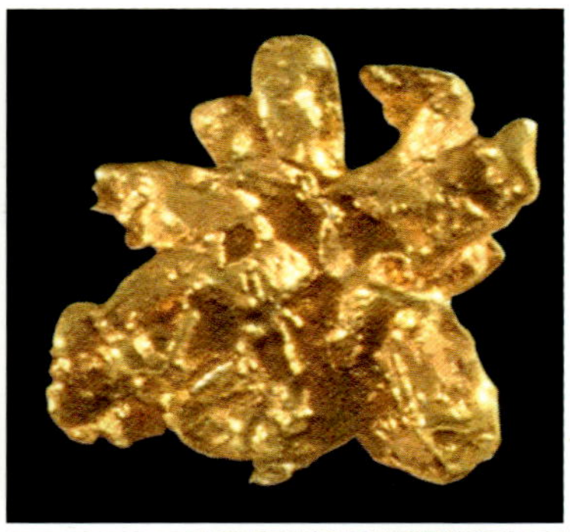

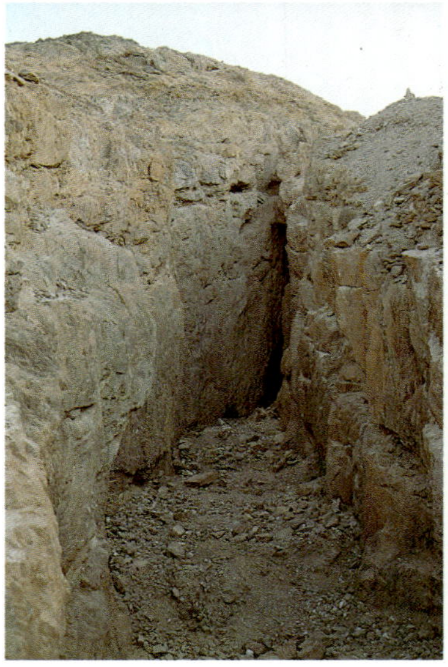

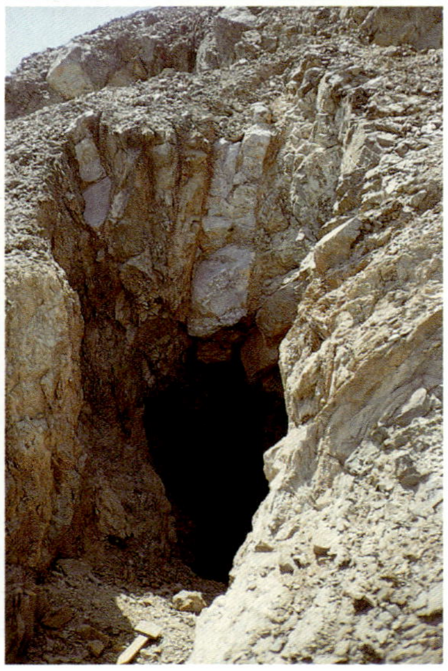

62 Mühle mit Reibsteinen im Wadi Margh
63 Nugget aus einem Fund der 4. Dynastie
64 Goldmine im Wadi Barramije
65 Goldführender Quarzgang in Um Ud
66 Goldwaschanlage in Faras, Nubien

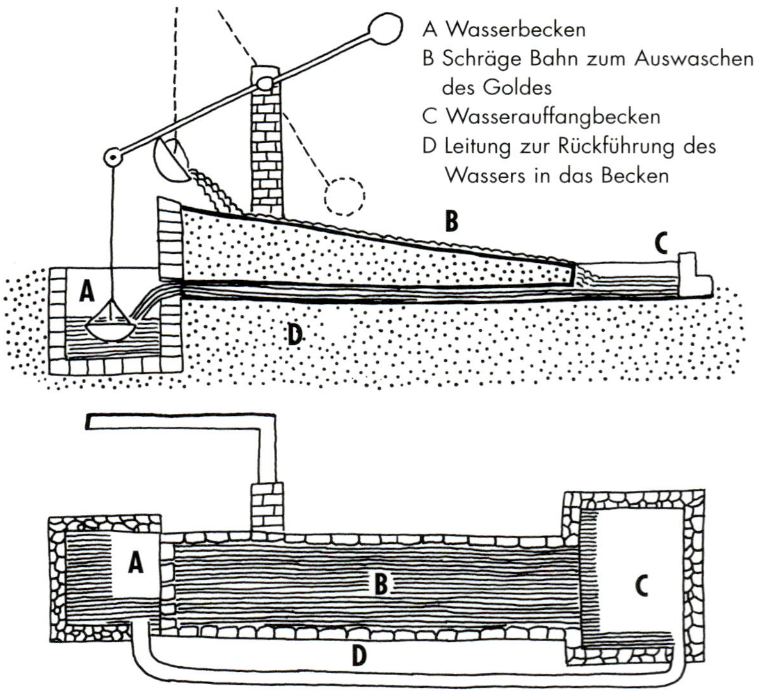

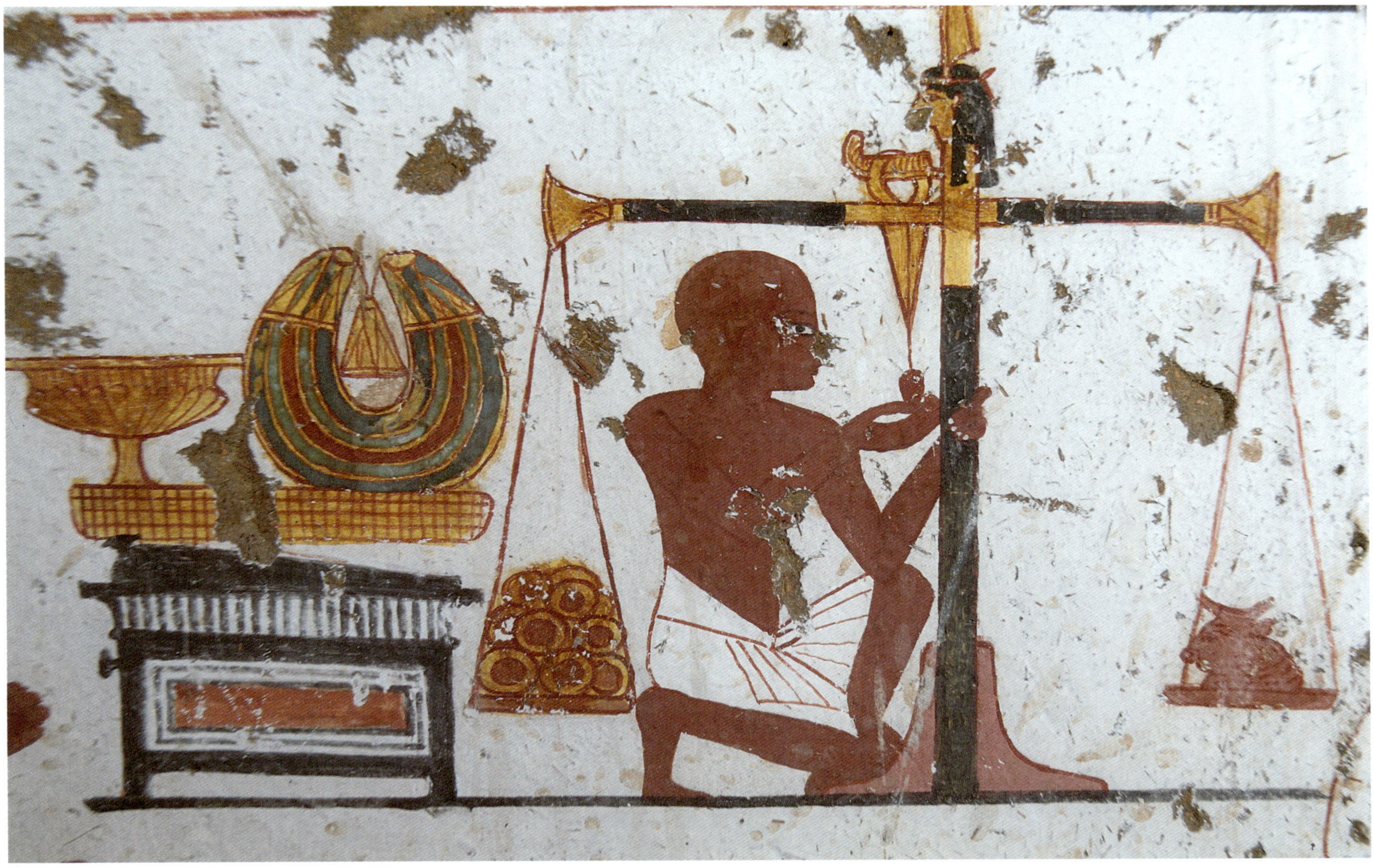

67 *Standwaage in einer Goldschmiedewerkstatt. Den Waagebaum krönt ein Bild der Göttin Ma'at.*

gelegenen Lagerstätten gab es einen weiteren Zugang beim heutigen Kom Ombo.

Die drei Minenbezirke mit Zuwegen von Qena, Quft, Elkab und Kom Ombo lieferten das »Gold von Koptos«. Bisher sind in diesem Gebiet etwa siebzig antike Abbaustellen bekanntgeworden, die seit der Pharaonenzeit, dann unter römischer Herrschaft und bis ins islamische Mittelalter von Zeit zu Zeit in Betrieb waren. Die archäometallurgische Erforschung der einzelnen Minen hat erst jetzt begonnen. Neben der Abbautechnik und den Aufbereitungsmethoden beim Zerkleinern und Zermahlen des Golderzes, beim Auswaschen und Schmelzen des Goldes hofft man auch klären zu können, zu welchen Zeiten die Minen jeweils genutzt wurden.

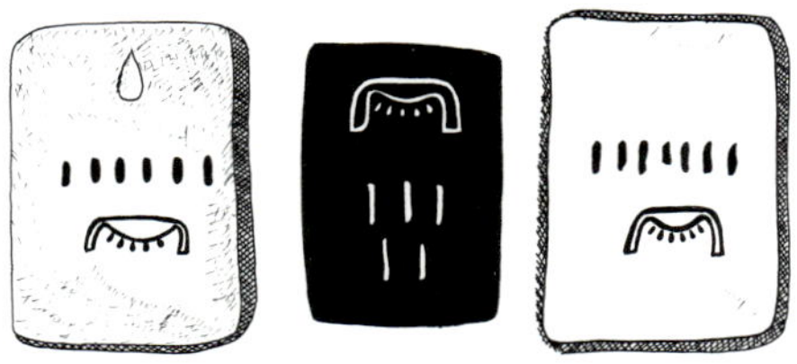

68 *Steingewichte zum Abwiegen von Gold. 12. Dynastie*

Das Gold von Nubien, einschließlich der Edelsteine, wird in den Inschriften als »Königsschmuck« bezeichnet. Nubien – das Niltal zwischen dem Ersten und dem Zweiten Katarakt – mußte seit der ägyptischen Reichsgründung immer wieder »befriedet«, das heißt von der Südgrenze Ägyptens abgewehrt werden, und lieferte Gold als Tribut. Die königlichen Statthalter an der Südgrenze bei Elephantine haben das ferne Land mit ihrer Truppe erkundet und auch »Königsschmuck« von dort mitgebracht.

Der Abbau des Goldes – Expeditionen und Abbauweise

Prinzipiell unterstanden alle Bergwerksbetriebe der alleinigen Nutzung durch den Pharao. Er ließ die Expeditionen ausrüsten, und die Erträge gingen an das königliche Schatzhaus. Wie Vorbereitung und Organisation einer Expedition im 3. Jahrtausend v. Chr. vonstatten gingen, können wir nur ungefähr aus dem Aufbau der Verwaltung erschließen, da inschriftliche Quellen zu solchen Unternehmen noch recht spärlich sind.

Neue Goldvorkommen wurden von den Exploratoren, den *Sementiu*, an den Sitz der Verwaltung des nächstgelegenen Gaus gemeldet. Daraufhin ließ der Gauverwalter die Zuwege, die Ertragsfähigkeit, die Wasserversorgung auf dem Marschweg und an der Abbaustelle prüfen und berichtete darüber der Schatzhausverwaltung in der Residenz, die im Alten und Mittleren Reich im unterägyptischen Raum von Memphis lag.

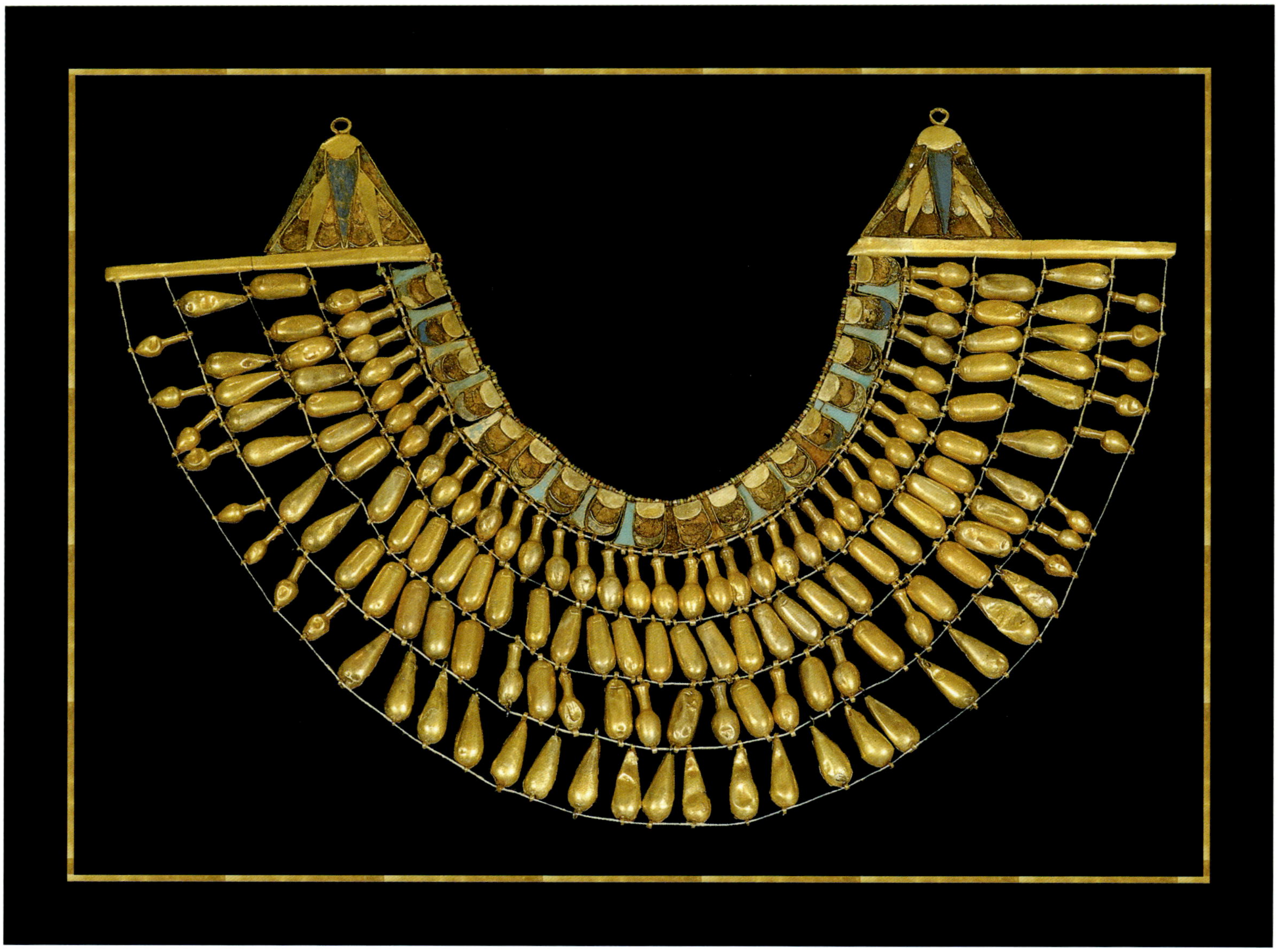

69 Perlenkragen des Königs Semenchkare, 18. Dynastie

Hier wurden auf Befehl des Königs die leitenden Beamten für das Unternehmen, die Fachkräfte mit ihren Werkzeugen, die Schreiber, die über Verpflegung und Erträge der Arbeit abzurechnen hatten, die Verpflegung für Tausende von Arbeitern aus den Kornspeichern der Residenz und die für den Transport nach Oberägypten unentbehrlichen Schiffe mit ihren Mannschaften zusammengezogen und zum Ausgangspunkt des Landmarsches gesandt.

Gleichzeitig hatte der zuständige Gauverwalter Arbeitskräfte in seinem Gau – vor allem Nomaden der angrenzenden Ostwüste – auszuheben und Esel für den Transport von Verpflegung und Geräten bereitzustellen. Die Mannschaften legten, mit ihren täglichen Wasser- und Brotrationen versehen, die weiten Märsche zu Fuß zurück. Jede Expedition war in der Regel nur einige Wochen in der Mine tätig.

Am Marschweg und besonders an der Goldmine war für genügend Wasser für Mensch und Tier sowie für das Auswaschen des Goldes vorzusorgen. Brunnen mußten rechtzeitig angelegt werden, um an das Grundwasser heranzukommen. Die seltenen Gewitterregen wurden in Zisternen oder abgedämmten Tälern gesammelt.

Die Goldminenarbeiter waren in Trupps eingeteilt. Sie waren in kleinen, aus Bruchsteinen errichteten Hütten untergebracht, deren niedrige Mäuerchen vermutlich mit Strauchwerk oder Zeltbahnen überdacht wurden (60). Die Wüstenpolizei schützte sie gegen Überfälle der Nomadenstämme und überwachte ihre Arbeit. Sie war auch für den Transport des gewonnenen Goldes von der Abbaustelle zum Nilufer verantwortlich, ebenso für die Verladung auf die Schiffe und den weiteren Transport zur Residenz.

Die Arbeitsbedingungen in diesen heißen Gebirgsgegenden waren für die ägyptischen Expeditionsteilnehmer äußerst hart. Trotz aller Planung und Vorsorge durch den Staat konnten Gold und farbige Steine nur mit schonungslosem Einsatz der Arbeiter beschafft werden. Vorwiegend stellten wohl Nomaden die Arbeitskräfte.

Die antiken Goldminen sind in neuerer Zeit von ägyptischen und europäischen Minengesellschaften auf ihre Ertragsfähigkeit untersucht worden. Die Bergingenieure bezeugten, daß die antiken Exploratoren kaum ein Goldvorkommen übersehen haben. Die Anlagen für den Abbau mit bis zu 100 Meter tiefen Schächten, mit Hunderte von Metern langen Gängen und durch Pfeiler abgestützten Galerien sind staunenswert, und der Abbau war erschöpfend.

In einigen antiken Goldminen in der oberägyptischen und nubischen Ostwüste ist hier und dort die antike Abbauweise an Arbeitsspuren und zurückgelassenem Gerät, Steinmörsern, Mühlen (62) und Waschanlagen (66), zu erkennen. Im Verlauf der Jahrtausende sind diese Abbaustellen immer wieder in Betrieb genommen worden, zuletzt im arabischen Mittelalter. Die Abbauweise blieb die gleiche – mit Ausnahme der Einführung eiserner Werkzeuge, die um 200 v. Chr. in Ägypten aufkamen. In welcher Zeit der Abbau einer Mine erfolgte, war bisher nur durch selten erhaltene zeitgenössische Inschriften und durch die Formen der Mörser und Reibsteine zu bestimmen.

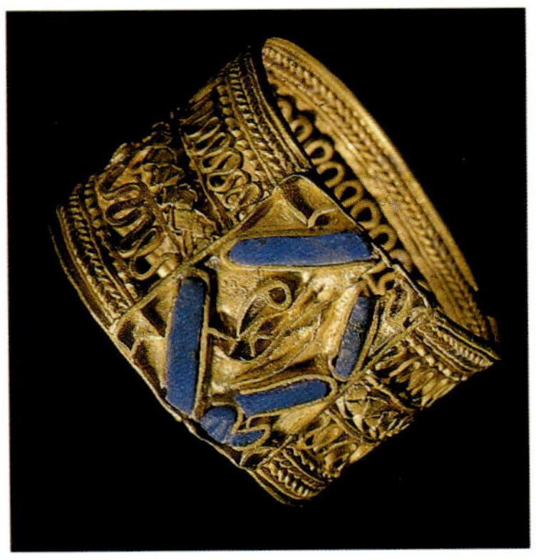

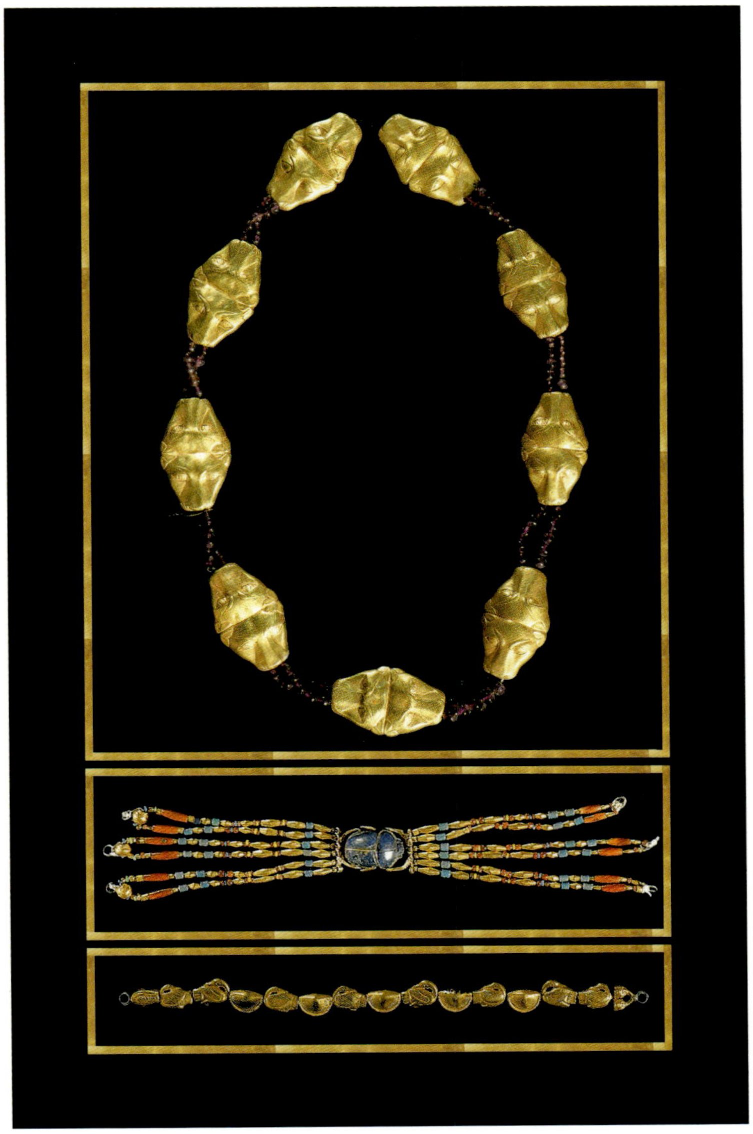

70 Fingerring mit Zellenwerk, 18. Dynastie
71 Gürtel der Mereret, 12. Dynastie
72 Skarabäenarmband, 18. Dynastie
73 Kette mit goldenen Muscheln und Enten, 18. Dynastie

Die altägyptischen Bergleute folgten den zutage liegenden goldhaltigen Quarzadern im Tagebau, das heißt in offenen Gräben (64–65). Dies dürfte die früheste Abbauweise und auch die des Alten und Mittleren Reichs gewesen sein. Als nach der Mitte des 2. Jahrtausends v. Chr. derartige Vorkommen erschöpft waren, mußten die Arbeiter in die Tiefe gehen und auch unter Tage, in Schächten und Gängen den Goldadern folgen (99). Das Golderz wurde wahrscheinlich zunächst mit Feuer zermürbt und das gelockerte Gestein mit kupfernen, durch ständiges Nachschmieden gehärteten Meißeln und mit Hämmern aus Dolerit herausgeschlagen. Kupferne Meißel sind in den Dioritbrüchen in der nubischen Westwüste (nordwestlich Abu Simbel) bereits aus der Zeit des Cheops und Chephren erhalten.

Das aus den Quarzadern herausgeschlagene goldhaltige Gestein wurde in steinernen Mörsern zu erbsengroßen Bröckchen zerstoßen und auf flachen Steinplatten mit Reibsteinen zu Staub zermahlen. Um das Gold vom Quarzstaub zu trennen, hat man das Gemenge auf leicht geneigte steinerne Tische, mit einer flachen Längsmulde in der Mitte, geschüttet und mehrmals mit Wasser überspült. Dabei sank das schwerere Edelmetall zu Boden und blieb auf der rauhen Steinfläche zurück, während der leichtere Quarzstaub hinweggeschwemmt wurde. Das Gold wurde zusammengekehrt, in lederne Beutel gefüllt, gewogen und das Gewicht von Schreibern registriert.

Wesentlich einfacher als die Gewinnung von Gold aus Quarzadern (»Berggold«) war das Auswaschen der winzigen Goldpartikel aus den goldhaltigen Sanden (»Seifengold«) an den Hängen der Berge und Wadis. Diese Sande wurden bis zu zwei Meter Tiefe abgegraben und das Gold nach der bereits beschriebenen Methode ausgewaschen.

Da Wasser in den Gebirgen am Roten Meer knapp war, ist zu vermuten, daß der Goldstaub am Nilufer, an der Ausgangsstelle der Expedition, nochmals nachgewaschen wurde. In Nubien ist eine solche Goldwaschanlage unmittelbar am Nilufer entdeckt worden; aber sie stammt wohl aus byzantinischer Zeit (66).

Für das Wiegen von Gold gab es eigene Gewichte aus Stein. Erhaltene Exemplare (68) sind mit dem Zeichen »Gold« und einer Zahl, zuweilen auch mit dem Königsnamen beschriftet. Die Zahl gibt das Gewicht in *Deben* an, der seit der frühen Königszeit geltenden Gewichtseinheit für Gold (1 Deben = 13–14 Gramm).

Das Schmelzen des Goldstaubs zu Ringen und Barren von amtlich vorgeschriebenem Gewicht fand in der Regel wohl im Niltal statt, wo Feuerungsmaterial reichlicher als an der Abbaustelle im Gebirge vorhanden war.

Die Qualitäten des Goldes

Das in den ägyptischen und nubischen Minen gewonnene Gold war von unterschiedlicher Qualität. Selten ist es rein, »24karätig«; meist enthält es einen beträchtlichen Anteil von Silber (20–40 Prozent) und einen geringen an Kupfer. Die alten Ägypter unterschieden vom »guten«, das heißt reinen Gold zwei weitere Qualitäten und bezeichneten sie nach ihrer Färbung als »helles Gold« und »weißes Gold«. Das »helle Gold« der Ägypter wird wegen seiner Bernsteinfärbung mit dem griechischen Wort für Bernstein *Elektron*, lateinisch *Electrum*, genannt. »Weißes Gold«, mit überwiegendem Silbergehalt und von Silber kaum zu unterscheiden, sollte nicht mit unserem »Weißgold« verwechselt werden, das mit Platin und Nickel legiert ist. Darüber hinaus wurden die Goldqualitäten entsprechend ihrem Silbergehalt schon seit dem Alten Reich in Brüchen »Eindrittel« (achtkarätig) und »Zweidrittel« (16karätig) benannt.

Reines, 24karätiges Gold ist äußerst weich und empfindlich gegen Kratzer. Silberhaltiges Gold ist fester und daher für die Herstellung von Schmuck das ideale Material. Reines Gold schmilzt bei 1065 Grad Celsius, Silber schon bei 965 Grad. Bei höherem Silbergehalt konnte das ägyptische Gold bei einer Temperatur von etwa 1000 Grad geschmolzen werden.

Erst in späterer Zeit lernten die Ägypter das Gold zu »raffinieren«, das heißt Gold und Silber durch einen Treibprozeß (Kupellation) zu scheiden. Vorkommen von reinem Silber (von 90 Prozent und mehr) sind in der ägyptischen und nubischen Ostwüste nicht nachgewiesen. Silber wurde seit vorgeschichtlichen Zeiten aus Vorderasien importiert, seit der Eroberung der vorderasiatischen Gebiete kam es als Kriegsbeute oder als Tribut in großen Mengen nach Ägypten. Im Alten und Mittleren Reich war das seltenere Silber höher bewertet als Gold.

Gold in privatem Besitz

Wie bereits gesagt, ist der Abbau aller Bodenschätze, insbesondere von Gold und farbigen Steinen, Privileg des Königs gewesen. Perlen- und Goldschmuck als Ausstattung der Toten im 3. Jahrtausend v. Chr. zeigen, daß Gold in kleineren Mengen in Privatbesitz bereits so früh weit verbreitet war. Für die 2. Dynastie sind vom König regelmäßig durchgeführte *Zählungen aller Äcker und allen Goldes im Lande* bezeugt.

74–75 *Kette aus Karneolperlen und goldenen Anhängern, 18. Dynastie*

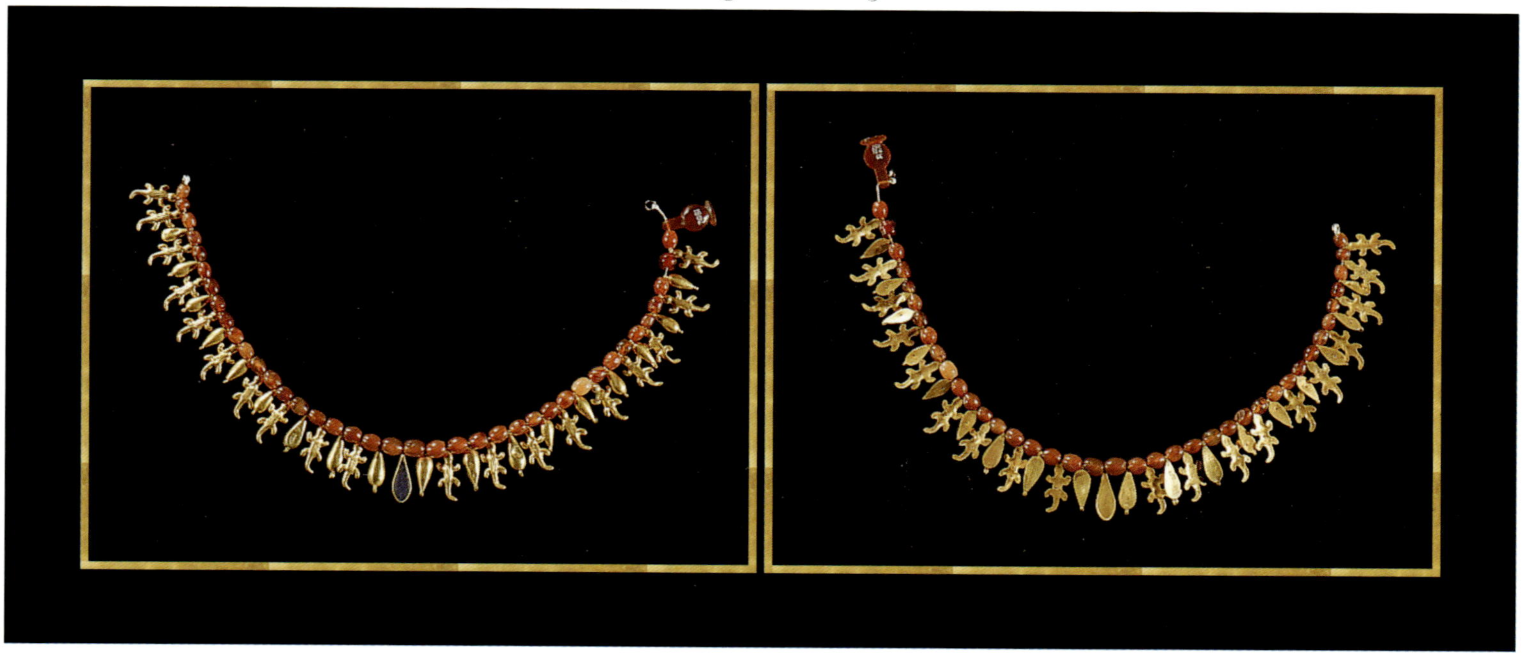

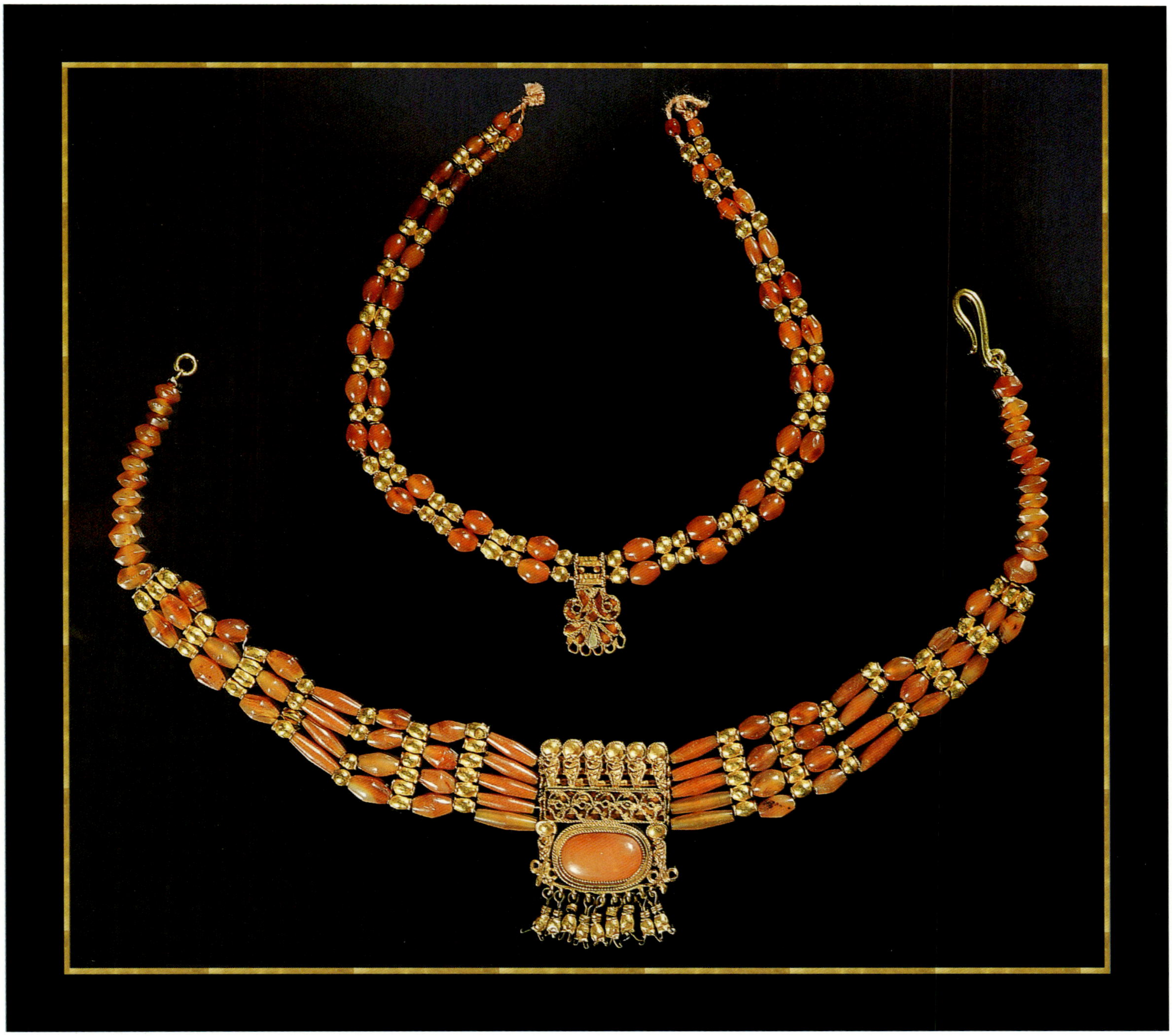

76 Halsschmuck der späten Ptolemäerzeit

Nomaden der Ostwüste und eigene Exploration werden begehrtes Gold und kostbare Steine zu allen Zeiten ins Niltal gebracht haben. Große Expeditionen konnten nur vom König ausgerüstet und ausgesandt werden. Eine vermutlich nach 1800 v. Chr. erlassene königliche Dienstanweisung an den höchsten Beamten des Reiches, den Wesir, gestattete Goldabbau gegen vorherigen schriftlich gestellten Antrag. In welchem Umfang die Gauverwalter, in deren Amtsbereich die Zugänge zu den Goldvorkommen lagen, selbständig kleinere Expeditionen aussandten, ist nicht zu belegen. Werkstätten von Perlenherstellern, die auch Gold zu Schmuck für Lebende und für Tote verarbeiteten, wird es in jedem größeren Ort gegeben haben. Aller anspruchsvolle Goldschmuck aus Privatgräbern dürfte im Alten und Mittleren Reich jedoch vom König als »Gold der Gunst« verliehen worden sein.

Historische Zeugnisse

Sesostris I., zweiter Herrscher der 12. Dynastie, setzte als Gaufürsten von Elephantine, der Kataraktinsel an der oberägyptischen Südgrenze, einen treuen Gefolgsmann namens Sarenput ein. Dieser hat in seinem Felsgrab am steilen Westhang des Nilufers, etwas nördlich von Elephantine, eine Inschrift aufzeichnen lassen, die sich eingehend mit seiner treuhänderischen Tätigkeit für die Goldlieferungen aus Nubien befaßt:

Die Wunderdinge aus dem Lande des Medja (Wadi Allaqi) waren unter dem Jubel der Ägypter und des

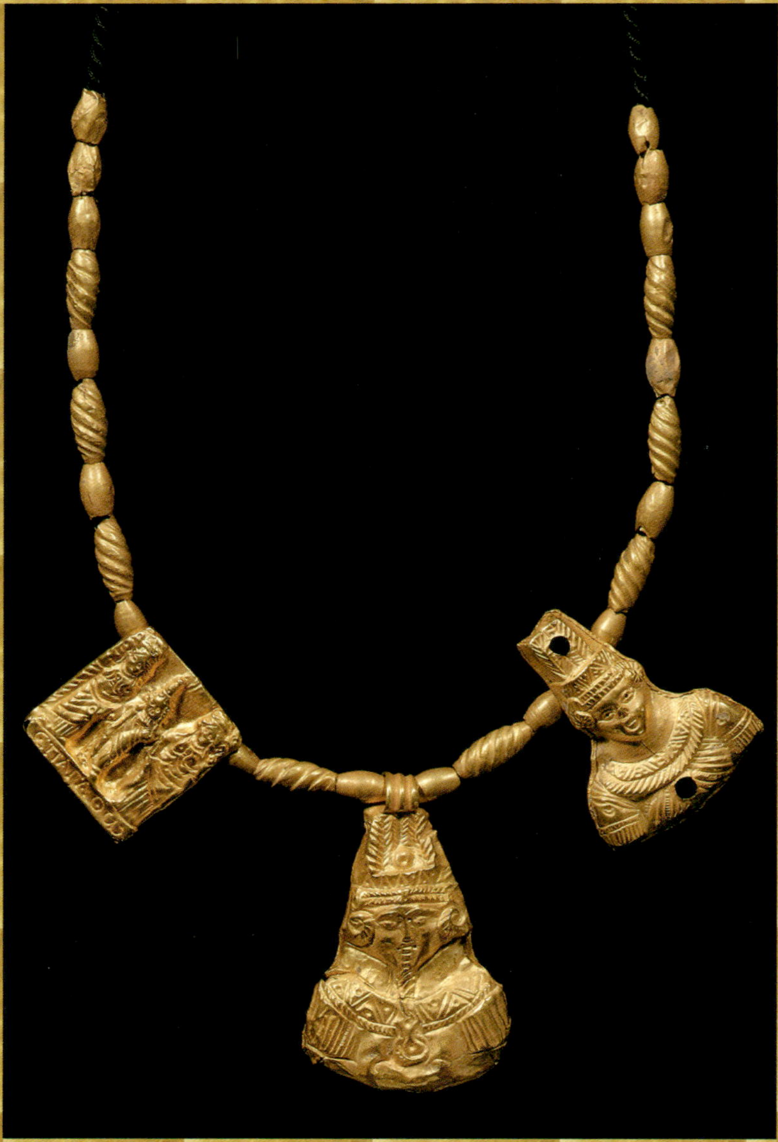
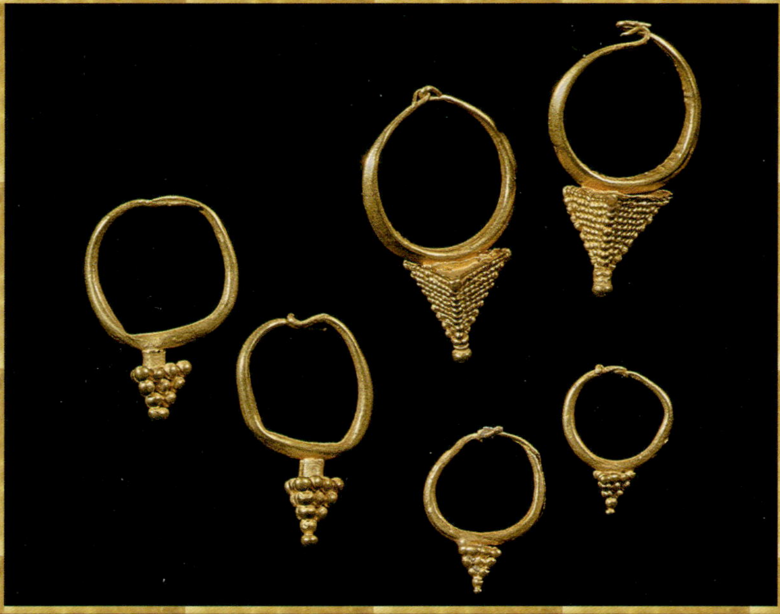
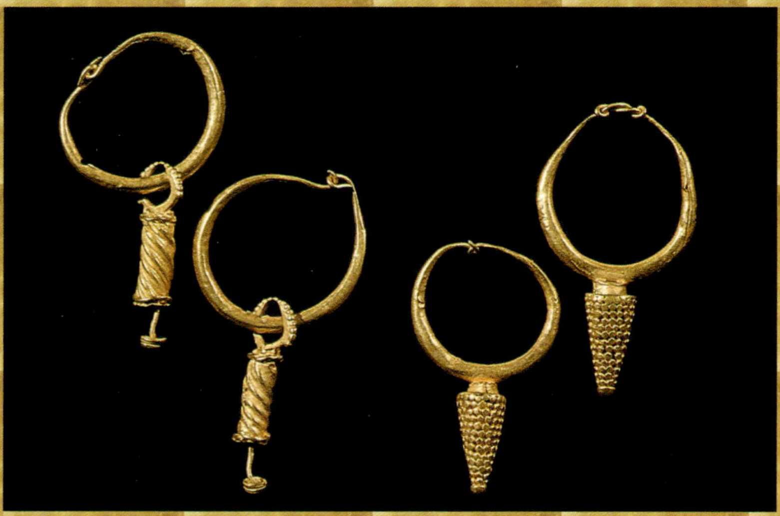
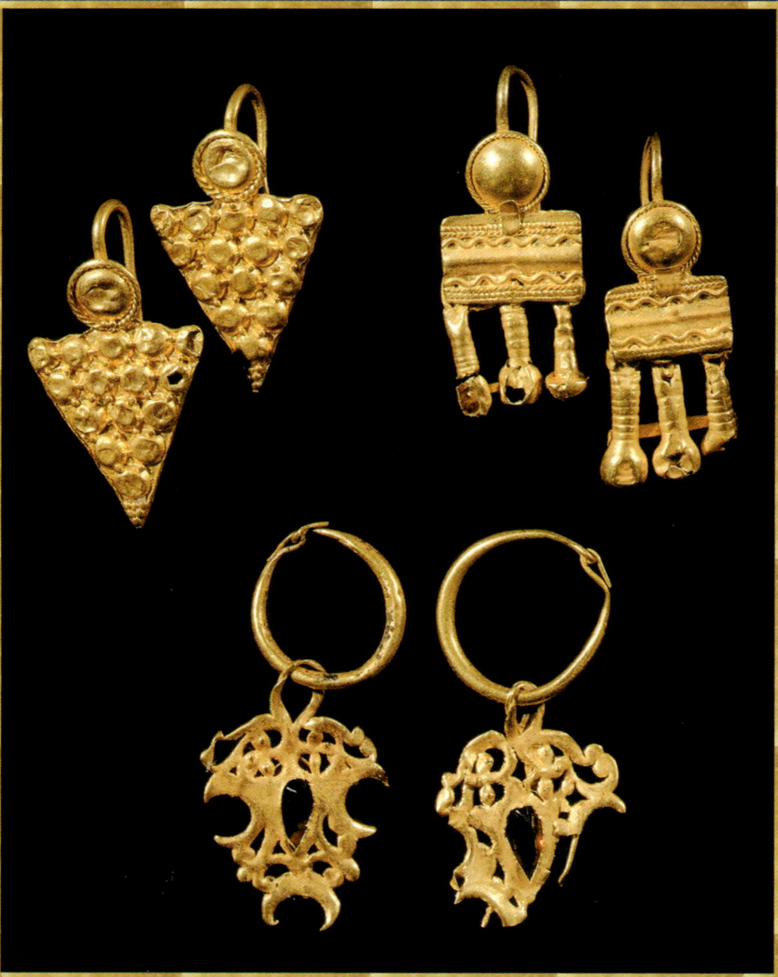
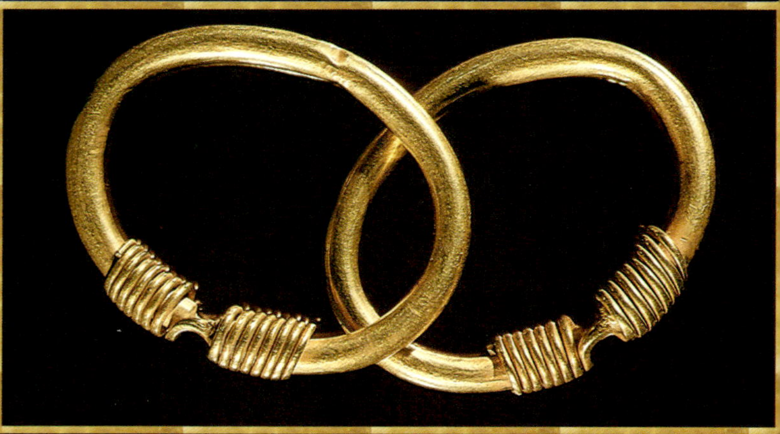
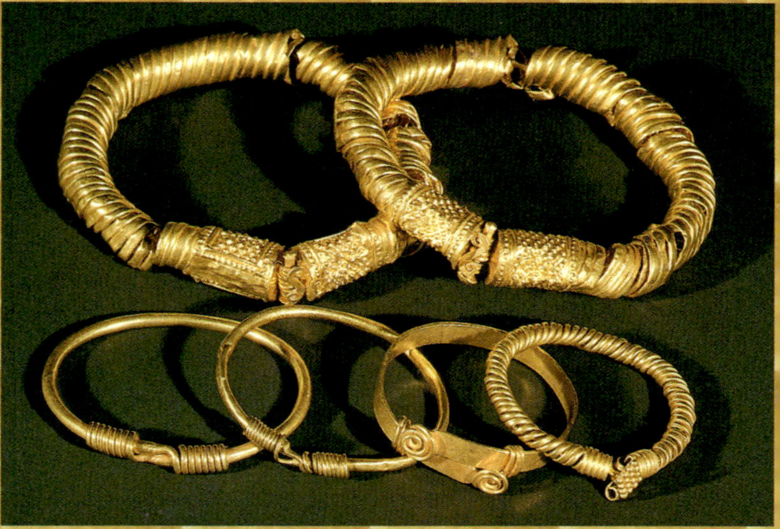

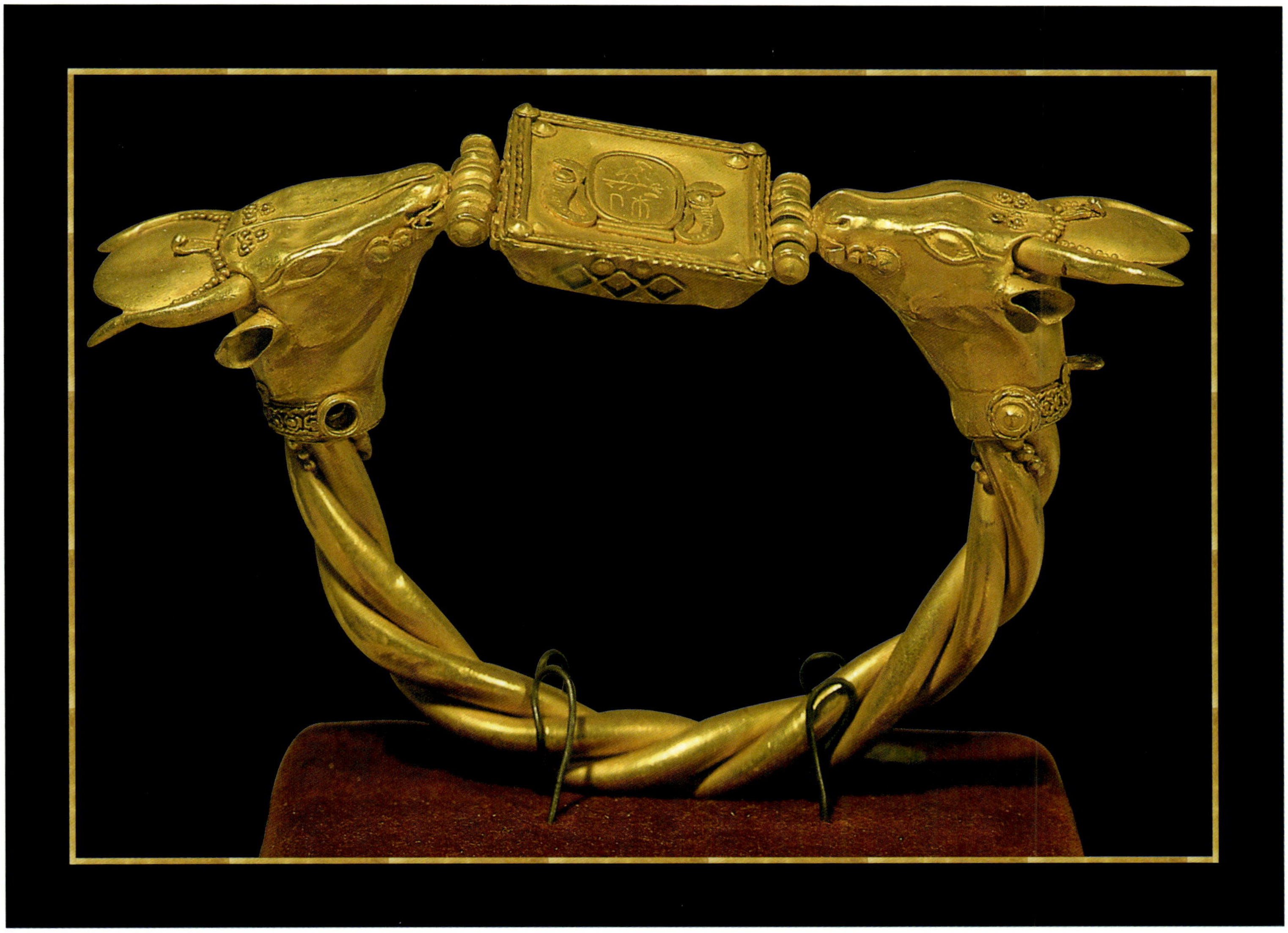

83 Armreif mit Hathorkuhköpfen und einer Zierplatte mit Königsring, Ptolemäerzeit

Gaufürsten zu Schiff über die Stromschnellen und Strudel des Ersten Katarakts *am Tor der Fremdländer* vor der Insel Elephantine eingetroffen. Sarenput fährt auf dem Götterschiff, der Kultbarke des Gottes Chnum, mit seinem Gefolge *auf dem aufgewühlten Wasser* den ankommenden Tributen, dem »Königsschmuck«, entgegen. Die Übergabe des gelieferten Goldes findet am Chnum-Tempel statt und geht vor den Augen des Gottes nach strengem Zeremoniell vor sich.

Als Schöpfergott war Chnum von Elephantine auch zuständig für das Gold und für alles, was daraus hergestellt wurde. Nach altägyptischer Vorstellung formte er Götter und Menschen auf der Töpferscheibe im »Goldhaus« und rief sie durch Riten ins Leben. Ein »Priester des Chnum vom Königsschmuck« war in Elephantine mit den Ritualen beim Schmelzen des Goldes und bei der Herstellung goldener oder vergoldeter Statuen betraut. Der Gott wurde in seiner goldenen Gestalt »neu geboren«. Nach dem gleichen Ritual wurden die zur Verwendung im Kult bestimmten Gefäße geschaffen. Der »Priester des Chnum vom Königsschmuck« begleitete dann auch als Verantwortlicher den Weitertransport des Goldes ins Schatzhaus der Residenz.

Sarenput verbrachte – wenn wir seine Inschrift recht verstehen – am Tag des großen Festes die Nacht im Tempel und empfing Gaben, bestehend aus *Kostbarkeiten, wie sie der König im Palast gibt.* Sicherlich bekam er, wie auch der Chnum-Tempel, seinen Anteil an der Goldlieferung. Die Inschrift im Grab des Sarenput berichtet als einzige von den Riten, die mit dem Gold verbunden waren; sie erst erfüllten die kostbaren Materialien, Gold und edle Steine, mit ihrer lebenserhaltenden, schützenden Kraft.

Um dieselbe Zeit rühmt sich ein Gaufürst in einer Inschrift seines Grabes im mittelägyptischen Beni Hasan: *Ich fuhr im Schiff nach Süden, um Gold für Seine Majestät Sesostris I. zu holen, zusammen mit dem Fürsten*

77–82 Goldschmuck der Ptolemäerzeit: Kette mit Anhängern, Ohrringe und Armreife *und Erbfürsten, dem ältesten leiblichen Sohn des Königs, Ameni* (dem späteren König Amenemhet II.). *Ich fuhr nach Süden mit 400 ausgewählten Leuten aus meinem Heer. Ich kam in Frieden heim, ohne irgendeinen Verlust unter ihnen. Ich brachte das Gold, wie mir aufgetragen war, und ich wurde gelobt deswegen im Königshaus, und es dankte mir der Königssohn.*

Ameni hat also unter dem Schutz einer Militäreskorte Gold aus Nubien abgeholt, das dort in Festungen wie Buhen und Semna gelagert wurde. Daß der Goldabbau in Nubien den unterworfenen einheimischen Häuptlingen auferlegt war, bestätigt ein knappes Jahrhundert später ein Beamter unter Amenemhet III. auf einer Gedenkstele

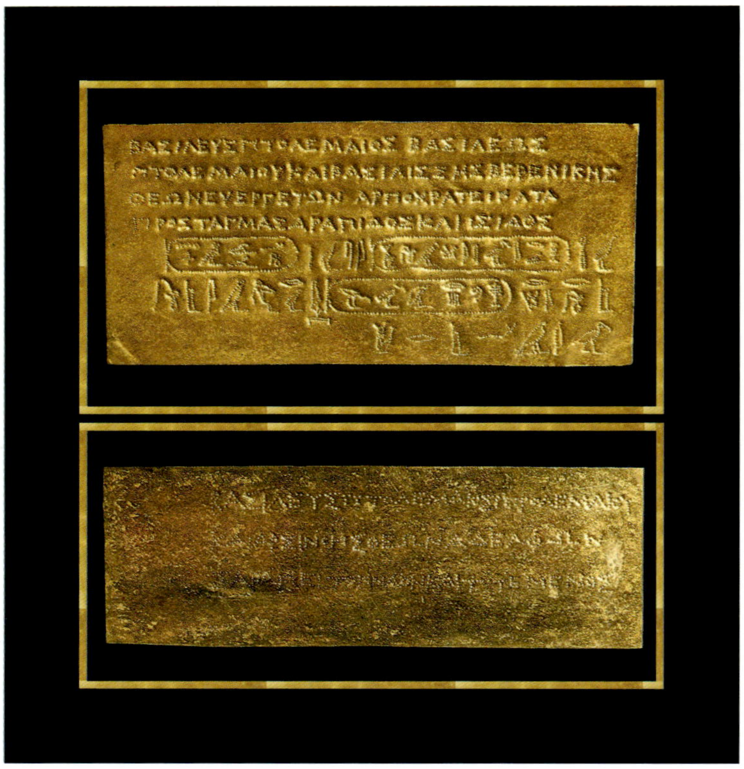

84–85 *Gründungsplaketten aus dem Serapeion von Alexandria, Zeit Ptolemaios' III. und IV.*

aus Abydos: *Ich zwang die Häuptlinge Nubiens, Gold zu waschen.*

In Kanais im Wadi Mia, am Weg zu den Goldminen von Barramije, ließ König Sethos I. um 1285 v. Chr. unter einer schattigen Felswand eine Brunnenstation und einen kleinen Tempel mit Säulenvorhalle errichten (100). Die Inschriften bezeugen das lebhafte Interesse des Königs an der Goldgewinnung und seine Fürsorge für die Expeditionen zu den Abbaustellen:

Seine Majestät inspizierte die Wüste bis zu den Bergen. Sein Herz wünschte, die Minen zu sehen, aus denen Gold geliefert wird. Nachdem Seine Majestät viele Meilen hinaufgezogen war, machte er Rast am Wege, um mit seinem Herzen Rat zu halten. Er sprach: »Wie beschwerlich ist ein Weg, an dem es kein Wasser gibt... wer stillt den Durst der Marschierenden? Das Niltal ist fern, und die Wüste ist endlos. Wie kann ich für sie sorgen und etwas tun, was sie belebt, so daß sie noch nach Jahren Gott und meinen Namen ... wegen meiner Umsicht und Sorge für die Reisenden preisen?«

Nachdem Majestät diese Worte in seinem Herzen gesprochen hatte, zog er in der Wüste umher und suchte einen Platz, um eine Wasserstelle anzulegen. Gott aber leitete ihn und gewährte ihm Erfolg. Steinarbeiter wurden beauftragt, einen Brunnen in den Bergen zu graben, damit Wasser den Ermatteten und das Herz dessen, der durch die Hitze gebrannt wird, kühle und aufrichte. Da wurde diese Brunnenstation angelegt auf den großen Namen Men-Ma'at-Re (Thronname Sethos' I.). *Sie führte sehr reichlich Wasser wie die Höhle der Quellöcher in Elephantine* (aus denen nach altägyptischer Vorstellung der Nil entsprang).

Die folgenden Worte der Inschrift sind wohl als Warnung vor jedem Unterschlagungsversuch gedacht:

Das Gold, das ist das Fleisch der Götter. Es ist nicht eure Sache. Hütet euch davor, zu sagen, was Re gesagt hat, als er zu sprechen begann: »Meine Haut ist reines Gold.«

In der Nähe des Brunnens wurde ein Tempel gebaut. In seinen Inschriften werden alle Rechte zur Ausbeutung der Goldvorkommen und alle Einkünfte aus diesem Minengebiet ausschließlich auf den großen Tempel Sethos' I. in Abydos, der damals noch im Bau war, übertragen. Die Goldwäscher, als *Angehörige meines Tempels* (Abydos) bezeichnet, sollen das Gold fördern, um alle Statuen zu vergolden. Die Inschrift endet mit einer Drohung gegen alle künftigen Könige, die das Förderrecht an den Minen von Barramije für sich beanspruchen oder einen Teil der Goldwäscher für andere Aufgaben abzweigen sollten. Denn diese Goldwäscher sollen *freigestellt und geschützt* sein. Sie sollen *von keinem Menschen im ganzen Lande, von keinem Obersten des Goldes, von keinem Inspektor der Wüsten* gestört werden. *Der Oberste der Goldwäscher ... soll selbständig sein und seine Goldlieferungen direkt an den Tempel in Abydos weiterleiten.*

Ähnliche königliche Zuweisungen von Goldminen an Tempel sind auch für den Amun-Tempel in Karnak und viele andere Tempel durch Inschriften in den Gräbern festgehalten.

Aus der Zeit von Sethos' Nachfolger, Ramses II., ist ein amtliches Zeugnis erhalten, das von den Schwierigkeiten bei der Ausbeutung reicher Goldvorkommen in der nubischen Ostwüste handelt. Es findet sich auf einem Denkstein, den der König in Quban in Nubien errichten ließ. Hier, auf dem Westufer des Nils, hatte schon Sesostris I. eine Festung zum Schutz der Goldminen im Wadi Allaqi erbauen lassen. In ihr wurde das gewonnene Gold bis zum Abtransport zur ägyptischen Grenzstation auf der Insel Elephantine sicher aufbewahrt – innerhalb der Mauern fanden sich Goldwaschanlagen und Gewichte zum Wiegen des Goldes. Die Festung wurde mehrfach erneuert und erfüllte bis ans Ende der Ramessidenzeit ihre Aufgabe.

Der Denkstein Ramses' II. wurde vom Vizekönig von Kusch aufgestellt, dem für den Goldabbau in Nubien verantwortlichen ägyptischen Beamten. Der hier großenteils im Wortlaut wiedergegebene Text schildert anschaulich die Notlage an den Zuwegen zu den Goldminen und die schwierige Wasserbeschaffung:

Im Jahre 3, im 1. Monat des Herauskommens der Saat (Dezember), *am 4. Tage, unter der Majestät des Horus ... Ramses' II., in Memphis, an einem dort gefeierten Festtage. Da gedachte Seine Majestät der Länder, aus denen Gold gebracht wird, und er überlegte, Brunnen graben zu lassen an dem Weg, der ohne Wasser ist, weil er sagen hörte, daß zwar viel Gold im Lande Akita* (Gegend des Wadi Allaqi), *der Weg dorthin aber ohne Wasserstellen sei. Wenn Expeditionen von Goldwäschern dorthin gingen, käme nur die Hälfte von ihnen an. Sie stürben an Durst auf ihrem Wege zusammen mit den Transporteseln, die sie bei sich hätten. Beim An- und Rückmarsch zum Niltal sei nicht der notwendige Trinkwasservorrat für ihre Schläuche zu finden. Es könne daher auch kein Gold mehr gebracht werden aus diesem Gebiet ohne Wasser.*

Der König ließ daraufhin seine Hofleute zusammenrufen, um sich mit ihnen darüber zu beraten. Nach zere-

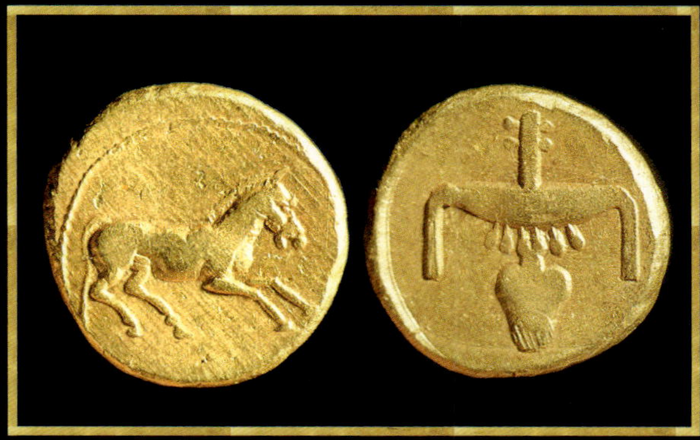
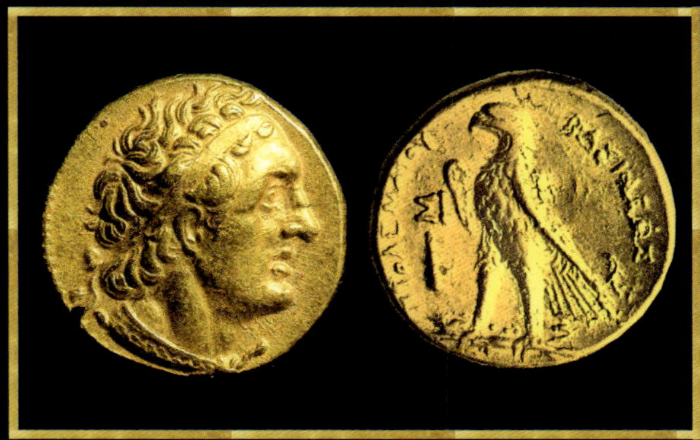
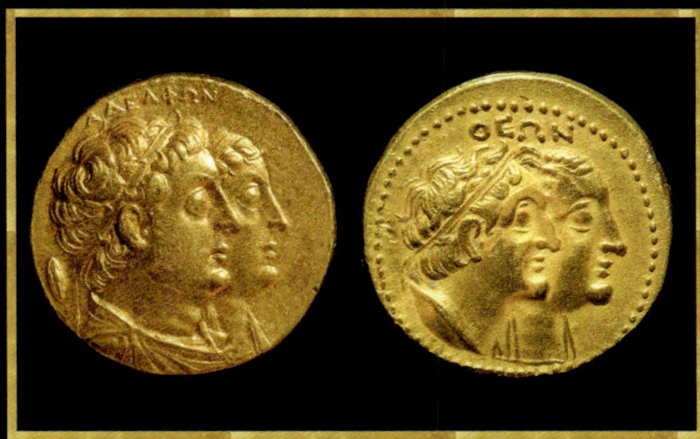
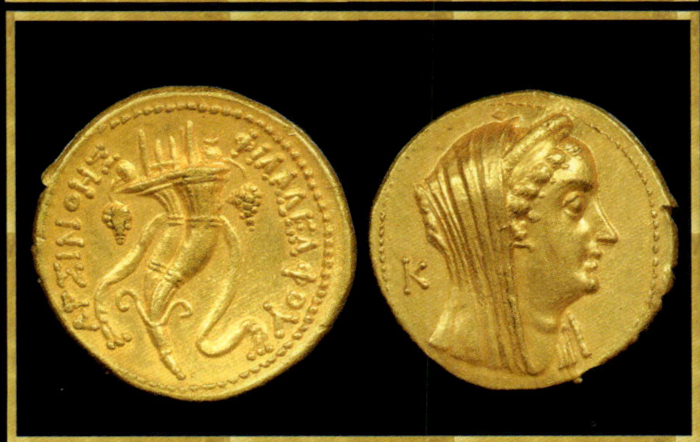
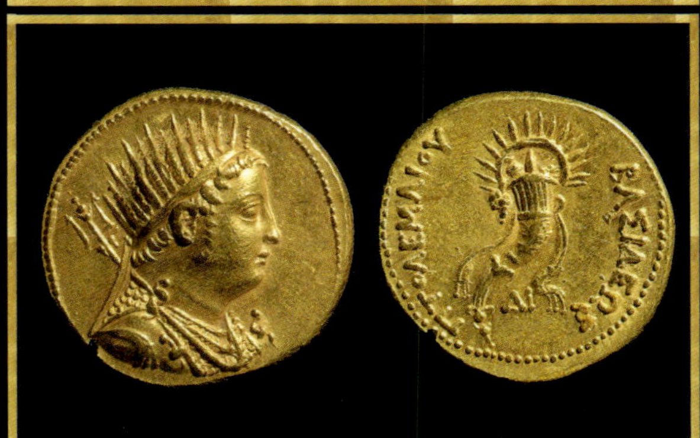

86–87 Goldstater Nektanebos' II.: Galoppierendes Pferd. Hieroglyphen nefer nub, »reines Gold«
88–89 Pentadrachme: Bildnis Ptolemaios' I. Soter. Adler auf einem Blitzbündel
90–91 Oktodrachme mit Bildnissen von Herrscherpaaren. Avers: Ptolemaios II. Philadelphos und Arsinoe II. Revers: Ptolemaios I. Soter und Berenike I.
92–93 Oktodrachme: Bildnis der vergöttlichten Arsinoe. Doppelfüllhorn mit Königsbinde
94–95 Oktodrachme: Bildnis Ptolemaios' III. Euergetes mit Strahlendiadem, Füllhorn mit Königsbinde

monieller Begrüßung sprach der Vizekönig von Kusch: *»Von der Gegend von Akita sagt man, daß es dort niemals genug Wasser gegeben habe. Die Leute sterben dort an Durst. Jeder frühere König wünschte, dort einen Brunnen einzuweihen, aber ohne Erfolg! So war es schon zur Zeit König Sethos' I. Der ließ einen Brunnen von 60 Meter Tiefe ausheben – aber vergebens! Es kam kein Wasser heraus. Bitte, o König, deinen Vater Hapi* (den Nil), *den Vater der Götter, damit er Wasser kommen lasse auf dem Bergland!«*

Der König entgegnete: *»Es ist richtig, was ihr gesagt habt ... aber ich will einen Brunnen dort eröffnen ...«* Er ließ den obersten Schreiber kommen und gab über ihn den Auftrag an den Vizekönig von Kusch, die Arbeiter für den Brunnenbau zu rekrutieren. Der aber klagte: *»Was soll ich tun? Soll ich das Wasser der Unterwelt ihm zuleiten?«*

Auf Geheiß des Königs gruben sie den Brunnen auf dem Wege nach Akita, und der Vizekönig von Kusch konnte seinem Herrn melden: *»Was Deine Majestät mit eigenem Munde ausgesprochen hat, ist geschehen: Wasser kam aus dem Brunnen von nur sechs Meter Tiefe, und es stand zwei Meter hoch darin.«*

In den Beamtengräbern des Neuen Reiches sind häufig die reichen Goldlieferungen aus den vom Pharao unterworfenen Ländern, insbesondere aus dem tributpflichtigen Nubien, dargestellt. Tempelinschriften nennen die Goldmengen, die die Könige den Göttern als Dank für ihre Siege stifteten. Von der mühseligen Arbeit der Gewinnung der Edelmetalle und der kostbaren farbigen Steine in den Wüstengebirgen ist bisher keine bildliche Darstellung bekannt. Wie eine Goldgräberstadt mit ihren Einrichtungen ausgesehen hat, zeigt uns jedoch eine geographische Karte aus der Zeit um 1200 v. Chr., eine der ältesten Karten der Weltgeschichte.

Die erhaltenen Fragmente der auf eine Papyrusrolle gezeichneten Karte (96–97) werden im Ägyptischen Museum in Turin aufbewahrt. Vermutlich ist die 41 Zentimeter breite und ursprünglich mehrere Meter lange Papyrusrolle eng aufgerollt einem Beamten der Minenverwaltung mit ins Grab gegeben worden. Sie hat sich in ein Dutzend Bruchstücke aufgespalten, die aneinandergereiht noch eine Länge von 2,80 Meter ergeben. Aber die einzelnen Bruchstücke passen nicht genau aneinander, und es bestehen Lücken unbekannten Ausmaßes.

Am besten erhalten ist das Fragment mit den Goldminen (96). Es zeigt rot ausgemalte Berge, die Beischriften in altägyptischer Kursivschrift – sogenanntem Hieratisch – als *Die Berge des Goldes* bezeichnen. Da sich nach altägyptischen Vorstellungen der Kopf des Landes im Süden bei der Insel Elephantine befindet, ist auf der Karte oben Süden und unten Norden; das Goldminengebiet erscheint daher links – im Osten.

Auf den anschließenden Fragmenten (97) sind die Berge schwarz gemalt; laut Beischrift bestehen sie aus *Bechen*-Stein, schwarzgrüner Grauwacke. Der bedeutendste Steinbruch dafür liegt im Wadi Hammamat, an dessen nordöstliches Ende sich die Goldminen von el-Fawachir anschließen. Das Wadi selbst ist in einem durch Steinbrocken gekennzeichneten Weg nahe dem unteren Rand der Karte zu erkennen. Dieser Weg setzt sich etwa in gleicher Höhe auf allen Fragmenten fort.

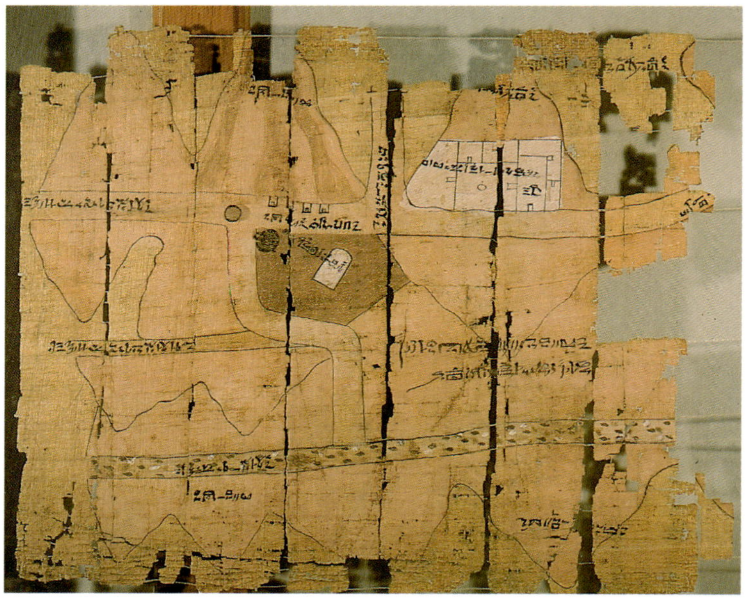

96 *Goldminen-Karte, Papyrus 1*

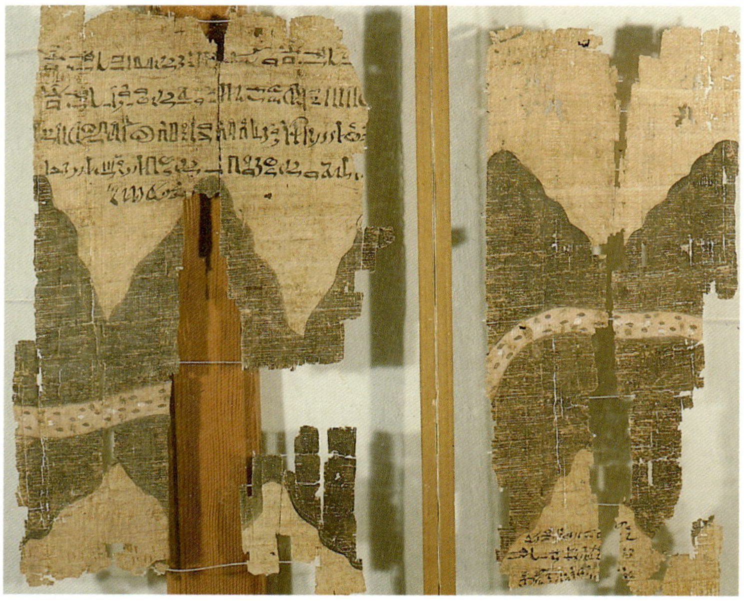

97 *Goldminen-Karte, Papyrus 2*

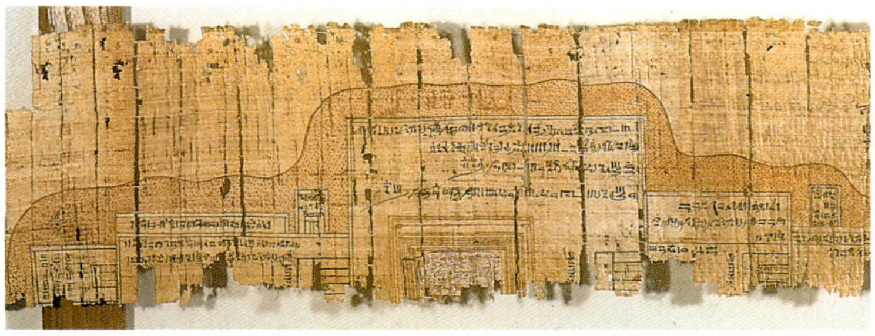

98 Grabplan Ramses' IV. Die Sargkammer ist in den Beischriften als »Goldhaus« bezeichnet

Ungefähr in der Mitte des Fragments mit den Goldminen hebt sich eine Stele vom schwärzlichen Grunde ab, ein Gedenkstein mit halbrundem oberen Abschluß und Inschriften, den König Sethos I. errichtete. Links davon ist ein Brunnen eingezeichnet; die häufige Benutzung hat die Umgebung in fruchtbare dunkle Erde verwandelt, sie ist daher schwarz gemalt. Darüber befindet sich das *Dorf der Goldarbeiter*. Ein kleines Rund mit rötlicher Farbe im Inneren, links vom Dorf, gibt wahrscheinlich einen ausgetrockneten Brunnen wieder. Zu der Arbeitersiedlung gehört ein Heiligtum, *Die Kapelle des Amun vom Reinen Berge*; hier wurden vermutlich auch die Rituale mit dem gewonnenen Gold vollzogen. Der Berggipfel schräg darüber trägt die Beischrift *Der Gipfel, auf dem Amun herrscht*. Auch Berge, in denen *Gold und Silber* gewonnen werden, sind auf der Karte verzeichnet. Die waagerecht verlaufenden Wadis führen in westlicher Richtung – nach rechts – zum Niltal und in östlicher – nach links – zum Roten Meer. Weitere Täler sind erkennbar und mit Beischriften versehen, deren geographische Bedeutung leider unklar ist.

Von dem Minengebiet des Wadi Allaqi in Nubien handelt ein im Wortlaut überlieferter Reisebericht des Griechen Agatharchidos von Knidos aus der Zeit um 130 v. Chr.; er schildert eingehend die Goldabbaumethoden und die unmenschlichen Arbeits- und Lebensbedingungen der Goldarbeiter in ptolemäischer Zeit:

99 Minen im Wadi Hammamat

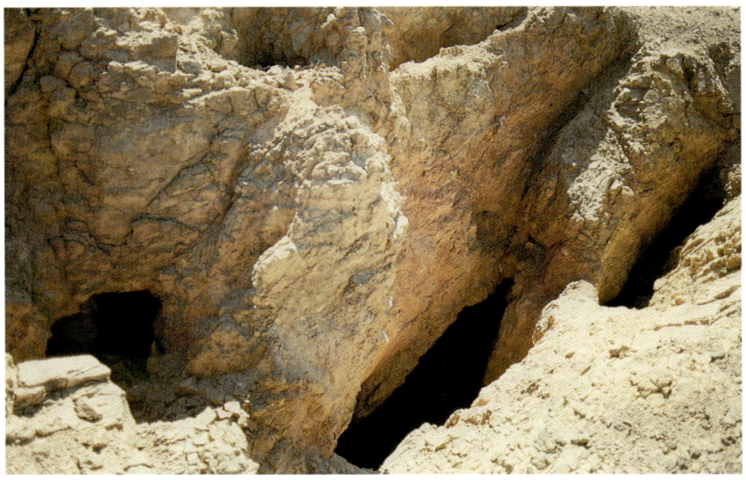

In der Nähe des Roten Meeres, an der Grenze Ägyptens, liegt ein Ort, an dem sich viele große Goldbergwerke befinden. Aus ihnen wird mit unendlicher Mühe und enormem Aufwand das Gold gefördert. Die Bergwerksaufseher schlagen es mit Hilfe zahlreicher Arbeiter aus dem Felsboden, der von Natur schwarz ist, aber Gänge von strahlend weißem Quarz enthält, der mit seiner hellen Farbe auch die schimmerndsten Gegenstände an Glanz noch übertrifft …

Die Könige Ägyptens übergeben die verurteilten Verbrecher, die Kriegsgefangenen, auch Menschen, die auf falsche Anklagen hin in den Kerker geworfen wurden, teils allein, teils mit Frauen und Kindern den Goldbergwerken, um einmal die Verurteilten zu bestrafen und um andererseits durch den Einsatz ihrer Arbeitskraft in den Besitz großer Einkünfte zu gelangen. Die Sträflinge, deren Zahl sehr groß ist, sind alle an den Füßen gefesselt und müssen Tag und Nacht ohne Pause durchgehend bei der Arbeit verharren, wobei sie von jeder Fluchtmöglichkeit sorgfältig abgeschnitten sind … für dieses Unglück gibt es keine Steigerung.

100 Tempel Sethos' I. in Kanais

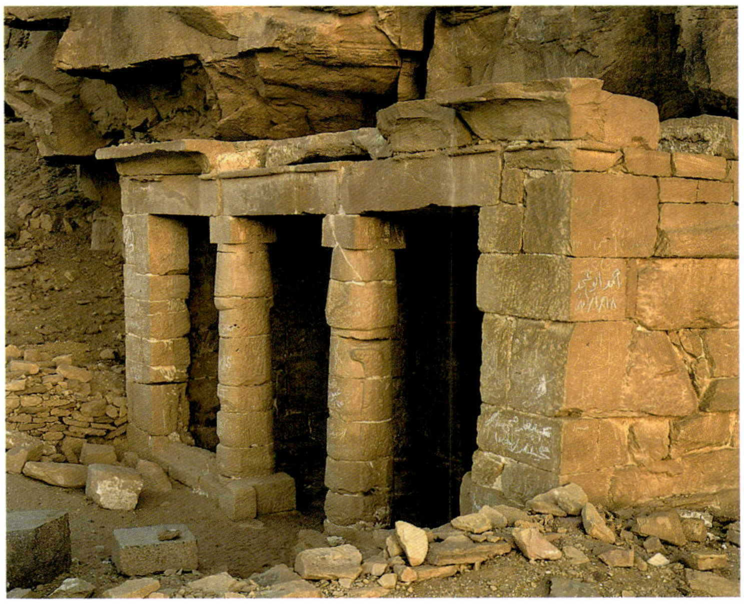

Die Plünderung der Grabschätze

Die Zerstörung des Grabes, seiner Ausstattung und der Mumie bedeuteten für den Ägypter die völlige Vernichtung seiner jenseitigen Existenz. Nur eine straffe staatliche Aufsicht und Bewachung der königlichen Nekropolen und das Vertrauen eines jeden Ägypters auf ein eigenes Jenseits, das durch standesgemäße Beigaben

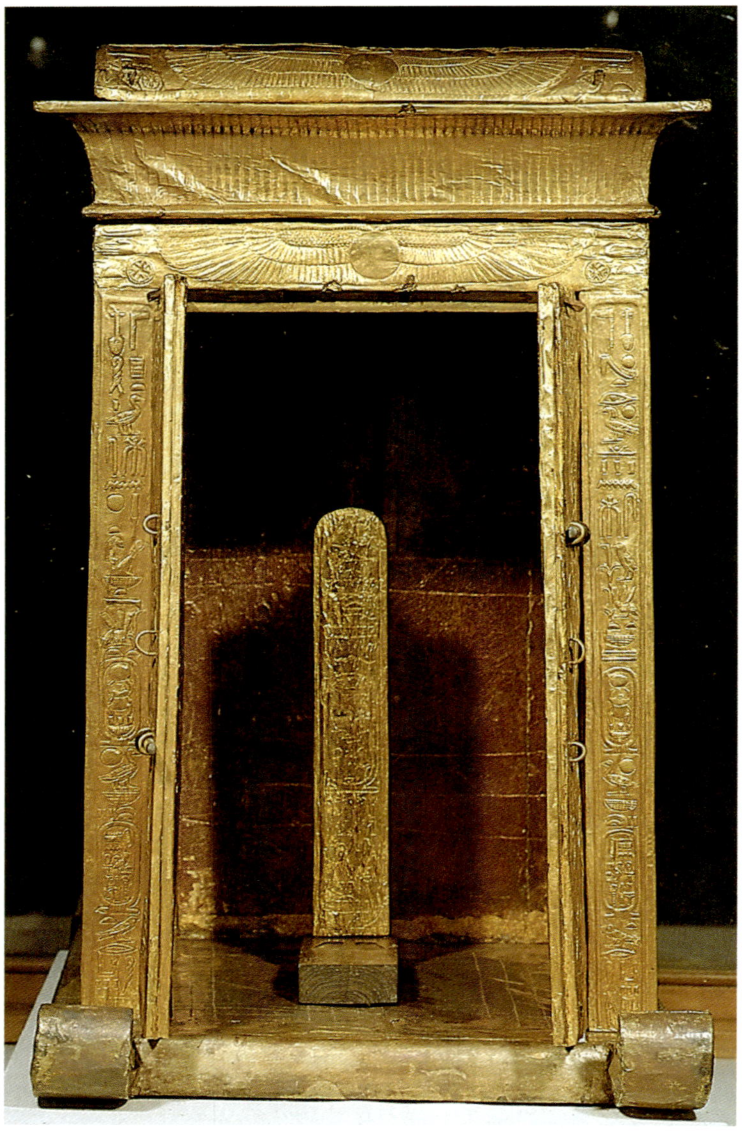

Die Furcht vor Grabplünderung und Beraubung war schon im Alten Reich allgemein gegenwärtig. Das bezeugen die Inschriften mit *Drohtexten gegen jegliche Beschädigung der Grabanlage, Wegnahme der Opfer und der Grabausrüstung* in den Grabkammern.

Aber selbst Könige haben sich im Interesse ihrer eigenen Grabanlagen an den Gräbern ihrer Vorgänger versündigt. Das zeigen die vielen kostbaren Steingefäße mit Königsnamen der 2. Dynastie, die in den Vorratskammern der Stufenpyramide König Djosers in Saqqara gefunden wurden. Auch der Gründer der 12. Dynastie, Amenemhet I., hat die Pietät gegenüber seinen Vorgängern mißachtet. Etwa 500 Jahre nach der Errichtung der Totentempel-Anlagen der Könige der 4. und frühen 5. Dynastie, die zu Beginn des Mittleren Reiches wohl bereits dem Verfall entgegengingen, hat er Reliefblöcke und andere Architekturteile, die zum Teil den Namen des Cheops tragen, als Füllmaterial für seine eigene, in Lischt errichtete Pyramide verwendet.

101 *Von Grabräubern ausgeplünderter Statuenschrein aus dem Grab Tutanchamuns*
102 *Durchwühlter Schmuckkasten Tutanchamuns*
103 *Von den Dieben im Grab Tutanchamuns zurückgelassenes Tuch mit Preziosen*
104 *Eine Kolumne des Papyrus Abbott mit dem Protokoll der Untersuchung königlicher Grabstätten*

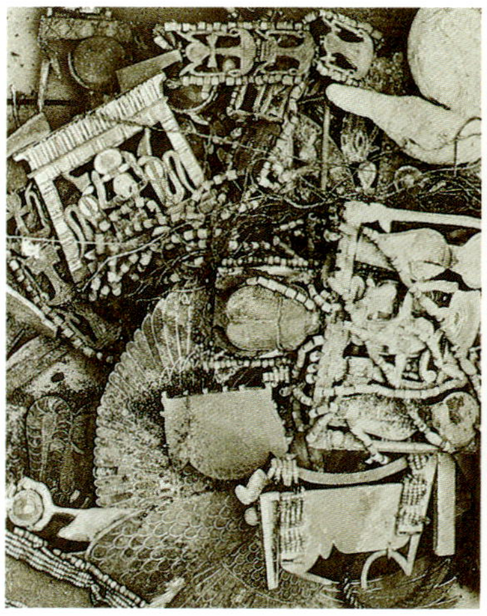

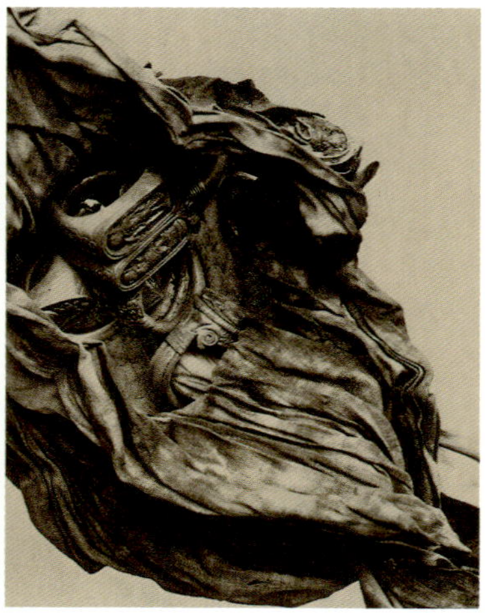

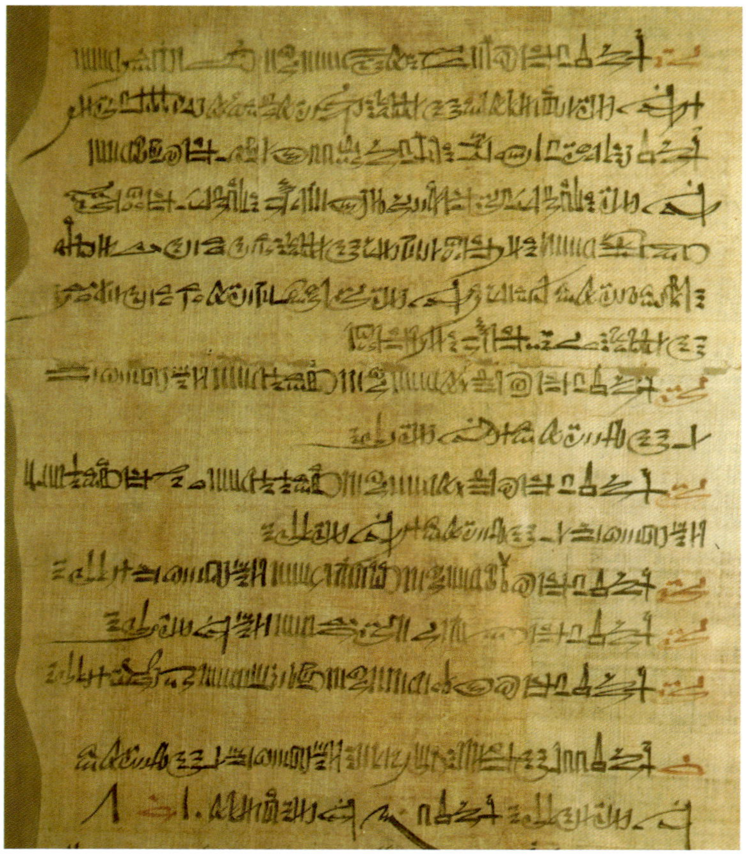

gesichert schien, mag in Zeiten der von starken Pharaonen geschaffenen Ordnung die mit aller Pracht beigesetzten Toten vor der Plünderung bewahrt haben. Sobald aber die ständige staatliche Kontrolle der Friedhöfe und damit auch die Bewachung der königlichen Grabanlagen infolge der Verlegung der Residenz nachließen oder mit dem Zusammenbruch des Staates aufhörten, waren die Grabräuber zur Stelle.

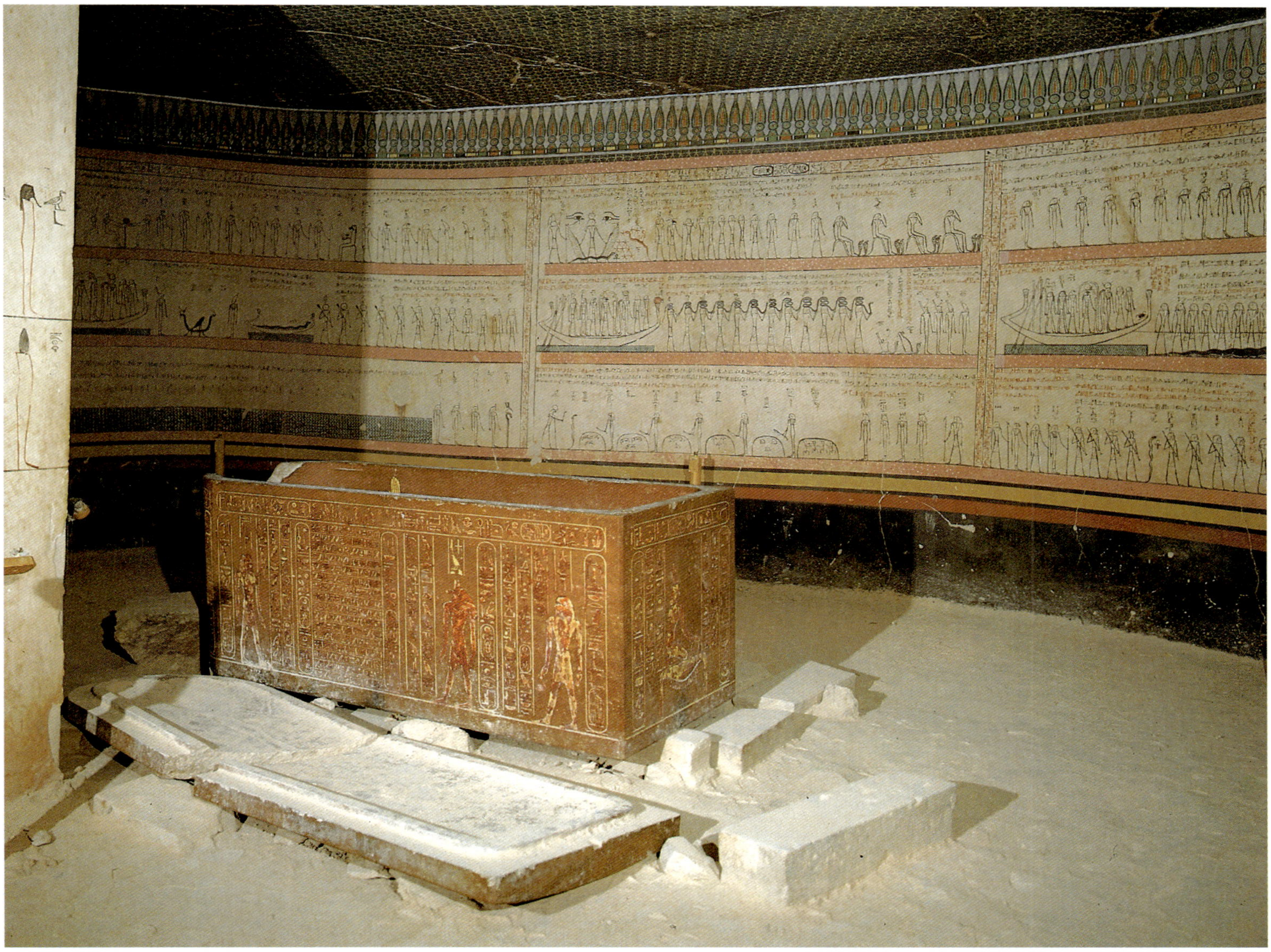

105 *Die ausgeplünderte Sargkammer im Grab Thutmosis' III.*

Grabräuberei im Altertum

Die Zeiten der Beraubung der Pyramiden des Alten und Mittleren Reiches sind schwer nachzuweisen. Das Vordringen durch den gewachsenen Fels unter den Pyramiden und durch die riesigen Kalksteinblöcke bis zur Sargkammer erforderte nicht nur einige Kenntnisse der von Pyramide zu Pyramide wechselnden Lage des Zugangs zur versteckten Grabkammer, sondern auch ein beträchtliches Aufgebot von Steinmetzen.

Das aber ist nur in einer Zeit des völligen Verfalls der Staatsautorität denkbar – in der älteren ägyptischen Geschichte also nur nach dem Ende der 6. Dynastie. Für diese Annahme gibt es auch einen Hinweis in der Literatur. In den Mahnworten eines Propheten, der die Zustände drastisch schildert, findet sich der Satz: *Der als Falke* (der König) *Begrabene liegt auf einer Bahre; was die Pyramide verbarg, will leer werden* (A. Erman). Dieser etwas dunkle Text innerhalb einer Beschreibung der chaotischen Verhältnisse am Ende des Alten Reiches dürfte sich jedoch nur auf die Plünderung von kleineren Pyramiden beziehen; die größeren waren allzu gut gesichert.

Chaemwese, ein Sohn Ramses' II., dem um 1250 v. Chr. das Amt des Hohenpriesters in der alten Residenzstadt Memphis übertragen worden war, widmete sich der Konservierung der verfallenden Denkmäler früherer Zeiten, darunter auch die Pyramide des Königs Unas vom Ende der 5. Dynastie. Ob die Sargkammern der Pyramiden in Saqqara, Giza und anderer Nekropolen damals noch intakt waren oder gar von Chaemwese geöffnet worden sind, ist nicht überliefert.

Ein ähnliches Interesse an den Bauten der glanzvollen Vergangenheit hatten später die Könige der aus Sais stammenden 26. Dynastie. Unter ihnen wurden die unterirdischen Räume der Stufenpyramide König Djosers in Saqqara geöffnet und »archäologisch« untersucht.

Gegen Ende der 18. Dynastie, in der Blütezeit des Pharaonenreiches, konnten Grabräuber bald nach der

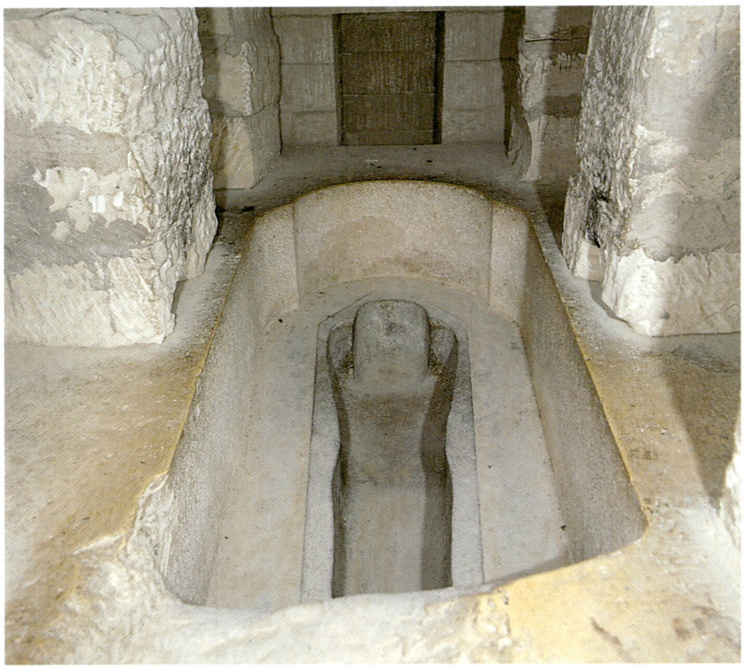

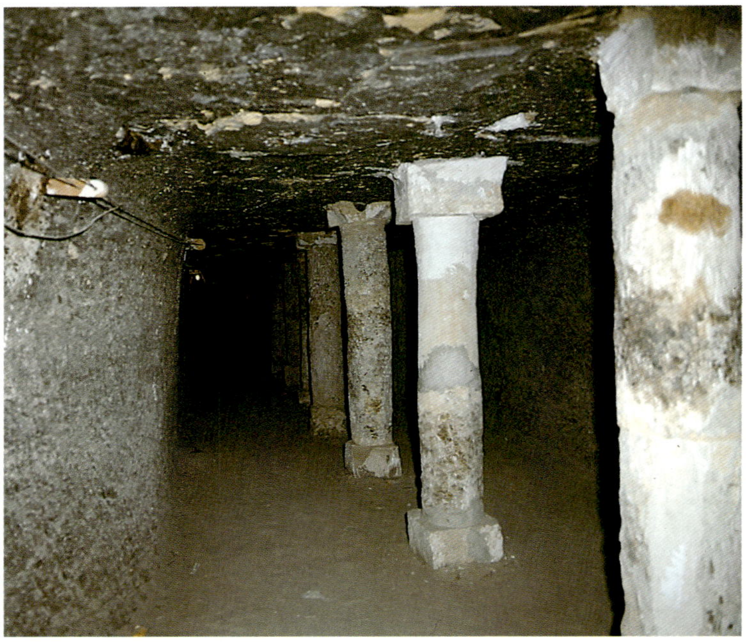

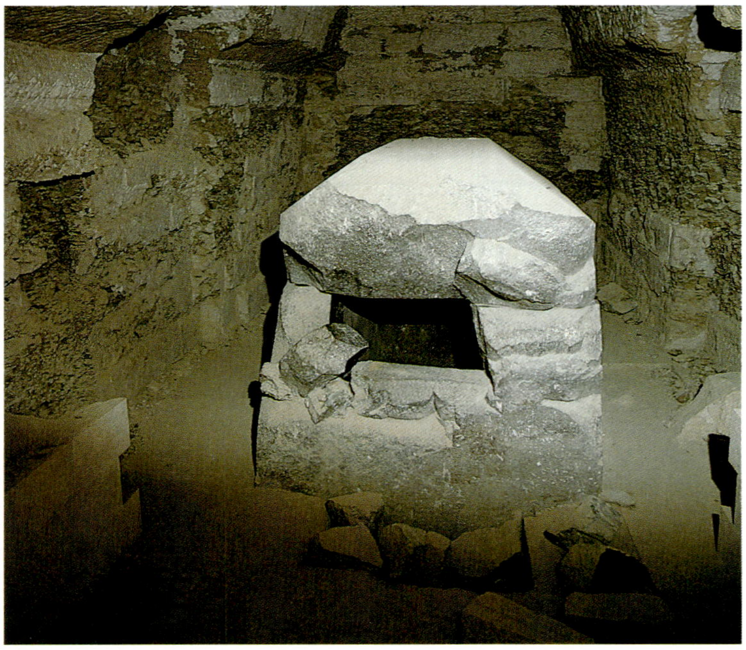

Beisetzung des Königs Tutanchamun sogar zweimal in sein Grab eindringen. Beim Durchwühlen der Schätze richteten sie große Unordnung an (102) und nahmen auch einige Schmuckstücke an sich. Das zeigt der Tuchstreifen mit allerlei Preziosen aus Gold, der in einer geplünderten Truhe des nach dem Einbruch offiziell wieder versiegelten Grabes vergessen wurde (103). Diese Einbrüche wurden anscheinend von den Wachen rechtzeitig entdeckt; die Räuber wurden überwältigt oder vertrieben, bevor sie in die königliche Grabkammer vordringen konnten.

Seit dem Niedergang des Neuen Reiches, als die königliche Residenz längst in das Ostdelta, in die »Ramsesstadt« verlegt war, blühte in Theben das Gewerbe der Grabräuberei. Die einstige Hauptstadt Theben war damals nur noch Zentrum des Götterkults, insbesondere des Reichsgottes Amun, und traditionelle Begräbnisstätte aller Könige.

Schwäche der Regierung, Mißwirtschaft, Bestechlichkeit der Beamten, Verarmung der Bevölkerung, Hunger und soziale Unruhen führten zur »Selbstbedienung« an den Schätzen, die in den Gräbern ruhten. Darüber berichten anschaulich die in zwei Papyri erhaltenen Akten der »Grabräuber-Prozesse«, die unter Ramses IX. in Theben stattfanden (104).

Auf einen Bericht hin über Diebstähle in der Nekropole entsandte der Wesir Chaemwese eine Kommission zur Untersuchung der Gräber. Dabei wurden Einbruchsversuche in den Gräbern der Könige der 17. Dynastie amtlich festgestellt. Ausgeplündert war das Grab des Königs Sebekemsaef II. und seiner Königsgemahlin. Die vermutlichen Diebe wurden verhaftet und durch Folterung zum Geständnis gezwungen.

Der Steinbrucharbeiter Amunpanefer sagte aus, daß er mit sieben Kumpanen mehrere Jahre lang regelmäßig Gräber ausgeplündert habe. Mit Hilfe von Tunneln seien sie auch in das Grab des Sebekemsaef eingedrungen:

Wir fanden die herrliche Mumie des Königs Sebekemsaef II. mit dem goldenen Schmuck auf seiner Brust und einer goldenen Maske über seinem Antlitz und mit einem Sichelschwert an seiner Seite sowie die Mumie seiner

106 Sargkammer der Mastaba des Taninenchebu in Sakkara
107 Stollen der Saitenzeit unter der Djoserpyramide
108 Erbrochener Sarkophag im Serapeum von Saqqara
109 Grabanlage des Monthemhet, Bürgermeister von Theben und Statthalter der Kuschiten in Oberägypten

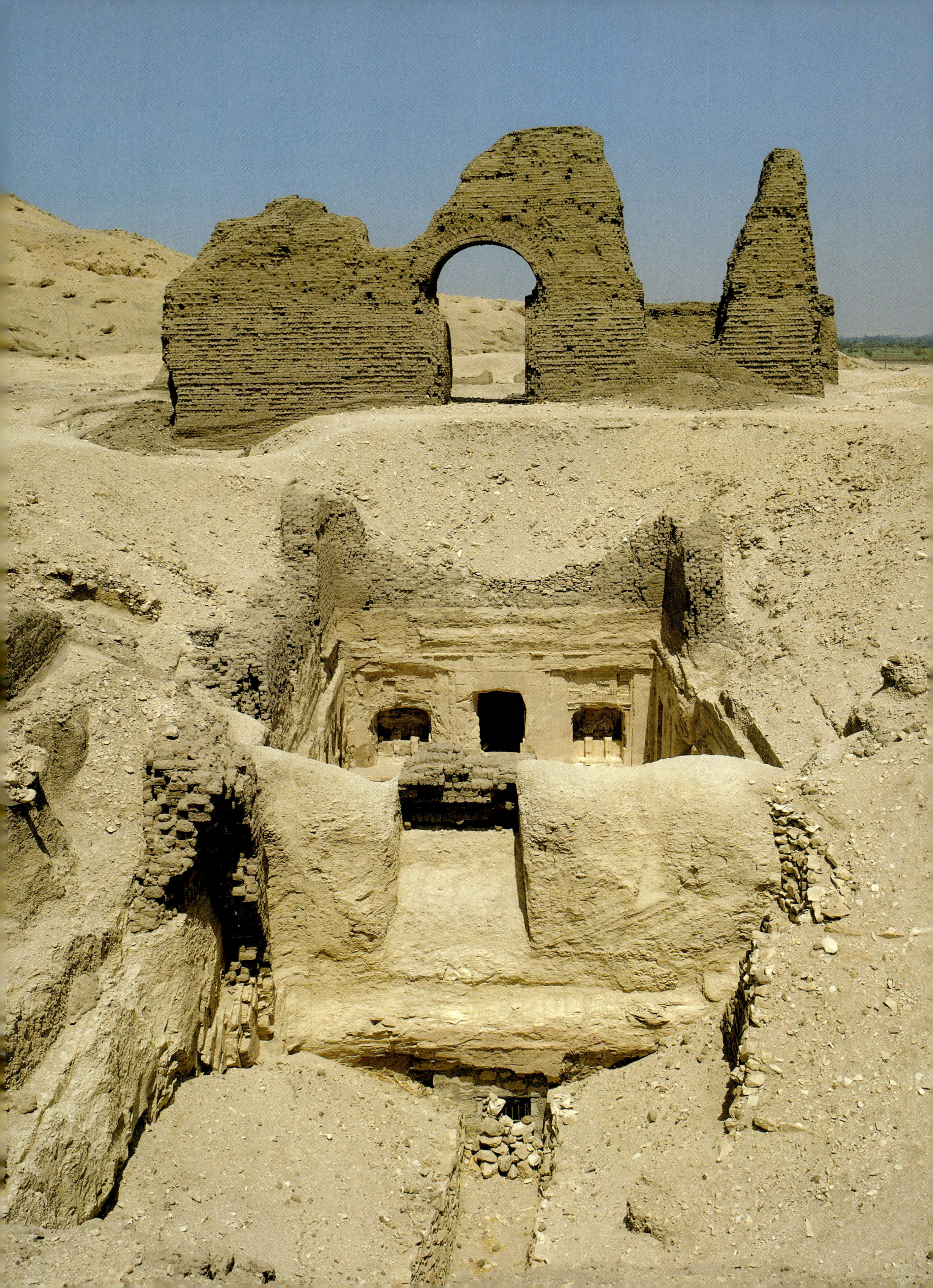

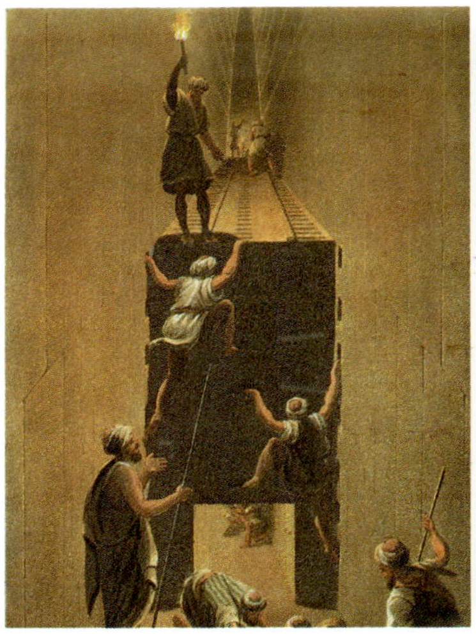
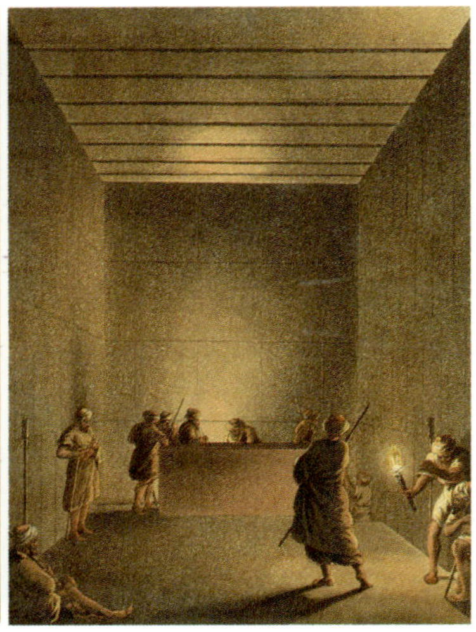

110–111 *Große Galerie und Sargkammer der Cheopspyramide um 1800*

erhabenen Gemahlin … wir nahmen das Gold und die Amulette und Schmuckstücke, die auf ihnen waren, und legten Feuer an die Särge.

Sehr aufschlußreich ist, was bei der Aussage des Amunpanefer nebenbei herauskam: Eine große Zahl von Leuten in Theben würde der Grabräuberei nachgehen. Amunpanefer war kurz nach einer ersten Verhaftung gegen eine beträchtliche Bestechungssumme an einen Offizier wieder entlassen worden. Danach habe er weiter Gräber ausgeraubt.

Ein Jahr später wurden im Tal der Königinnen Beraubungen am Grab der Königin Isis, Gemahlin Ramses' III., festgestellt. Um 1100 v. Chr. war auch das Grab Ramses' VI. geplündert. Diese Grabräubereien führten dazu, daß bald nach der Jahrtausendwende die beraubten Königsmumien in noch als sicher befundenen Königsgräbern untergebracht wurden. Als sie auch hier keine Ruhe fanden, entschloß sich um 970 v. Chr. der Hohepriester von Theben, Pinodjem II., die ausgeraubten und schon mehrfach zur Sicherung umgebetteten Mumien der großen Könige, Königinnen und Prinzessinnen mit den Resten ihrer Ausstattung gemeinsam in einem schwer zugänglichen Felsgrab oberhalb des Talkessels von Deir el-Bahari unterzubringen.

Aber auch dieses Versteck wurde 1871 von einheimischen Grabräubern entdeckt: Zum Verkauf angebotene Grabbeigaben führten auf eine erste Spur. Familienstreitigkeiten unter den Räubern ließen einen von ihnen gestehen und die Lage des Verstecks verraten. So konnten die Mumien aus dem Felsgrab geborgen und im Jahr 1881 in das Museum von Kairo gebracht werden.

Von den Königsgräbern der 26. Dynastie, die Herodot im Tempelbezirk der Göttin Neith von Sais besucht und beschrieben hat, und von den Grabbauten ihrer Nachfolger, der letzten einheimischen, der 28. bis 30. Dynastien, sind nur vereinzelt Sarkophage ohne genaue Herkunftsangabe erhalten geblieben.

Von den Grabstätten Alexanders des Großen und seiner Nachfolger auf dem ägyptischen Königsthron, der Ptolemäer, die in Alexandria bestattet waren, war schon im vierten nachchristlichen Jahrhundert nicht einmal mehr die Lage bekannt.

Schatzsuche in Mittelalter und Neuzeit

Nach allem, was älteren, dürftigen Nachrichten und den Beobachtungen moderner Archäologen zu entnehmen ist, sind die großen Pyramiden und die um sie gescharten Gräber der Würdenträger erst in den frühmuslimischen Jahrhunderten von den neuen Hauptstädten Fustat und Kairo aus in staatlicher Regie systematisch nach Goldschätzen durchsucht und ausgebeutet worden. Arabischen Quellen zufolge hat der Kalif el-Ma'mun, ein Sohn Harun ar-Raschids, als er 830 zur Niederschlagung eines Aufstands in Ägypten weilte, die Cheopspyramide geöffnet.

Unter Ibn Tulun, 863–884 Machthaber in Ägypten, waren die Schatzsuche und die Plünderung pharaonischer Gräber ein Staatsmonopol unter Aufsicht des Schatzamtes. In den Gräbern der Könige, der Königinnen, Prinzen und Prinzessinnen und der höheren Würdenträger haben sich im Laufe von Jahrtausenden ungeheure Schätze an Gold und edlen Steinen immer von neuem in der »Toten Hand« angesammelt. Ihre Rückgewinnung diente der Stützung der ägyptischen Währung. Abd el-Latif el-Baghdadi berichtet im 12. Jahrhundert von organisierten Schatzsuchern, *die überall nach Gold graben und dabei die pharaonischen Bauten zerstören.* In den Finanzakten jener Zeit ist vermerkt, daß bei einem einzigen Unternehmen 4000 Kilogramm Gold gewonnen wurden. Leider fehlen jegliche Angaben, woher diese reiche Beute stammte.

Seit frühmuslimischer Zeit haben erstmals einzelne europäische Reisende Ägypten besucht und die Pyramiden von Giza, die im Mittelalter als die »Kornspeicher Josephs« galten, besichtigt. Die aus dem 8. und bis ins 17. Jahrhundert erhaltenen Beschreibungen der Pyramiden durch diese Reisenden sind so allgemein gehalten, daß man aus ihnen nicht erfahren kann, ob die Grabkammern zugänglich waren.

Die Schatzsuche in Ägypten hörte niemals auf. Sie erhielt einen neuen unheilvollen Auftrieb nach der Ägypten-Expedition Napoleons von 1798 bis 1801. Unter Mohammed Ali, der seit 1805 in Ägypten herrschte, einen modernen Staat nach europäischem Vorbild anstrebte und sich um technische Neuerungen in seinem Reich bemühte, kamen europäische Fachleute ins Land, darunter auch manche Abenteurer. Eine neue Schatzsuche und der Abtransport vieler Denkmäler nach Europa setzten ein. Es entstanden die ersten Sammlungen ägyptischer Altertümer an den Fürstenhöfen und in privater Hand. Bei der Suche nach Gold war der Arzt Dr. Giuseppe Ferlini aus Bologna, der 1837 eine der Pyramiden von Meroe abtragen ließ und dabei auf den Goldschatz einer äthiopischen Königin stieß, wohl der Erfolgreichste.

Auch die Gesetze zum Schutz der Altertümer, die Auguste Mariette unter der Herrschaft Sai'ids 1858 durchsetzte, haben die Schatzgräbereien der Einheimischen nicht unterbinden können. Sie dauern bis in unsere Zeit an. Zu den verbotenen heimlichen kamen nun die Ausgrabungen, die ausgebildete Archäologen aller Nationen mit Genehmigung der ägyptischen Antikenverwaltung durchführten. Aber die archäologische Betätigung zu Mariettes Zeiten unterschied sich zuweilen nur wenig von den alten Grabräubereien.

Diese Verhältnisse sind längst überwunden. Jede Ausgrabung soll neue Erkenntnisse und Antworten auf wissenschaftliche Fragen erbringen – spektakuläre Funde sind dabei sehr selten. Alle Fundstücke aus ägyptischem Boden gehören rechtlich der ägyptischen Altertümerverwaltung. Einzigartige Stücke erhält eines der Museen in Ägypten. Was bereits in den Sammlungen in Ägypten durch gleichartige Exemplare dokumentiert ist, kann dem Ausgräber als Geschenk überlassen werden, der seinerseits verpflichtet ist, es an ein öffentliches Museum weiterzugeben.

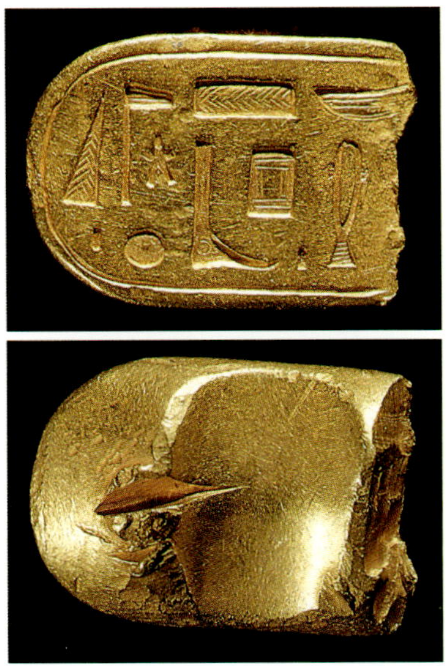

112–113 Von Grabräubern in Stücke gehackter Siegelring

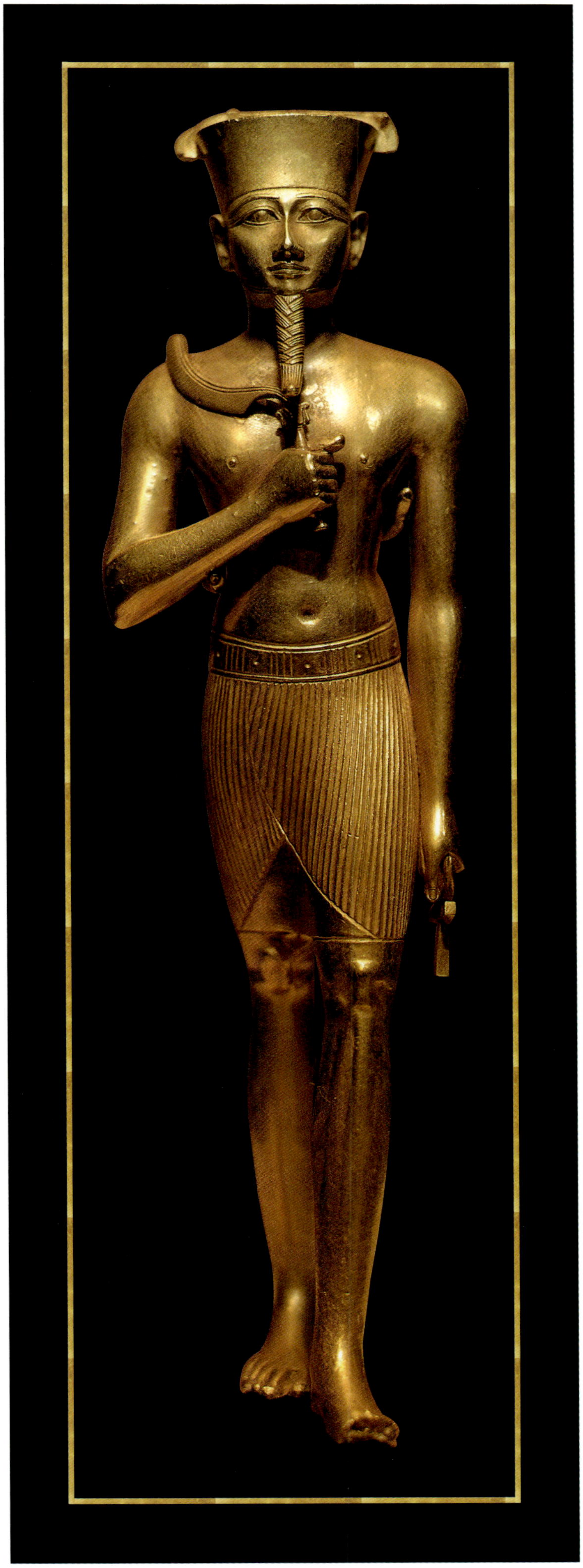

114 Goldstatuette des Gottes Amun mit dem Lebenszeichen und einem Sichelschwert in den Händen. Vielleicht ein Kultbild oder eine Weihgabe im Karnak-Tempel. Aus der Sammlung Carnarvon 1926 für das Metropolitan Museum erworben.

Das Alte Reich

Unter der 1. und 2. Dynastie lag das Zentrum der Herrschaft in Oberägypten, zwischen Hierakonpolis und Thinis bei Abydos. Das kulturelle und wirtschaftliche Schwergewicht hat sich dann wegen der weit nach Vorderasien ausgreifenden Handelsbeziehungen der Deltastädte nach Unterägypten verlagert. Den politischen Ausgleich zwischen den beiden Landesteilen führte König Djoser herbei, der größte Herrscher der 3. Dynastie. Seine Reformen schufen die Grundlagen für einen mächtigen Staat, das Alte Reich. Die königliche Residenz wurde nach Memphis, auf unterägyptisches Gebiet, verlegt, an jene Stätte, wo einst der Reichsgründer Menes die »Weißen Mauern«, die Grenzfestung gegen das hinzugewonnene Unterägypten, hatte erbauen lassen. Für Jahrhunderte blieb nun Memphis ständiger Sitz der Regierung sowie theologisches, geistiges und künstlerisches Zentrum für beide Landesteile. Architekten, Künstler und Handwerker wurden den königlichen Betrieben der Residenz zugeteilt. Djoser vollendete den Aufbau des Staates mit einer festen Rangordnung der Beamten

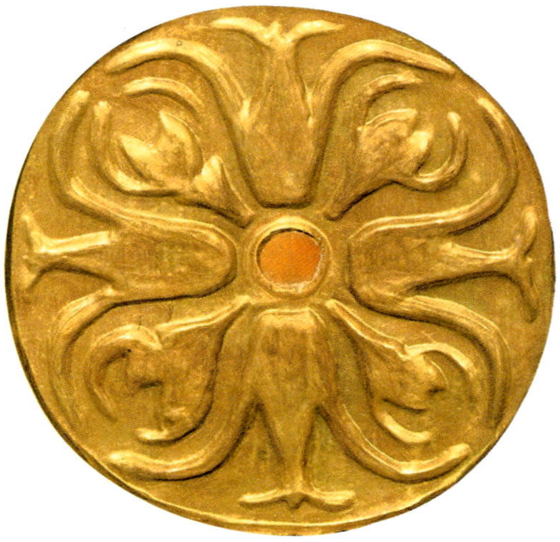

115 Zierscheibe
116 Der goldene Horusfalke von Hierakonpolis

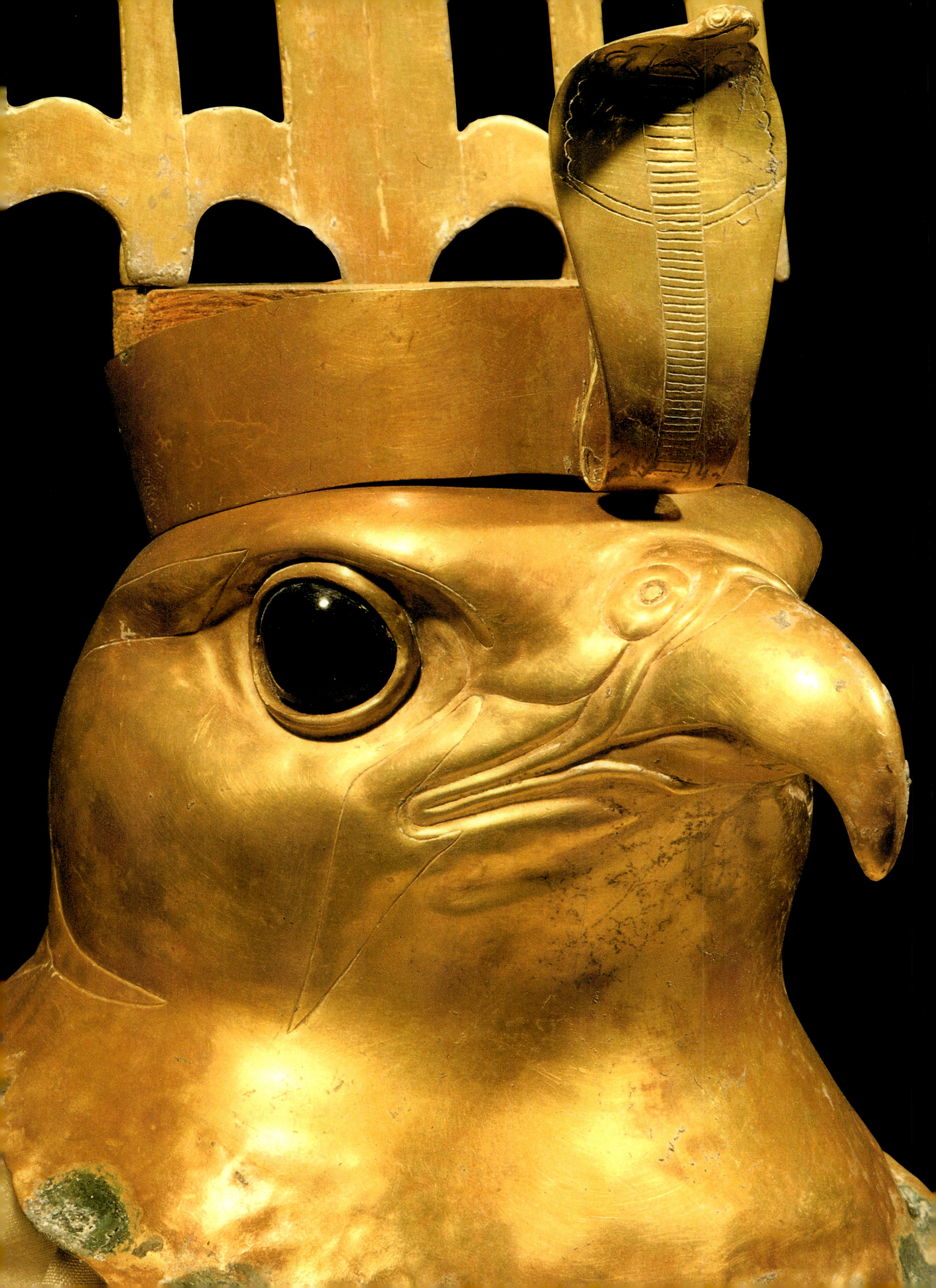

seines Hofes. Mit dieser Beamtenschaft bildete sich eine Gesellschaftsschicht heraus, die ihren Stand durch einheitliche schlichte Kleidung, Rangabzeichen und Schmuck dokumentierte. Das zeigen die Reliefbilder und Statuen in den Gräbern des neuen Residenzfriedhofs in Saqqara, am Wüstenrand westlich von Memphis.

Titel, Ornat und Schmuck in der Zeit der Pyramidenerbauer

Die Göttlichkeit des Königs, die in der Titulatur der ersten ägyptischen Könige durch »Horus«, den Himmels- und Sonnenfalken, festgelegt war, bedurfte einer neuen theologischen Formulierung. Als Djoser, »Der Prächtige«, ist der Gründer des Alten Reiches erst in späteren Königslisten überliefert. In den zeitgenössischen Inschriften lautet sein Name *Horus Netjeri-chet*, »Göttlich an Leib«. Beigefügt ist diesem Namen das Zeichen »Gold« mit einer Sonnenscheibe darüber: »Gold-Sonne« (118). Gold, das Sinnbild des ewig leuchtenden Sonnengestirns, erhebt den Herrscher über alle irdischen Wesen, verleiht ihm Göttlichkeit, Glanz und Macht im Leben und im Tode. Auf dem Relieffragment eines Schreins (55), den Netjeri-chet in das Heiligtum von Heliopolis gestiftet hat, trägt ein Gott das gleiche Monogramm als Halsschmuck; es dürfte also ursprünglich Götteremblem gewesen sein. Dieses Selbstverständnis der »Göttlichkeit« des Herrscheramtes, das seinen Ausdruck in der Unvergänglichkeit des Goldes fand, blieb in den Titulaturen der Pharaonen immer erhalten.

König Snefru, Gründer der 4. Dynastie, präzisierte seinen Herrschaftsanspruch mit dem neuen Titel »Gold-Horus«. Unter Cheops, dem Erbauer der größten aller Pyramiden, gelangte das Königtum im Alten Reich zur höchsten Machtentfaltung. Sein Nachfolger Djedefre fügte als erster den Titel »Sohn des (Sonnengottes) Re« hinzu. Er sah sein göttliches Herrscheramt in der »Gottessohnschaft« begründet. Auch den Titel »Sohn des Re« führte danach jeder ägyptische König bis zum Ende der Pharaonenzeit.

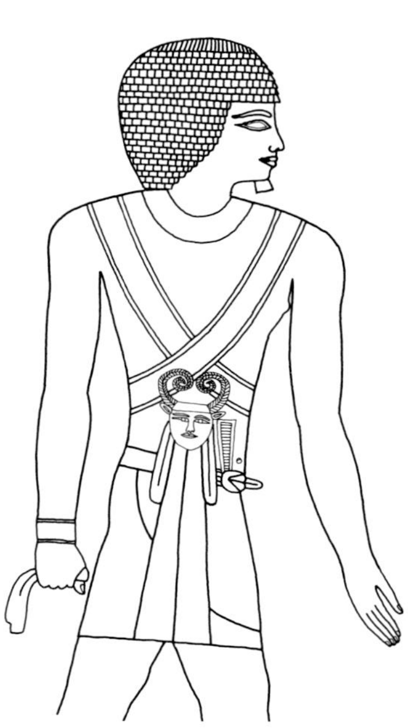

117 Das »Bat-Emblem am Kreuzband« als Rangabzeichen von Palastbeamten

Gold – Leib der Götter

Als Sohn des Sonnengottes steht dem Pharao das Gold als Körpermaterie zu. Denn auch für die älteren Zeiten hat Gültigkeit, was ein späterer Text zum Ausdruck bringt: *Re sprach: »Mein Körper ist aus Gold, meine Knochen sind aus Silber und mein Haar aus echtem Lapislazuli.«* Eine im Papyrus Westcar überlieferte Erzählung berichtet die Geschichte von der Geburt der ersten drei Könige, die in der 5. Dynastie nacheinander den Thron innehatten. Sie waren vom Sonnengott mit der Frau des Priesters eines seiner Heiligtümer gezeugt. Als sich die Stunde der Geburt nahte, sandte der Sonnengott Göttinnen als Helferinnen aus, und zur Geburt jedes der drei Königskinder heißt es: *Da kam das Kind* (der zukünftige König) *hervor auf ihre* (der göttlichen Geburtshelferin) *Arme als ein Kind von einer Elle Länge und mit festen Knochen; das Äußere seiner Gestalt war aus Gold und das Königskopftuch aus echtem Lapislazuli.*

Aus späteren pharaonischen Inschriften ließen sich zahllose Beispiele zitieren, in denen der »Herr der Beiden Länder« als »Das Gold« bezeichnet und sein Erscheinen mit dem des Sonnengottes verglichen oder gar gleichgesetzt wird: *Ein Gebirge von Gold, das alle Länder erhellt wie der im Horizont* (der Sonnengott bei seinem Aufgang).

Der Pharao ist zwar göttlich, aber es steht für ihn und seine Untertanen außer Zweifel, daß er – von den Göttern zur Herrschaft eingesetzt – nur in deren Auftrag und aufgrund göttlicher Befehle handelt. Was ihn von den Göttern unterscheidet, ist seine Sterblichkeit. Erst im Tode wird er durch Verwandlungsriten und durch magisch wirksame Herrschaftszeichen, durch seinen Ornat und Schmuck aus Gold, zum wirklichen Gott, der im Jenseits seinen Platz unter den Göttern einnimmt, dort über die verstorbenen Untertanen herrscht und sie versorgt. Das Massiv seines Grabbaus mit allen erdenklichen Sicherheitsvorkehrungen sollte seinen mumifizierten Leib, der in goldene Zeichen der Herrschaft und in Amulette gehüllt war, in alle Ewigkeit schützen und körper-

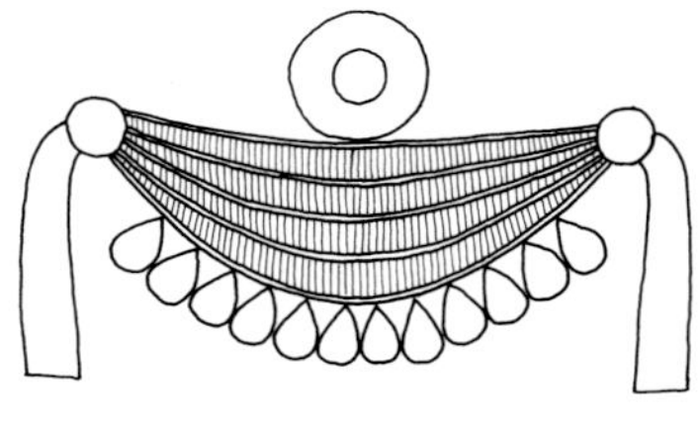

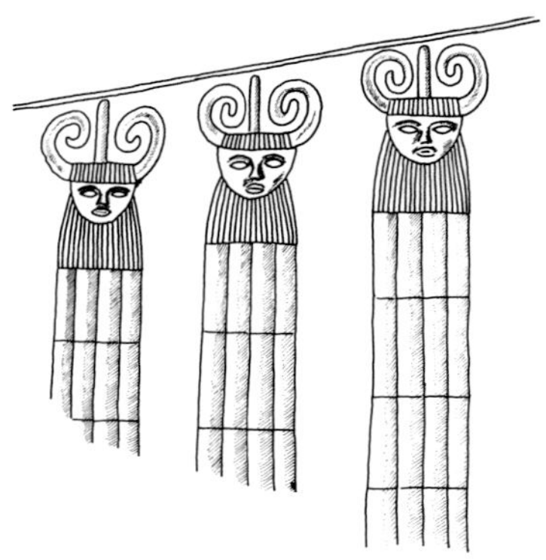

118 Zeichen »Gold-Sonne«
119 Bat-Embleme als Schurzgehänge

lich bewahren. Die einzige annähernd vollständig erhalten gebliebene Grabausstattung eines Pharaos ist die des Tutanchamun; sie gibt eine Vorstellung von dem unermeßlichen Reichtum an Beigaben und verarbeitetem Gold, der aufgehäuft war, um dem König die jenseitige Macht und Herrschaft zu sichern. Aber dieser Aufwand am Ende einer Epoche, in der die Pharaonen ein Weltreich erobert und beherrscht hatten, ist nicht für die älteren Zeiten anzunehmen. Im Alten Reich ging man sparsamer mit dem Gold um.

Schmuck und magischer Schutz

Da originaler königlicher Ornat und Goldschmuck aus dem Alten Reich nicht erhalten sind, müssen wir uns an die Darstellungen dieser Zeit halten. Reliefbilder des Djoser in unterirdischen Räumen seines Grabbezirks geben den König bei Ritualhandlungen wieder, mit der Krone Ober- oder Unterägyptens auf dem Haupt und dem Stierschwanz am Gürtel, jedoch ohne allen Schmuck. An dem Fragment einer Statue des Königs Djoser ist noch der Gürtel mit dem Schurzgehänge vorhanden (119). Es zeigt die gleichen Embleme der Himmelsgöttin Bat, wie sie bereits Horus Narmer im Triumphbild seiner Prunkpalette (37) trug.

Ein einzelnes Exemplar des Bat-Emblems, das vom Schurzbehang eines Königs der Frühzeit stammen könnte, ist in Abydos gefunden worden (120). Der kleine Frauenkopf mit kurzen Stirnlocken und Kuhgehörn besteht aus Goldblech, das vermutlich in eine Hohlform gepreßt und auf der Vorderseite mit einem spitzen Werkzeug nachgezogen wurde. Am oberen Rand der Kuhohren ist das Blech durch Zusammenfalten verstärkt, ihre unteren Teile sind ziseliert, die Hörner zur Aufnahme von Einlagen rinnenförmig gebogen. Bei der dreiteiligen Schleife wurden schmale Blechstreifen senkrecht auf die Außenränder gelötet; die so gebildeten Zellen enthielten farbige Einlagen.

Unter den Nachfolgern des Djoser wandelten sich die Formen der Schurzgehänge. Das Bat-Emblem ging vom König auf die höchsten Palastbeamten als Rangabzeichen über; es wurde auf einem Kreuzband über der Brust getragen (117).

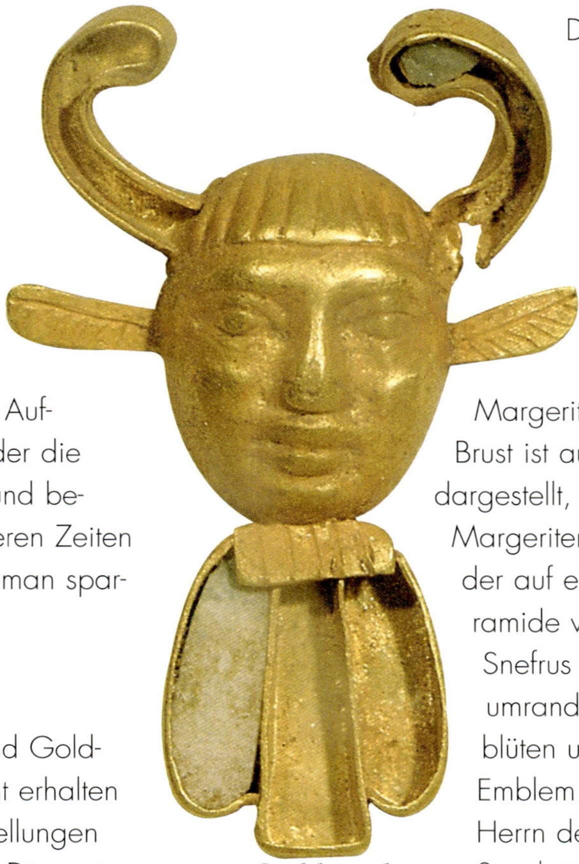

120 Emblem der Himmelsgöttin Bat

Die im Alten Reich gebräuchlichen Amulette bewahren das Erbe der vorgeschichtlichen Zeit. Ein schönes Beispiel ist das Reliefbild des Prinzen Kawab, eines Sohnes des Cheops, im Grab seiner Tochter in Giza (127). Er trägt eine Halskette mit verschiedenen Amuletten. Klar erkennbar sind die Tierkrallen und zwei Margeriten. Der schwere Anhänger auf der Brust ist auf Statuen des Alten Reiches häufiger dargestellt, seine Bedeutung jedoch unbekannt. Margeriten kommen auch an einem Armreif vor, der auf einem Relief im Taltempel der Knickpyramide von Dahschur das Handgelenk König Snefrus schmückt (124). Die leicht gewölbte, umrandete Außenseite zeigt zwei Margeritenblüten und dazwischen eingefügt das Emblem des Gottes Min von Koptos, des Herrn der Ostwüste und der Wege zu den Steinbrüchen und Goldminen. Gelbe und hellblaue oder grüne Farbspuren lassen noch erkennen, daß ein aus Gold gearbeitetes und mit Lapislazuli oder Türkis eingelegtes Armband wiedergegeben ist. Die Margerite könnte die »Häuptlingsblüte« auf dem goldenen Messergriff (36) und auf der Palette des Narmer (37) in stilisierter Form weiterführen. Das Emblem des Gottes Min steht vielleicht für den legendären Reichsgründer Menes.

Das beliebteste und am häufigsten in Amuletten und Schmuck übernommene Pflanzenmotiv sind Lotosblüten und -knospen. Der Lotos ist das Sinnbild ewiger Wiedergeburt. Er taucht als Knospe bei Sonnenaufgang aus dem Wasser auf, öffnet und entfaltet sich zur Blüte und sinkt am Abend in das Wasser zurück. Der Duft der Blüte erfüllt Tote mit neuem Leben, wie es viele Darstellungen in Gräbern bezeugen (128–129). Nächst dem Lotos kommt am häufigsten die Papyruspflanze vor, das Symbol des Grünens, Gedeihens und der Regeneration.

Schon in frühgeschichtlicher Zeit wurden Käfer wegen ihres prächtigen Aussehens zusammen mit farbigen Steinen auf Fäden gezogen und als Schmuck getragen. Die bekannteste unter den in Ägypten heimischen Käferarten ist der »Pillendreher« *(Scarabaeus sacer)*. Daneben gibt es die buntschillernden Prachtkäfer *(Buprestidae)*, die

Seite 62–63: 121 Grabbezirk und Stufenpyramide des Königs Djoser in Saqqara

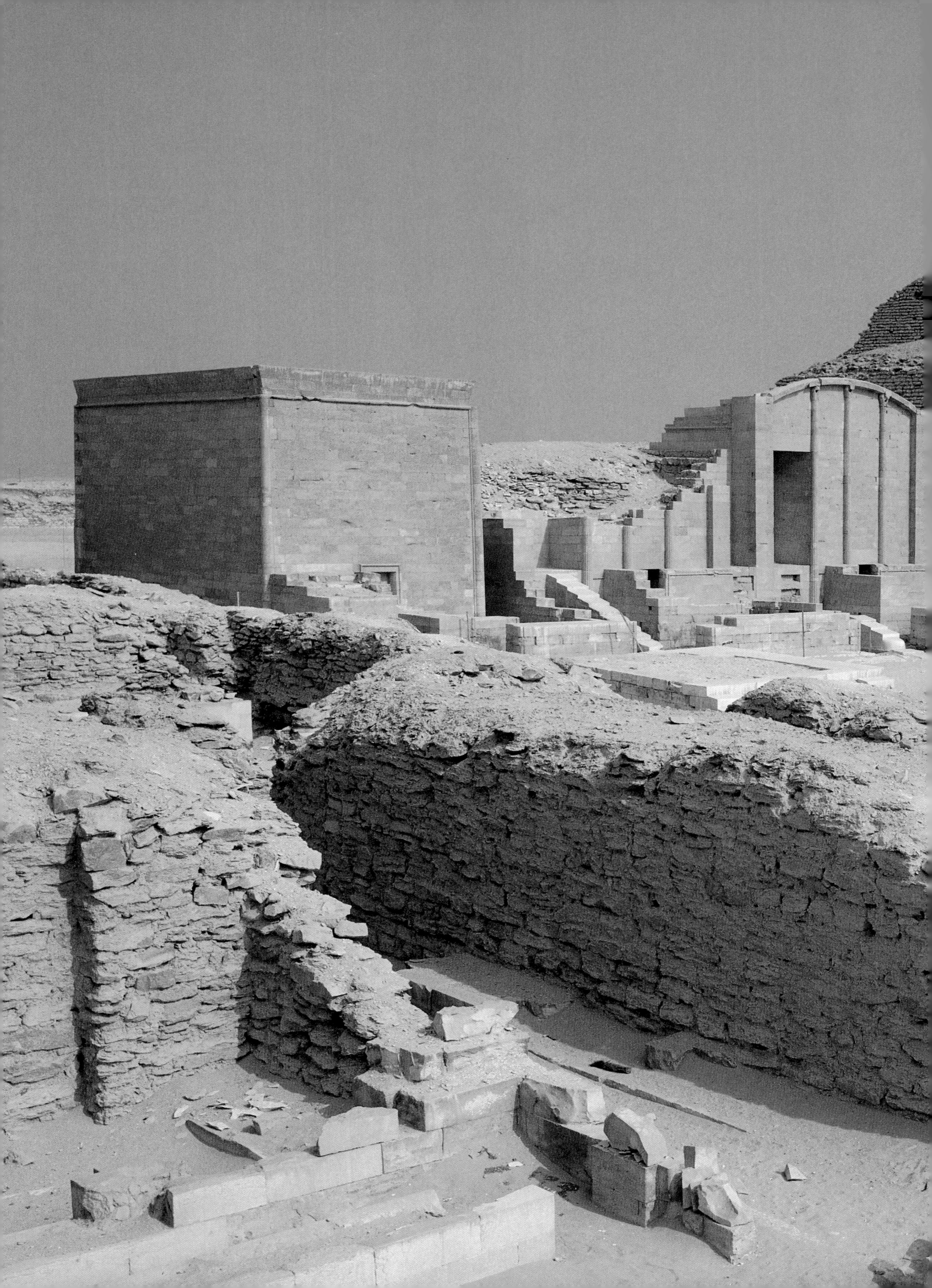

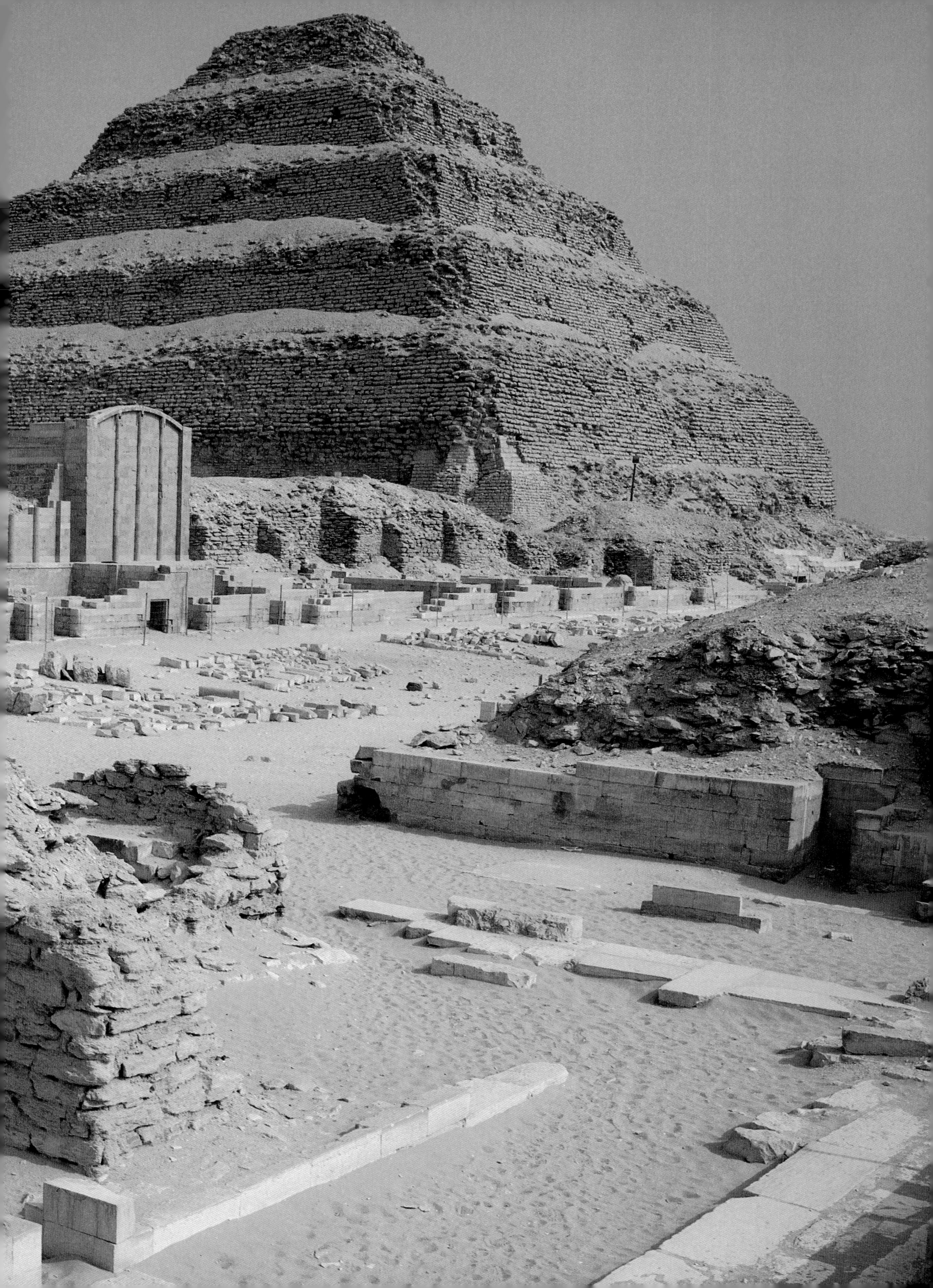

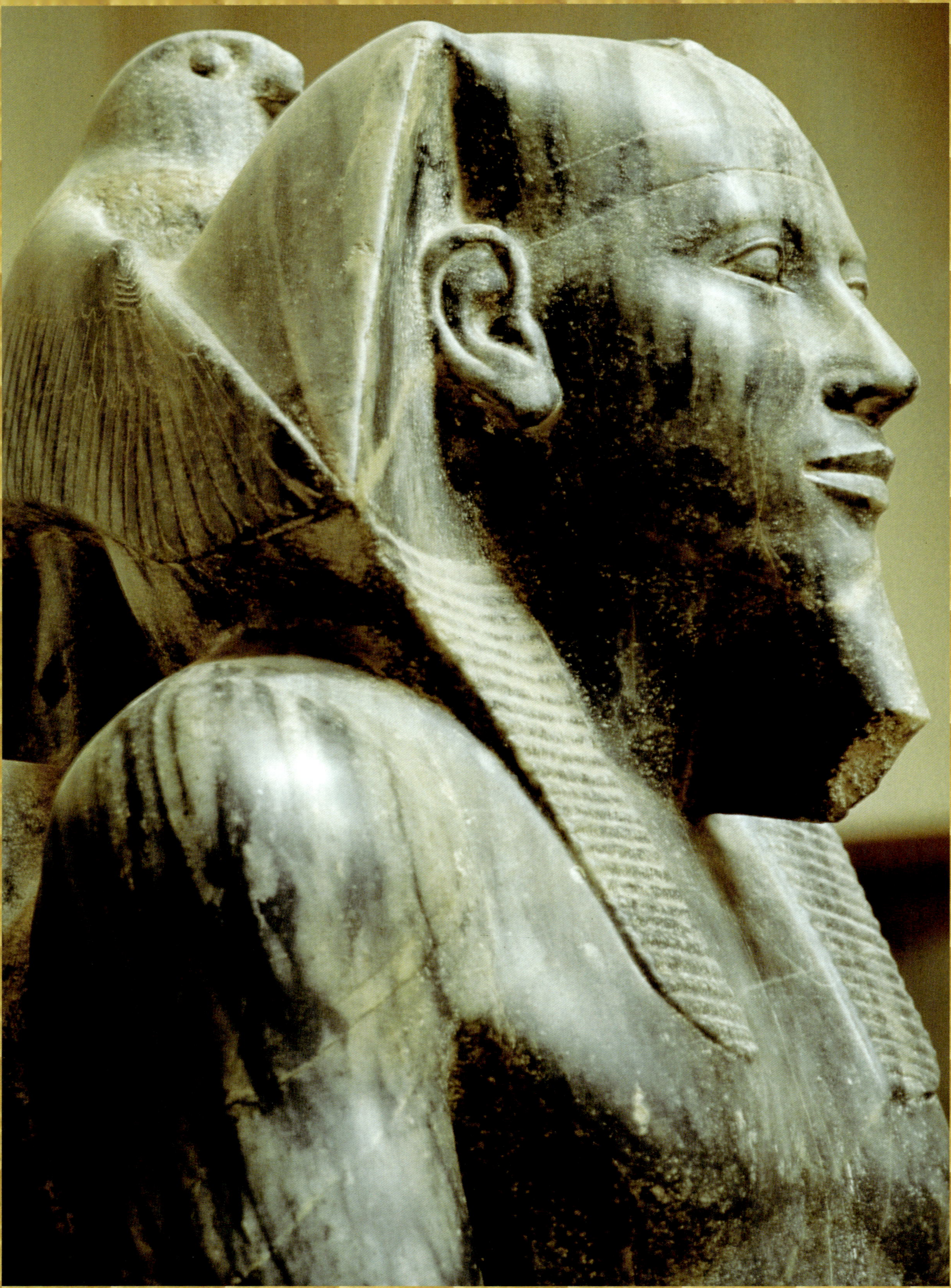

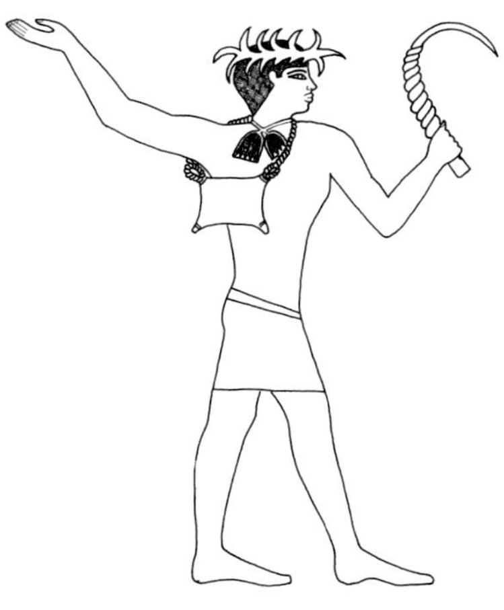

123 Ägypter mit Blätterkranz im Haar und Lotosblüten um den Hals

Buntkäfer *(Cleridae)*, die Schnellkäfer *(Elateridae)* und andere. Der Schnellkäfer ist zwar farblich unscheinbar, hat aber eine besondere Fähigkeit, derentwegen er in das magische Denken der Ägypter einbezogen wurde. Auf dem Rücken liegend kann er sich mit Hilfe eines Dorns an der Brust hochschnellen lassen, um wieder auf die Beine zu kommen. So wurde er als Amulett oder als Schmuckmotiv Gewähr für die Auferstehung (49, 176). In der früheren Hieroglyphenschrift besaß der Schnellkäfer wahrscheinlich die Bedeutung »Leben« *(anch)*.

Vom Kopfband zu Stirnreif und Diadem

Ein aus Leinen gewebtes Band, das von Männern und Frauen um die Stirn gelegt und am Hinterkopf verknotet oder mit einer Schleife zugebunden wurde, um das Haar zusammenzuhalten, war der Ursprung des Stirnreifs und Diadems. An die Stelle der Stoffbänder traten Stirnreifen aus dünnen Goldblechstreifen. Der Knotenverschluß am Hinterkopf hat häufig die Form von zwei seitlich heraustretenden Papyrusdolden, von denen die beiden Bandenden aus Goldblech teils bis auf die Schultern herabhängen (128). Seit dem Alten Reich gehört der Stirnreif zum Ornat des Königs und zum festlichen Schmuck von Männer und Frauen des Hofstaates. Die früheste uns bekannte Darstellung eines Stirnbandes mit breiter Schleife findet sich in einem Reliefbildnis des Königs Snefru (125). Über dem schlichten Leinenband trägt er eine »Hörnerkrone«, aus der hohe Federn aufragen.

124 Breiter Armreif des Königs Snefru

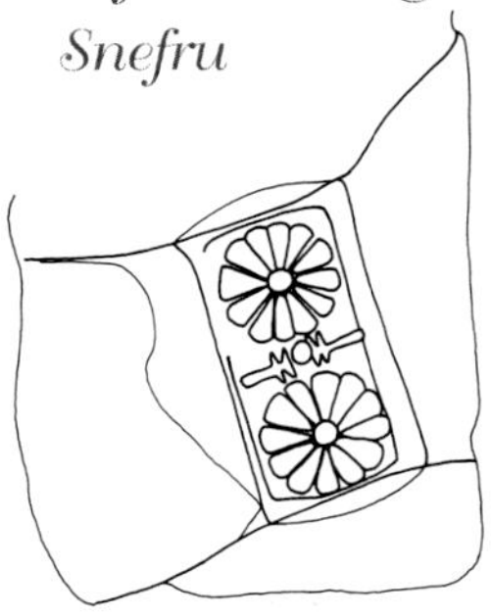

Auf anderen Reliefs ist Snefru mit dem Stirnschmuck aus Gold abgebildet (126). Um den Reif ringelt sich die königliche Uräusschlange, über der Stirn des Königs ihre geblähte Brust und den giftspeienden Kopf gegen alle feindlichen Mächte richtend. Dieser Kopfschmuck wurde

122 König Chephren mit dem Horusfalken hinter dem Kopfschmuck

125 König Snefru mit Perlenkragen Stirnband und Hörnerkrone

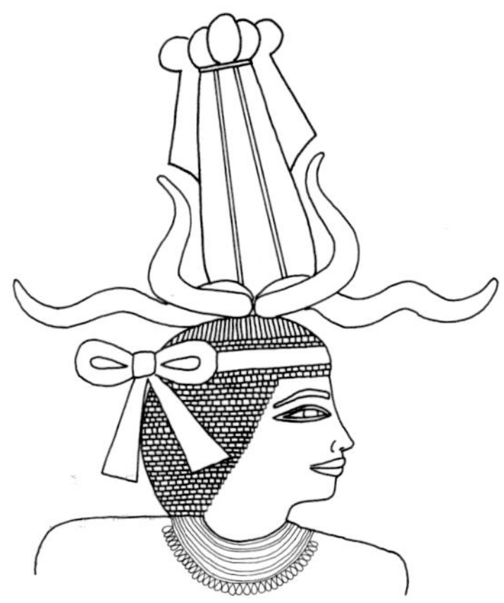

dem König während der Krönung beim »Fest des Diadems« aufgesetzt.

Seit Anbeginn legten sich die Niltalbewohner auch einen Blätterkranz um das Haupt (123), oder sie steckten sich bei festlichen Gelegenheiten duftende Lotosblüten in das Stirnband, wie es viele Grabbilder veranschaulichen (198). Eine Bildszene aus einer Kultkammer in Giza, jetzt im Museum von Boston, zeigt Fischer in ihren Booten bei sportlichem Wettkampf; alle Bootsleute haben Lotosblüten in das Haarband gesteckt und als Gebinde um den Hals geschlungen.

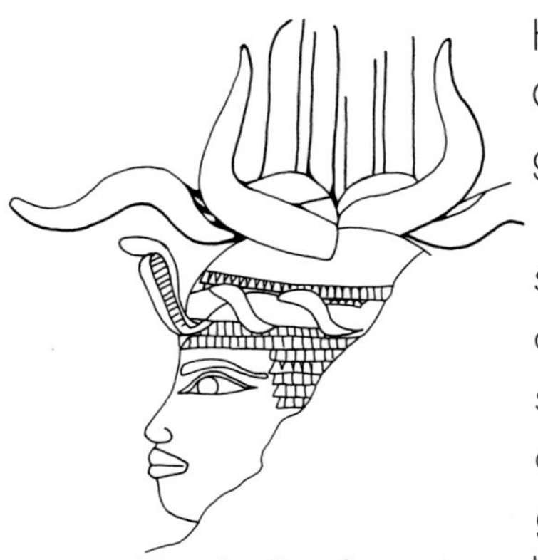

126 König Snefru mit dem Stirnreif, um den sich die Uräusschlange ringelt.

Das Stirnband mit Blütenschmuck bot im Alten Reich die Anregung zur künstlerischen Gestaltung des Blütendiadems aus Gold mit farbigen Einlagen. Der Blütenkranz, mit dem sich die Fischer in den Papyrusmarschen bei Festen schmückten, wurde streng stilisiert in Gold umgesetzt und von Mädchen und Frauen getragen. Bei der Statue der Prinzessin Nofret (132) ist an der Stilisierung der Blüten, durch die sie dem schmalen Reif angepaßt wurden, unschwer zu erkennen, daß es sich um Juwelierarbeit handelt. Der weiße Grund läßt auf einen Silberreif schließen – die farbigen Blütenmuster sind in Gruben eingelegt. Ein solcher Stirnreif in vollendeter Gestaltung ist aus der Zeit des Mittleren Reiches aus dem Grabe einer Prinzessin in Dahschur erhalten (202).

Reine Totendiademe zeichnen sich durch spezielle Motive aus. So ist der Schopfibis als »Seelenvogel« Sinnbild der verklärten Exi-

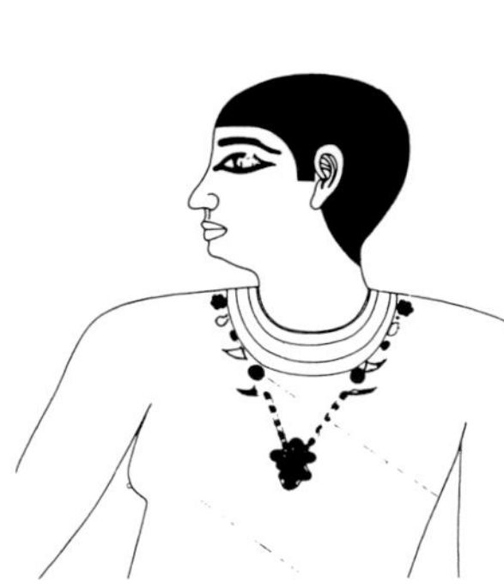

127 Prinz Kawab mit Knotenamulett

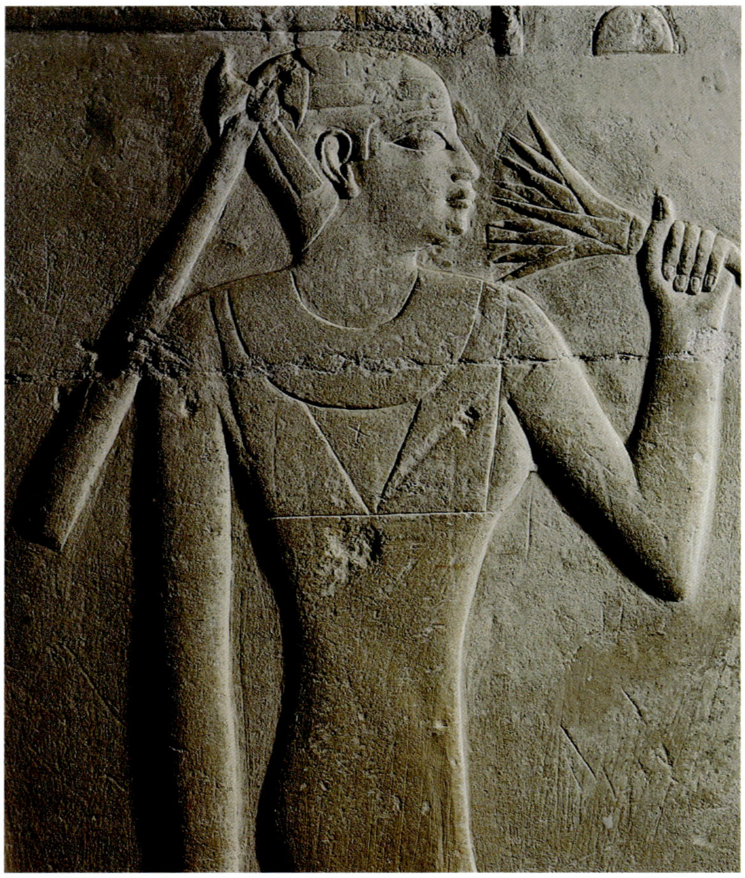

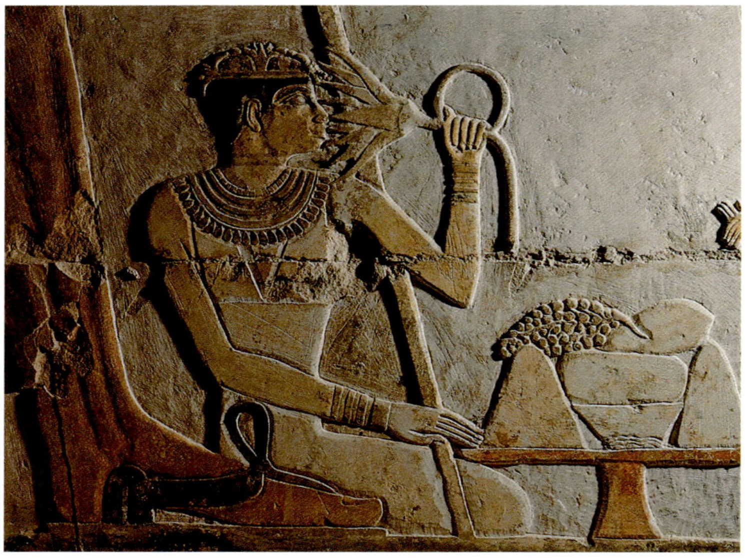

128 *Dame mit Stirnband, Halskragen und Lotosblüte*
129 *Dame mit Blütendiadem, Kragen und Lotosblüte*

stenz des Toten im Jenseits. Dank seiner Vogelnatur kann er in den Himmel aufsteigen, nachdem er sich aus der Umwicklung der Mumienbinden befreit hat. So wird die Auferstehung durch die Magie des Bildes vollzogen, seine formale Gestaltung hilft, die erwünschte Wesensform zu erreichen.

Aus den Gräbern des Residenzfriedhofs in Giza stammen mehrere Stirnreifen aus billigem Material, sei es Kupfer, das mit Blattgold überzogen wurde, sei es Stuck oder bemaltes Holz (130). Ihre Zierscheiben zeigen zwei Schopfibisse über Papyrusdolden. Das Motiv wird nur wenig abgewandelt: Die Vögel können einander zugekehrt oder nach außen gerichtet sein; oft steht das Lebenszeichen zwischen ihnen, Lotosblüten können die Papyrusdolden ergänzen oder ersetzen.

Perlenhalskragen

Der Perlenkragen hat sich als Schmuck und magischer Schutz von Göttern und Königen, Männern und Frauen bis ans Ende der pharaonischen Kultur erhalten. Thutmosis III. stiftete nach seinen erfolgreichen Feldzügen dem Gott Amun-Re von Karnak solche Geschmeide; die hieroglyphische Beischrift nennt sie *Halskragen, die den Leib des Gottes schützen.*

In den Reliefbildern der Gräber oder auf bemalten Statuen des Alten Reiches sind verschiedene Ausführungen belegt. Der aus mehreren Perlensträngen bestehende breite Halskragen tritt erstmals bei König Snefru in den fragmentarisch erhaltenen Reliefs seines Taltempels (125) auf. Nach den Darstellungen zu schließen, wurde

130 *Zierscheibe eines Totendiadems*

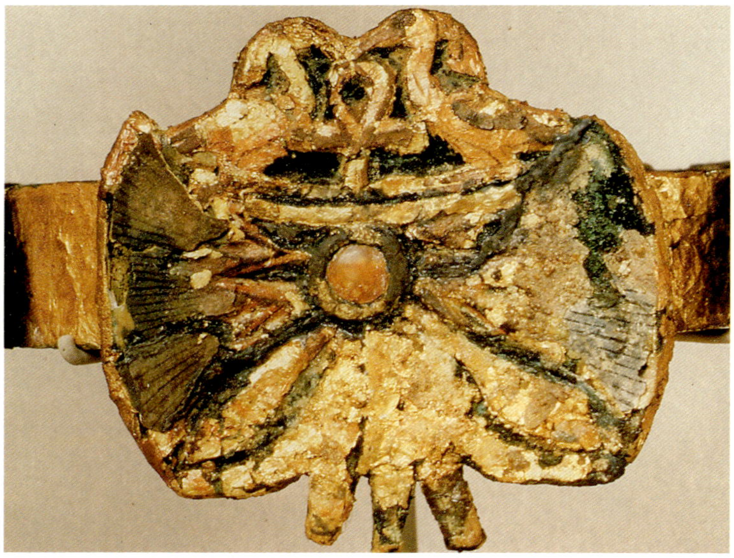

er in komplizierter Technik aus waagerechten Reihen winziger runder oder scheibenförmiger Glieder aus Gold, farbigen Steinen oder Fayence geknüpft, dazwischen liegen Reihen senkrecht gestellter Röhrenperlen. Die im Original erhaltenen Halskragen bestehen dagegen nur aus Fayenceperlen. In bildlichen Darstellungen sind häufig gerade oder zickzackförmige Stege senk-

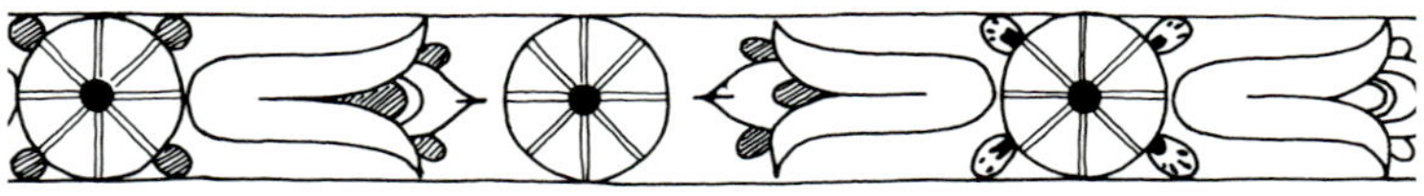

131 *Blütenornament auf dem Stirnreif der Nofret*
132 *Prinzessin Nofret mit Stirnreif und Perlenkragen*

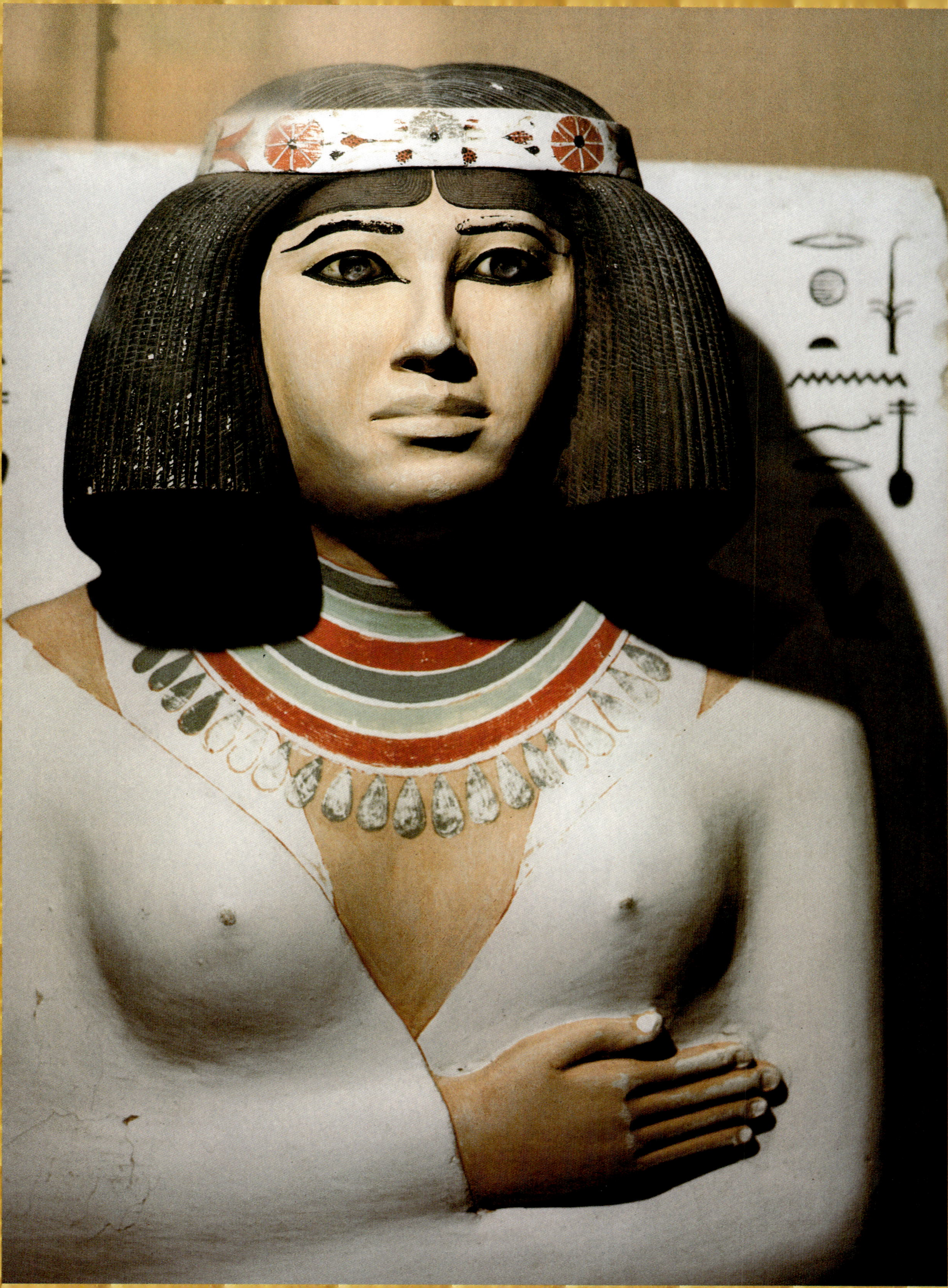

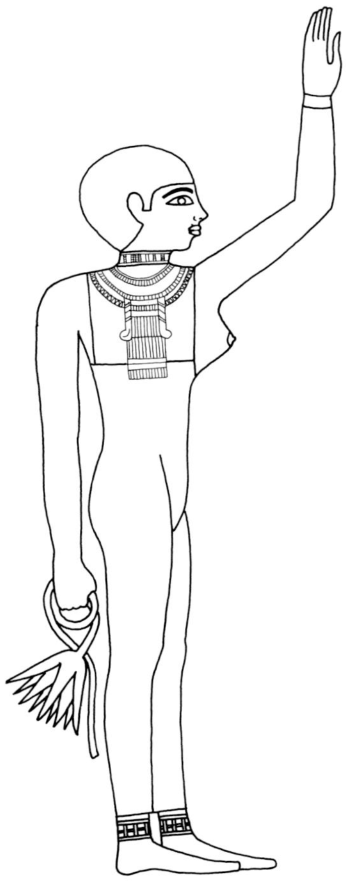

133 Mädchen mit einem latzartigen Perlengehänge

recht in die Perlenreihen eingefügt, um den Kragen zu gliedern oder zu festigen. Die Zusammenstellung der Perlen und die Zahl der Reihen wechseln. Der untere Abschluß kann aus tropfenförmigen oder aus länglichen käferförmigen Perlen bestehen, deren untere Enden durch eine Reihe winziger Perlen in Ordnung gehalten werden. Ein Beispiel dafür ist der vollständig erhaltene Kragen des Hofarchitekten Imthepi aus dem Friedhof von Giza (136). Die Käfer sind hier, auch wenn ihre Körper unnatürlich in die Länge gezogen wurden, um den Kragen zu verbreitern, als eine Erinnerung an den Schnellkäfer zu verstehen, als Hilfe zur Auferstehung. Auch Anhänger in Form von Knospen und Blättern sind belegt. Wie Darstellungen zeigen, kann der Halskragen außerdem über der Brust durch ein latzartiges buntes Perlengehänge mit starrer seitlicher Leiste verlängert werden (133, 135).

Um den Kragen mit seinem halbrunden Ausschnitt dicht am Hals zu halten, ist in die Verknotung im Nacken häufig eine Art flache Troddel als Gegengewicht gehängt. Es hat eine längliche, sich nach unten verbreiternde Form und besteht gleichfalls aus Röhrenperlen und einer Reihe von Tropfenperlen als unterem Abschluß (134). Dieses Gegengewicht hat wegen seiner mit dem ägyptischen Wort für »Leben« *(menit)* gebildeten Bezeichnung eine besondere Schutzfunktion für den Rücken des Trägers. Eine kleine Nachbildung des Menits wird später als Amulett getragen. Im Neuen Reich gewinnt dieser Schmuck große Bedeutung (328–330).

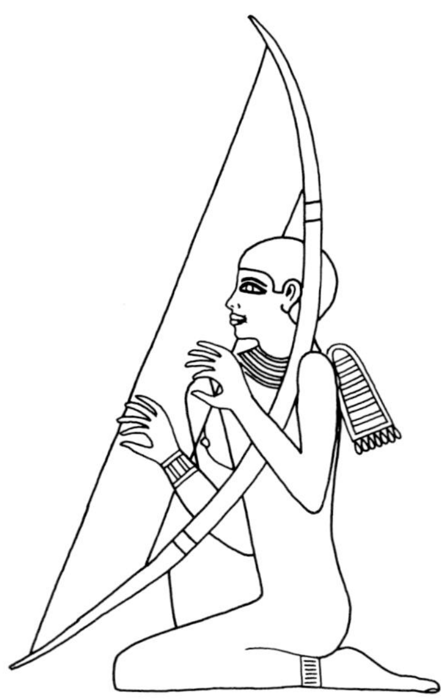

134 Mererukas Frau trägt den Perlenkragen mit Gegengewicht im Nacken.

Der Perlenkragen endete im Nacken in zwei vergoldeten halbrunden Abschlußstücken mit winzigen Bohrlöchern in der geraden Basis, um die Leinenfäden zu verknoten. Gegen Ende des Alten Reiches erhielten diese Endstücke erstmals die Form nach auswärts gerichteter Falkenköpfe (155).

Halsbänder, Armreife, Fußbänder

Am Hals eng anliegende, mehrreihige Perlenhalsbänder sind von Grabreliefs der 4. und 5. Dynastie, nicht aber als Originale bekannt; sie werden nur von Frauen getragen, häufig zusammen mit dem breiten Perlenhalskragen (133).

Armreife in der einfachen Form eines nach außen gewölbten Reifs knüpfen an die vorgeschichtlichen an, die aus Elfenbein, Horn und Stein geschnitten waren. Aus Grabfunden konnten Exemplare aus Gold, Silber und Kupfer geborgen werden. Nach den Darstellungen der Grabreliefs trug man mehrere Armreife übereinander, so daß sie fast den ganzen Unterarm bedeckten (129).

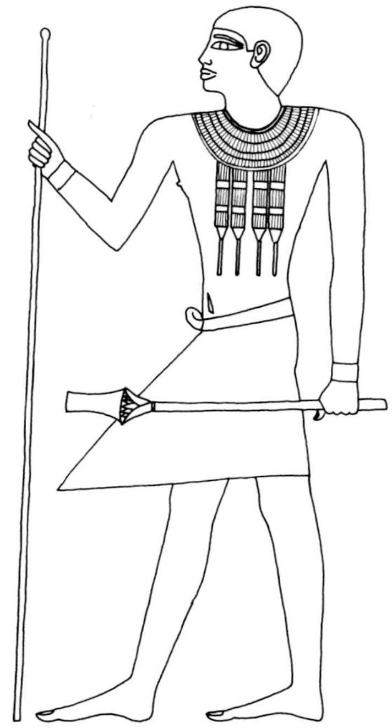

135 Prinz Bia mit Halskragen und Perlenlatz

Ein Erbe der vorgeschichtlichen Zeit waren auch die Fußbänder, die nur Frauen trugen, und zwar an beiden Knöcheln. An den Wänden der Totentempel und in den Beamtengräbern sind sie bei Damen der Oberschicht, bei Haremsfrauen und Tänzerinnen häufig wiedergegeben (125, 140). Zum Schutz gegen alle Gefahren, die vom Boden ausgehen, blieben Fußbänder bis ans Ende des Mittleren Reiches in Mode. Unter dem erhaltenen Schmuck auf Frauenmumien konnten sie zerfallen an einzelnen Perlen und Stegen nachgewiesen werden.

136 Breiter Perlenhalskragen des Imthepi
137 Schmucktruhe aus einem Grab des Alten Reiches in der Nekropole von Gebelen

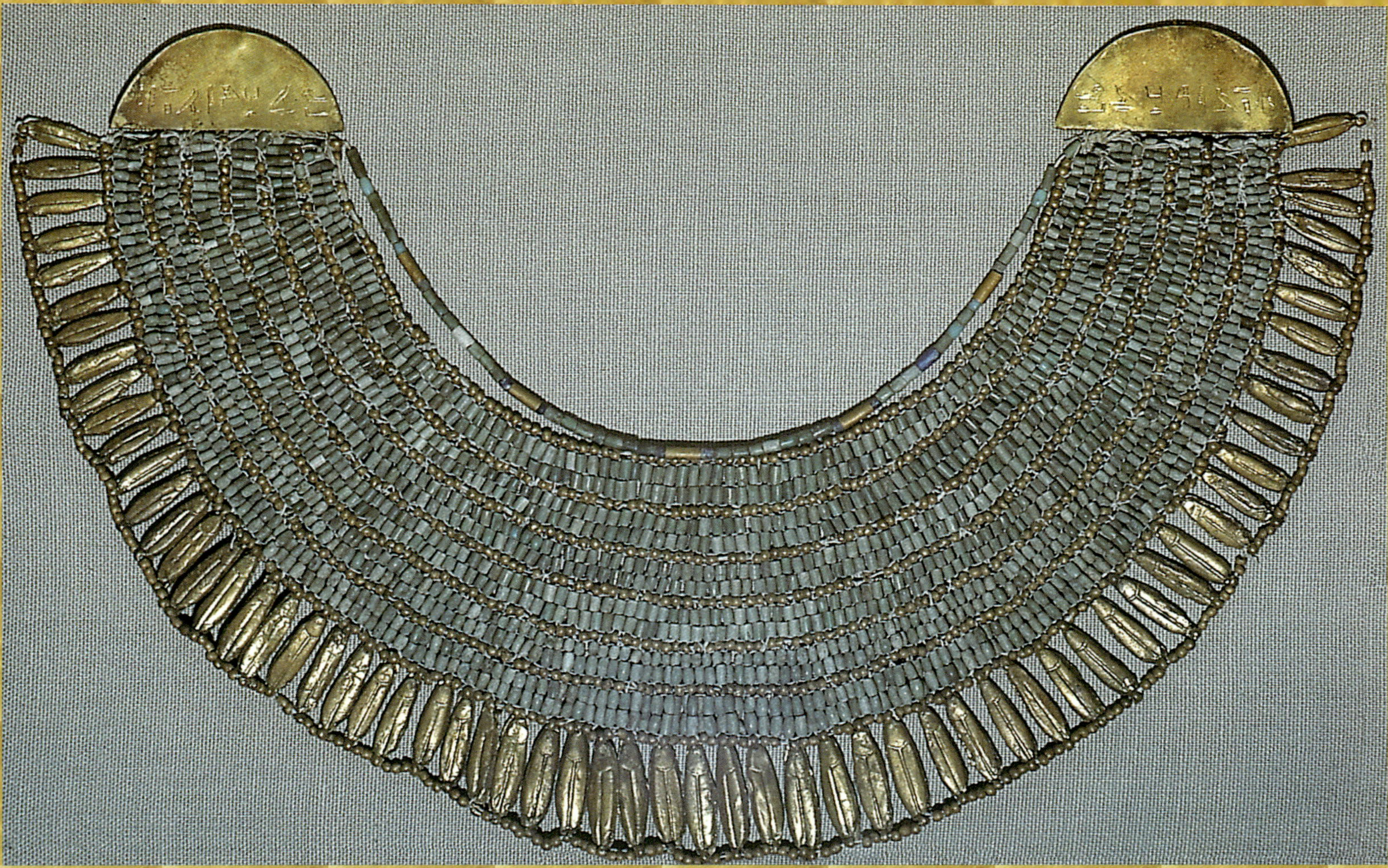

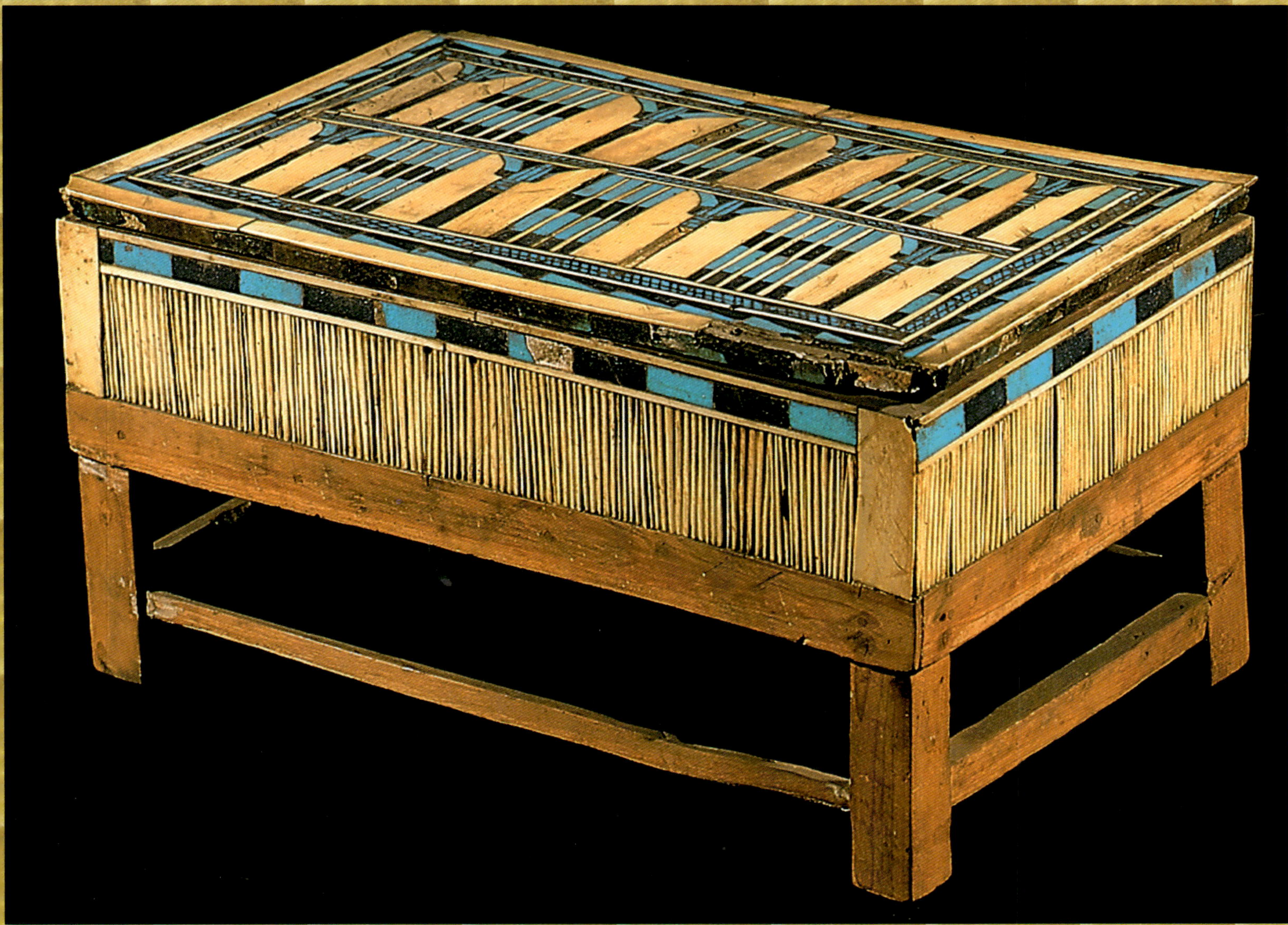

Amts- und Ehrenzeichen

Mit der Übernahme eines Amtes in der königlichen Verwaltung war auch die Verleihung eines Amtszeichens und Amtssiegels verbunden. Solche Investiturszenen sind auf einzelnen Bruchstücken einer Reliefdarstellung aus dem Totentempel des Königs Sahure in Abusir erhalten (138–139). Die Beschenkten tragen ein goldenes Stirnband mit Schleife; einem wurde ein Halskragen mit Perlenlatz überreicht, der andere hält in der Hand das Amtssiegel, ein »Rollsiegel«. Es wurde zum Versiegeln und Beglaubigen über den noch feuchten Lehmverschluß eines Tonkrugs oder Kastens gerollt. Die Siegelzylinder gehen auf mesopotamische Einflüsse zurück. Aus dem Alten Reich sind mehrere Exemplare mit eingeritztem Amt und Königsnamen erhalten.

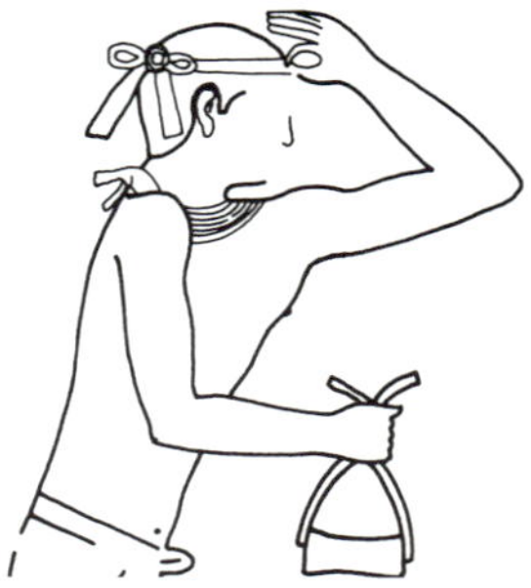

138 Beamter mit Amtssiegel

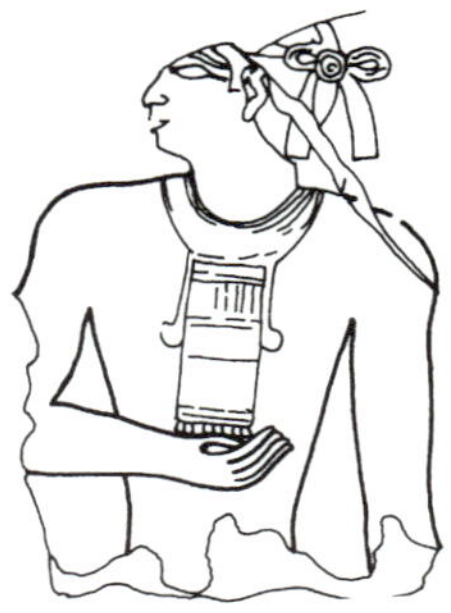

139 Ein Perlenlatz als Ehrengabe

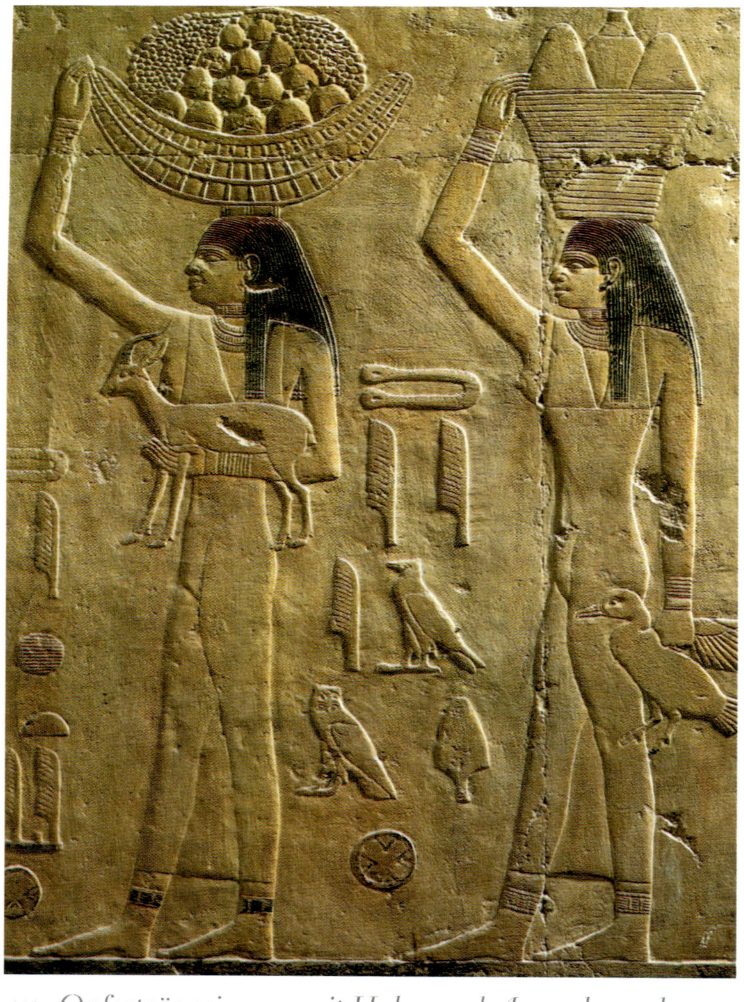

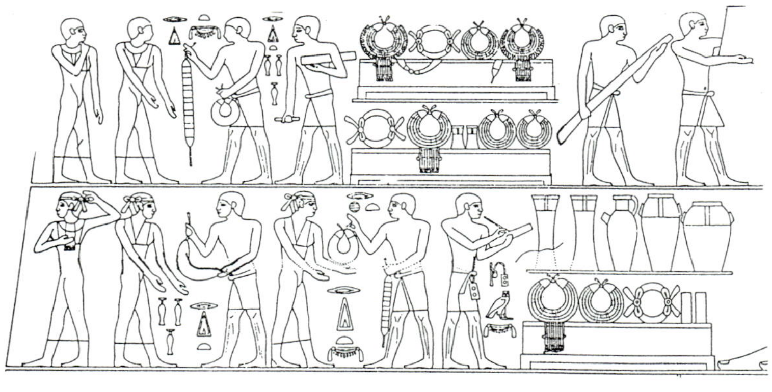

140 Opferträgerinnen mit Hals- und Armschmuck
141 Die Belohnung der Weberinnen

Den Namen des Mykerinos trägt ein Rollsiegel aus starkem Goldblech, über einen vermutlich hölzernen Kern mit Überstand verlötet und graviert (142). Seine Inschrift lautet: *Der das Herz des Horus und Gold-Horus befriedigt. Der Vorsteher der Goldgießer, der das, was Mykerinos befiehlt, alltäglich tut.*

Auch die Belohnung verdienter Handwerker wird in manchen Beamtengräbern abgebildet. Eine der ausführlichsten Szenen findet sich auf den Wänden der Kultkammer eines Beamten namens Achtihotep (141). Von Weberinnen werden Leinengewebe angeliefert, in Kästen verpackt und dem Grabherrn zur Begutachtung vorgelegt. Im oberen Streifen des abgebildeten Ausschnitts sind auf zwei übereinanderstehenden Truhen die Belohnungen aufgebaut: breite Perlenkragen, davon einige mit Latz, Stirnreifen und andere Gaben. Links überreicht ein Mann, gefolgt von einem Schreiber, der vor ihm stehenden Weberin einen Perlengürtel und den Perlenkragen. Im unteren Streifen registriert rechts ein Schreiber den auf einer Truhe aufgereihten Schmuck. Neben ihm ein Mann, der einer Weberin Perlenschmuck und einen Halskragen überreicht, während ein anderer sich anschickt, einer Weberin den geöffneten Perlenkragen um den Hals zu legen. Am linken Bildrand verläßt die Weberin mit dem soeben erhaltenen Schmuck stolz die Szene.

Goldarbeiter und Juweliere

Was die königlichen Expeditionen an Gold und edlen Steinen gewannen, wurde im Schatzhaus bei der Residenz verwahrt. Hier befanden sich auch die Werkstätten der Goldarbeiter und Juweliere. Sie waren betraut mit der Herstellung des königlichen Ornates und der vielen Hoheitszeichen, des Schmucks für die königliche Familie, der Amtszeichen für die Palastvorsteher und Gefolgsleute sowie der Auszeichnungen für einen weiteren Kreis verdienter Untertanen. Da die königliche Herrschaft, gestützt auf die Beamtenschaft, nach ägyptischen Vorstellungen auch im Jenseits fortbestand, waren die Gefolgsleute mit einer ihrem Rang entsprechenden Grabausrüstung für ihre jenseitige Amtsführung zu versorgen. Den Beamten wurden für diesen Zweck Handwerker der königlichen Werkstätten zur Verfügung gestellt, die neben Grabstatuen auch die goldene Ausstattung zu schaffen hatten.

Goldarbeiter und Juweliere waren vermutlich bereits in den Totentempeln der Pyramidenanlagen des Cheops und Chephren bildlich dargestellt – davon ist jedoch nichts erhalten. Die älteste Wiedergabe einer solchen Werkstatt in einer königlichen Grabanlage birgt das Felsgrab der Königin Meres-anch III., einer Enkelin des Cheops. Eine weitere Darstellung befindet sich auf einem unvollständigen Reliefblock vom Aufweg zur Pyramide des Königs Unas in Saqqara (147, 149,152). In den Beamtengräbern ist das Thema von der 5. Dynastie an häufig anzutreffen. Diese auf königliche Vorbilder zurückgehenden Szenen sind unsere wesentliche Quelle für den Betrieb in den Goldwerkstätten.

Wie die Wandbilder von den Vorzeichnern auf den Grabwänden entworfen wurden, ist eine umstrittene Frage. Die ägyptischen Zeichner waren streng geschult in der freihändigen exakten Wiedergabe der bildhaften Hieroglyphen. Mit den Hieroglyphen war eine große Zahl von typenhaft geprägten menschlichen Figuren in verschiedenen Haltungen des Stehens, Kniens, Hockens und selbst bei Arbeitsverrichtungen vorgegeben; sie ließen sich mit dem ägyptischen Proportionssystem leicht auf jedes Format übertragen. Neue typische Haltungen wurden in den Grabbildern mit ihren Szenen aus vielen Lebensbereichen ständig hinzuentworfen.

Die einzelnen Arbeitsgruppen der Goldarbeiter und Juweliere sind immer nach demselben Kompositionsschema aufgebaut, die handelnden Personen von Grab zu Grab bei der gleichen Arbeit und in gleicher Haltung wiedergegeben. Wahrscheinlich benutzten die Vorzeichner eine Bildvorlage, eine Papyrusrolle, auf der die Komposition nach »Strichmännchen«-Art skizziert war.

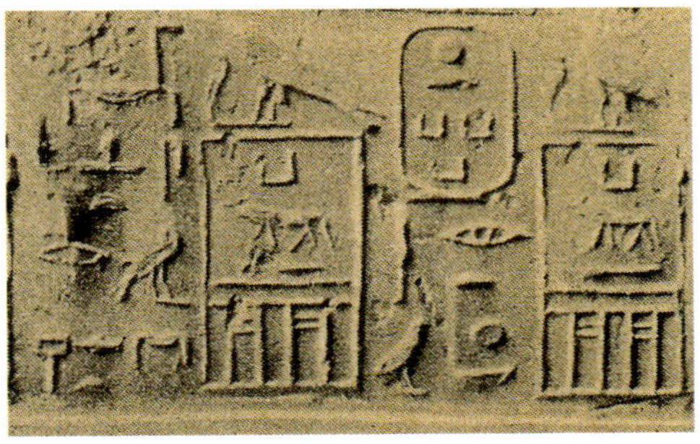

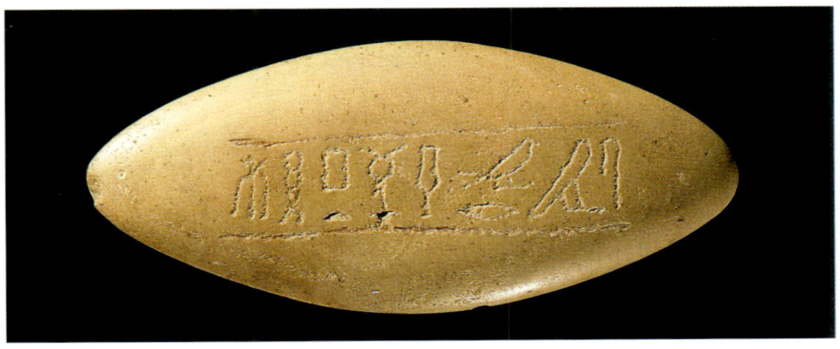

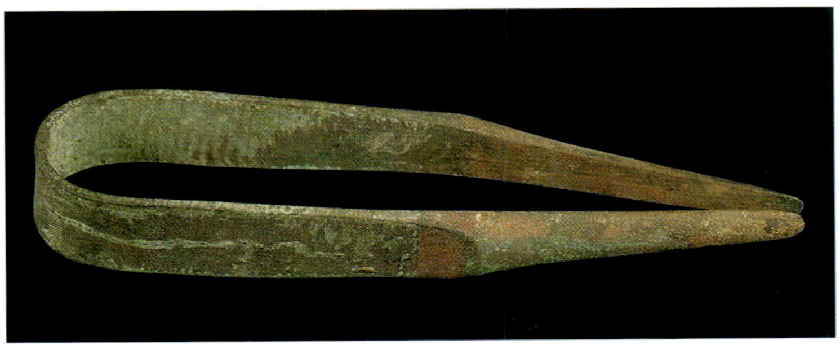

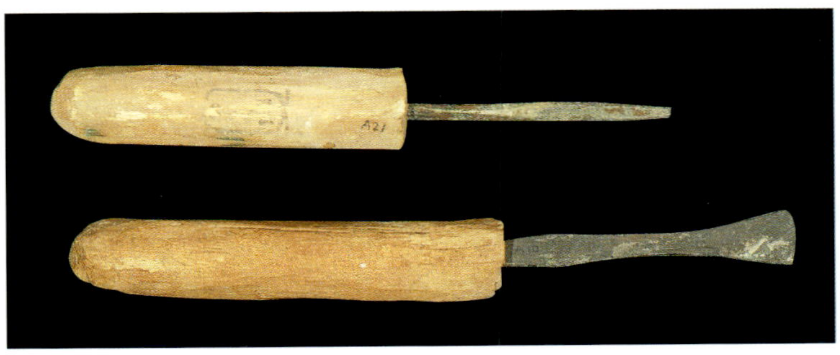

142 *Abdruck eines goldenen Siegelzylinders*
143 *Polierstein*
144 *Pinzette aus Bronze.*
145 *Kupfermeißel*

Die Handwerker sind in kleinen Gruppen bei fortschreitenden Arbeitsprozessen wiedergegeben. Wir bekommen dadurch Einblicke in die Organisation der Edelmetallverarbeitung und in soziale Rangstufen der Tätigen. Die Rangordnung reicht von einfachen angelernten Hilfskräften bis zum erfahrenen Aufseher, der die Arbeiten kontrolliert. Den einzelnen Gruppen sind Inschriften hinzugefügt, die den jeweiligen Arbeitsvorgang benennen, aber auch Anweisungen der Aufseher oder Rede und Gegenrede der Arbeitenden festhalten, selbst spontane Ausrufe bei der schweren Arbeit und Klagen über Hitze und Durst am Schmelzfeuer.

Zwei verschiedene Berufsgruppen lassen sich in den Darstellungen unterscheiden: die Gruppe der Goldarbeiter und die der Juweliere. Zur ersten gehören Schmelzer, Blechschläger und Vergolder. Alle feineren Arbeiten mit Gold, Silber und Edelsteinen stellen die Juweliere her, sie sind aber ausschließlich durch das Knüpfen von breiten Perlenhalskragen gekennzeichnet. Der Halskragen, die Hieroglyphe »Gold«, steht für alle speziellen Fertigkeiten, die mit den Mitteln der an feste Regeln der Wiedergabe gebundenen ägyptischen Kunst schwer darstellbar gewesen wären, etwa die Herstellung von Golddraht, das

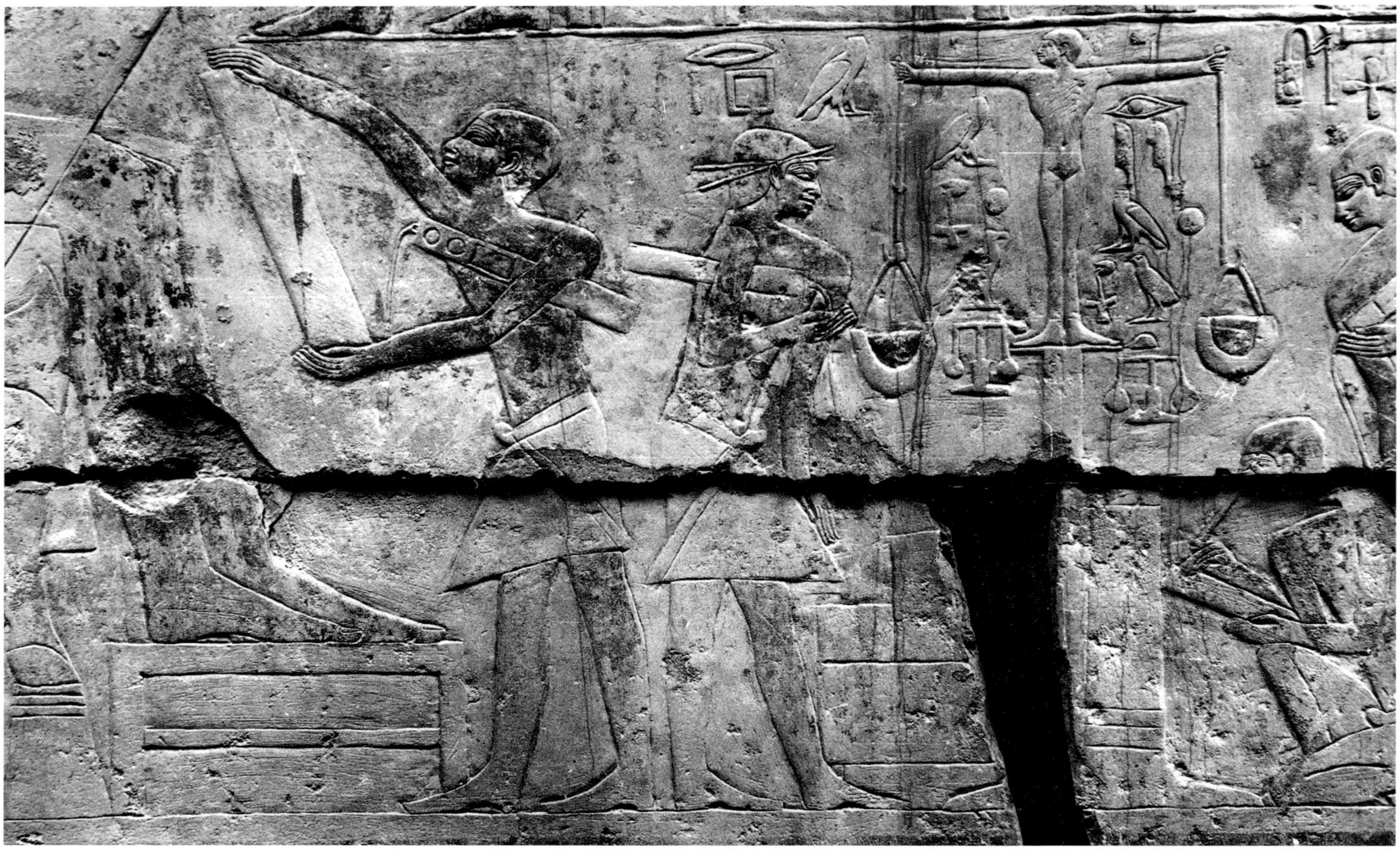

146 *Werkstattszene in der Kultkammer des Ka-irer: Auf einer Waage in Gestalt eines nackten Mädchens prüfen zwei Schreiber das Gewicht, das ein dritter am Boden hockend aufschreibt.*

Treiben von Goldblech in Formen, das Löten und Ziselieren oder das Schleifen von farbigen Edelsteineinlagen für den Schmuck.

Die Werkzeuge dieser Handwerker sind äußerst primitiv. Abgebildet sieht man Blasrohre zum Anfachen des Schmelzfeuers und zum Ausglühen von spröde gewordenem Metall, flache und gerundete Steinfäustlinge zum Schlagen von Goldblech und Blattgold. Erhaltene Goldarbeiten zeigen an Arbeitsspuren den Gebrauch weiterer Werkzeuge, wie zum Beispiel kupferner Meißel zum Zerschneiden des Goldblechs – Scheren gab es nicht – und zum Herausheben von Gruben aus dem Metall für farbige Einlagen. Auch kupferne pinzettförmige Zangen müssen damals schon in Gebrauch gewesen sein. Die Kunst dieser Handwerker erwuchs aus erfinderischer Begabung, Geschicklichkeit, Geduld, wachsender Erfahrung und der Unabhängigkeit vom Faktor Zeit.

In keinem der Gräber sind alle Arbeitsgänge wiedergegeben. Anfangs, in der 4. Dynastie, werden nur das Schmelzen und das Blechschlagen dargestellt. Im späteren Alten Reich nehmen die Tätigkeiten zu und werden mit reicheren Details ausgestattet. In dem hier

147 *Metallarbeiter in Reliefdarstellungen vom Aufweg zur Unaspyramide. Beischriften: »Schlagen des Electrums«, »Erhitzen des Silbers«, »Polieren«.*

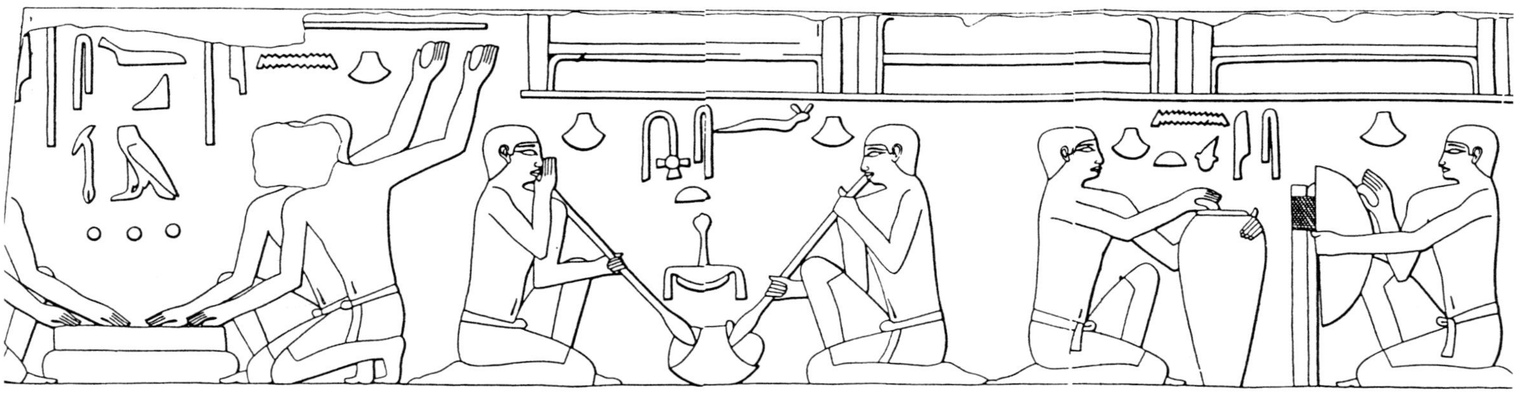

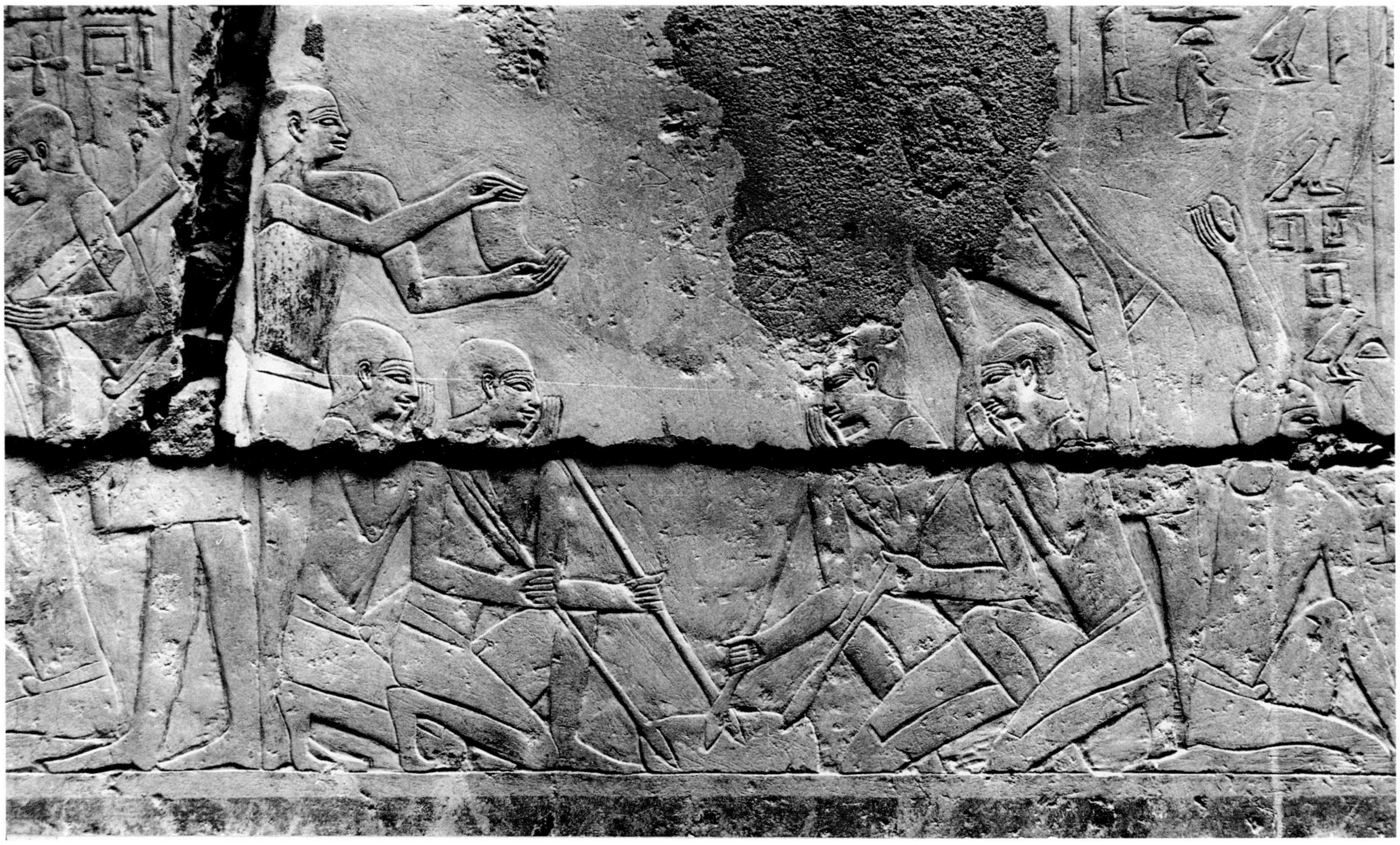

148 *Werkstattszene in der Kultkammer des Ka-irer: Der Tiegel mit Goldstaub wird zu vier am Boden hockenden Schmelzern gebracht. Rechts einer der beiden Goldblechschläger.*

gegebenen Überblick sind die einzelnen Arbeitsphasen verschiedenen Gräbern der 5. und 6. Dynastie entnommen und in ihrer logischen Abfolge zusammengestellt und beschrieben. Da die einst farbigen Reliefs in den Jahrtausenden ihre Bemalung verloren haben und häufig auch beschädigt sind, werden manche zum besseren Verständnis in exakter Umrißzeichnung abgebildet.

Den eigentlichen Arbeitsgängen ist in einigen Gräbern das Wiegen der für den Tagesbedarf ausgegebenen Metallmenge vorangestellt. In der Kultkammer des Ka-irer (146) überwacht der auf einem Stuhl mit Fußbank sitzende Grabherr den Vorgang. Ein Schreiber mit unter den Arm geklemmtem Schreibgerät reicht ihm eine ausgebreitete Papyrusrolle, auf der vermutlich die zur Verarbeitung ausgegebene Goldmenge und die auszuführenden Arbeiten aufgezeichnet waren. Die Waage ist personifiziert durch ein nacktes Mädchen mit seitwärts zum inspizierenden Grabherrn gewandtem Antlitz. Das Mädchen hält in jeder Hand der seitlich ausgestreckten Arme eine über die Schultern gelegte Schnur, an deren Enden die Waagschalen in gleicher Höhe, im Gleichgewicht, herabhängen. Bei dieser Gestaltung der Waage

149 *Metallarbeiter in Reliefdarstellungen vom Aufweg zur Unaspyramide. Beischriften: »Waschgefäß aus Electrum«, »Schärfen der Klinge eines Dechsels« (durch Ausglühen), »Die Waage ist im Lot«.*

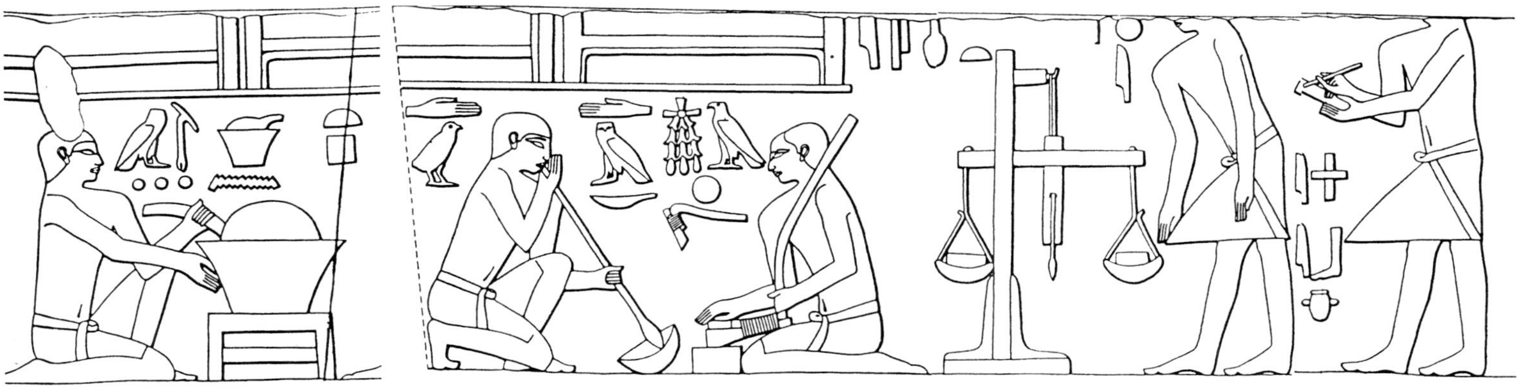

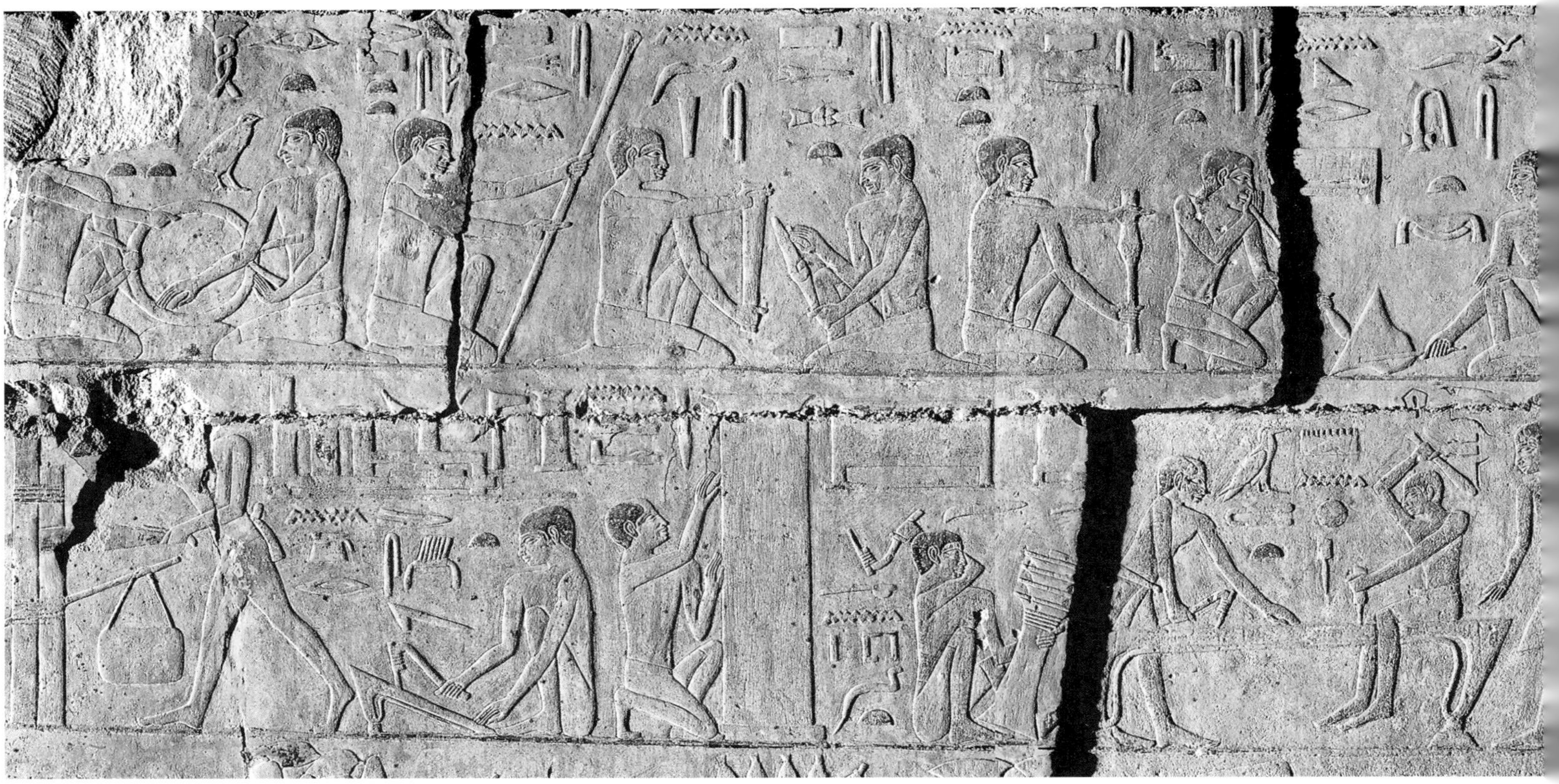

als Mädchen könnte eine Anspielung auf die »Ma'at«, die Göttin der Gerechtigkeit, des richtigen Gewichts, vorliegen oder auf das ägyptische Wort für »Waage«, das auch weiblichen Geschlechts ist. Zwei Schreiber, rechts und links von der Waage, prüfen aufmerksam das Gewicht, das ein am Boden hockender dritter Schreiber notiert. In anderen Wiegeszenen wird eine einfache Stand- oder Handwaage benutzt (149, 155).

Edelmetalle und Edelsteine standen unter strenger Kontrolle der königlichen Schatzkammer. Wie das Gold vor der Ausgabe an die Handwerksbetriebe gewogen und das Gewicht registriert wurde, so wurde auch der daraus gefertigte Schmuck nachgewogen, um Unterschlagungen zu verhindern.

Schmelzen, Blechschlagen, Vergolden

Das abgewogene Edelmetall trägt ein Mann in einem Tiegel zu der Gruppe der Schmelzer (148). Das Schmelzen ist der Hauptvorgang, er fehlt in keiner Goldarbeiterdarstellung. Vier Schmelzer sitzen zu je zweien an dem offenen Holzkohlefeuer einander gegenüber und fachen die einst farbig wiedergegebene Glut mit ihren Blasrohren durch gezielte Atemluft an. Das Feuer muß auf die erforderliche Temperatur von etwa 1000 Grad Celsius gebracht werden, damit das Edelmetall im Tiegel schmilzt. Die Blasrohre enden in einer Düse aus feuerbeständigem Ton und werden mit einer Hand gehalten, während die andere das Gesicht vor der Hitze schützt. Ein Aufseher kontrolliert, ob der Schmelzprozeß schon beendet ist (148, 150).

Aus dem glühendheißen Tiegel, den er zwischen zwei isolierenden Erdbrocken trägt, gießt einer der Arbeiter das geschmolzene Gold zum Abkühlen auf eine Steinplatte. Ein vor dem Ausguß des Tiegels Kniender hält mit einem Stäbchen die auf der Oberfläche der Schmelze schwimmenden Verunreinigungen zurück (153).

Das erkaltete Gold, Electrum oder Silber wird mit scharfkantigen Steinhämmern in Portionen geteilt (150) und von der nächsten Gruppe, den Blechschlägern, zu Blech geschlagen (147, 153). Die Blechschläger konnten auch dünnstes Goldblatt in Stärken von Bruchteilen eines Millimeters herstellen, indem sie sehr dünn ausgeschlagene Bleche, zwischen Tierhäute geschichtet, weiter behämmerten.

Mit dem Schmelzen und Blechschlagen ist die grobe Arbeit beendet. Nun folgt die handwerkliche Verarbeitung. Gezeigt wird in den Darstellungen nur das Treiben eines Gefäßes aus Goldblech auf einem hohen Amboß (150) und das Ausglühen eines kelchförmigen Goldgefäßes (150), das durch zu starkes Behämmern spröde geworden ist. Die fertig getriebenen Metallgefäße werden zum Schluß poliert (147).

In den anschließenden Szenen sieht man die Arbeit der Vergolder (150): Ein hölzernes Zepter, eine Gürtelschnalle, goldener Zierat für den Schurz, ein Würdestab und schließlich ein kupferner Stirnreif werden mit Blatt-

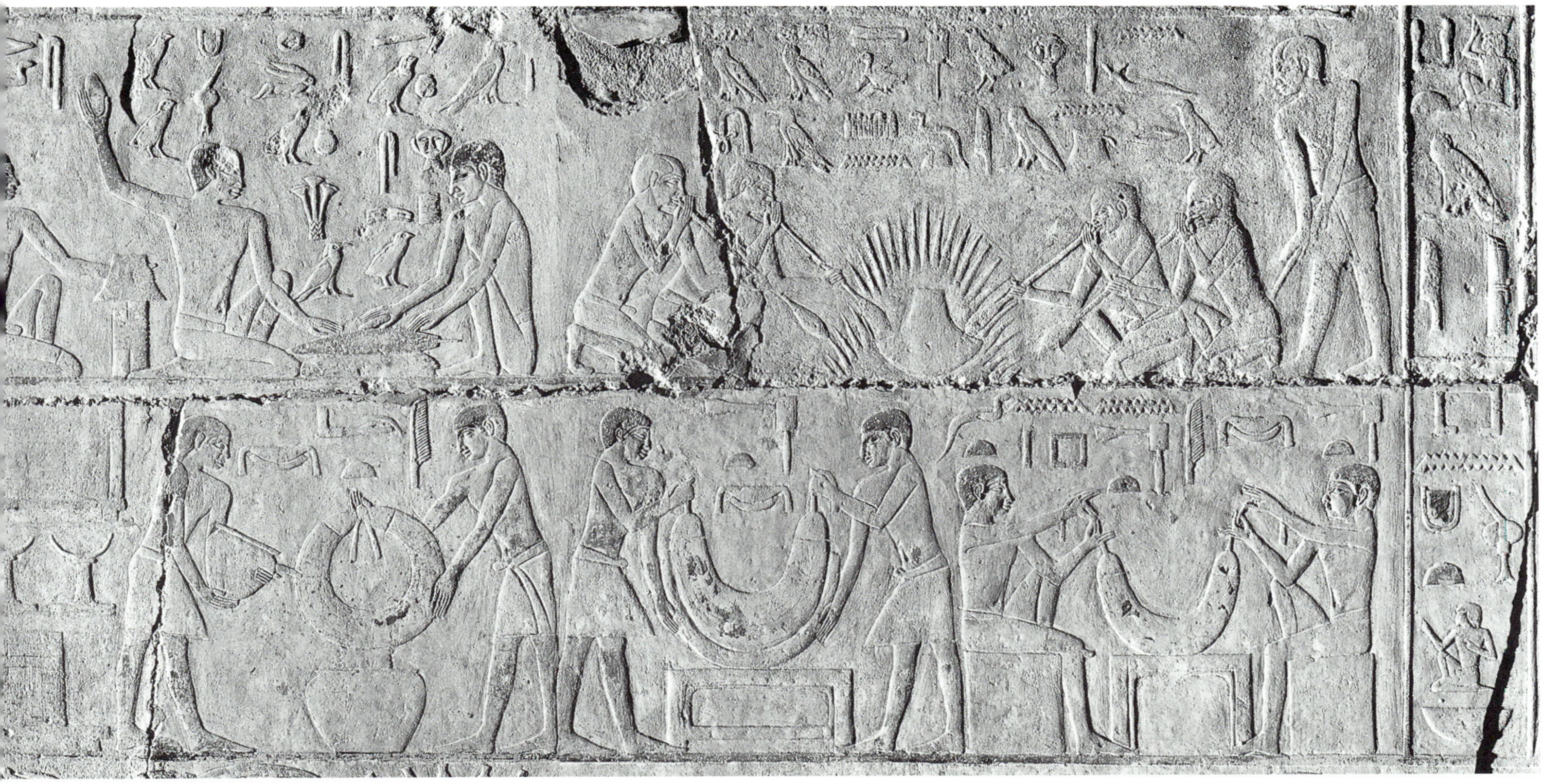

150 *Metallarbeiter und Juweliere im Grab des Ni-anch-Chnum und Chnumhotep (Abfolge der Szenen von rechts oben nach links): Arbeiter am Schmelzfeuer und Aufseher: »Die Luft wird heiß wegen ihres Bruders« (der aus dem Feuer aufsteigenden Hitze). Zerschlagen der Gußmasse. Treiben eines Gefäßes. »Ausglühen eines kelchförmigen Goldgefäßes«. »Vergolden eines Zepters«. Vergolden von Gürtelknoten und Schurzzipfeln. Vergolden eines Würdestabes. »Herstellen von Stirnreifen für die Grabausrüstung«. Rechts unten: »Knüpfen des Halskragens durch die Knüpfer der Totenstiftung«. »Knüpfen des Halskragens«. »Waschen des Halskragens«. Herstellung von Grabmobiliar*

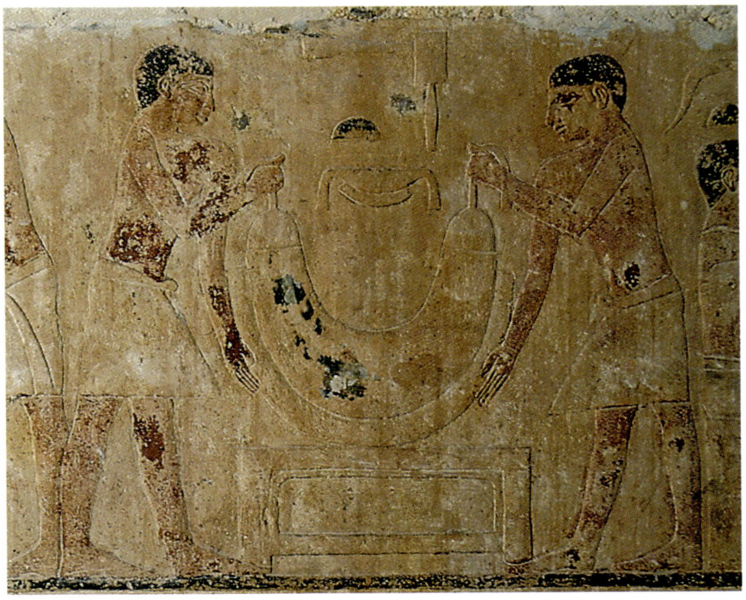

gold überzogen, das durch festes Andrücken auf glatter Fläche haftet oder mit Klebstoff aufgeleimt werden muß. Während der im Leben getragene Schmuck massiv aus Edelmetall gearbeitet war, spielte das billigere Verfahren der Vergoldung von unedlem Metall (Kupfer) für den Totenschmuck eine wichtige Rolle.

Die Juweliere und ihre Techniken

Getrennt von den Goldarbeitern, sind die Juweliere dargestellt: An niedrigen Tischen sitzen sie einander gegenüber und halten gemeinsam einen fertigen Hals-

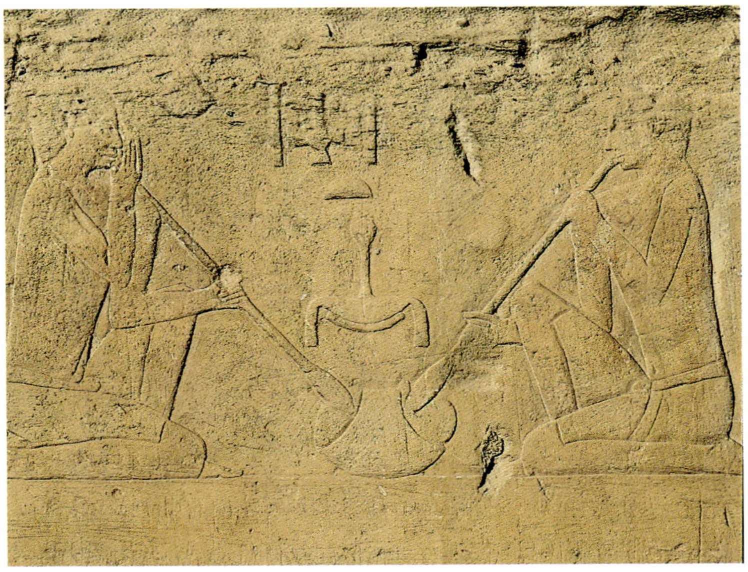

151 *Waschen des Halskragens. Relief im Grab des Ni-anch-Chnum und Chnumhotep*

152 *Metallschmelzer. Relief am Unas-Aufweg*

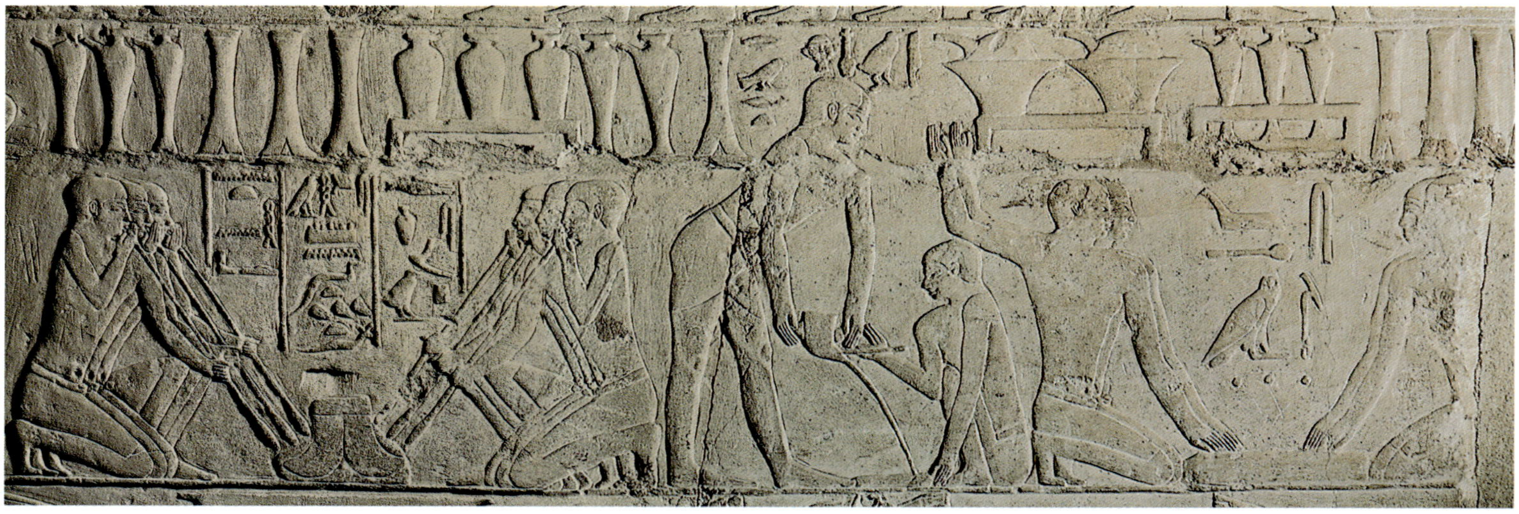

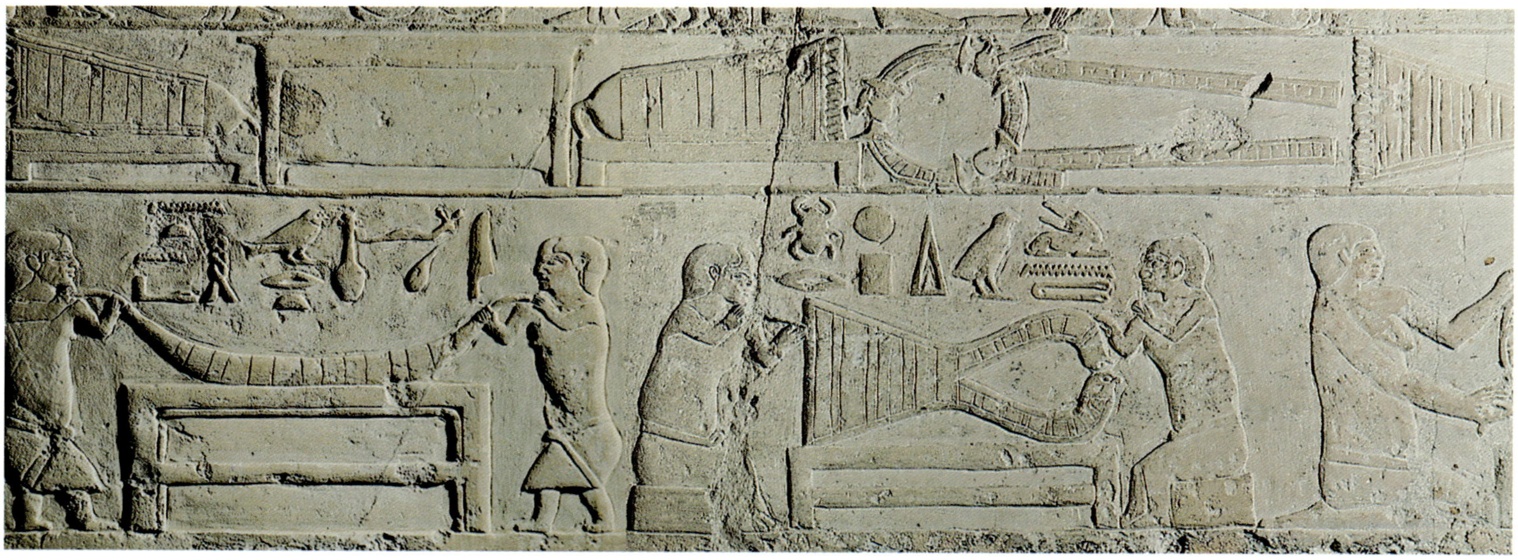

153-154 Goldarbeiter und Juweliere im Grab des Wesirs Mereruka: Schmelzen. Ausgießen des Metalls. Blechschlagen. Knüpfen einer Halskette mit der Beischrift: »Die ist sehr schön, Kamerad.« Arbeit an einem breiten Halsband mit Latz: »Beeile dich! Mach fertig!« Knüpfen eines Halskragens.

kragen sinnbildhaft für ihre vielfältige Tätigkeit in die Höhe (150, 155). Häufig sind die Auffädler der Perlen Zwerge (154). Ihre zierlichen Hände und geschickten Finger machen sie besonders geeignet für das komplizierte Knüpfen der Kragen aus winzigen Perlenreihen.

Im Grab des Pepi-anch in Meir ist zusätzlich das Zwirnen eines Fadens für die Perlenauffädelung dargestellt. Hier und da findet sich noch ein letzter Vorgang abgebildet: Der fertige Perlenkragen wird über einem großen Gefäß mit Wasser übergossen (150), damit durch die Benetzung die Perlenfäden gestrafft werden und der Kragen seine geschlossene Form erhält.

Werkstattdarstellungen aus dem späten Alten Reich zeigen auch fertigen Schmuck, darunter Formen, die weder in Originalfunden noch aus anderen Abbildungen bekannt sind. Im Grab des Wesirs Mereruka in Saqqara (154–155) sind auf niedrigen Tischen neben Stirnbändern mit Papyrusdolden und hängenden Bändern auch Perlenkragen mit breitem Brustlatz aufgereiht, deren Verschlußstücke die Form von Falkenköpfen haben. Sie standen ursprünglich wohl nur dem Horus-König als Totenschmuck zu. Hier sind sie ein Zeugnis dafür, daß mit der Schwächung des Königtums gegen Ende des Alten Reiches und mit dem neuen Glauben an eine Auferstehung als »Osiris« für jedermann sich weite Kreise die Vorrechte des Pharaos in Machtzeichen und Ornat zumindest in den Abbildungen anmaßten.

Die Techniken der Juweliere haben sich im Alten Reich dank der organisierten Herbeischaffung von Gold und edlen Steinen und wachsender königlicher Aufträge ständig weiterentwickelt. Den Werkstattbildern ist an handwerklichen Techniken und Fertigkeiten allerdings nur sehr

155 Abwiegen des Metalls und Notieren des Gewichts. Knüpfen eines Perlenkragens mit Falkenkopf-Endstücken. Reliefs im Grab des Mereruka

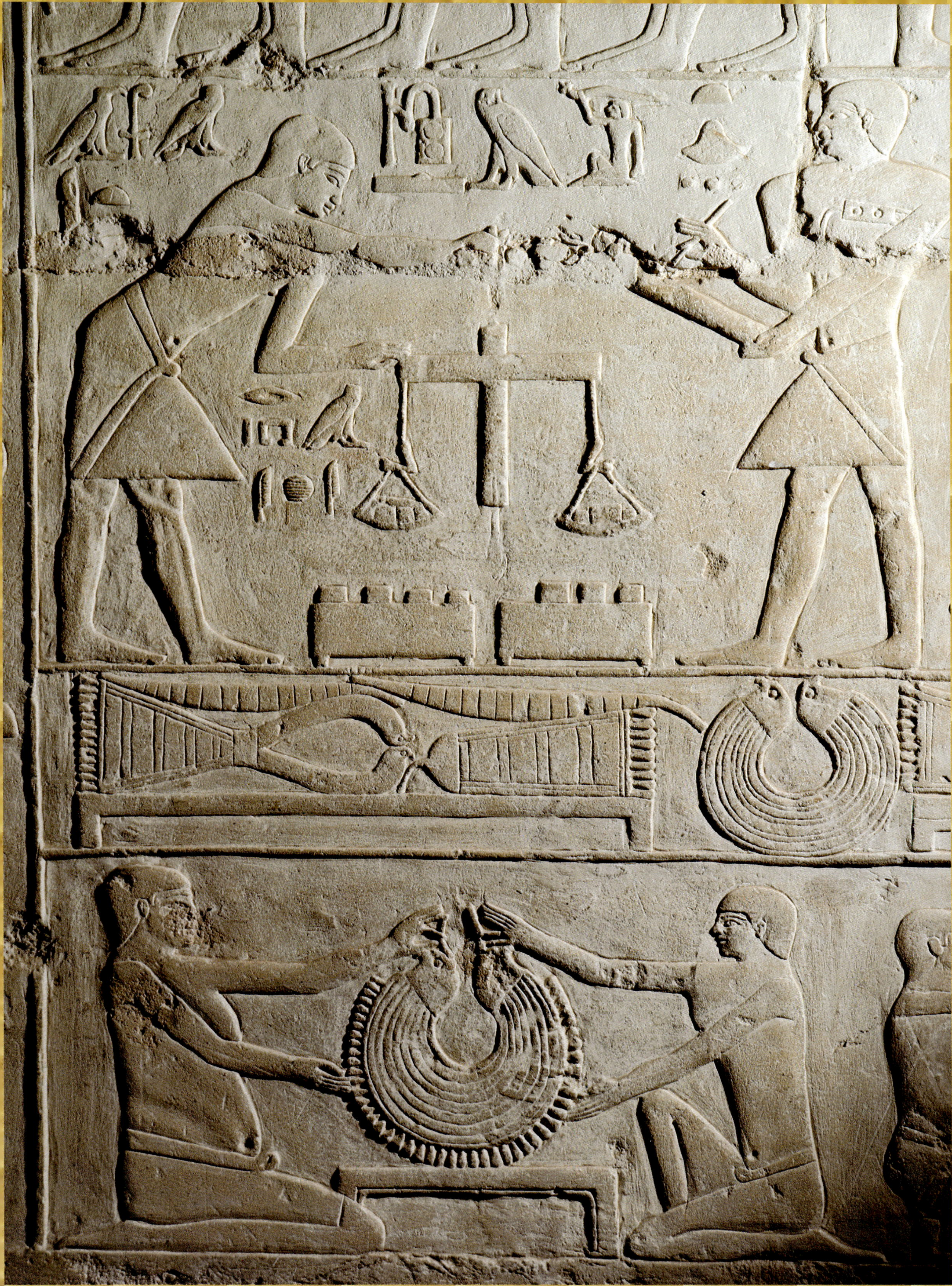

wenig zu entnehmen. Unser Wissen darüber beruht weitgehend auf modernen Experimenten, die das Herstellungsverfahren aufgrund der Originalfunde nachzuvollziehen versuchen.

Hochkarätiges Gold ist sehr weich und äußerst dehnbar, aber auch empfindlich gegen Kratzer. Sein Schmelzpunkt liegt bei 1065 Grad Celsius. Gold aus der ägyptischen und nubischen Gebirgswüste ist meist mehr oder weniger silberhaltig. Infolge der Silber- und einer geringen Kupferbeimengung ist dieses *Elektron*, wie es die Griechen wegen seines bernsteinfarbigen Tones nannten, härter und daher die am meisten im alten Ägypten zu getragenem Schmuck verarbeitete natürliche Legierung. Ihr Schmelzpunkt liegt bei 1000 Grad Celsius.

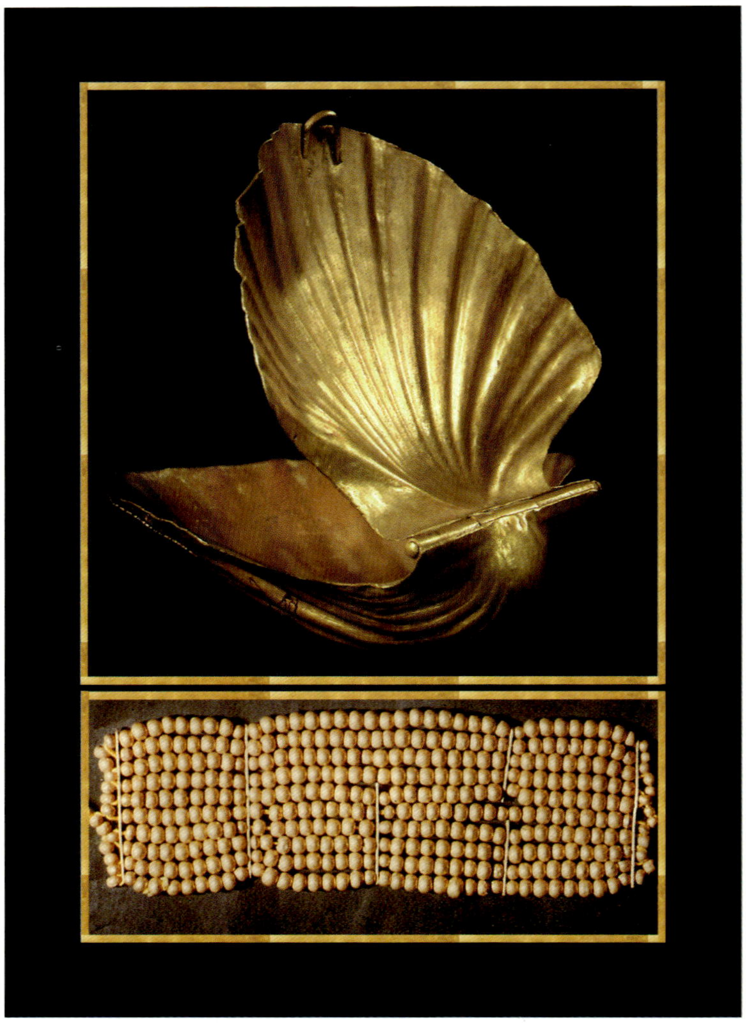

156–157 *Zweischalige goldene Muschel und Goldperlen-Armband aus der Sechemchet-Pyramide*

Das Löten von Gold und Electrum ist seit der Zeit um 3000 v. Chr. an Originalfunden erkennbar; es geschah im Schmelzfeuer unter Verwendung des Blasrohrs und von Lötmetallen, die bei niedrigeren Temperaturen schmelzen. Blei und Zinn kamen dafür nicht zum Einsatz. Am Schlafzelt der Königin Hetep-heres konnte Silber als Lötmaterial festgestellt werden. Zum Löten von reinem Gold wurde stark silberhaltiges Gold (Electrum) verwendet. Die fast immer unsichtbaren Lötungen von Gold oder Electrum erreichte man wahrscheinlich unter Zuhilfenahme von Kupferoxiden, die mit Natron und Leim an der Lötstelle aufgetragen wurden. Der schon im Schmuck einer Königin der 1. Dynastie (45) vorkommende Draht ist aus ganz schmalen Goldblechstreifen, die vermutlich in der Durchbohrung einer länglichen Steinperle hin und her gezogen wurden, hergestellt worden.

Farbige Steineinlagen sind anfangs – wie die Armreife der Königin Hetep-heres zeigen (163) – in Gruben, die aus der Metallfläche ausgehoben wurden, mit Harz eingeklebt worden. Erst im späteren Alten Reich ist an kleinerem Schmuck vereinzelt die Technik des Cloisonné erkennbar. Dabei wurden schmale Goldstege senkrecht auf eine Goldblech-Unterlage aufgelötet; diese Zellen dienten als Fassung für Edelsteineinlagen. Daß in Mesopotamien das Cloisonné schon um 2500 v. Chr. bekannt war, belegen Funde aus den Königsgräbern von Ur.

Schmuckfunde aus dem Alten Reich

Aus der Epoche der Pyramidenerbauer sind nur wenige bedeutende Schmuckfunde ans Licht gekommen. Zwei Funde lieferte der Königsfriedhof in Saqqara, zwei weitere stammen aus Giza, darunter der nahezu vollständige Grabschatz der Königin Hetep-heres.

158 *Zugang zur Grabkammer der unvollendeten Stufenpyramide des Königs Sechemchet*

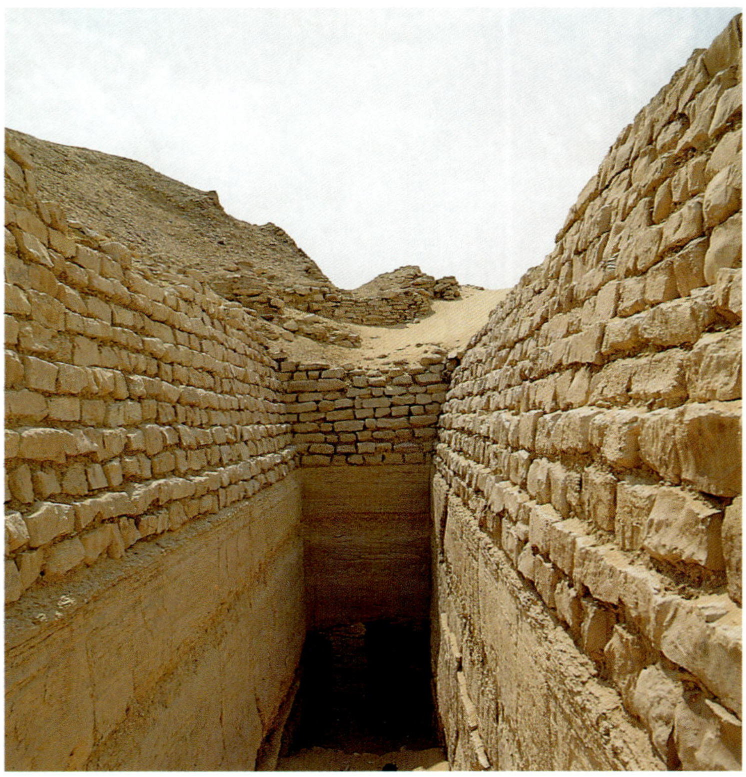

Ein Schmuckfund aus der Stufenpyramide des Königs Sechemchet

Unweit der Stufenpyramide des Königs Djoser in Saqqara ließ sich dessen Nachfolger Sechemchet seine Grabanlage errichten, deren Stufenpyramide jedoch unvollendet blieb. Der leere Sarkophag des Königs aus goldgelb gemasertem Calcit (Alabaster) steht im Gang zur Grabkammer. Hier entdeckten Archäologen des Ägyptischen Antikendienstes 1950 einen Schatz, der vermutlich einer Dame des Hofes gehörte, die in dem noch unvollendeten Grabbau des Königs bestattet worden war. Dieser Fund umfaßte einundzwanzig schlichte goldene Armreife verschiedenen Durchmessers, ferner Karneol- und Fayenceperlen, Hunderte von kugeligen Hohlperlen aus Gold sowie zwei vollständige und einige zerbrochene goldene Stege mit kleinen Bohrlöchern zum Durchziehen der Perlenstränge. Aus den Hohlperlen und Stegen ließ sich ein zehnreihiges Perlenarmband rekonstruieren (157).

Das Hauptstück bildete eine große zweischalige Muschel aus getriebenem Gold (156). Es handelt sich um die Nachbildung einer Kamm-Muschel (Pecten). Die Schalen lassen sich mittels eines Scharniers öffnen und haben an der Gegenseite zwei Ösen zum Verschließen. Sie dienten wahrscheinlich als Behälter für Kosmetika, für Augenschminke oder Salbe. Bei der Muschel fand sich auch eine goldene Pinzette, die wahrscheinlich zum Auszupfen unerwünschter Haare benutzt wurde. Körperpflege und Schmuck gehörten im alten Ägypten seit frühester Zeit eng zusammen. Der unter Schutt begrabene Schmuck lag in einer gewissen Ordnung. Vermutlich war er in einem Kasten verwahrt, dessen Holzteile zerfallen sind – nur von der Goldblechverkleidung waren noch geringe Reste erhalten. Grabräuber hatten den Kasten wohl versteckt und vergessen. Die dazugehörige Bestattung ist noch nicht entdeckt worden.

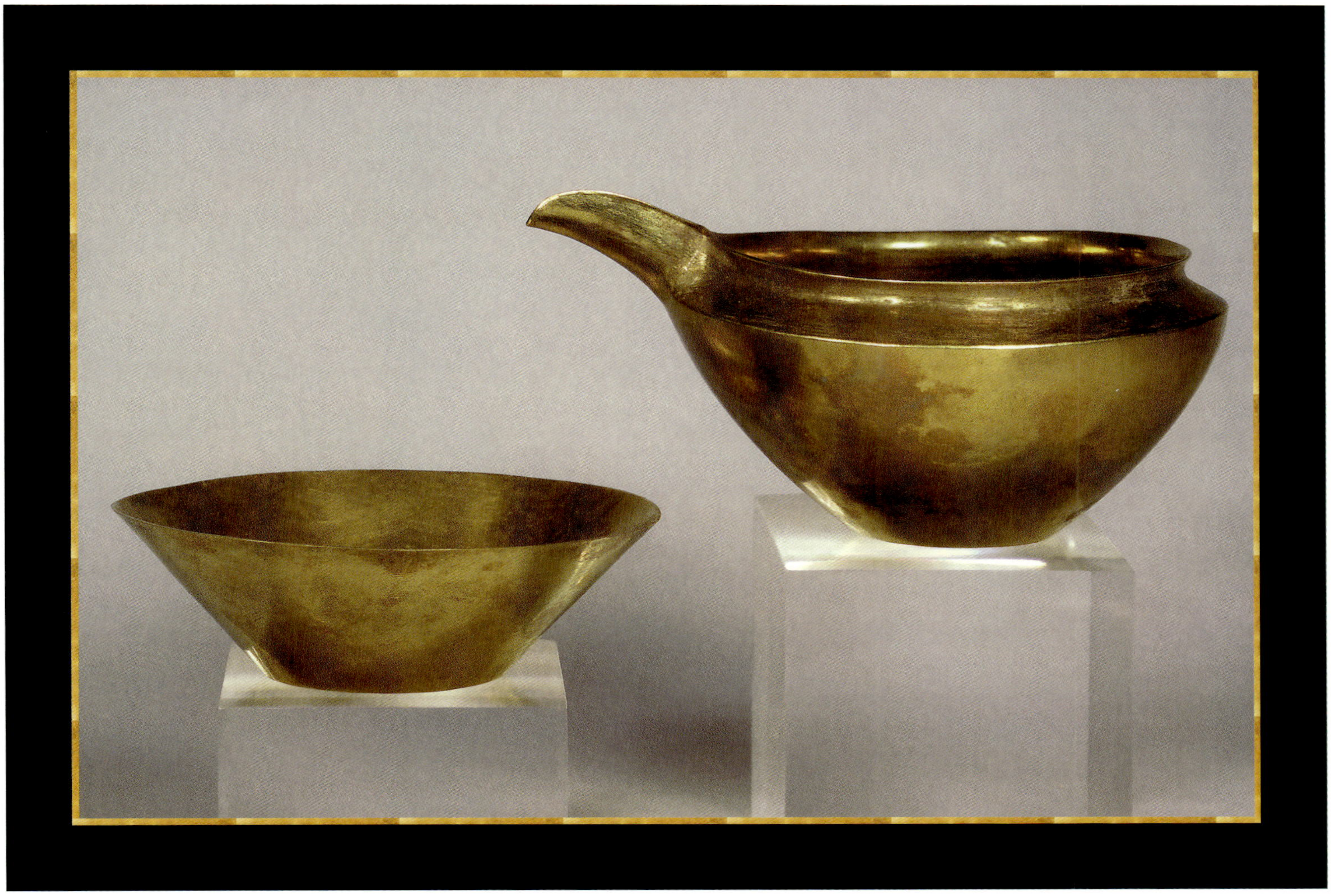

159 *Goldenes Waschgeschirr der Königin Hetep-heres*

Der Grabschatz der Königin Hetep-heres

Ein weitaus bedeutenderer Grabfund des Alten Reiches – vollständig bis auf die fehlende Mumie – wurde durch einen glücklichen Zufall in Giza entdeckt. Der amerikanische Archäologe Georges A. Reisner leitete 1925/26

Fundort Giza

Die Pyramiden von Giza zählten zu den Sieben Weltwundern des Altertums. Im Mittelalter wurden die Grabstätten der Pharaonen und die um sie gescharten Gräber der Würdenträger in staatlicher Regie systematisch nach Goldschätzen durchsucht und ausgebeutet. Ein Hort ist den Schatzsuchern entgangen: die Grabausrüstung der Königin Hetep-heres.

Ein glücklicher Zufall führte zur Entdeckung dieses bedeutendsten Grabfundes aus dem Alten Reich. Der Fotograf einer amerikanischen Expedition, der die Ausgrabungen an der Ostseite der Cheopspyramide durchführte, bemerkte beim Aufstellen der Kamera, daß das Stativ auf dem vermeintlichen Felsboden einsank. Er war auf den Schacht einer noch unangetasteten Grabkammer gestoßen.

Als der 25 Meter tiefe Schacht freigelegt und der vermauerte Eingang auf seiner Sohle geöffnet war, bot sich den Archäologen ein Bild heillosen Durcheinanders. In der niedrigen Felskammer stand links ein verschlossener Sarkophag. Auf ihm und ringsum auf dem Boden zerstreut lagen zerfallene Ausrüstungsgegenstände, Teile von Möbeln und Kästen, darunter große Goldteile. Als dieses Chaos ausgeräumt war, stand den Ausgräbern der spannendste Augenblick bevor: die Öffnung des Sarkophages. Er war versiegelt, mußte also seinen kostbaren Inhalt, die Mumie der Königin mit all ihrem Schmuck für die Ewigkeit, noch bergen. Aber der Sarkophag war leer.

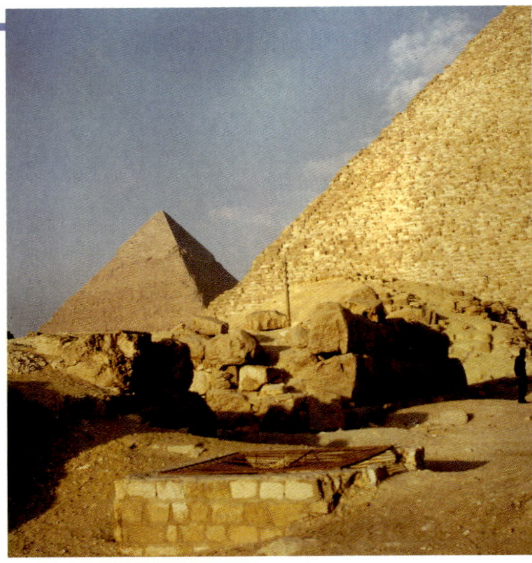

△ *Die Lage des Grabschachtes der Königin Hetep-heres vor der Ostseite der Cheopspyramide, links die Pyramide des Chephren*

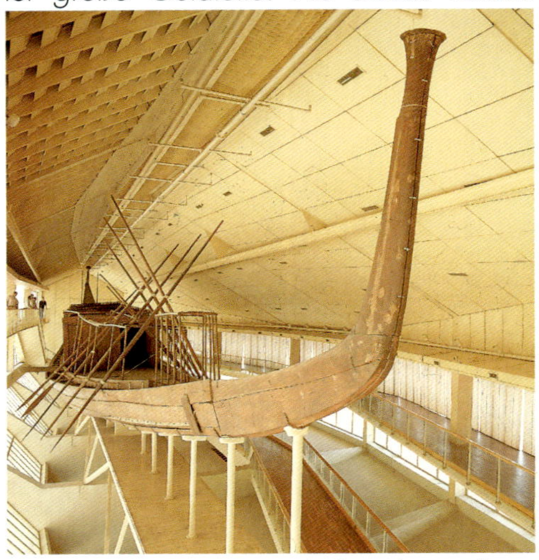

▷ *Das 1954 in einer Felsgrube vor der Südseite der Cheopspyramide entdeckte Totenschiff*

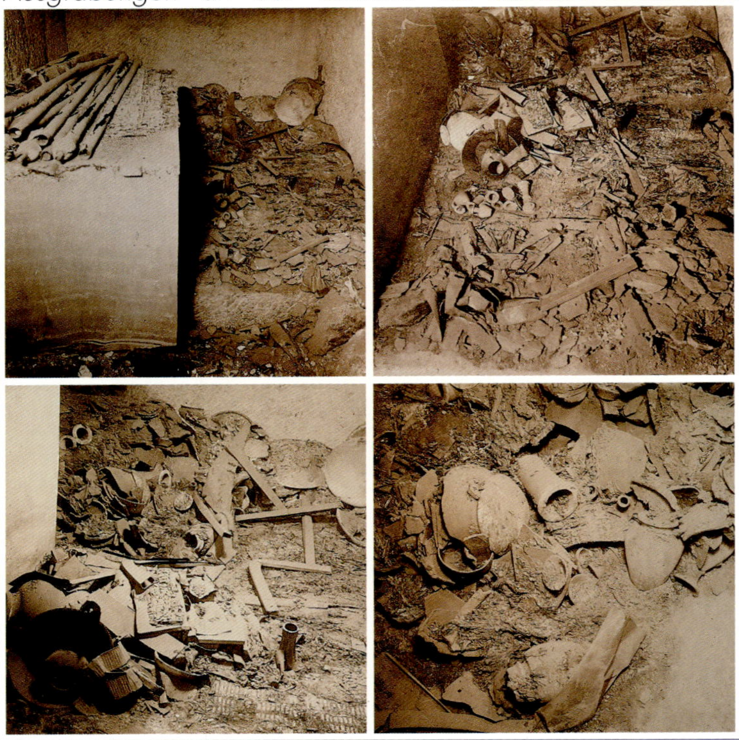

◁ *Das Innere der Grabkammer der Königin während der Ausräumung, am linken Bildrand der Sarkophag*

Ausgrabungen an der Ostseite der Cheopspyramide. Ein Fotograf seiner Expedition bemerkte beim Aufstellen der Kamera, daß das Stativ auf dem vermeintlichen Felsboden einsank. Eine Untersuchung dieser Stelle brachte unter einer dünnen Sandverwehung eine Schicht von Kieseln und Gips zutage, die einen Einschnitt im Felsboden, den Zugang zu einem Grabschacht, verdeckten.

Zunächst wurde eine kurze Treppe, dann ein tiefer Schacht freigelegt. Auf der Sohle des Schachtes standen die Ausgräber vor dem vermauerten Eingang einer nicht ausgeraubten Grabkammer. Als die Vermauerung abgebaut war, bot sich ihnen ein Bild heillosen Durcheinanders. In der niedrigen Felskammer stand links ein großer verschlossener Sarkophag aus Alabaster, und auf ihm sowie ringsum auf dem Boden der ganzen Kammer lagen zerfallene Ausrüstungsgegenstände, Teile von Möbeln und Kästen, darunter große blinkende Goldteile. Eine Nische in der Wand der Grabkammer enthielt die vier Kanopengefäße, in denen die inneren Organe der Toten beigesetzt waren.

Dieses Chaos wurde mit größter Sorgfalt, Fragment für Fragment, und mit genauer Dokumentation des Fundzusammenhangs ausgeräumt. Das aus Holz gefertigte Mobiliar der Grabausstattung war mit Goldblech oder Blattgold überzogen und mit Einlagen aus farbiger Fayence versehen worden. Das Holz war zu Staub zerfallen, aber die Verkleidung aus Gold und Fayence ließ auf die ursprüngliche Form schließen und gestattete so die exakte Wiederherstellung der Möbel und Kästen, selbst des Schlafzelts der Königin.

An den in die Goldbleche getriebenen Inschriften erkannten die Ausgräber, welch bedeutenden Fund sie geborgen hatten: die Grabausrüstung der Königin Hetep-heres, Gemahlin des Snefru, des Gründers der 4. Dynastie, und Mutter seines Nachfolgers Cheops, des Erbauers der größten aller Pyramiden.

Als die Kammer ausgeräumt war, stand den Ausgräbern der spannendste Augenblick bevor. Nach dem bisherigen Befund durfte mit Zuversicht angenommen werden, daß der noch versiegelte Sarkophag seinen kostbaren Inhalt, die Mumie der Königin mit all ihrem Schmuck für die Ewigkeit, unberührt bewahrt hatte. Vor einer geladenen illustren Gesellschaft wurde am 3. März 1927 der schwere Deckel des Sarkophags langsam emporgehoben. Ein erster Blick durch den Spalt brachte die tiefste Enttäuschung: Der Sarkophag war leer!

Der merkwürdige Gesamtbefund – die reiche Grabausstattung einer Königin und Königsmutter aus der mächtigen 4. Dynastie in unbegreiflichem Durcheinander, die erhaltene Goldverkleidung, Kanopenkrüge mit

160 *Sessel der Königin Hetep-heres*

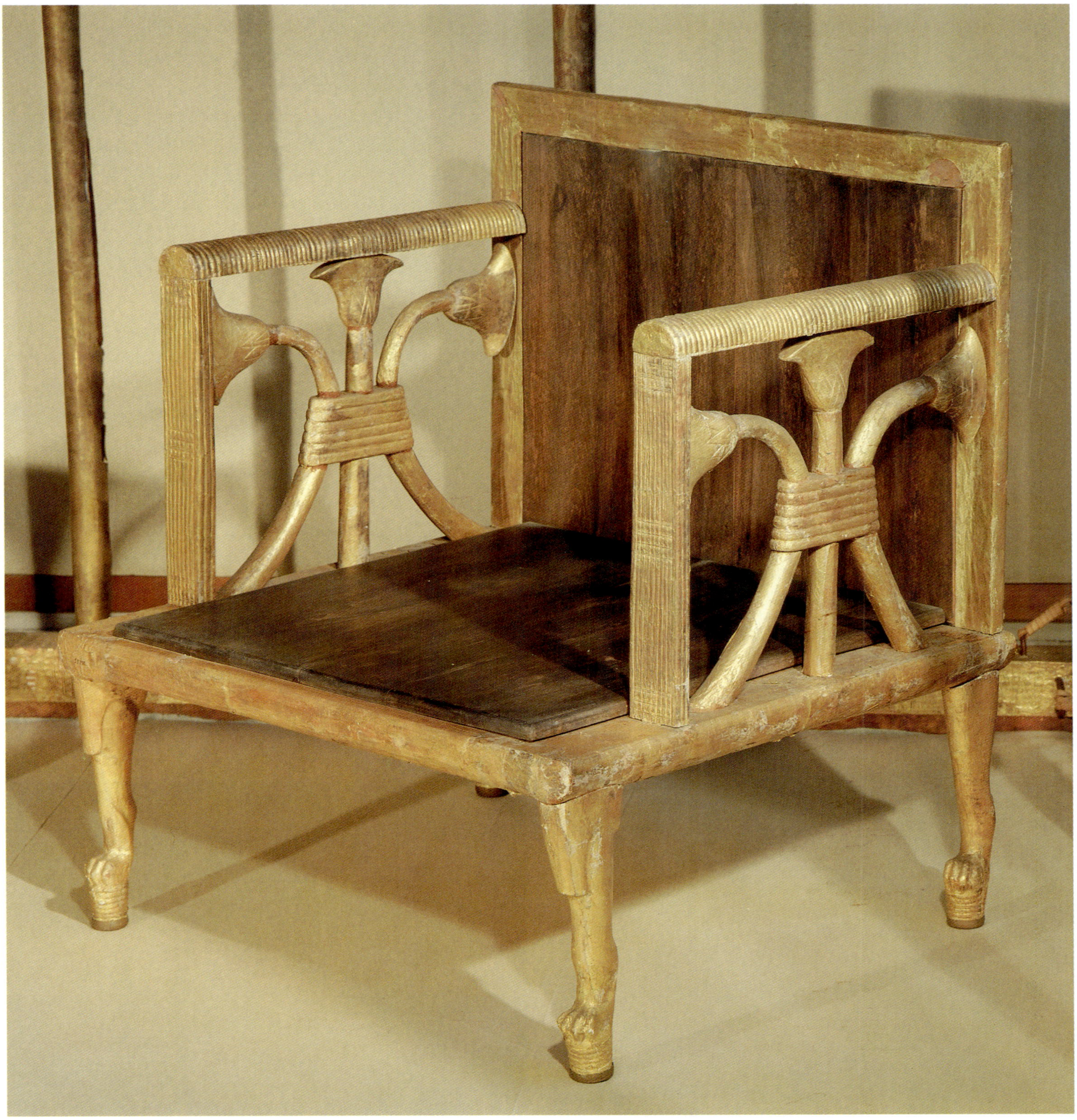

Inhalt, aber ein leerer Sarkophag, schließlich das Fehlen eines Graboberbaus, einer Königinpyramide – all dies verlangte nach einer Erklärung.

Reisner suchte die Lösung des Rätsels in der folgenden Rekonstruktion der Geschehnisse: Die Königin sei gewiß ursprünglich bei der Pyramide ihres Gemahls in Dahschur beigesetzt worden. Dort aber hätten infolge mangelnder Bewachung des alten Königsfriedhofs nach der Verlegung der Residenz Grabräuber den kostbaren Totenschmuck der Mumie geplündert und die Mumie beseitigt. Die Grabausstattung habe auf Anweisung des Cheops unmittelbar vor seiner Pyramide eine geheime Zweitbestattung ohne die geraubte Mumie und ohne eine Pyramide erhalten.

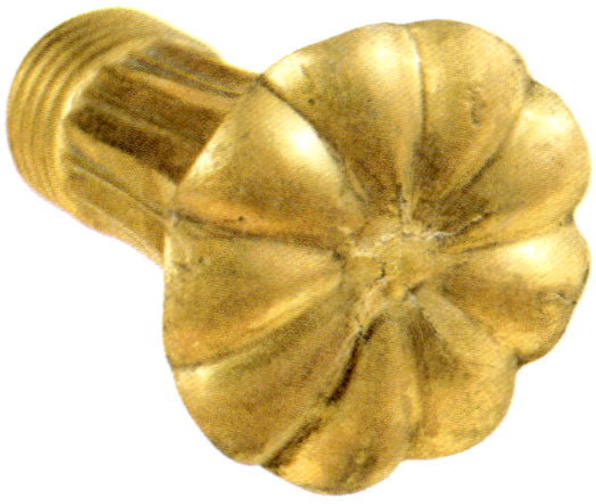

161 *Tragstangenkappe*

Dieser Gedankengang ist durch die Ergebnisse neuerer Untersuchungen unhaltbar geworden. In der Umgebung des Grabschachtes konnten im Felsboden Spuren eines geplanten kleinen Pyramidenbaus nachgewiesen werden. Das Grab in Giza war also in aller Form als letzte Ruhestätte der Königin konzipiert. Cheops änderte dann jedoch den Bebauungsplan des Königsfriedhofs zugunsten von drei kleineren Pyramiden für seine Königsgemahlinnen, die in einer Reihe vor der Ostseite seiner Pyramide errichtet wurden. Diesem neuen Plan stand die für die Königinmutter vorgesehene Pyramide im Wege. Andererseits wollte Cheops im Jenseits nicht gänzlich die Nähe seiner Mutter entbehren, deren Grabkammer auf seine eigene in der Großen Pyramide ausgerichtet war. Die Mumie der Hetep-heres wurde zwar nach Dahschur zur Bestattung bei der Pyramide ihres Gemahls Snefru überführt; die Grabausrüstung und die Kanopenkrüge blieben jedoch in Giza. Zur Umbettung der Mumie mußte der Sarkophag in der engen Grabkammer geöffnet werden, und dabei geriet die Ausrüstung in Unordnung.

Zwar fehlte die Mumie der Königin in ihrem reichen goldenen Schmuck, der den Eintritt in die Götterwelt gewährleisten sollte; aber ihr persönlicher Schmuck, zwanzig silberne Armreife (162), die sie nach einer Darstellung kleinen Formats an beiden Unterarmen aufgereiht trug, war in einem mit Goldblech überzogenen Schmuckkasten verwahrt. Er hat in Treibarbeit die hieroglyphische Aufschrift: *Mutter des Königs von Ober- und Unterägypten, Hetep-heres – Kasten mit Armreifen.*

Das Innere des Kastens enthielt zwei herausnehmbare, konisch geformte Walzen, auf denen die silbernen Armreife mit sich verminderndem Durchmesser aufgereiht waren. Jeden dieser Armreife zieren vier Schmetterlinge, Einlagen aus Türkis, Lapislazuli und Karneol, für die in das Silber Gruben eingekerbt sind.

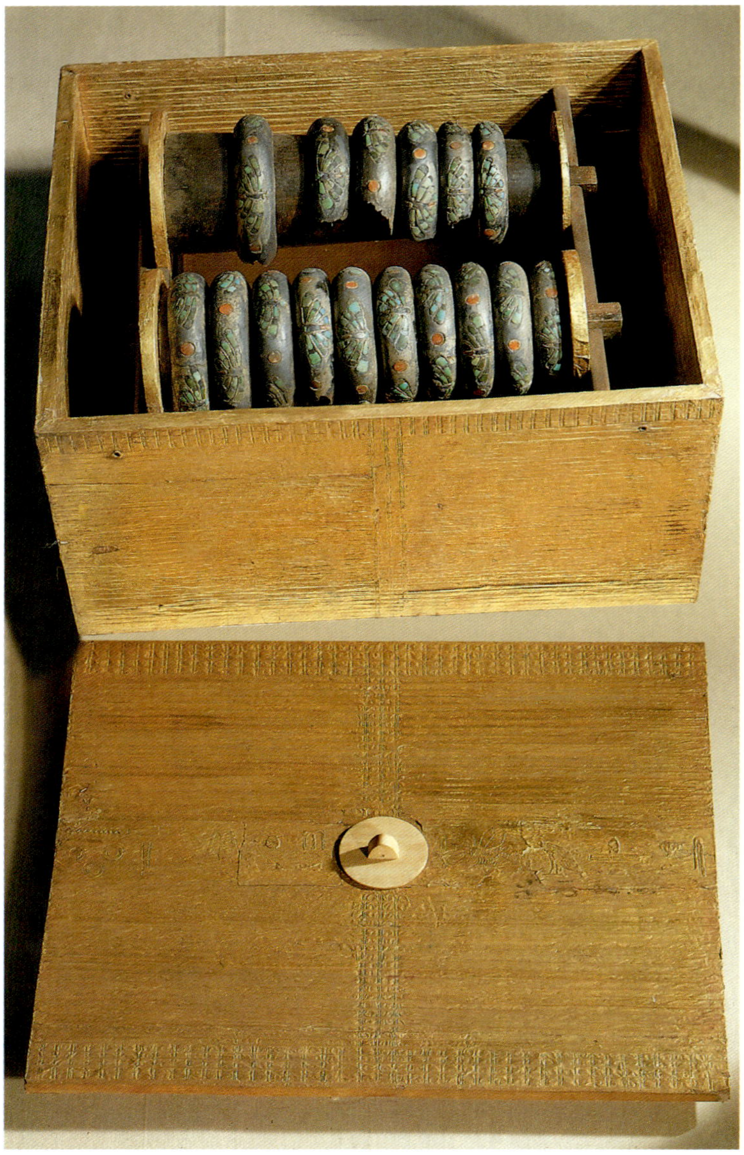

162 *Schmuckkasten der Königin Hetep-heres*

163 *Silberne Armreife der Königin Hetep-heres*

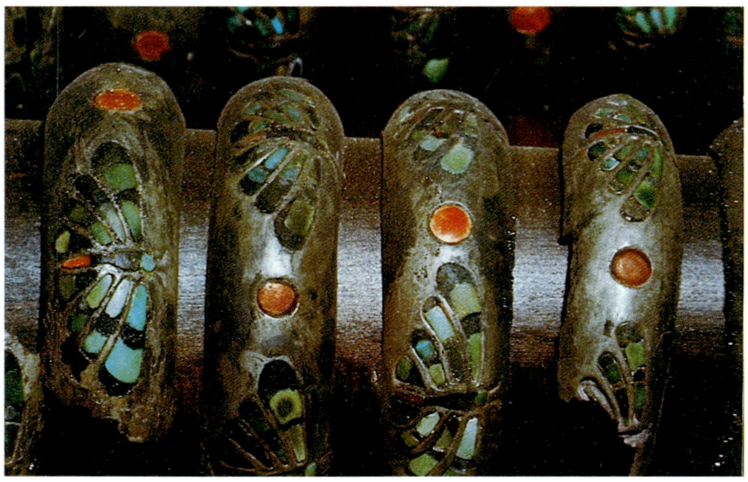

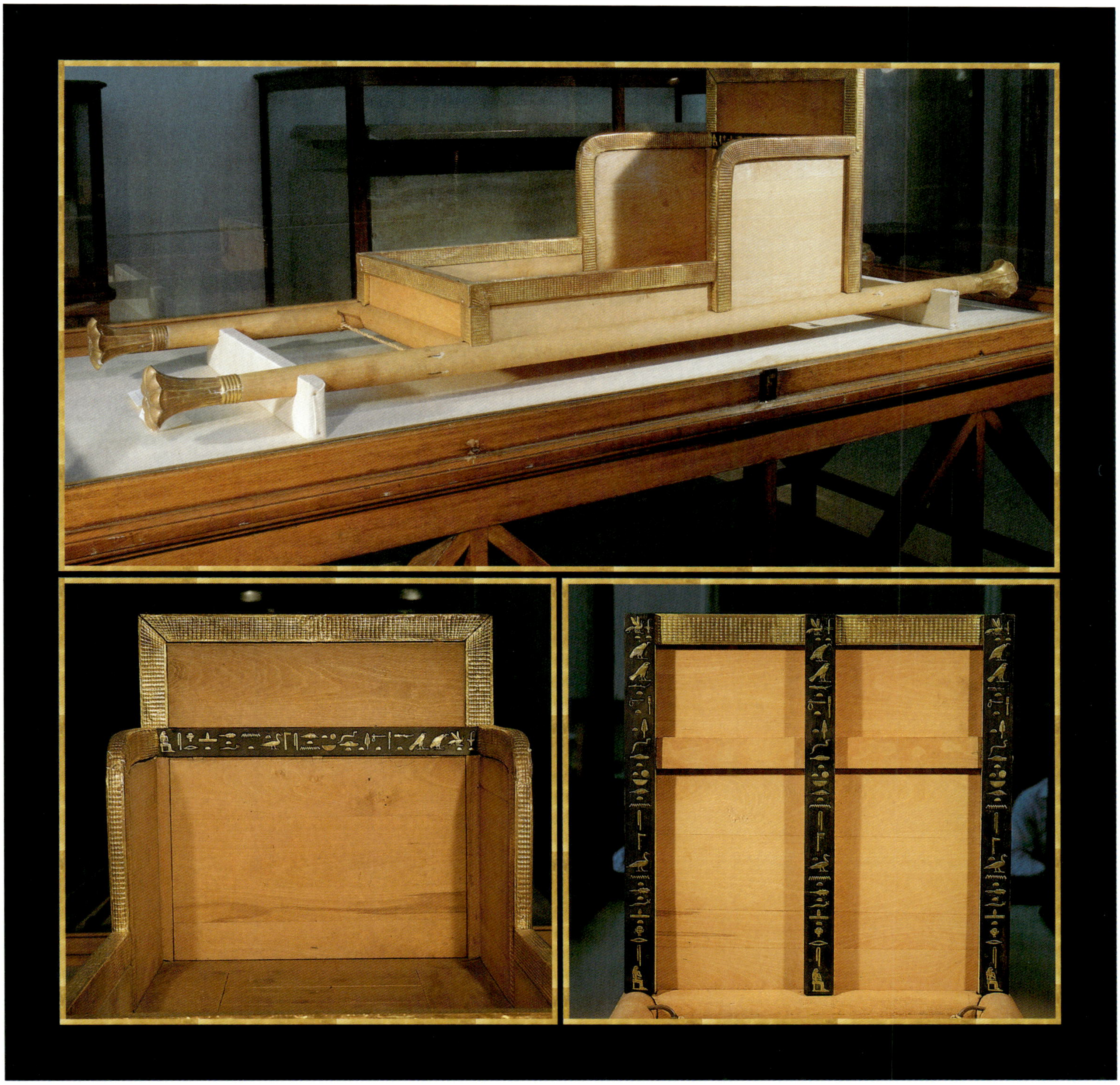

164–166 *Tragsessel der Königin Hetep-heres sowie Inneres und Rückwand des Sitzkastens*

Das Schlafzelt der Königin befand sich, in seine Teile zerlegt, auf dem Sarkophag. Die Grabkammer war nicht geräumig genug, um es aufzustellen. Dank seiner klaren Konstruktion konnte das mit Goldblech verkleidete Zeltgestänge nach Ergänzung der Holzteile im Museum von Kairo wiederaufgerichtet werden (167).

Die Innenflächen der beiden breiten Stützpfosten des Zelteingangs tragen hieroglyphische Inschriften, die von Meisterhand in das Goldblech getrieben und dann nachziseliert wurden. Sie enthalten die Königstitel und den Namen des Snefru und bezeugen in der Titulatur das göttliche, dem Gold eng verbundene Selbstverständnis des Herrschertums: *Horus, Neb-Ma'at* (Herr der göttlichen Ordnung), *der Große Gott, beschenkt mit Leben, Dauer und Macht, König von Ober- und Unterägypten, Herr der Beiden Länder, Gold-Horus Snefru, Herr der Hepet* (Steuer des Staatsschiffs), *Gold-Horus, Erster unter den Göttern ewiglich* (172). Das Schlafzelt und der ähnlich beschriftete Kasten für die Vorhänge waren also Geschenke Snefrus an seine Gemahlin.

Der Tragsessel der Königin (164–166) trägt auf der Rückseite der Rückenlehne die aus goldenen Hieroglyphen in

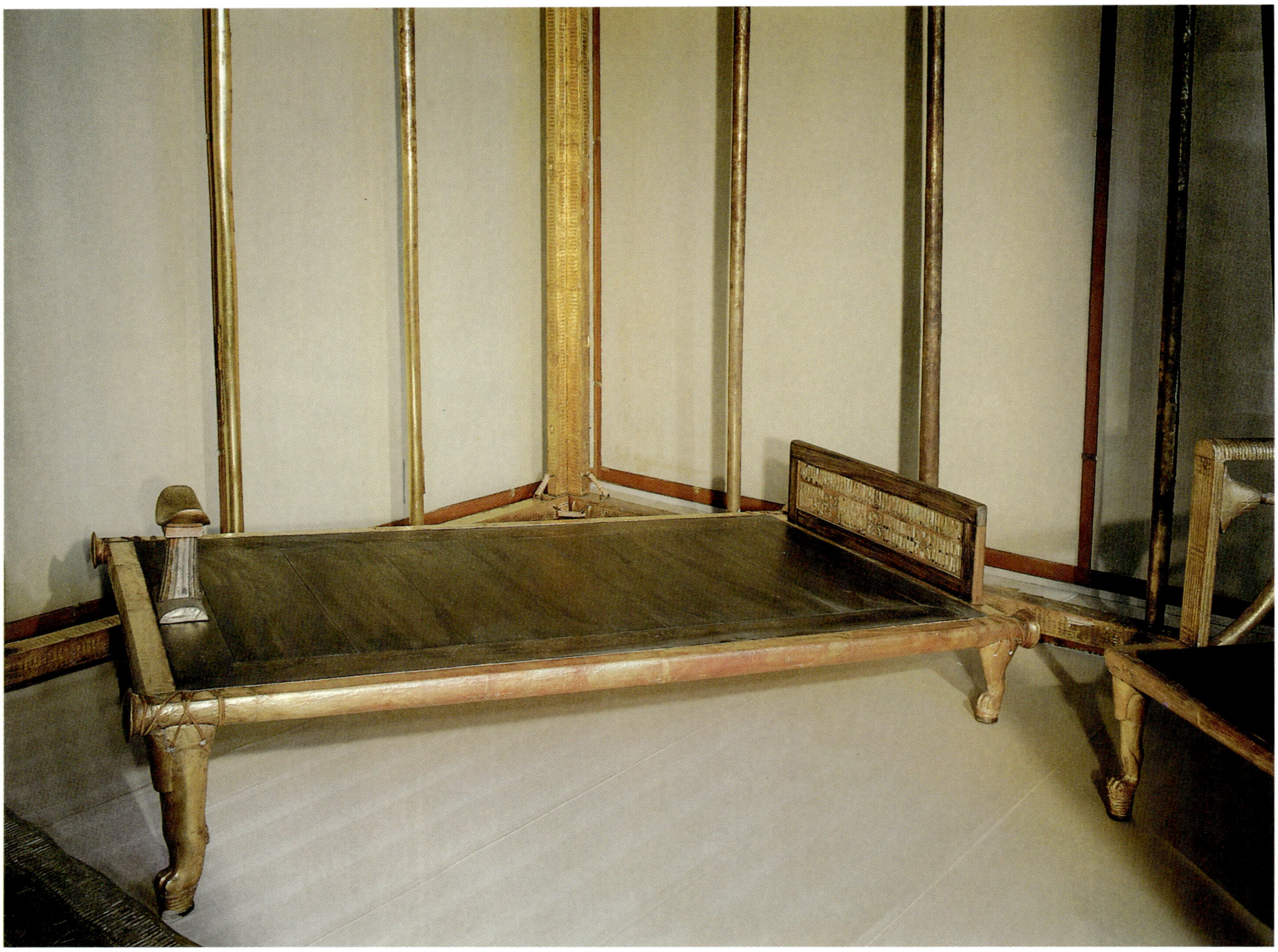

167 *Schlafzelt und Bett der Königin Hetep-heres*

Ebenholz eingelegten Inschriften: *Mutter des Königs von Ober- und Unterägypten, Gefährtin des Horus, Leiterin der Schlächter des Akazienhauses* (im Akazienhaus wurden die Totenopfer für den König zubereitet), *der alles, was sie sagt, getan wird, die leibliche Gottestochter Hetep-heres.* Demnach hat Cheops den Tragsessel für die Grabausrüstung seiner Mutter gestiftet.

In einem mit Goldblech überzogenen großen Kasten befanden sich neben anderen Gefäßen das aus Goldblech getriebene Waschgeschirr (159) sowie Rasiermesser mit goldenem Griff und kupferner Klinge. Außerdem wurde darin der kleinere Kasten gefunden, der die silbernen Armreife enthielt (162).

Die Wiederherstellung des Mobiliars der Grabausstattung nahm mehrere Jahre in Anspruch. Im Ägyptischen Museum von Kairo sind außer dem Zeltgestänge und dem Tragsessel die Bettstelle (167) und ein weiterer Sessel (160) ausgestellt; sie gehören zu den Glanzstücken des Ägyptischen Museums. Wenn die Grabausstattung einer Königin schon so kostbar mit Gold belegt war, in welcher Pracht mögen dann erst die berühmten Herrscher, die Erbauer der großen Pyramiden von Giza, beigesetzt worden sein?

Das Mobiliar der Königin Hetep-heres überliefert erstmals eine Fülle von Zierformen in Gestalt von Hoheitszeichen, schützenden Götteremblemen, Leben und Wiedergeburt spendenden Symbolen.

Am Schlafzelt werden die hinteren gewinkelten Eckpfosten (168) von kupfernen Bolzen zusammengehalten, deren vergoldete Köpfe die Form eines Schnellkäfers haben. Durch seine Fähigkeit, sich selbständig aus der Rückenlage wieder auf die Beine zu stellen, garantierte dieser Käfer die Auferstehung der Toten.

Die aus Lapislazuli, Türkis und Karneol in die silbernen Armreife der Königin (163) eingelegten Schmetterlinge mit Karneolscheiben dazwischen, die Sonnensymbole sein könnten, verhießen Licht, Leben und freie Beweglichkeit im Jenseits.

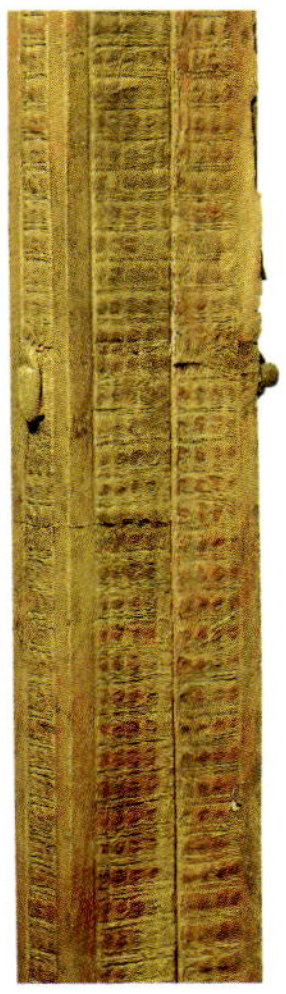

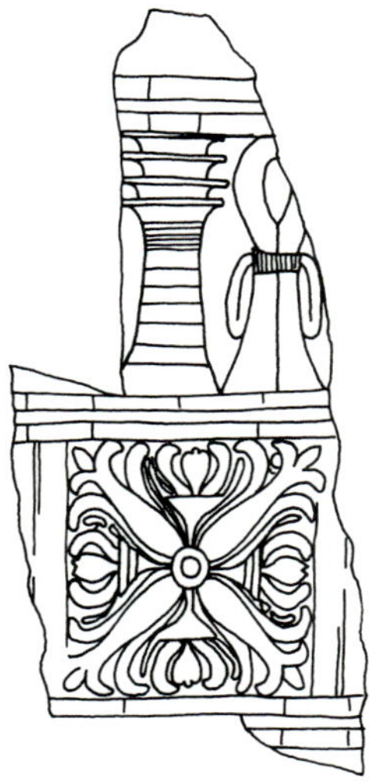

168 Eckpfosten des Schlafzeltes
169 Die Hieroglyphen »Dauer« und »Leben« mit Blütenmotiv

Die blattvergoldeten Beine der hohen Sessel und des Bettes stellen Löwenbeine dar; Vorder- und Hinterläufe sind durch den Ansatz der Mähne deutlich voneinander unterschieden. Symbolhaft sollte die Königin auf einem göttliche Macht verkörpernden Tier ruhen, das sie schützte und ihr zur Wiedergeburt verhalf. Das erhöhte Kopfende des Bettes versetzt die Tote in eine Schräglage, die die beginnende Auferstehung andeuten könnte.

Innen- und Außenseite der Rückenlehne des einen Sessels (170) sind besonders reich mit Fayence ausgelegt. Das Feld ist mit Emblemen der Göttin Neith versehen, die Randleisten tragen Reihen von stilisierten Falkenfedern, in Abständen unterbrochen von einem Blütenornament. Es zeigt in stark stilisierter Form zwei seitwärts geöffnete Lotosblüten und zwischen ihnen, nach oben und unten, zwei Knospen. Diese Komposition aus Lotosblüten und -knospen wurde in mannigfachen Variationen zu einem festen Bestandteil ägyptischer Schmuckkunst und offenbar zu einer Art Amulett. Ein Anzeichen dafür ist die Kombination des Motivs mit den Hieroglyphen »Dauer« und »Leben« an einem Schrein im Totentempel des Königs Sahure (169). Auch das Emblem des alten Kriegsgottes Min tritt auf, das bereits im Armband des Königs Snefru (124) erscheint. Das Min-Emblem ist in die Dekoration des Kastens einbezogen, in den die Vorhänge für das Schlafzelt der Königin aufbewahrt waren (171).

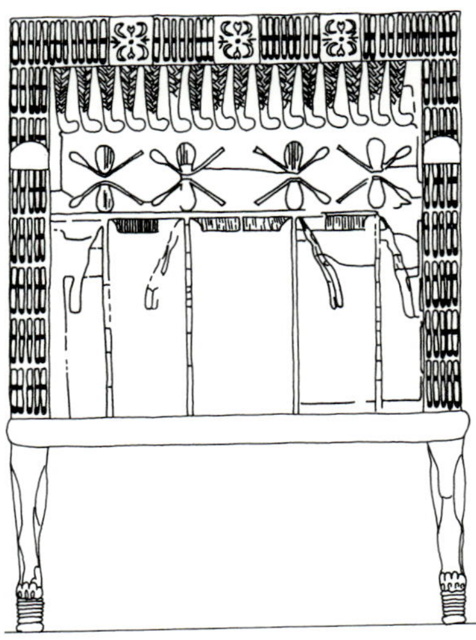

170 Dekoration der Rückenlehne eines Sessels der Hetep-heres

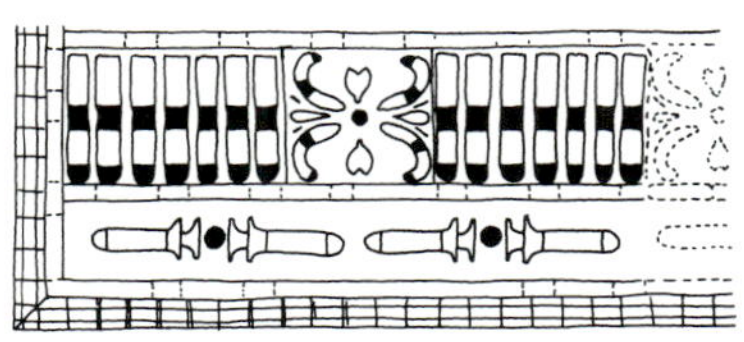

171 Dekoration der Vorhangkästen

Der Perlengürtel des Ptah-schepses

In einem Versteck beim Taltempel der Pyramidenanlage des Königs Unas entdeckten Ausgräber den Sarkophag des Prinzen Ptah-schepses. Er war bereits geplündert, sein Inneres hatte sich mit Wasser gefüllt, und die Mumie war dadurch völlig zerstört worden. Erhalten blieb als kostbares Relikt ein Perlengürtel (175), der die kunstvolle Arbeit der Juweliere und ihren Farbensinn vor Augen führt. Die Perlen hatten sich zum Teil gelöst; sie wurden sorgfältig und dem erhaltenen Muster genau entsprechend wieder eingefügt. Der Gürtel besteht aus einem dünnen Goldblechstreifen, dessen Außenseite mit einem aus Karneol- und vergoldeten Steatitperlen gebildeten geometrischen Muster überzogen ist. Die Perlen sind auf Golddrähten aufgereiht und diese wiederum in goldenen Röhrchen verankert, die in Abständen von etwa eineinhalb Zentimetern rings um den oberen und unteren Rand des Goldblechstreifens aufgelötet wurden. Das Muster zeigt eine kontinuierliche Reihe von ineinander übergehenden, auf die Spitze gestellten Quadraten mit je einem Perlenkreuz in der Mitte eines jeden Quadrats. Es gleicht dem Muster, das auf dem Triumphbild des Königs Narmer (38) auf dessen Gürtel wiedergegeben ist. Ein Rekonstruktionsversuch (174) veranschaulicht die komplizierte Knüpfung der Perlen.

Die beiden Enden des Perlengürtels sind in halbrunden massiv goldenen Kappen befestigt und von ihnen überdeckt. Das längliche Gürtelschloß mit leicht abgeschrägten Schmalseiten besteht aus doppeltem Goldblech. Im Goldblech der Vorderseite (173) sind Gruben ausgehoben und mit Karneol und Obsidian ausgelegt. Die Einlagen stellen in zwei einander gegenübersitzenden Figuren den Eigentümer des Gürtels dar, durch die Hieroglyphen bezeichnet als *Fürst, Königssohn Ptah-schepses*. Der Prinz hält einen Würdestab in der Hand, an seiner Stirn züngelt die Uräusschlange. Mit schüt-

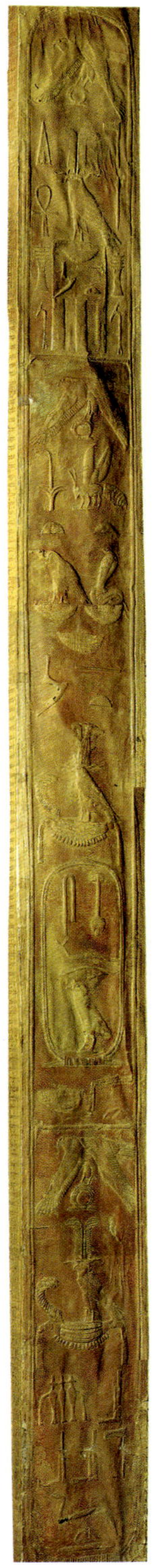

172 Eingangspfosten des Schlafzeltes mit in Goldblech getriebenen Hieroglyphen

zend ausgebreiteten Schwingen fliegt ein Falke auf ihn zu, den Ring der »Unendlichkeit« in den Fängen.

An den beiden Enden des Gürtelschlosses sind über den einwärts gefalzten Rändern Stege aufgelötet. Darunter wurden die halbrunden Kappen des Gürtelbandes geschoben und hinter dem Schloß mit Golddrähten zusammengebunden. In der Mitte des Gürtels, dem Schloß gegenüber, ist der Perlenschmuck durch eine Goldplatte unterbrochen. Ein Schlitz in dieser Platte diente zum Einhängen des Wildtierschweifs, der stets zum königlichen Ornat gehörte.

Schmuck von der Mumie einer Namenlosen

Auf dem Friedhof von Giza konnte 1931 ein Schmuckfund aus dem ungestörten Grab einer Frau geborgen werden. Der zur Grabkammer gehörige Oberbau mit der Kultkammer war jedoch einer späteren Grabanlage für einen hohen Palastbeamten zum Opfer gefallen. Rang und Namen der Toten bleiben daher unbekannt. Die Mumie dieser unberührt gebliebenen Bestattung war geschmückt mit einem goldenen Stirnreif und einer Halskette aus käferförmigen Gliedern, ferner mit Halsketten aus Fayence- und Goldperlen, goldenen und kupfernen Armreifen und Fußknöchelbändern. Ketten und Bänder waren teils noch durch Golddraht verknüpft, teils zu verstreuten Perlen zerfallen.

Die fünfzig Käfer des Halsschmucks (176) wurden aus Goldblech in eine Hohlform gepreßt und an den Flügeldecken nachziseliert. Sie bilden den Schnellkäfer nach, der uns bereits als Grabbeigabe und Amulett in dem frühdynastischen Grabfund aus Naga el-Deir (168) und am Schlafzelt der Hetep-heres (149) begegnet ist.

Der Stirnreif (177) besteht aus einem mit Goldblech überzogenen Kupferband, das an den beiden gerunde-

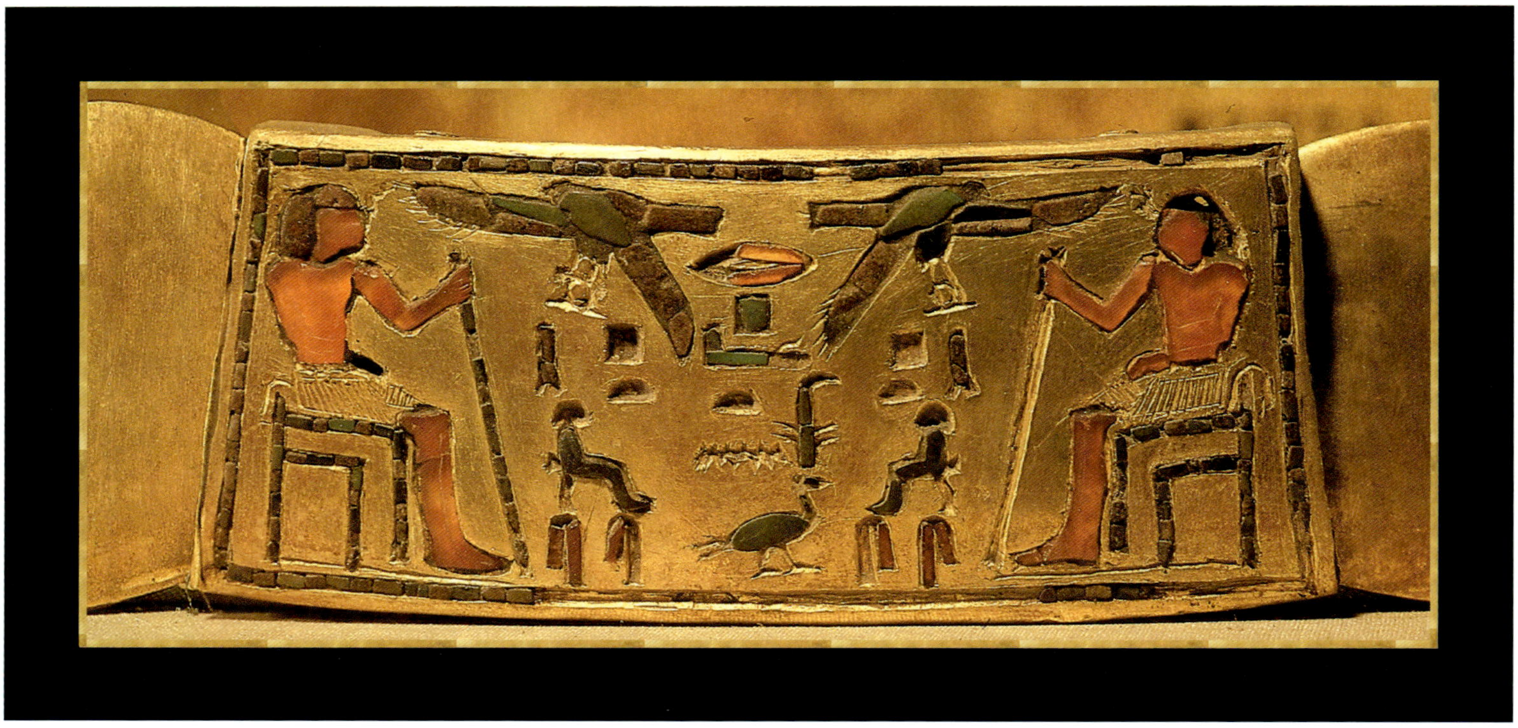

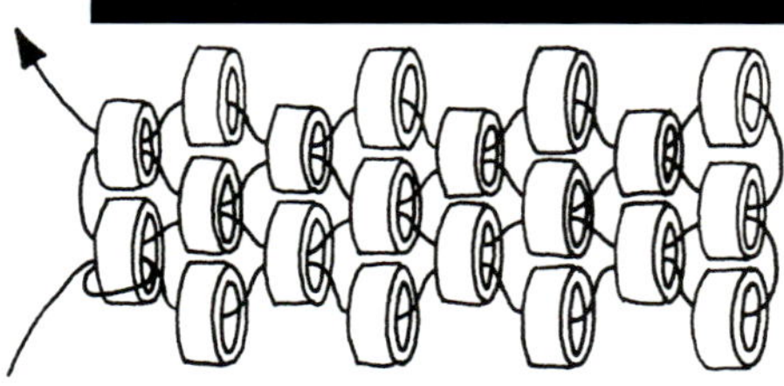

173-175 *Perlengürtel des Prinzen Ptah-schepses, Gürtelschloß, Rekonstruktion der Knüpfung der Perlen*

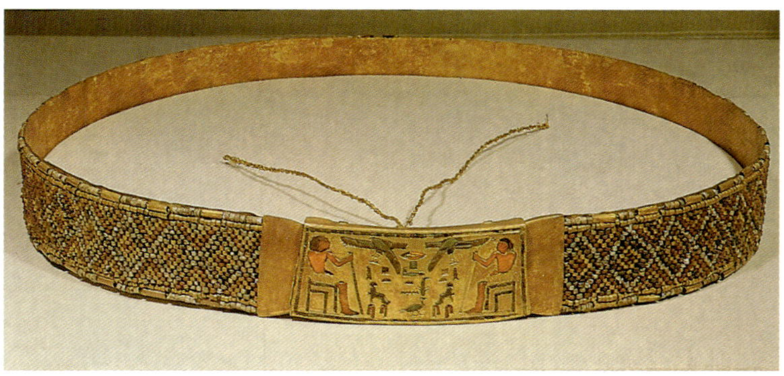

ten Enden durchbohrt ist, so daß es mit einer Schnur dem Kopfumfang angepaßt und verschlossen werden konnte. Auf den Reif sind drei in Gold getriebene und nachziselierte Zierscheiben genietet, und zwar mit Kupferstiften, die durch Goldröhrchen gesteckt sind. Ein kleiner Karneolknopf verdeckt die Nietstelle.

Die mittlere Scheibe zeigt in geklärter Form das Blütenmotiv vom Mobiliar der Königin Hetep-heres (171). Um den in Gold gefaßten kleinen runden Karneol als Mitte sind kreuzförmig vier Lotosblüten gestellt; aus dem Blütenkelch tritt der Fruchtstempel hervor, und zwischen die Blüten fügt sich je eine Lotosknospe ein.

Während dieses Blütenmotiv ein reines Lebenssymbol ist, versinnbildlichen die seitlichen Zierscheiben den Zustand der Verklärten. Aus dem Karneol wächst hier beiderseits eine Papyrusdolde heraus, und darauf hocken wie in einem Nest zwei Schopfibisse mit langen gebogenen Schnäbeln, deren Spitzen eine Ecke der Dolden berühren und so das Rund der Scheiben ergänzen.

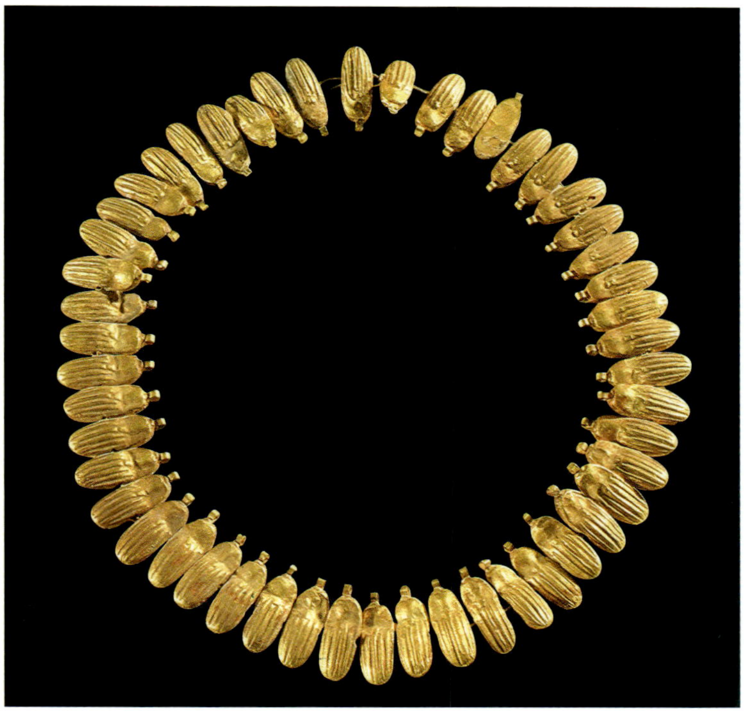

Der goldene Falkenkopf von Hierakonpolis

Einen einzigartigen Goldfund barg der Ausgräber J.E. Quibell 1897/98 im Horus-Tempel von Hierakonpolis. In einer sorgfältig hergerichteten Grube unter dem Pflaster der mittleren Kultkapelle fand er den goldenen Kopf einer Statue des Horusfalken (116), auch Reste seines hölzernen Körpers. Es handelte sich um ein Kultbild, das

176 Halskette mit goldenen Schnellkäfern
177 Totendiadem mit Zierscheiben

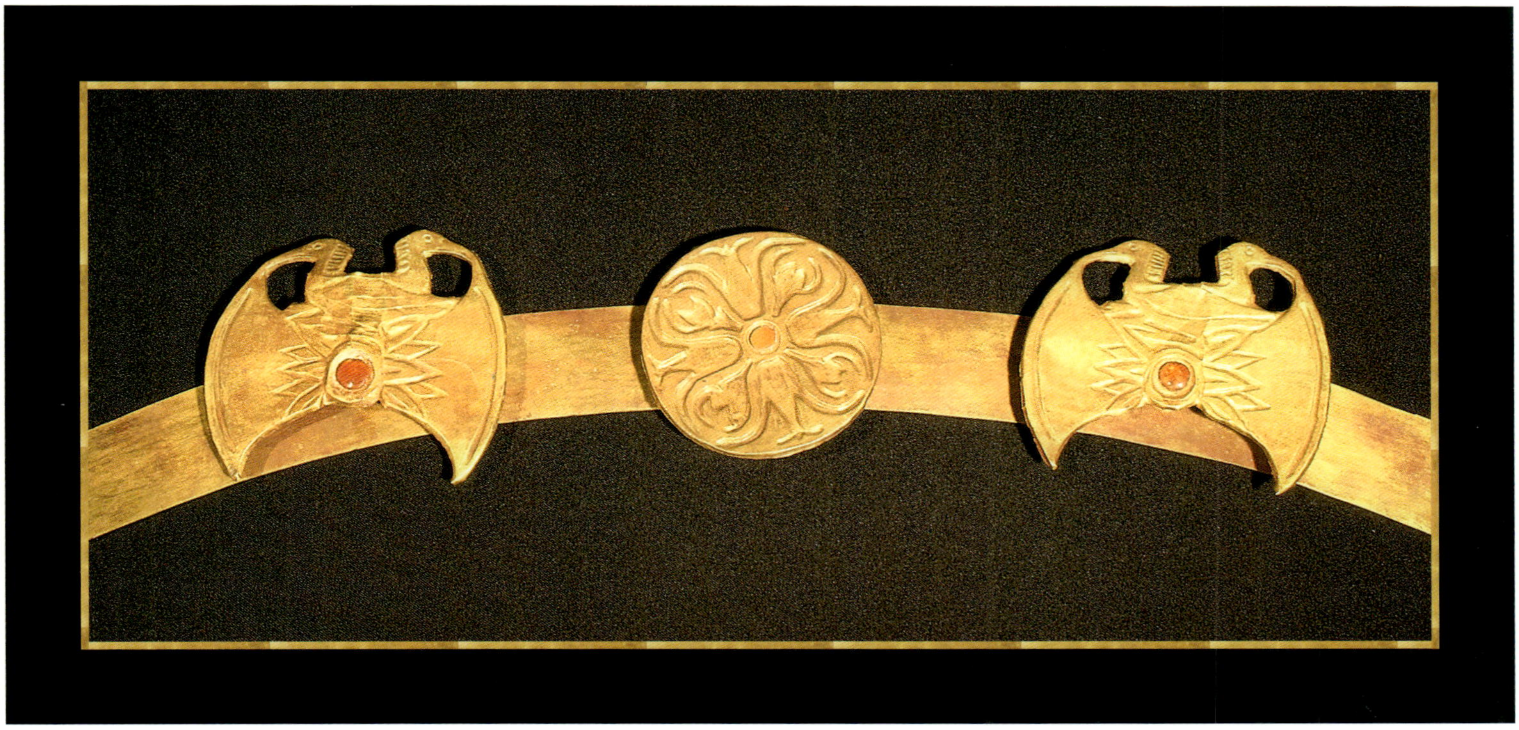

rituell bestattet worden war, als Thutmosis III. im Neuen Reich den Tempel neu erbauen ließ. Der Falkenkopf ist ein Wunderwerk ägyptischer Metalltreibkunst. Kopf und Brustansatz wurden aus Gold von innen her getrieben, dann vermutlich mit Harzmasse ausgefüllt und auf der Außenseite mit Punzstift und Ziseliermeißel in ihren Details ausgeführt. Nur der Schnabel ist gesondert hergestellt und angelötet. Als Augen dienen die gewölbten Enden eines quer durch den Kopf gesteckten Obsidianstabs, die ihn haltenden Ringe bilden die Lider. Die Modellierung des Falkenkopfs ist bis ins Detail naturgetreu und verleiht ihm zugleich den Ausdruck des Göttlichen.

Kleine viereckige Löcher, Spuren von Behämmerung und grüne Kupferoxide rund um den unteren Rand des Goldblechs lassen erkennen, daß der goldene Kopf mit Nägeln an einem hölzernen Falkenkörper befestigt war, der zerfallen ist. Auf den Holzkern genagelte Kupferplättchen in Treibarbeit gaben das Falkengefieder wieder. Der goldene Reif mit angenieteter Uräusschlange und das hohe goldene Federpaar sind spätere Zutaten.

An weiteren Funden barg das Versteck Opfergaben, die ausnahmslos der 6. Dynastie angehörten und in ähnlicher Weise aus verschiedenen Materialien zusammengesetzt waren.

Das Mittlere Reich

Alle absolutistische Staatsformen tragen den Keim des Schwindens der Macht in sich. Auf die Göttlichkeit der Könige der 3. und 4. Dynastie und auf eine schöpferische Verwaltung, die imstande war, den Bau der großen Pyramiden zu organisieren und die Grundlagen der ägyptischen Kunst zu schaffen, folgte der Abstieg. Die Pyramidenbauten der 5. Dynastie wurden bescheidener. Ursprünglich waren die höchsten Ämter im Staate in den Händen von königlichen Prinzen, nun besetzten sie aufsteigende Beamte – der Verwaltungsapparat blähte sich auf. Die Staatsdiener wurden für ihren Unterhalt vom König mit Land und Arbeitskräften belehnt. Der Staatsbesitz verringerte sich ständig, nicht nur durch die Landüberweisungen an Beamte, sondern auch durch Stiftungen an die in den Gauen gelegenen Heiligtümer der Ortsgötter, die zunehmend von der Steuer befreit wurden. Die Verwaltung der mittel- und oberägyptischen Gaue wurde erblich. Dadurch ging

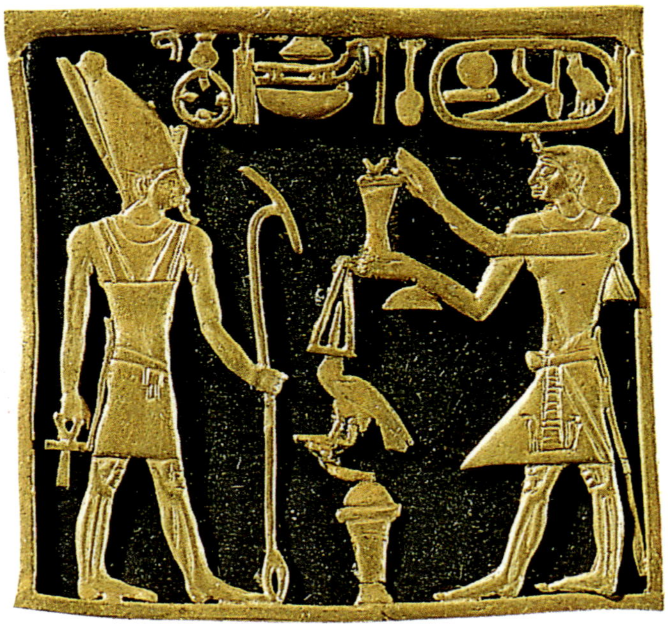

178 Amenemhet IV. opfert dem Gott Atum
179 Handspiegel mit Hathorkopf aus dem Grab der Prinzessin Sat-Hathor-Junit

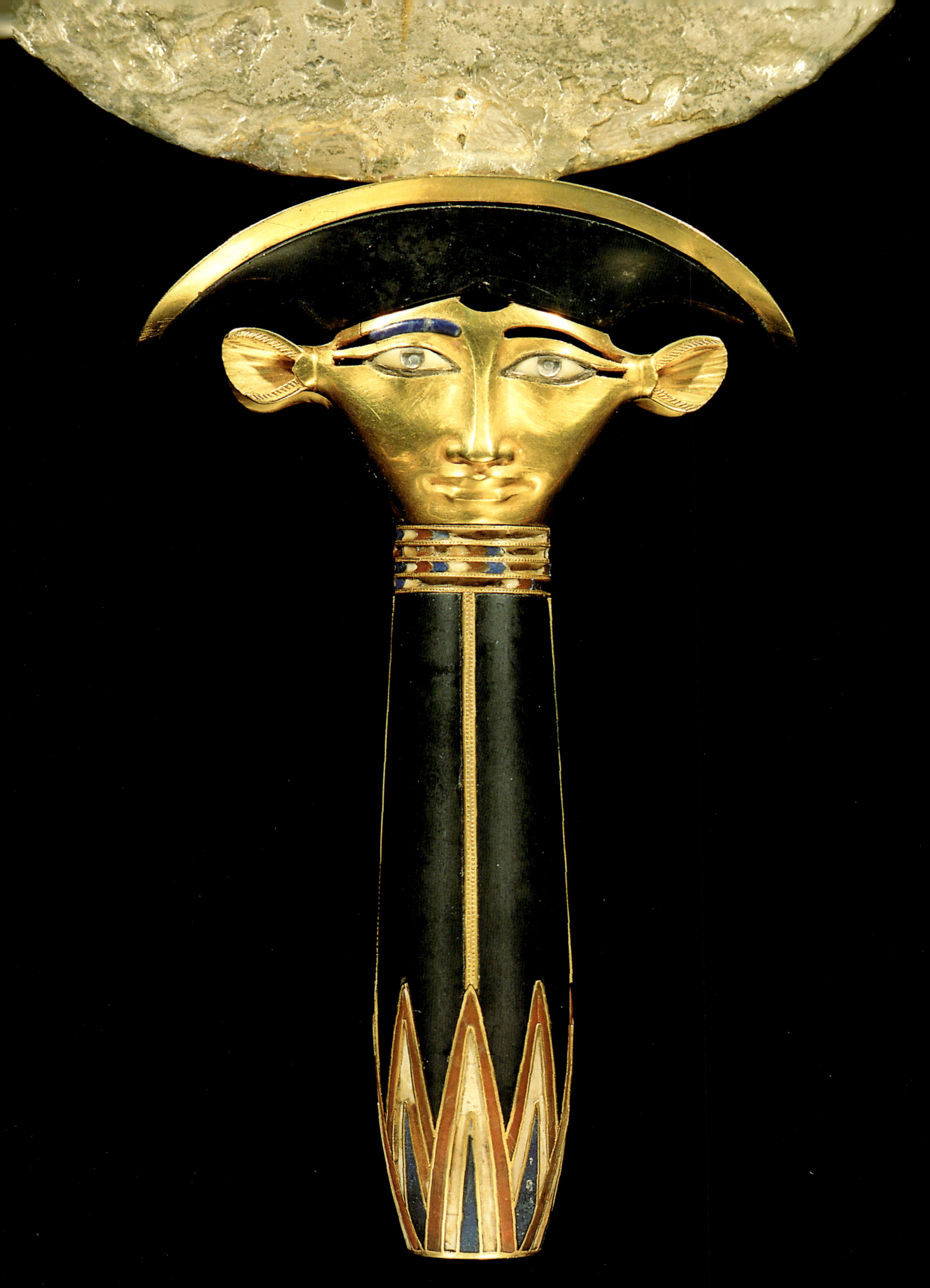

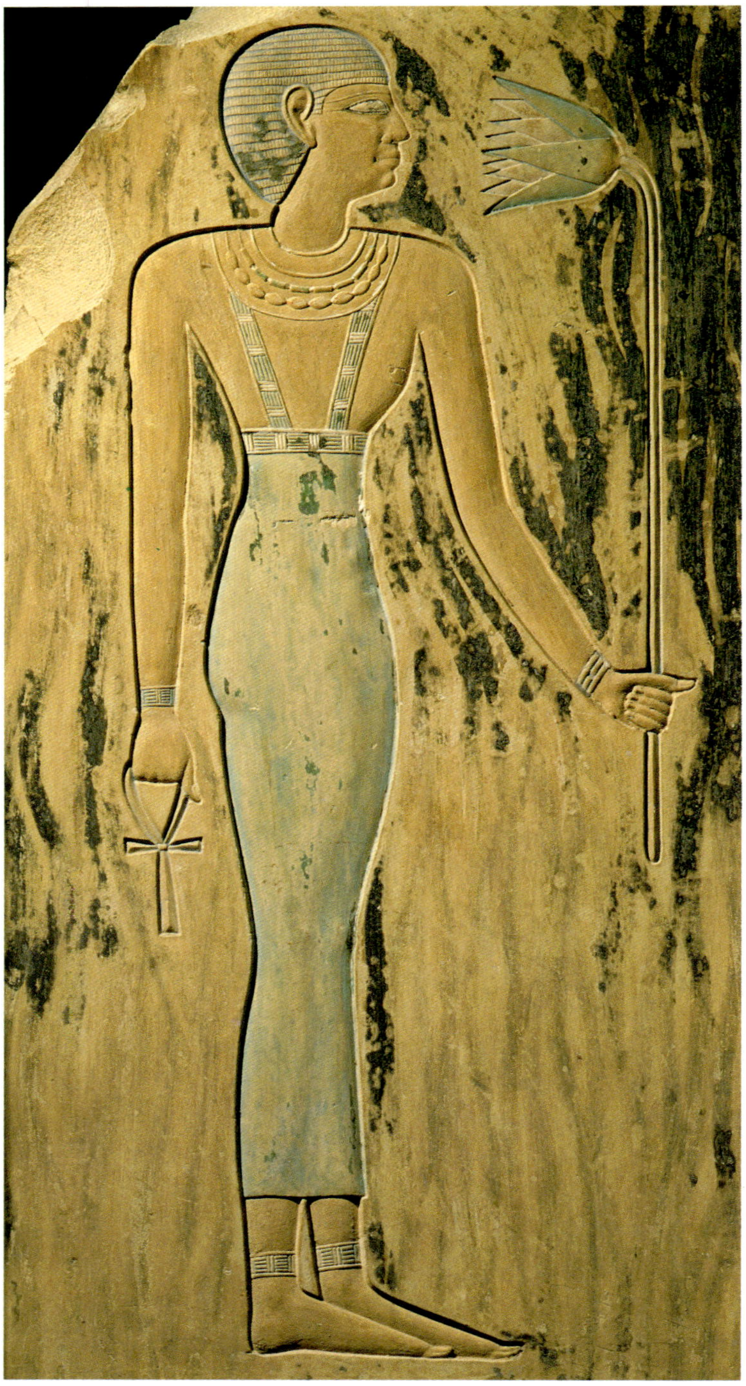

180 Prinzessin Aschait mit einer Kette aus Kugelperlen

die Landesverwaltung nicht mehr ausschließlich von der Residenz aus, sondern die Gaufürsten bestimmten sie mit. Ihr Streben nach persönlicher Macht und Unabhängigkeit leitete die Auflösung des Staates ein.

Der Zerfall des Alten Reiches, Rivalitäten und innere Fehden führten schließlich zur Teilung des Landes. In Unter- und Mittelägypten und teilweise bis Abydos in Oberägypten regierte eine Dynastie aus Herakleopolis. Über den Süden des Landes herrschten zu gleicher Zeit die Gaufürsten von Theben.

Die kurze Zeit der Herakleopoliten (9. und 10. Dynastie) war eine Epoche der geistigen Auseinandersetzung mit der Vergangenheit. In Betrachtungen und Lehren wird die Katastrophe des ausgehenden Alten Reiches behandelt: *Perlenketten um den Hals der Sklavinnen, während die Damen von einst durch die Lande ziehen und klagen: »Ach, hätten wir was zu essen!«*

Dieser Pessimismus stellte auch den Sinn einer kostbaren Grabausstattung in Frage: Mit materiellen Mitteln sei das ewige Leben nicht zu gewinnen. Osiris, der Herrscher des Totenreiches, dessen Glaube sich seit dem Ende des Alten Reiches ausgebreitet hatte, forderte die Befolgung der *Ma'at*, des rechten Weges. Jeder rechtschaffene Sterbliche wurde in das Jenseits aufgenommen. So führte der Osirisglaube zu einer »Demokratisierung« – zur Überzeugung, daß einzig die moralische Qualität eines jeden Menschen den Zugang zum ewigen Leben sichert.

Es setzte ein politischer und geistiger Wandel ein, der zum Zusammenbruch der hierarchischen Ordnung und zum Chaos führte. Die Pyramiden wurden geplündert, und die Totentempel wurden zerstört.

Um 2040 v. Chr. besiegte Mentuhotep Nebhepetre von Theben, der Gründer der 11. Dynastie, die Herakleopoliten samt ihren Verbündeten, den mittelägyptischen Gaufürsten; er stellte die Einheit des Reiches und die innere Ordnung wieder her. Residenz wurde Theben in Oberägypten. Die wiedergewonnene Einheit, eine geordnete Verwaltung und königliche Aufträge ließen die Künste schnell wieder aufleben. Zur Errichtung von Mentuhoteps monumentaler Grabanlage im Talkessel von Deir el-Bahari wurden memphitische Künstler nach Theben gerufen, versehen mit den Vorlagen für königliche Themen und eingeweiht in die überlieferten Grundordnungen der Kunst.

Aus der Zeit um 2020 v. Chr. ist das Selbstzeugnis eines Künstlers namens Iri-iru-sen erhalten, der sich in Abydos einen Totendenkstein errichten ließ. Die Inschrift preist in stolzen Worten seine Fähigkeiten: In allen Materialien und Techniken habe er meisterhaft zu arbeiten verstanden. Näheres wird nicht darüber gesagt. Bezeichnend für den ägyptischen Künstler ist, daß sein wesentliches Wissen auf rituellem Gebiet lag: *Ich kenne das Geheimnis der Gottesworte.*

Solche Gottesworte wurden im »Lebenshaus« verfaßt und bewahrt. Hier entstanden auch die Vorlagen für Statuen und Wanddarstellungen in Relief und Malerei, für Herrscher- und Totenschmuck nach Maßgabe der theologischen Vorstellungen sowie gemäß den Gesetzen der ägyptischen Schrift und Kunst. Hier wurden den Bildern und Zeichen magische Kräfte verliehen.

Weiter heißt es: *Ich kenne den Ablauf der Festzeremonien*, also der Riten, die den vom Künstler und Handwerker geschaffenen Werken erst das »Leben« geben. *Jede Zauberkraft habe ich angewandt.*

Dies sind Worte eines selbstbewußten Handwerkers, der auch mit den lebenschaffenden Ritualen betraut war. Es geht weiterhin daraus hervor, daß es zur Zeit der 11. Dynastie selbständige Handwerksbetriebe gab.

Mentuhotep Nebhepetre hatte zwar das Reich wieder geeint, aber weder er noch seine beiden Nachfolger konnten verhindern, daß sich die selbstsüchtigen Bestrebungen der Gaufürsten von neuem regten. Der Wesir des letzten Mentuhotep (IV.), Ameni, stellte die Ordnung wieder her und wurde als Amenemhet I. Gründer und erster König der glanzvollen 12. Dynastie. Schritt für Schritt schränkte er die Macht der Gaufürsten ein und vermochte sie schließlich zu brechen.

Amenemhet verlegte die Residenz zurück nach Norden, in den alten Kulturbereich von Memphis, der Nahtstelle oder »Waage der Beiden Länder«. Die innere Erneuerung erstreckte sich auf alle Gebiete. Das neue Königtum war nicht nur bestrebt, sich in Bauten, in Statuen, Reliefdarstellungen, Inschriften und Schmuck sichtbar zu bestätigen, es verhalf der Kunst auch zu neuer schöpferischer Ausdruckskraft im Sinne der Ma'at, des Richtigen und Gültigen.

Reliefs und Schriftzeichen lassen den Anschluß an den Stil von Werken der 6. Dynastie deutlich erkennen, aber in der 12. Dynastie erfuhr dieser Stil noch eine Verfeinerung. Die bildhaften Schriftzeichen und die Figuren der Reliefs erhielten ihre kanonische Form in Proportion, Umriß und Detail. Nach strengen Regeln geformte

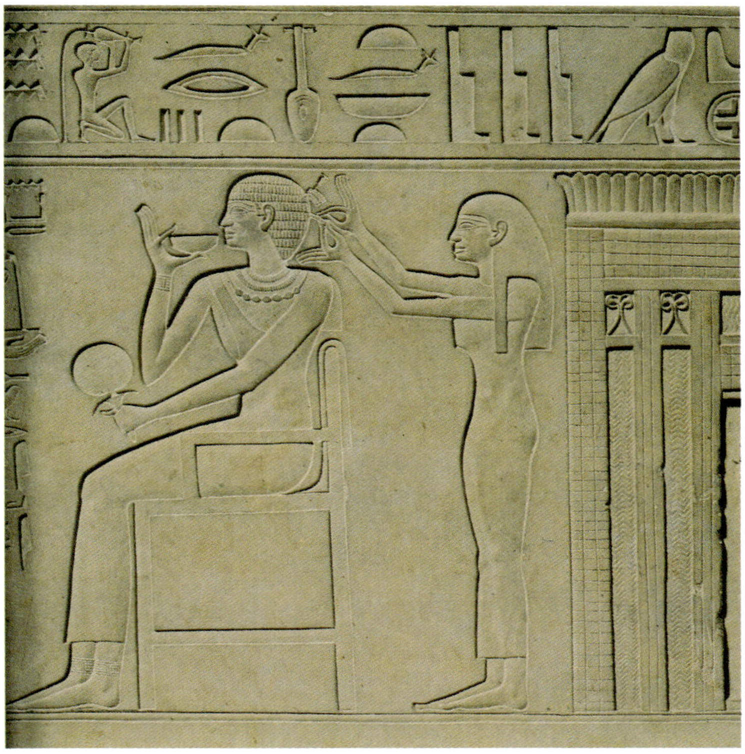

181 Prinzessin Kawit bei der Toilette

Figuren stehen in einer Fläche, deren Leerräume fast gänzlich mit monumentalen Hieroglyphen gefüllt sind.

Auf die königliche Reliefkunst dieser Zeit muß hier deswegen hingewiesen werden, weil die Schmuckkunst nun Bild- und Schriftmotive aufnimmt, die in ihrer Gestaltung und symbolhaft knappen Aussage den Reliefkompositionen eng verwandt sind. Die Bildhaftigkeit und Bedeutungsfülle mancher Schriftzeichen, ihre Fähigkeit, sich als vollwertiges Bildelement in die Kompositionen einzufügen und sie formal wie inhaltlich zu bereichern, ließen die Hieroglyphen zu einem wesentlichen Bestandteil der königlichen Schmuckkunst werden. Die Ausstattung des

182 Fries von Gebrauchsgegenständen in einem Sarg

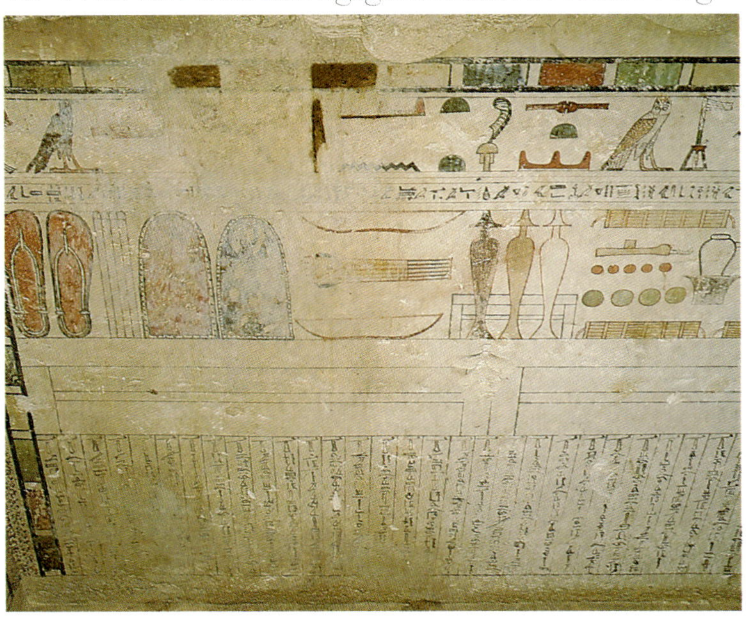

183 Schmuck als Dekor der Sarginnenwände

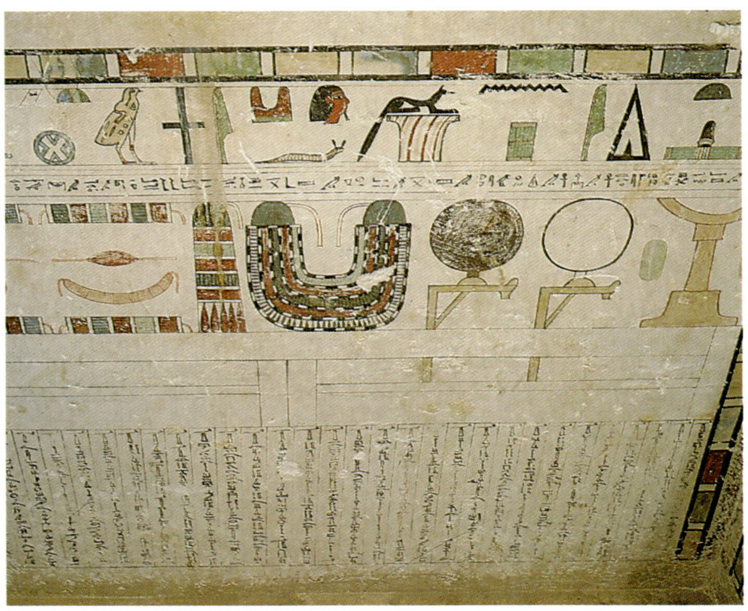

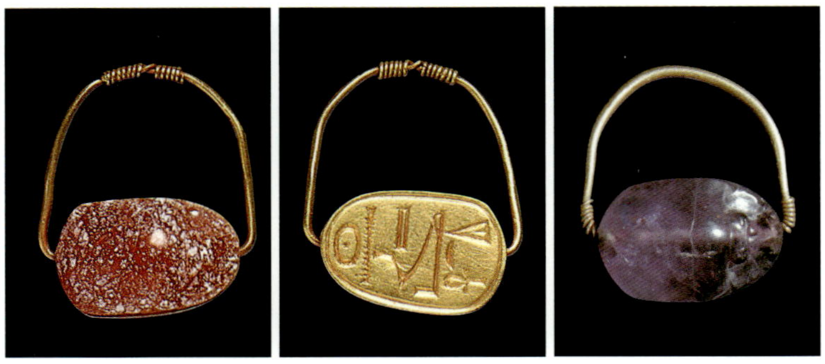

184–185 Fingerring Amenemhets III. mit einem Skarabäus aus Karneol
186 Fingerring mit einem Skarabäus aus Amethyst

Im Mittleren Reich erlebte die ägyptische Goldschmiedekunst ihre höchste Blütezeit. Ein neuer Reichtum an Gold und edlen Steinen verband sich mit neuen künstlerischen Ideen. Gleichzeitig erweiterten Anregungen aus Vorderasien und dem Ägäisraum das Repertoire der Formen und Techniken.

Toten mit Gold war jetzt nicht mehr allein dem König vorbehalten. Aber der Zusammenbruch des Alten Reiches und die damit einhergehenden Grabplünderungen hatten Zweifel an der verläßlichen Wirkung einer aufwendigen Grabausrüstung geweckt. Es kam der Brauch auf, das Innere des Sarges (182–183) mit Darstellungen königlicher Embleme und mit Sprüchen aus dem Totenbuch zu versehen, die »ewige Dauer durch Gold« verhießen. Neben Teilen des königlichen Ornats wurden auch Gegenstände des persönlichen Bedarfs wiedergegeben, wie Stoffe, Kleider, Schmuck, Handspiegel, Kopfstützen und Waschgeschirr, sowie Utensilien des Totenrituals wie Ölkrüge und jenes Gerät zur Mundöffnung, das die Mumie zu neuem Leben befähigte. Dank der magischen Wirkung des Bildes sollten diese Dinge dem Verstorbenen im Jenseits zur Verfügung stehen.

Neue Formen

Der Skarabäus oder »Pillendreher« *(Scarabaeus sacer)* löste den Schnellkäfer als Amulettform ab und übernahm von ihm die Bedeutung »Auferstehung und Leben«. *Mögest du leben (anch) wie der Anch-Käfer,* heißt es in den Pyramidentexten des Alten Reiches. *Cheper,* wie der Name des Skarabäus auf ägyptisch lautet, steht für das Leben im Jenseits. In seiner ursprünglichen Käfergestalt ist er seit dem Ende des Alten Reiches als Amulett bekannt. Im Mittleren Reich wird die Bauchseite immer öfter abgeflacht und mit Inschriften oder Ornamenten versehen, um die magische Kraft zu erhöhen. Gleichzeitig dienten solche Amulette als Siegel. Zu den ältesten Exemplaren dieser neuen Amulettform zählen die drei Skarabäen des Haushofmeisters Wah (187–188).

Zylinderamulette und Fischamulette

Ohne Vorläufer aus älterer Zeit sind die zylinderförmigen Amulette. Sie kommen ausschließlich in Frauengräbern vor. Zur Zeit der 12. Dynastie treten sie zusammen mit anderem fremdartigen Schmuck in neuen Dekorationstechniken auf und sind sonst nur noch in der frühen 18. Dynastie als Grabbeigaben von Nebenfrauen aus Palästina oder Syrien belegt. Fremder Einfluß ist daher als sicher anzunehmen.

Die drei bis sieben Zentimeter langen Zylinder bestehen aus Goldblech, das innen häufig durch eine Kupferröhre verstärkt wird. Kappen aus Gold verschließen die beiden Öffnungen.

Eine Öse oder ein Röhrchen an der oberen Kappe dient als Aufhänger. Das Äußere der Zylinder ist ringsum mit Reihen kleiner warzen- oder nagelartiger Gebilde geschmückt, aber auch mit Zickzackmustern in Granulattechnik (191–193). Bei einem anderen Typus sind ringförmige Halbedelsteine und Goldstreifen auf einer kupfernen Röhre aufgereiht. Wie diese Amulette

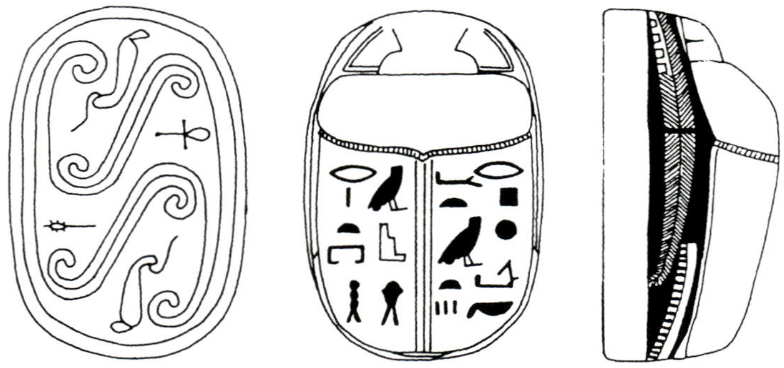

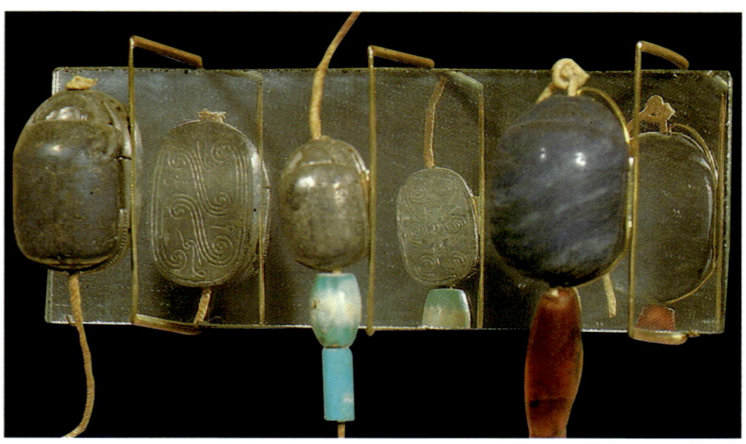

187 Skarabäus des Wah mit Goldtauschierung
188 Skarabäen des Wah, zwei aus tauschiertem Silber, einer aus Lapislazuli
189 Mumienmaske aus vergoldeter Kartonage

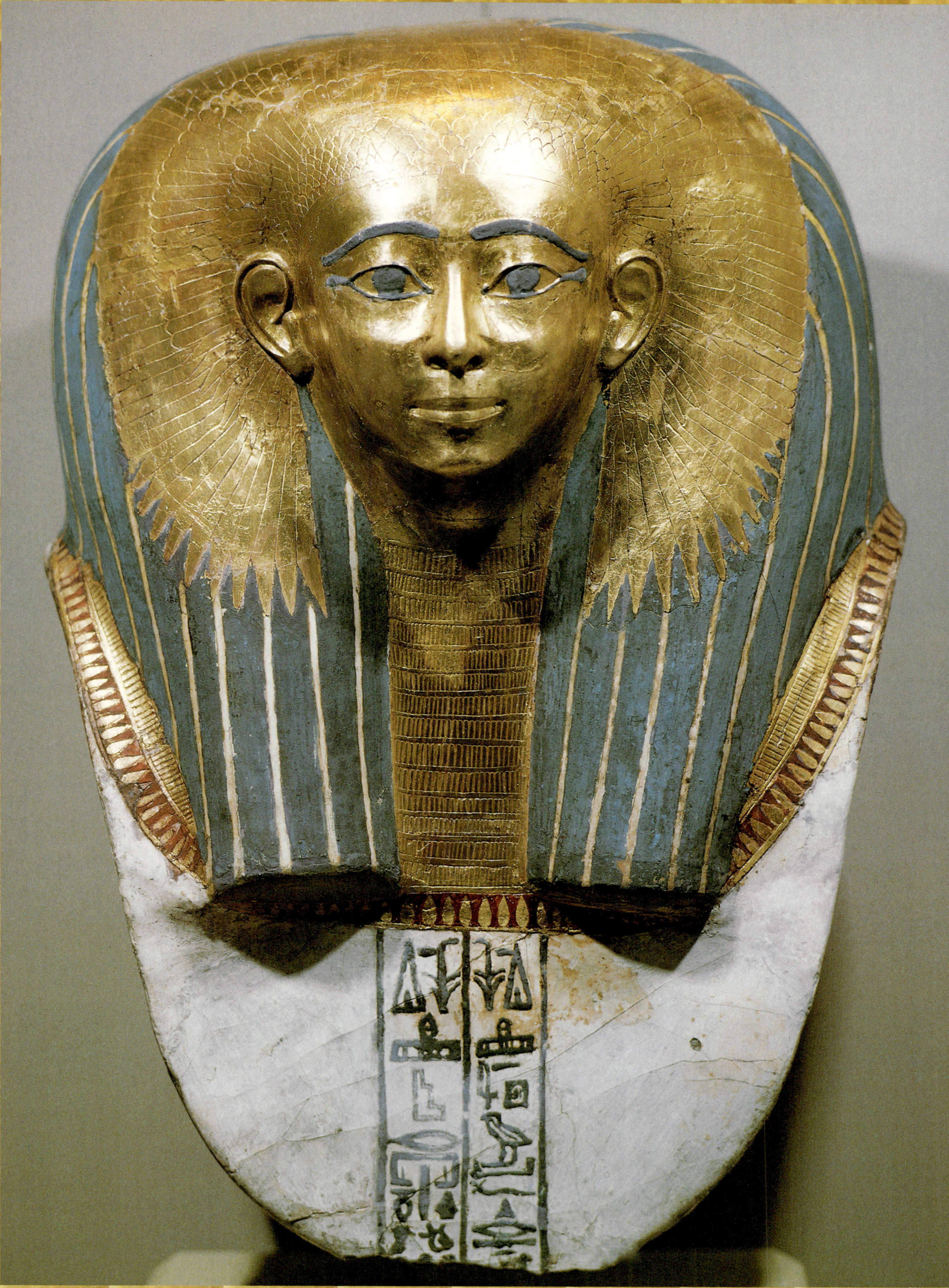

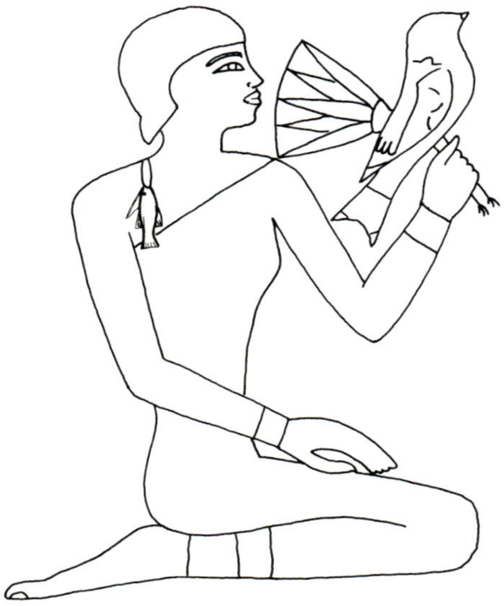

190 Mädchen mit Fischamulett an der Locke

getragen wurden, bleibt unklar, denn weder an Statuen der Damen des königlichen Hofes noch auf Flachbildern finden sich Darstellungen davon. Für die Vermutung, daß der Hohlraum ein aufgerolltes Papyrusblatt mit einem Zauberspruch enthalten haben könnte, gibt es keinen Beweis; am Amulettcharakter ist jedoch nicht zu zweifeln.

Auch die Fischamulette waren rein weiblicher Schmuck. Als Hathor-Emblem und Wiedergeburtssymbol wurden sie von ganz jungen Mädchen getragen. Für das Alte Reich sind sie weder durch Funde noch durch Darstellungen belegt. Der Papyrus Westcar überliefert jedoch eine Geschichte aus der 4. Dynastie, in der ein Fischamulett aus Türkis eine Rolle spielt, dem Stein, der vom Sinai kam, wo die Göttin Hathor herrschte:

Zu seiner Zerstreuung ließ sich König Snefru von einer Schar hübscher Mädchen über einen Teich im Palastgarten rudern. Die Mädchen bewegten die Ruder auf und ab, und das Herz Seiner Majestät wurde froh, wie er sie so rudern sah.

Da verfing sich die Seitenlocke des Mädchens am Steuerruder – der daran baumelnde Fischanhänger aus Türkis fiel ins Wasser. Sie verstummte und hörte auf zu rudern, und die anderen taten es ihr gleich. Snefru versprach, den verlorenen Schmuck zu ersetzen, aber das Mädchen wollte unbedingt ihr Fischamulett wiederhaben. Sie erhielt es in der Tat zurück, denn mit Hilfe eines Zauberers konnte der Schmuck aus der Tiefe des Sees geborgen werden.

Vom frühen 2. Jahrtausend v. Chr. an erscheinen Fischamulette häufig in Originalen und in Darstellungen junger Mädchen (190), die sie als Anhänger an den Locken oder an Halsketten tragen. Als Amulett treten der Fiederbartwels *(Synodontos batensoda)* und der Nilbarsch *(Tilapia nilotica)* auf, zwei Fischarten, die eine besondere mythologische Bedeutung haben. Der Fiederbartwels ist ein Rückenschwimmer und daher wie der Schnellkäfer, der sich aus der Rückenlage selbst befreien kann, ein Sinnbild der Wiederauferstehung. Da der Nilbarsch die Eier in der Maulhöhle ausbrütet und dann die fertigen Fischlein ausspuckt, ist er Garant des sich ständig erneuernden Lebens. Als Sinnbild der Entstehung aus sich selbst wird er häufig zusammen mit der Lotospflanze dargestellt, einem anderen Symbol der Wiedergeburt.

Aus einem thebanischen Mädchengrab stammt eine Kette, die eine Reihe solcher Symbole vereint (194). Zwischen doppelten Strängen mit Perlchen aus Electrum, Amethyst, Lapislazuli, Türkis und Karneol sitzen acht Kaurimuscheln aus Electrum. An zwei Perlenreihen hängt ein Fiederbartwels, an zwei anderen eine Hathorlocke aus Electrum. Der mittlere Anhänger in Cloisonné-Technik hat die Form einer aus drei Lotosblüten gebildeten Papyrusdolde – die Verschmelzung von »Wiederaufleben« und »Frisch- und Jungsein«. Daran angefügt ist die Hieroglyphe für »Millionen Jahre«.

Pektorale

Im Alten Reich wurde als Verlängerung und Abschluß des breiten Perlenhalskragens ein trapezförmiger Latz getragen. Er ist die Vorstufe des Pektorals in seiner klassischen Form, die um die Mitte der 12. Dynastie unvermittelt in einer Reihe von Meisterwerken der Goldschmiedekunst auftritt und bis ans Ende der Pharaonenzeit weiterverfolgt werden kann.

191–193 Vier Zylinderamulette der Mereret, zwei unbekannter Herkunft und vier weitere einer Frau Thutmosis' III.

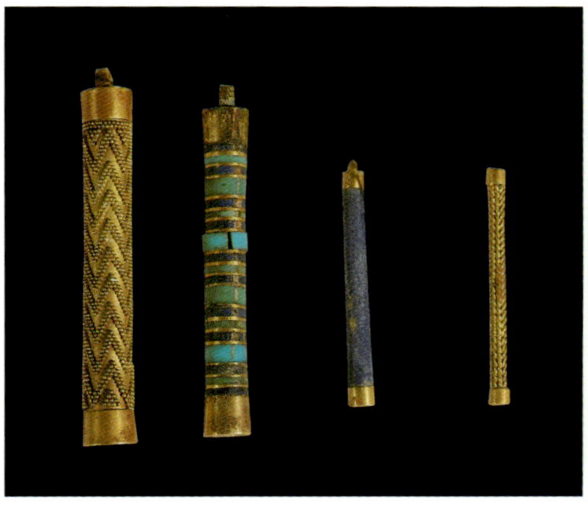

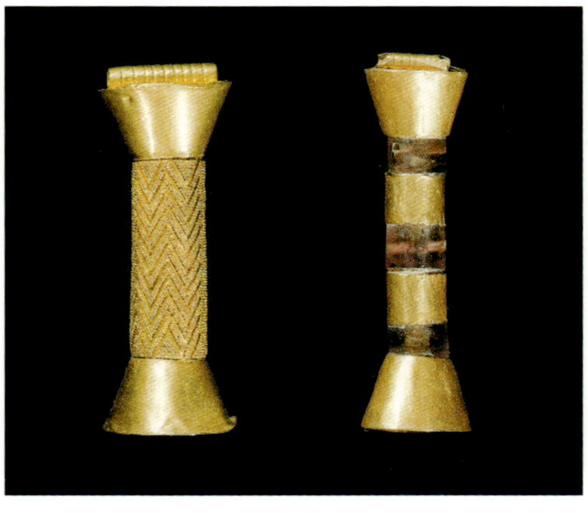

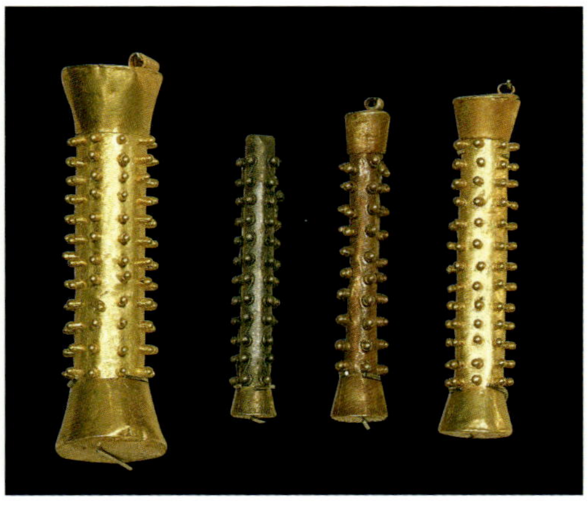

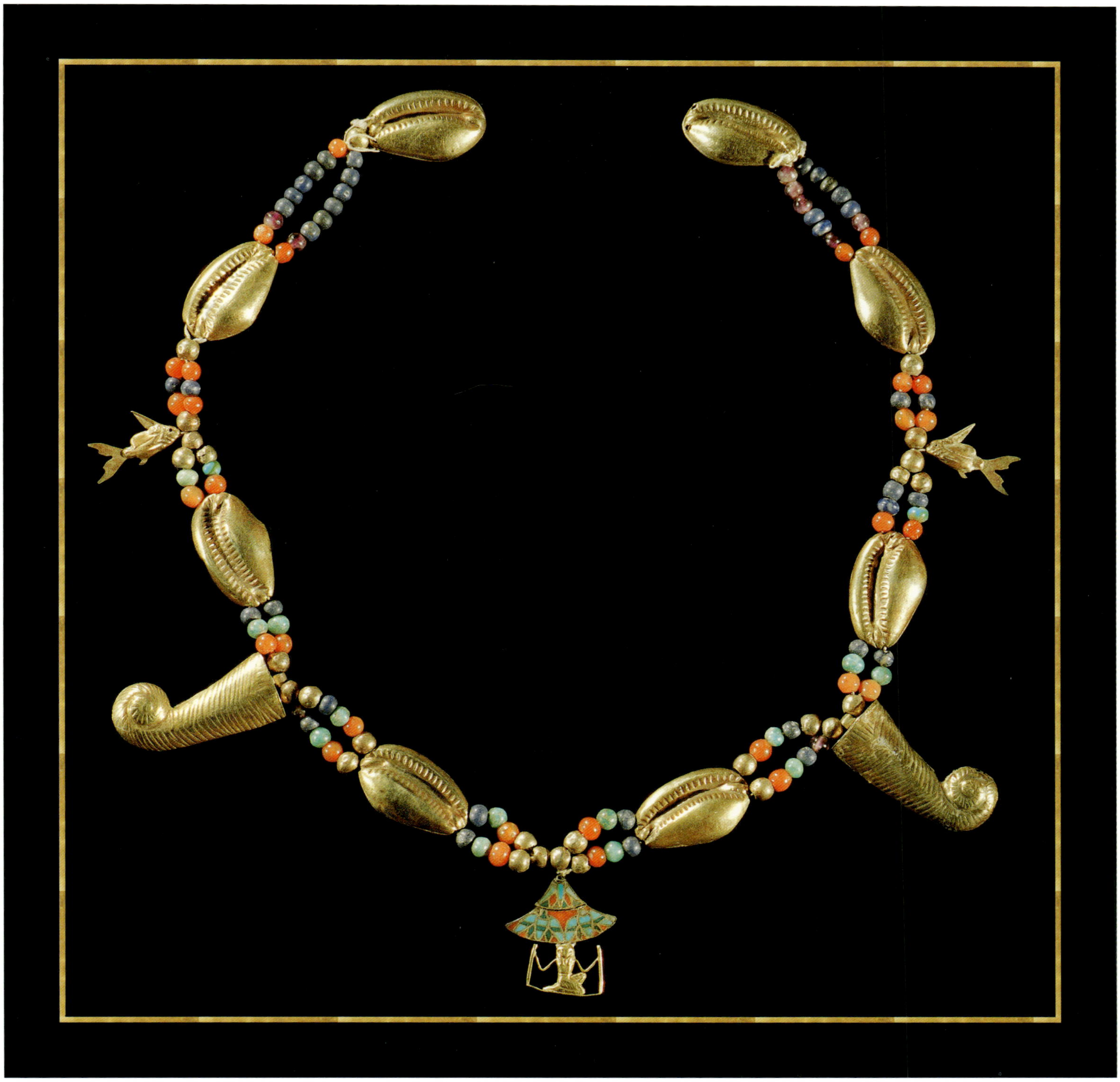

194 *Halskette oder Gürtel aus einem thebanischen Mädchengrab*

Nach Darstellungen und Grabfunden zu schließen, scheinen diese Brusttafeln im Mittleren Reich reiner Frauenschmuck gewesen zu sein. Von Königin Nofret, Gemahlin Sesostris' II., gibt es zwei Statuen aus schwarzem Granit, bei denen ein in Ritzzeichnung wiedergegebenes Pektorale an breiten Perlenbändern auf der Brust herabhängt. Die beiden um 1890 v. Chr. geschaffenen Statuen sind in der 21. Dynastie, um 1050 v. Chr., nach Tanis verschleppt worden. Bei der einen (195–196) ist das trapezförmig sich nach unten verbreiternde Pektorale in eine obere und eine untere Zone geteilt, deren Motive einander ergänzen. Der obere Bereich enthält den Thronnamen Sesostris' II. im Ring und zwei ihn flankierende Uräen, der linke mit der Krone Oberägyptens, der rechte mit der Unterägyptens – die beiden Kronengöttinnen. Im unteren Feld schweben die wachsam blickenden Horusaugen über zwei jungen Falken, die auf dem Zeichen »Gold« hocken, und zwischen den Goldfalken steht das Zeichen »Dauer«. Eine Reihe Tropfenperlen bildet den unteren Abschluß.

Die Königin trägt die Haartracht der Göttin Hathor und ihrer Priesterinnen. Das volle Haar ist mit Bändern

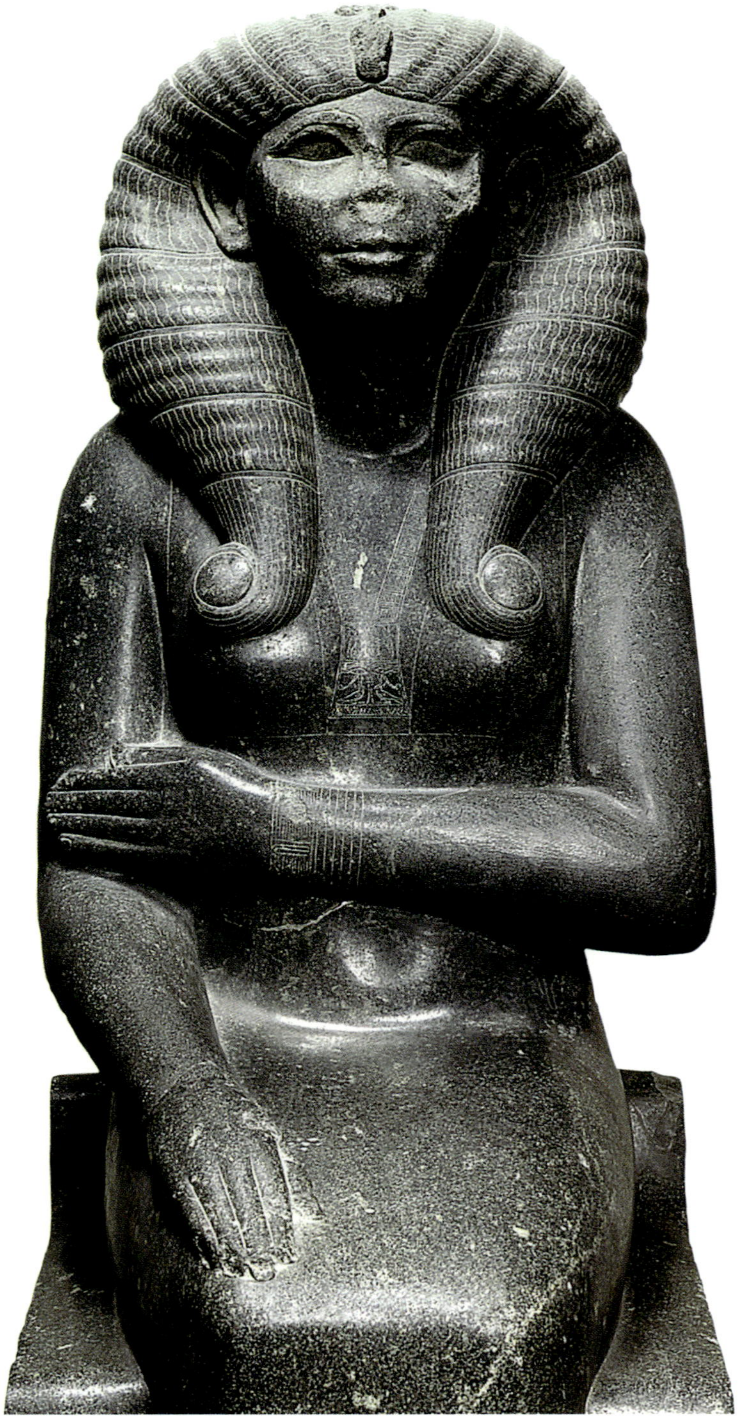

195 *Königin Nofret, Gemahlin Sesostris' II.*

196 *Das Pektoral der Nofret-Statue*

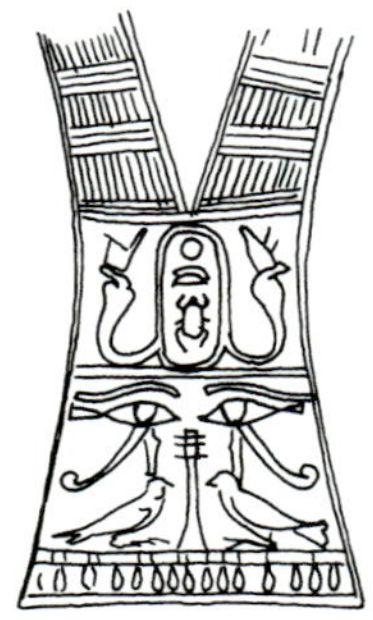

umwunden, in die schneckenförmig gedrehten Enden ein rundes Schmuckstück eingebunden. An der Stirn bäumt sich der Uräus auf, sein Schlangenleib windet sich zum Scheitel empor. Die andere Statue stellt die Königin mit der gleichen Haartracht dar. Das in den Motiven vereinfachte Pektorale zeigt in der Mitte den Thronnamen Sesostris' II. im Ring mit Hörnerschmuck und hohen Straußenfedern, darüber das magische Augenpaar und beiderseits des Königsrings die geiergestaltige Kronengöttin Oberägyptens.

Aus der Zeit Sesostris' III. ist eine weitere Darstellung des Pektorals erhalten, und zwar auf einem bemalten Relief aus dem Grab des Gaufürsten Djehuti-hotep in el-Berscheh (198). Es zeigt die weiblichen Familienangehörigen in einem langen feierlichen Aufzug. Die Töchter des Fürsten tragen üppige Lotosdiademe auf der »Hathor«-Frisur, Perlenarmbänder und ein Pektorale. Das trapezförmige Schmuckstück hängt an breiten Perlenbändern, die in kurzen Abständen von Stegen zusammengehalten werden. Reste der Bemalung lassen auch noch die Motive erkennen: eine rote Sonnenscheibe, flankiert von zwei Uräusschlangen mit der unterägyptischen Krone.

Die Thematik unterscheidet sich von derjenigen, die Pektorale der königlichen Familie aufweisen (219, 220, 233, 234). In vielfältigen Motiven stellen diese Brusttafeln propagandistisch das herrscherliche Wesen und die Pflichten des Königtums zur Schau. Sie vereinen hieroglyphische und figürliche Elemente zu einem vollendeten Kunstwerk und hatten als Amulette magische Kraft. Der Entwurf zu jedem Stück kam aus dem »Lebenshaus«.

Die festliche Wirkung der Pektorale beruht auf der geschlossenen Komposition, die dem kleinen Format innere Monumentalität verleiht, auf den leuchtenden Farben der Stein- und Glaseinlagen und der feinen Umrandung der Motive mit schmalen Goldstegen, die als Fassung dienen. In der 12. Dynastie hat diese Art Schmuck ihren nie wieder erreichten Höhepunkt erlebt.

Neue Techniken

Die Motive der großartigen Pektorale des Mittleren Reiches sind zwar rein ägyptisch, aber die Technik ist schwerlich im Niltal erfunden worden. Sie tritt so plötzlich

197 *Pektoral mit dem Emblem der Göttin Bat zwischen Horus-Harmachis und Seth in Fabeltiergestalt*

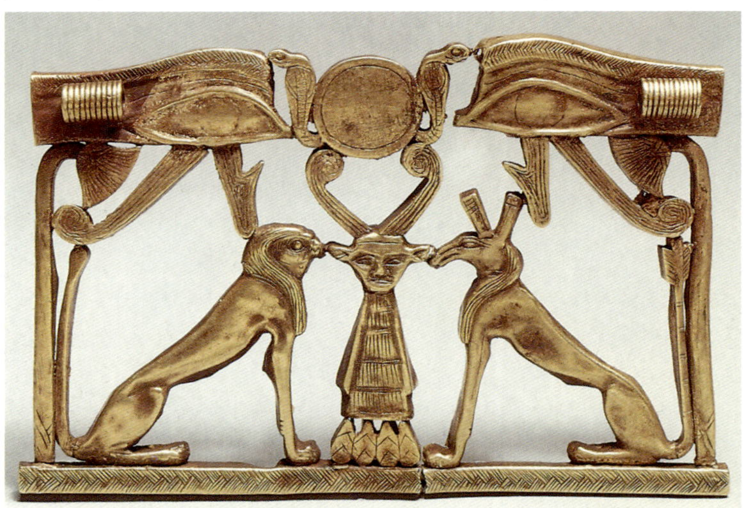

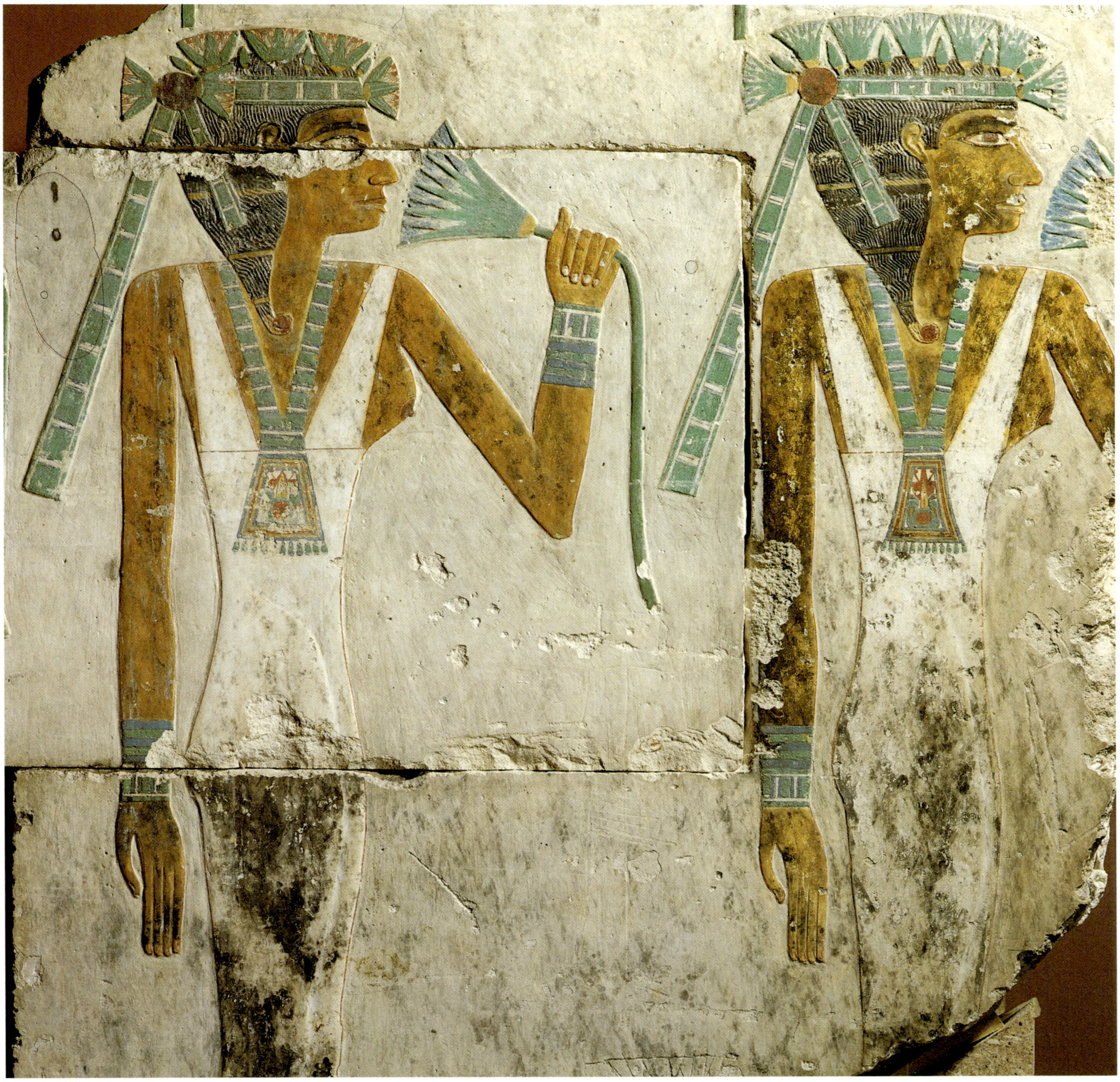

198 *Die Töchter des Gaufürsten Djehuti-hotep mit Lotosdiadem und trapezförmigem Pektoral*

in höchster Vollendung auf, daß auf fremde wandernde Handwerker geschlossen werden muß, die sich den königlichen Werkstätten zur Verfügung stellten und neue Techniken in den ägyptischen Goldschmuck einführten.

Cloisonné

Seit dem Alten Reich waren die ägyptischen Juweliere Meister im Einlegen von farbigen Steinen in Metall. Frühe Beispiele dafür sind die Armreife der Hetep-heres (163) und der Gürtel des Ptah-schepses (173). Das Metall wurde für die Einlagen genau passend mit dem Meißel ausgehoben und der zugeschliffene Stein dann in die Grube eingekittet. Pektorale und Schmuckanhänger der 12. Dynastie sind in einer sehr viel komplizierteren Technik gearbeitet, die dem Cloisonné zuzurechnen ist. Eine Übergangsstufe könnte das kleine Amulett mit dem Emblem der Göttin Bat sein, an dem das Kuhgehörn und die Schleifen unter dem Kinn aus zinnenförmig gebogenem Goldblech bestehen (120).

Vermutlich gingen die ägyptischen Juweliere folgendermaßen vor: Sie schnitten ein dünnes Goldblech in der gewünschten Umrißform des Schmuckstücks aus und legten es auf eine glatte elastische Schicht aus Harz und Wachs, an der es fest haftete. Mit einem spitzen Griffel wurden dann auf der nachgebenden Unterlage die Umrißlinien der Komposition als negatives Relief in das weiche Goldblech eingedrückt, anschließend mit einem stumpfen Modelliergerät aus Hartholz oder Elfenbein die Flächen zwischen den Umrißlinien.

Wenn diese Treibarbeit abgeschlossen war, folgte der schwierigste Arbeitsgang. Man mußte etwa zwei bis drei Millimeter breite Goldstreifen schneiden, sie den eingedrückten Umrissen exakt entsprechend biegen und mit einem Gemisch aus Kupferoxid, Natron und Leim hochkant auf die Umrißlinien des Goldreliefs kleben. Beim anschließenden Erhitzen der Platte auf 850 Grad Celsius verwandelte sich das Kupferoxid in Kupfer und verband die goldenen Stege fest mit dem Goldblech.

War die ganze Komposition in Stegen angelötet, formte man die Einlagen aus Edelsteinen oder farbigem Glas für die einzelnen Zellen und kittete sie dann mit entsprechend gefärbtem Stuck ein.

Durch die Einlagen hatte das Stück nun so viel Festigkeit, daß der zwischen den Motiven verbliebene Goldgrund mit der scharfen Ecke eines gehärteten Kupfermeißels ausgestanzt werden konnte. Auf der reliefierten Rückseite ziselierte man die Binnenzeichnung der Motive mit dem Grabstichel. Als letztes wurden wohl die Außenränder mit feinkörnigen Reibsteinen nachgeschliffen und poliert.

Dieses Herstellungsverfahren eignete sich für dicht mit Figuren und Zeichen gefüllte Pektorale; solche mit größeren Zwischenräumen dürften aus Einzelstücken geformt und zusammengelötet worden sein.

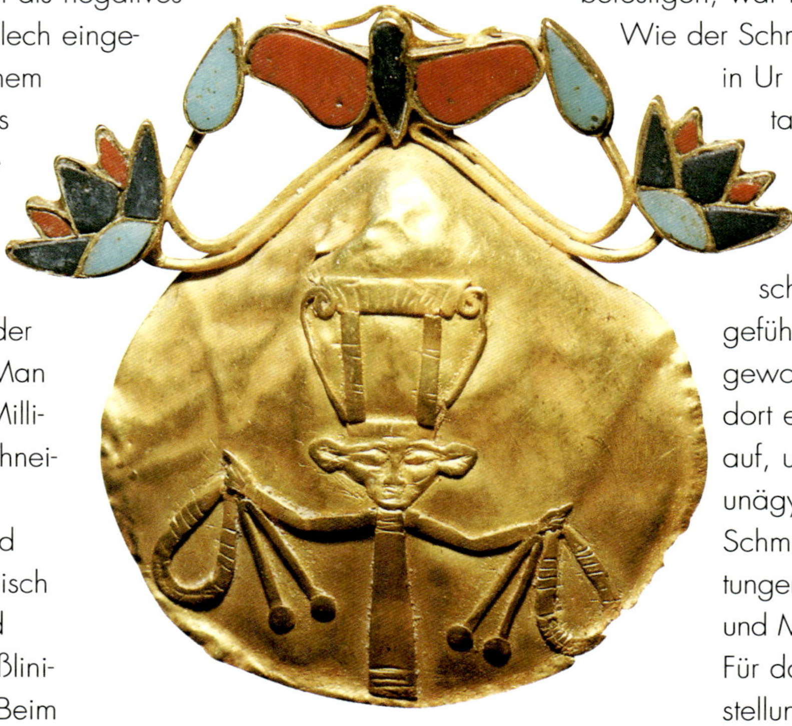

199 Anhänger in Form einer Muschel mit Schmetterling und Lotosblüten in Zellenarbeit

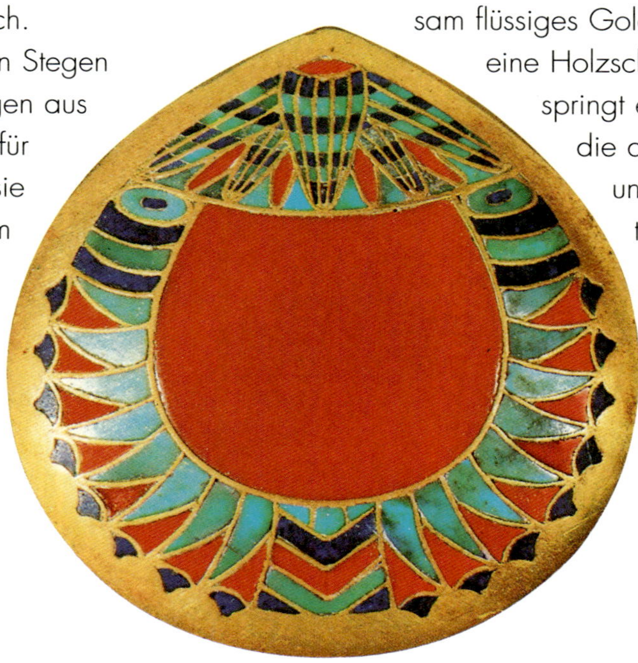

200 Anhänger in Form einer Muschel

Granulation

Die hohe Kunst, geometrische Muster aus winzigen Goldkügelchen auf glattem goldenen Grund unsichtbar zu befestigen, war keine ägyptische Erfindung. Wie der Schmuck aus den Königsgräbern in Ur belegt, hat man in Mesopotamien diese Technik bereits um 2500 v. Chr. beherrscht. Sie ist wohl durch sumerischen Goldschmuck, der über Byblos eingeführt wurde, im Niltal bekannt geworden. Die Granulation tritt dort erstmals im Mittleren Reich auf, und zwar an den eindeutig unägyptisch aussehenden Schmuckstücken aus den Bestattungen der Königstöchter Chnumet und Mereret in Dahschur (191,214). Für das alte Ägypten ist ein Herstellungsverfahren am wahrscheinlichsten, das heute noch Goldschmiede in Theben-West anwenden. Zur Gewinnung des Goldgranulats tropft man langsam flüssiges Gold aus etwa einem Meter Höhe in eine Holzschale. Unter ständigem Rühren zerspringt es in zahllose winzige Kügelchen, die anschließend mehrfach ausgesiebt und nach exakt gleicher Größe sortiert werden. Dann wälzt man die Kügelchen in Ruß und erhitzt sie unterhalb des Schmelzpunktes, damit ihre Oberflächen Kohlenstoff aufnehmen. Das geschieht mit einer Flamme, die mit dem Blasrohr angefacht und dosiert wird. Nachdem die Goldblech-Unterlage entsprechend behandelt worden ist, bestreicht man sie mit Harz und ordnet die Kügelchen darauf zu geometrischen Mustern an.

Durch den eingedrungenen Kohlenstoff reduziert sich der Schmelzpunkt der Oberflächen von 1064 Grad Celsius auf etwa 900 Grad. Beim Erhitzen verbinden

201 Pektoral Sesostris' II., siebenfach vergrößertes Detail

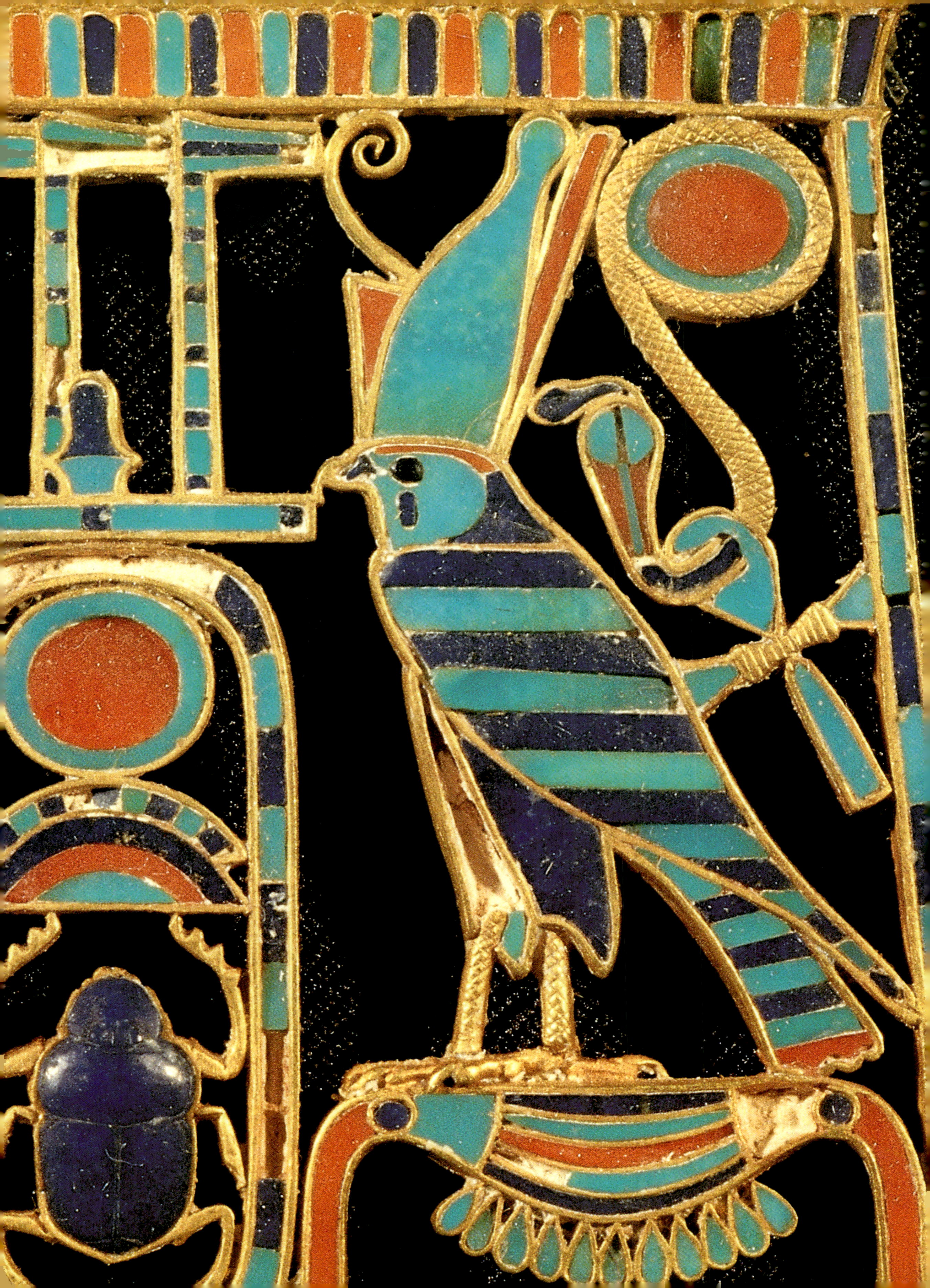

Fundort Pyramidenbezirke

Die Pharaonen der machtvollen 12. Dynastie ließen ihre Pyramiden nicht mehr als massive Steinbauten errichten, sondern aus Bruchsteinen und luftgetrockneten Nilschlammziegeln. Ein Kalksteinmantel verkleidete die Füllmasse, die bei mehreren Bauten ein sternförmiges Gerippe aus Kalkstein stabilisieren sollte.

Mit größtem Aufwand wurden die Grabkammern gesichert. Ihre Eingänge waren im Alten Reich stets nach Norden, zum Polarstern, ausgerichtet. Um Grabräuber fernzuhalten, wurde der Zugang nun von wechselnden Richtungen her angelegt und mit ungeheuren Quarzitblöcken verschlossen. All diese vorsorglichen Maßnahmen haben jedoch keine der königlichen Pyramiden vor der Plünderung bewahren können.

In den ummauerten Pyramidenbezirken wurden auch Mitglieder der königlichen Familie beigesetzt – Königsgemahlinnen und Prinzessinnen. Einige dieser in tiefen Schächten versteckten Bestattungen blieben den Grabräubern der Antike wie späterer Zeit verborgen.

1894/95 entdeckte Jean de Morgan bei den Pyramiden Amenemhets II. und Sesostris' III. in Dahschur vier Prinzessinnengräber mit erlesenem Schmuck. Flinders Petrie fand 1914 im Pyramidenbezirk Sesostris' II. in Illahun der Plünderung entgangene Kostbarkeiten der Prinzessin Sat-Hathor-Iunit und eine Stirnschlange des königlichen Ornats. Es folgten weitere Funde in Hawara, Lischt und Dahschur.

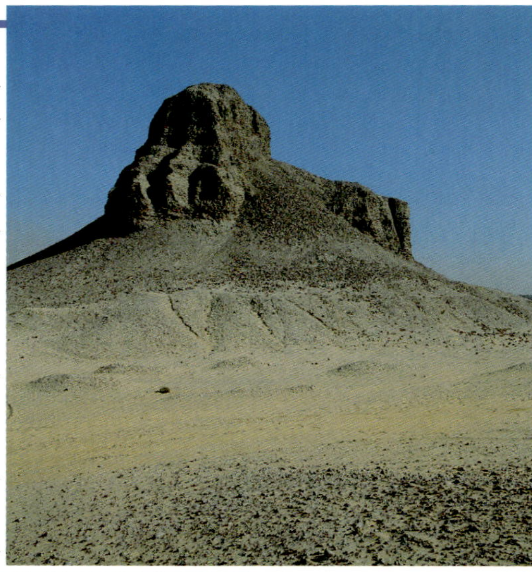

△ Die verwitterte Pyramide Amenemhets III. in Dahschur ist ganz aus Ziegeln errichtet worden.

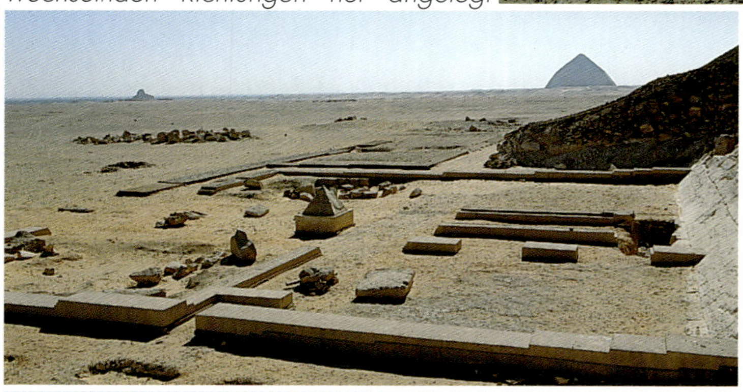

◁ Totentempel des Snefru in Dahschur. Am Horizont ragt die »schwarze« Pyramide Amenemhets III. aus der Wüste auf.

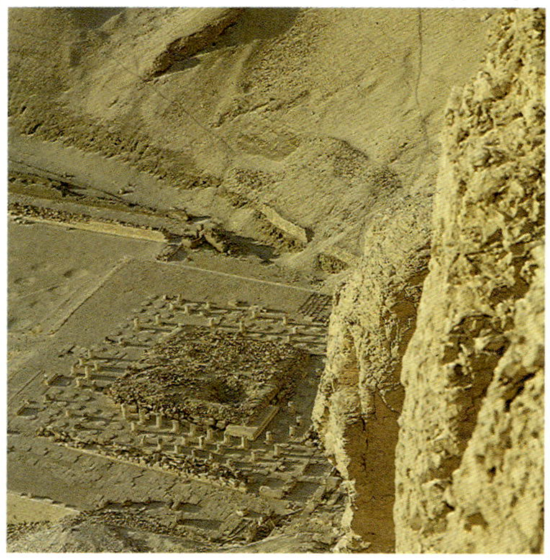

▷ Grabanlage Mentuhoteps II. im Talkessel von Deir el-Bahari

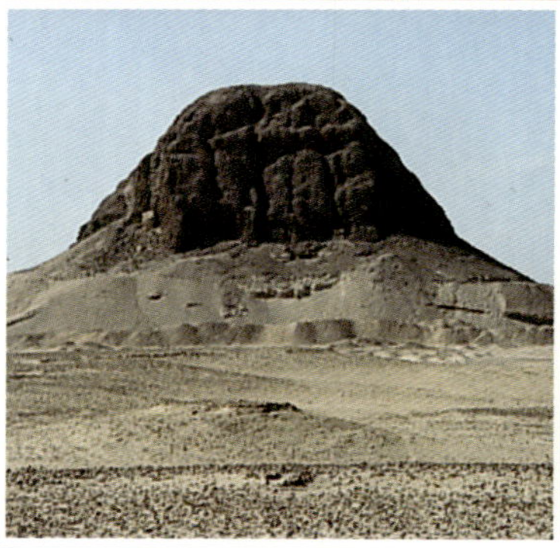

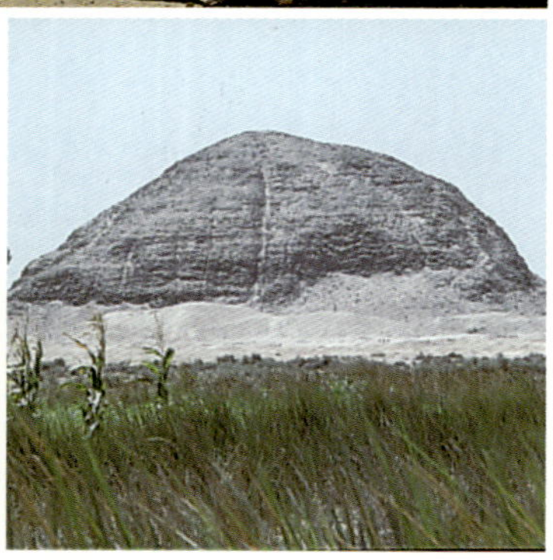

◁ Die Pyramide von Hawara, in der Amenemhet III. beigesetzt wurde, und die Pyramide Sesostris' II. in Illahun.

sich deshalb Goldunterlage und Granulat nur an winzigen unsichtbaren Berührungspunkten, und die sphärische Form der Kügelchen bleibt erhalten, weil ihr Goldkern nicht schmilzt. Entscheidend ist, daß Goldblech und Granulat den gleichen Feingoldgehalt und somit den gleichen Schmelzpunkt haben.

Ägypter, Etrusker, Griechen und Römer führten die Kunst der Granulation im Altertum auf ihren Höhepunkt. Später ging das Geheimnis dieser Technik verloren; es wurde erst zu Beginn des 20. Jahrhunderts von Goldschmieden wiederentdeckt.

Tauschieren

Beim Röntgen der Mumie des Haushofmeisters Wah, der um 2020 v. Chr. im Felsengrab seines Herrn, des Erbprinzen, Schatzmeisters und Kanzlers Mektire, in Theben bestattet wurde, entdeckte man unter der Umwicklung der Mumienbinden neben einem breiten Perlenhalskragen drei große Skarabäen: einen aus Lapislazuli und zwei aus Silber, die in Massivteilen gegossen und zusammengelötet waren (188). Das Silber mit über 90 Prozent Feingehalt, wie es hier erstmals in Ägypten gefunden wurde, dürfte ein Import oder Tribut aus Syrien gewesen sein. Auf Kreta weisen die eleganten Spiralmotive, die in die flache Bauchseite geschnitten sind. Bei dem größeren der silbernen Skarabäen ist in den rechten Flügel die hieroglyphische Inschrift *Kanzler Mektire* in den linken *Gutsverwalter Wah* eintauschiert.

Für Ägypten stellt dies das älteste Beispiel der Tauschiertechnik dar. In Mesopotamien ist sie dagegen durch Funde aus den Königsgräbern von Ur schon für die Zeit um 2500 v. Chr. bezeugt. Auch diese

Technik gelangte wahrscheinlich durch wandernde Juweliere ins Niltal.

Beim Tauschieren wird ein Metall in ein andersfarbiges eingelegt; es handelt sich also um eine Art Intarsie in Metall. Die gewünschte Dekoration wird mit dem Meißel eingeschnitten, und zwar so, daß sich die Furche einwärts nach beiden Seiten verbreitert. Dabei entstehen scharfe Ränder, die mit dem Meißel leicht nach oben gehoben und wieder zurückgehämmert werden, nachdem das Gold oder Silber in kleinen Stücken oder in Form von Draht eingelegt ist. Beim Behämmern wird die Einlage mit der Oberfläche bündig geklopft.

Die großen Schmuckfunde

Aus der 11. Dynastie blieb an königlichem Schmuck nichts erhalten – die Grabanlagen der Könige wurden geplündert. Nur die Bestattungen von Nebenfrauen, die innerhalb der Totentempelanlage des Mentuhote Nebhepetre in tiefen Schachtgräbern beigesetzt worden waren, entgingen den Grabräubern. Was sie an Schmuck enthielten, war ziemlich schlicht – Halsketten mit Perlen aus Silber und Gold, Halbedelsteinen und Fayence. Im Grab der Prinzessin Mujet fand man einen Strang aus großen kugelförmigen, hohl gearbeiteten Goldperlen, der vermutlich im Haar getragen wurde, einen weiteren mit Perlen aus Karneol, Feldspat und blauem Glas und einen dritten mit runden Goldscheiben, die auf einem Lederstreifen aufgereiht waren. Kugelförmige Perlen erfreuten sich damals besonderer Beliebtheit. Wie schon im Alten Reich wurden zwei halbkugelige Hälften aus dünnem Gold- oder Silberblech in Hohlformen gepreßt und zusammengelötet.

Die Pyramiden der machtvollen 12. Dynastie waren keine massiven Steinbauten mehr, sondern wurden aus Bruchsteinen und Ziegeln mit einer äußeren Kalksteinverkleidung errichtet. Großen Aufwand trieb man mit der Sicherung der Grabkammern. Um Grabräuber irrezuführen, wurden die Eingänge nun nicht mehr einheitlich nach Norden, auf den Polarstern, ausgerichtet, sondern

202 Krone der Prinzessin Chnumet

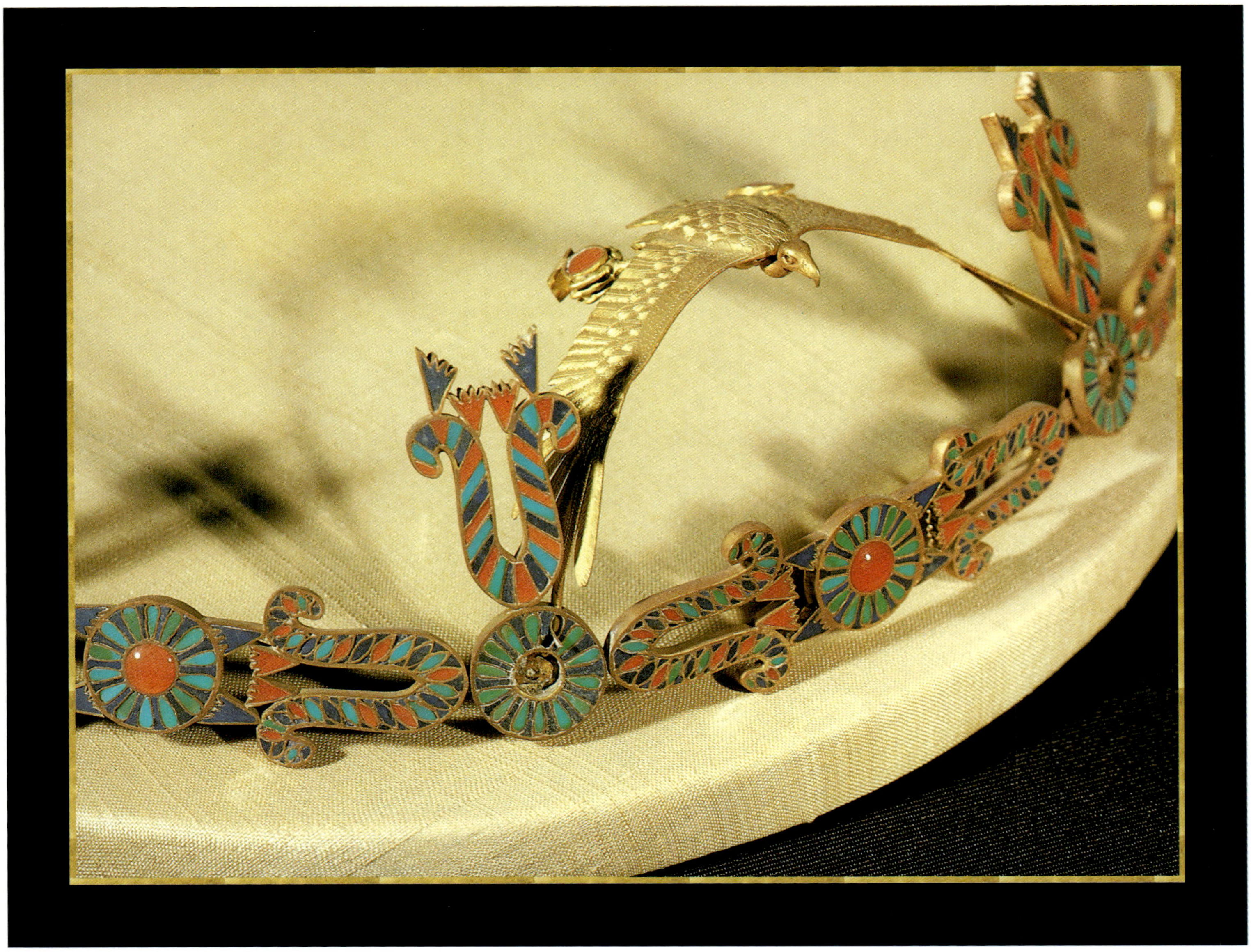

von ständig wechselnden Richtungen her angelegt, und ungeheure Quarzitblöcke versperrten den Zugang. Doch all diese Maßnahmen konnten keine der königlichen Pyramiden vor der Plünderung bewahren. Nur ein kostbarer Schmuck ist ihr entgangen, die goldene Uräusschlange vom Kopftuch Sesostris' II. (229).

In den ummauerten Pyramidenbezirken wurden auch die engsten Mitglieder der königlichen Familie – Königsgemahlinnen und Prinzessinnen – zur letzten Ruhe gebettet, in tiefen Grüften, die den Grabräubern teilweise verborgen blieben. Die reichen Schmuckfunde aus den Prinzessinnengräbern von Dahschur und Illahun geben uns erstmals eine Vorstellung vom Reichtum der Ausstattung für das Jenseits. Dieser Schmuck gehört zu den edelsten und erfindungsreichsten ägyptischen Goldschmiedearbeiten. Aber auch in nichtköniglichen Bestattungen wurde vereinzelt Goldschmuck von ähnlicher Vollkommenheit gefunden. Meist handelt es sich um ausgesprochen weiblichen Schmuck: Blütendiademe, Arm- und Fußknöchelbänder, Hüftgürtel und Fingerringe. Manche Stücke aus den Prinzessinnengräbern legen allerdings den Gedanken nahe, daß es sich um Erbgut aus dem Besitz des Königs handelt, wie zum Beispiel ein kostbarer Dolch, ein Diadem mit Uräus oder die Brusttafeln mit königlichen Emblemen und dem Niederschlagen der Feinde als Motiv.

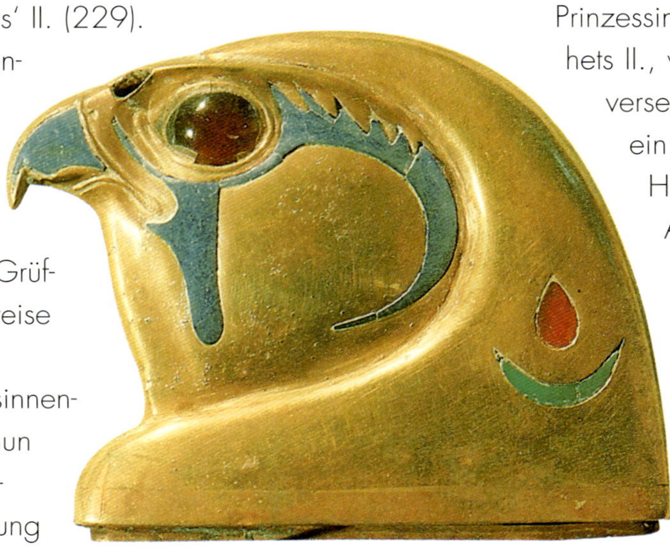

203 *Falkenkopf am Kragen der Chnumet*

Dahschur

Bei den Pyramiden Amenemhets II. und Sesostris' III. in Dahschur, etwa 25 Kilometer südlich von Giza, legte der französische Archäologe Jean Morgan 1894/95 die Gräber der königlichen Familie frei. Innerhalb der von Mauern umschlossenen Pyramidenbereiche entdeckte er vier noch intakte Bestattungen, die den Grabräubern entgangen waren. Bei der »weißen« Pyramide Amenemhets II. kamen die Grabstätten der Prinzessinnen Chnumet und Ita ans Licht, bei der »schwarzen« Pyramide Sesostris' III. die von Sat-Hathor und Mereret.

Mehr an Schatzsuche als an gewissenhafter archäologischer Ausgrabung interessiert, versäumte es de Morgan, sich am Fundort ein exaktes Bild von der Zusammengehörigkeit der vielen Perlen und Schmuckglieder zu machen und die Fundlage jedes Teils zeichnerisch festzuhalten. So blieben die dem Ägyptischen Museum in Kairo übergebenen Funde zunächst ohne Zusammenhang und konnten erst anhand des Schmucks von Illahun, der aus der gleichen Zeit stammt, rekonstruiert werden.

Prinzessin Chnumet, eine Tochter Amenemhets II., war besonders reich mit Schmuck versehen, darunter zwei Kronen und ein großer Falkenhalskragen sowie Halsketten, Anhänger verschiedener Art, Gürtel, Arm- und Fußknöchelbänder.

Das eine der beiden Diademe (202) besteht aus acht sich wiederholenden Gruppen stark stilisierter Blütenmotive, wie sie ähnlich bereits den Stirnreif der Prinzengemahlin Nofret (132) schmückten. Die Mitte jeder Gruppe bildet eine Rosette mit Blütenblättern aus winzigen Türkisen, Lapislazuli und Obsidian und mit einem roten Karneol als Blütenboden. Von beiden Seiten her wenden lilienartige Gebilde ihre Blüte der Rosette zu. Diese Ornamentgruppe kehrt achtmal wieder, von den anderen getrennt durch eine gleichartige Rosette, aus der die lilienartige Blüte nach oben herauswächst. An der Stirnseite wird sie überspannt von einem goldenen Geier, der in flachem Bogen seine Schwingen ausbreitet und Ewigkeitsringe in den Fängen hält. Der Geier ist im Alten Reich als Haube der Göttin Nechbet von Nechen bezeugt; sie schützt als Kronengöttin die Trägerin des Diadems.

Blüten und Rosetten des Diadems wurden einzeln aus Goldblech gearbeitet und nach dem Einsetzen der Edelsteine zusammengelötet. Bei dem Geier ist der Körper gegossen, seine Flügel sind aus Goldblech getrieben, Details durch Gravur hervorgehoben, die Augen aus Obsidian eingelegt. Der Stirnmitte gegenüber ist an der Innenseite der Krone ein Röhrchen aufgelötet, in das eine stilisierte Palme aus Gold gesteckt wurde.

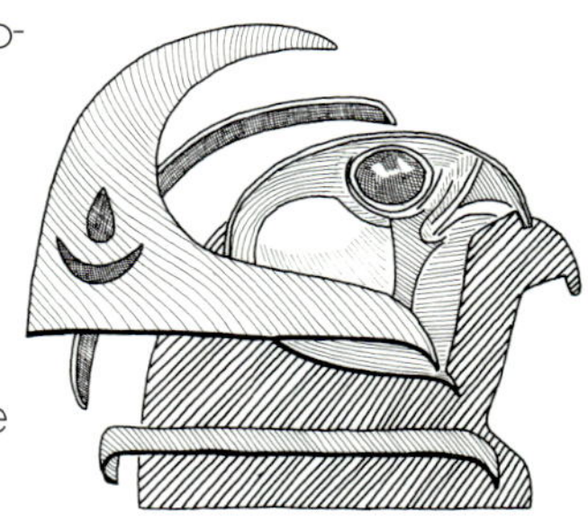

204 *Montierung der Falkenkopf-Endstücke am Perlenkragen der Prinzessin Chnumet*
205 *Goldener Falkenkragen der Prinzessin Chnumet*
206 *Blütenkrone der Prinzessin Chnumet*

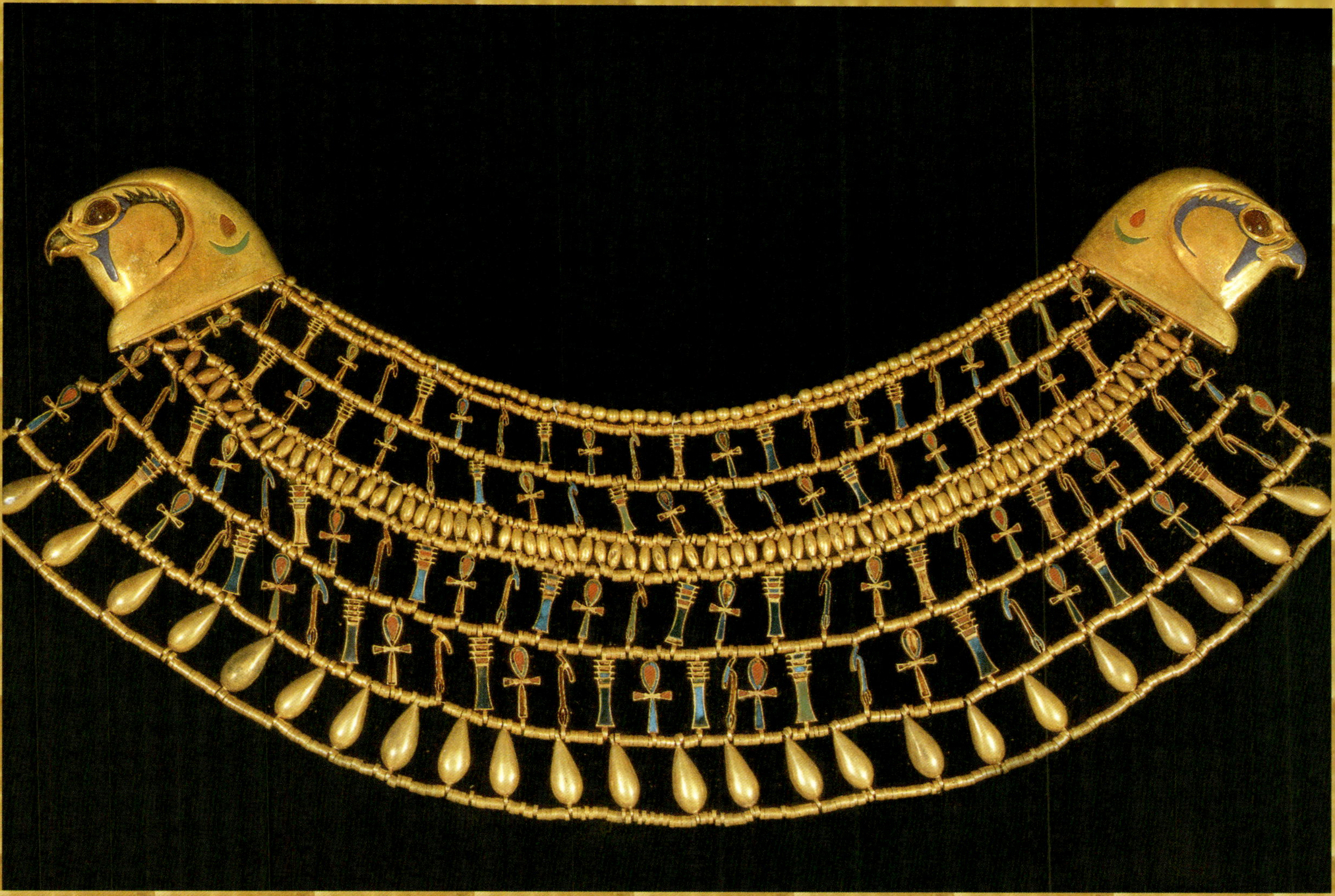

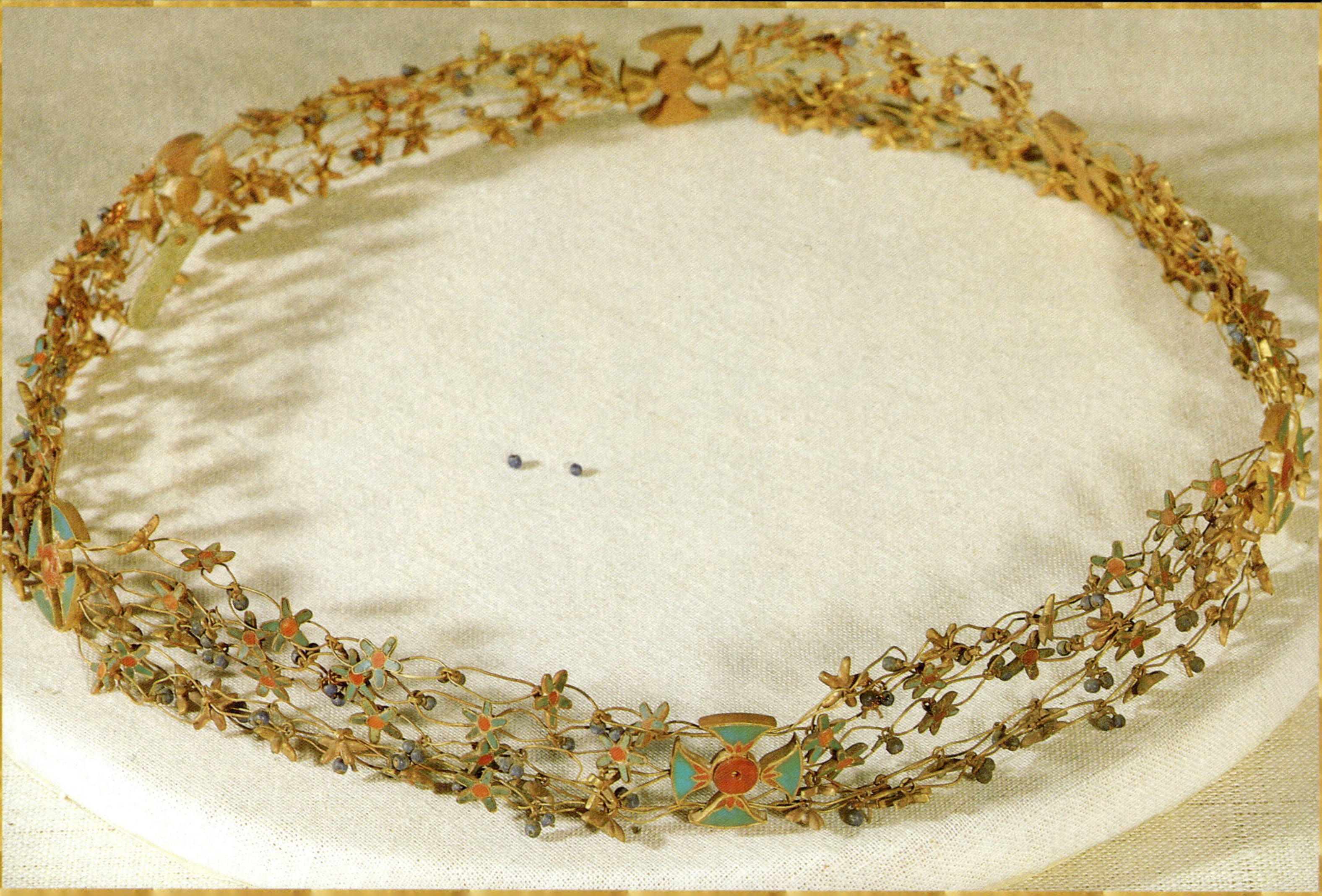

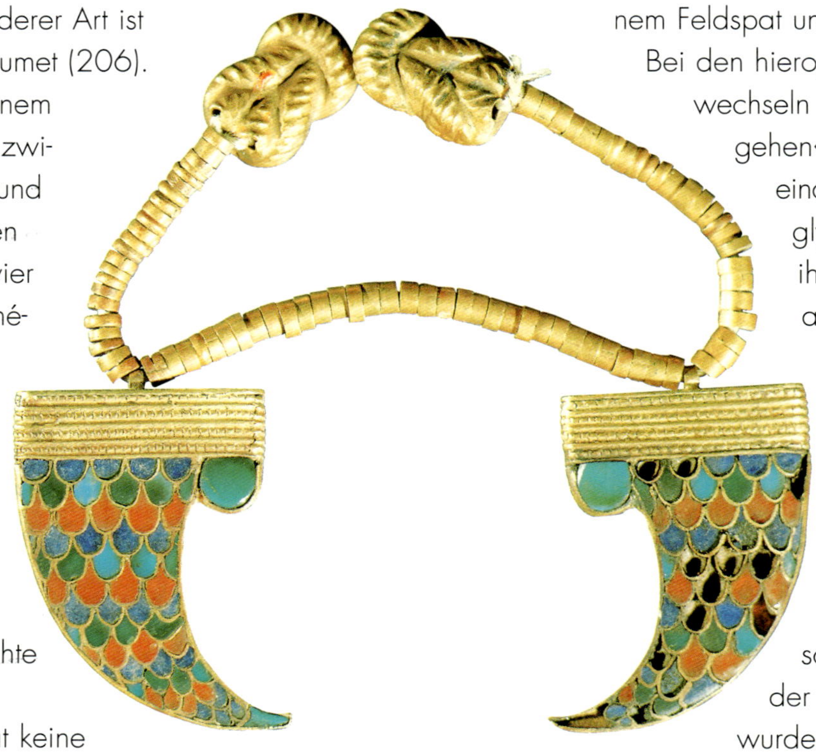

207 *Fußknöchelband mit Vogelkrallen*

Ein Kopfschmuck ganz anderer Art ist die zweite Krone der Chnumet (206). Den duftigen Kranz aus einem Gewirr von Golddrähten, zwischen die winzige Blüten und Früchte gestreut sind, halten sechs Kreuze, die aus je vier Papyrusdolden in Cloisonné-Arbeit mit Türkis- und Karneoleinlagen gebildet werden. Solche Einlagen, fertig poliert in ihre Zellen geklebt, tragen auch die zarten Blüten aus Gold. Sie sind auf jene Stellen gelötet, wo zwei Golddrähte sich kreuzen.

Dieses Blütendiadem hat keine Verbindung zu irgendeinem ägyptischen Diadem der älteren oder späteren Epochen. Es dürfte von kretischen Handwerkern entworfen und geschaffen worden sein. Kretische Einflüsse finden sich noch mehrfach im Schmuck der Chnumet wie auch in dem der Prinzessin Mereret.

Die Glieder des Falkenkragens (205) bestehen aus Reihen kugeliger und scheibenförmiger Goldperlen, einer Reihe senkrecht gestellter Tonnenperlen und vier Reihen goldener Hieroglyphen, die mit Lapislazuli, Türkis, grünem Feldspat und Karneol eingelegt sind. Bei den hieroglyphischen Gliedern wechseln die Schriftzeichen »Wohlergehen«, »Leben« und »Dauer« miteinander ab. Perlen und Hieroglyphen wurden aufgrund ihrer ungefähren Fundlage auf der Brust der Mumie wieder zusammengefügt. Die goldenen Falkenköpfe des Kragens mit Einlagen aus Lapislazuli und Karneol sowie Granat für die Augen sind in ihrer Gestaltung wie in technischer Hinsicht Meisterwerke der Goldschmiedekunst. Sie wurden aus einzelnen geformten Stücken zusammengelötet. Die Lötstellen sind sichtbar und erlauben eine Rekonstruktion (204) der Montage.

Auch die Auffädelung der Falkenhalskette (212) war zerfallen. Die jetzige Anordnung zusammen gefundener Einzelteile ist auf die Mitte des Halsschmucks ausgerichtet: Der nur einmal vorhandenen Hieroglyphengruppe in der Mitte, »Leben« und »Zufriedenheit«, folgen fortlaufend nach links und rechts ein schakalköpfiger Gott; Geier und Uräusschlange, die beiden Herrinnen der

208–209 *Glückwunschanhänger der Prinzessin Chnumet*

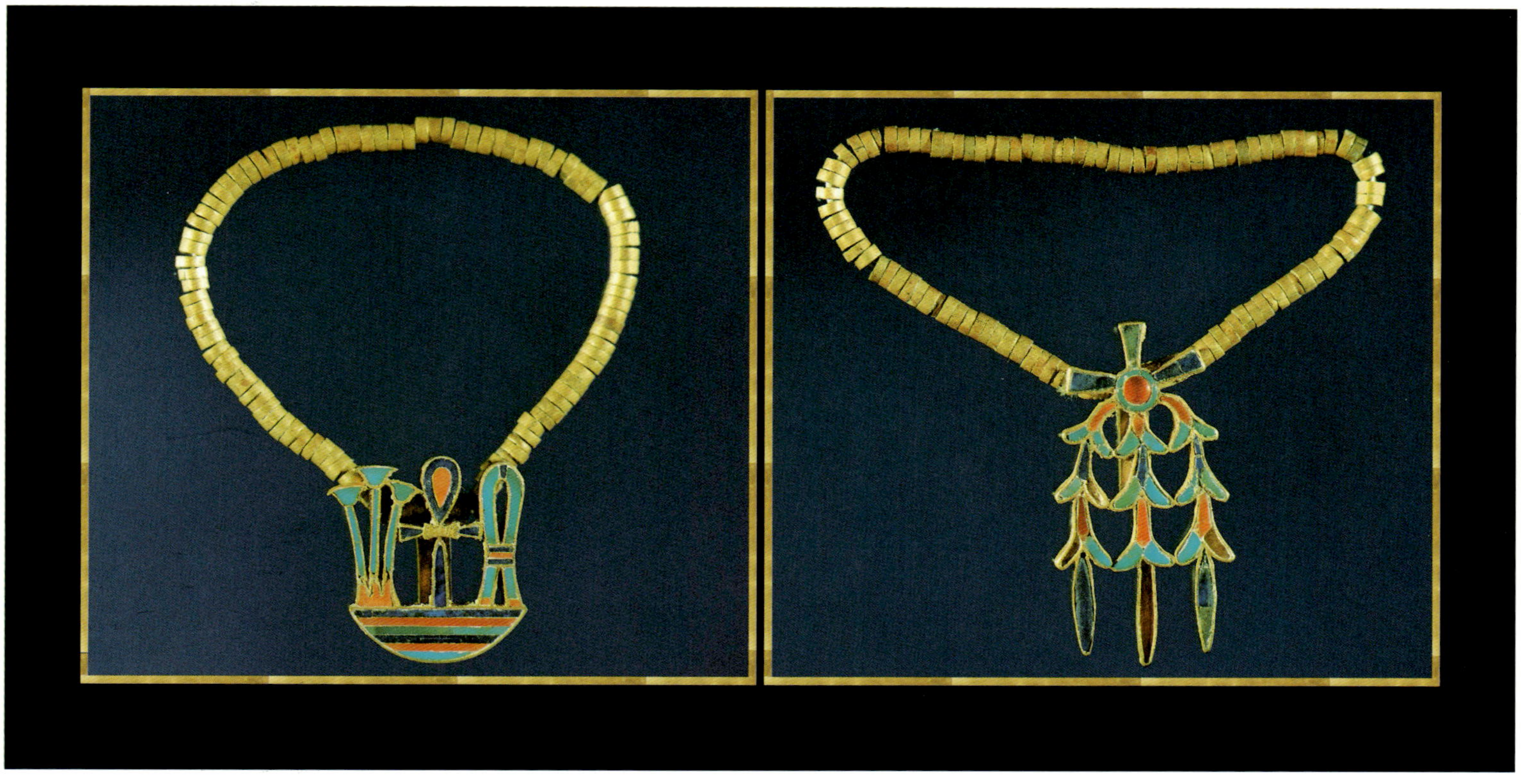

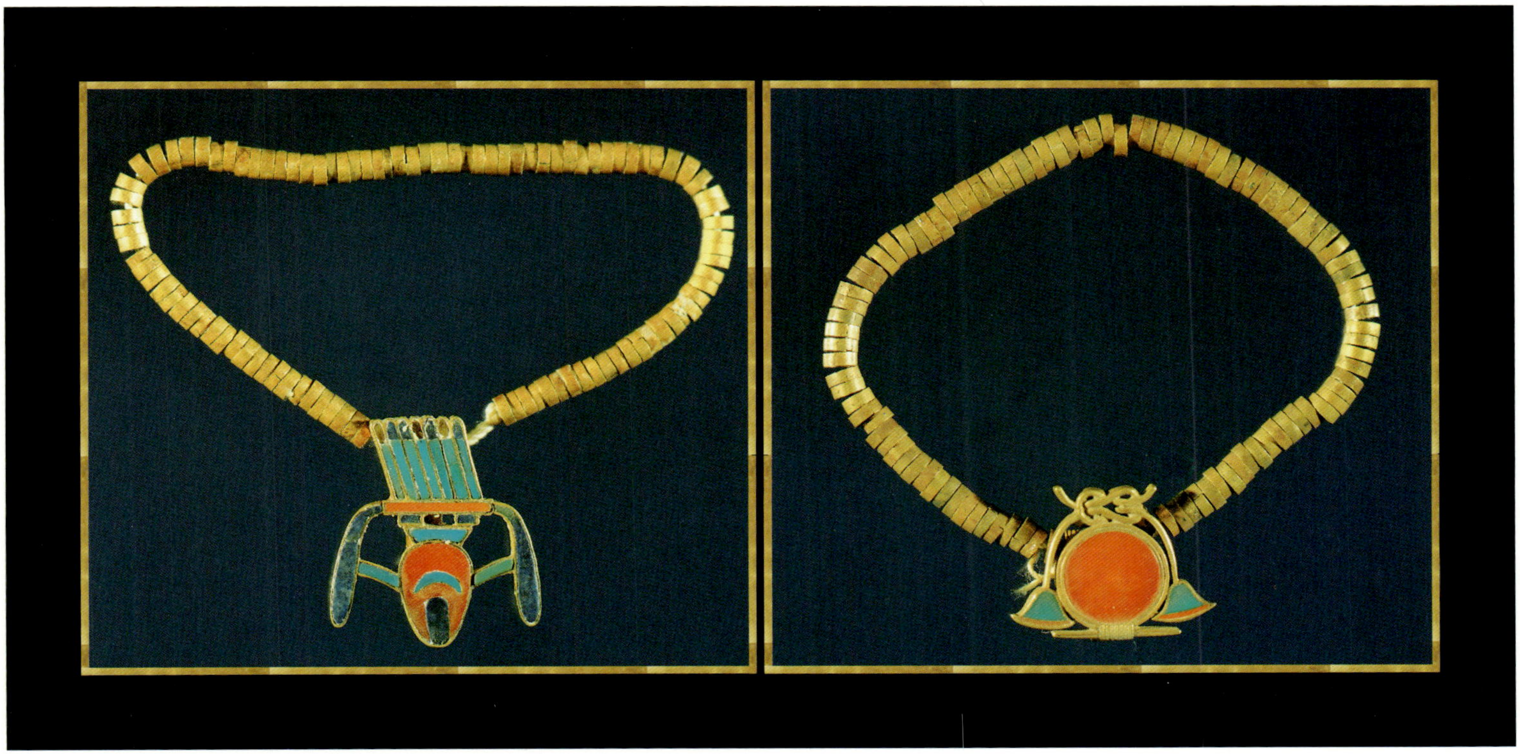

210-211 *Glückwunschanhänger der Prinzessin Chnumet*

Königstitulatur, jede auf einem Korb; ein Bat-Emblem; ein Udjat-Auge; ein hoher Henkelkrug (vieldeutig); die Zeichen für »Dauer«, »Leben« und »Vereinigung« sowie die Biene (der Titel des Königs von Unterägypten). Eine sinnvoll lesbare Sentenz ist den Zeichen nicht zu entnehmen.

Die Falkenköpfe ganz außen, jeder mit einer angelöteten Öse an der Stirn zum Durchziehen eines Verschlußbandes, sind mit Türkis und Lapislazuli ausgelegt. Goldstege, die die Einlagen halten, bilden die Innenzeichnung. An der geraden Unterseite der Falkenköpfe sind je zwei Röhrchen angelötet und darin die beiden Stränge goldener Scheibenperlen eingehängt. Den unteren Abschluß des Halsschmucks bilden die üblichen Tropfenperlen, die hier mit Türkis, Karneol und Lapislazuli eingelegt sind.

Bei einer weiteren Halskette (107) werden zwei Reihen runder Gold-, Türkis- und Lapislazuliperlen in Abständen von doppelten Röhrenperlen aus Türkis und Lapislazuli verbunden. Auch hier bilden Tropfenperlen in Zellenarbeit den unteren Abschluß.

Mit Türkis, Lapislazuli und Karneol in Goldzellen eingelegte Hieroglyphen sollten der Trägerin jede Art von Glück bringen: »Wiedergeburt« (209), »Herzensfreude« (210), »Ewige Jugend« (211), »Aller Schutz und Leben um mich« (208). Die Kettchen sind modern aus mitgefundenen Perlen aufgereiht. Wie diese Glückwunschanhänger getragen wurden, ob am Hals oder am Arm, ist ungewiß.

Hauptmotiv eines Armbandverschlusses (215) ist die mit dunkelblauem Lapislazuli zwischen goldenen Stegen eingelegte Hieroglyphe »Schutz«. Ihre Bedeutung hat sie von einem in dieser Weise zusammengebundenen Bündel Schilf, das schräg über die Schulter und Brust gelegt wurde und den Schwimmer, ähnlich einem Rettungsring, über Wasser hielt. Am Scheitel der Hieroglyphe ist als weiteres schützendes Zeichen ein Pantherkopf aus Goldblech angebracht, wie er häufig an Schmuckketten und Gürteln der 12. Dynastie vorkommt (71, 215). Auf ihrer goldenen Rückseite ist die Hieroglyphe dem Naturvorbild entsprechend ziseliert, den Pantherkopf gibt ein gestricheltes Band wieder. Die beiden seitlichen Goldstreifen sind mit je einer Nut versehen, in die sich eine T-förmige Schiene hineinschieben läßt. Sechzehn winzige Löcher an den Außenseiten nahmen die Enden der Perlenstränge auf.

Schutzfunktion hatte auch ein Gürtel mit Gold-, Lapislazuli-, Türkis- und Karneolperlen in Form von Akaziensamen. Seit vorgeschichtlicher Zeit sollten unter dem Gewand getragene Hüftgürtel aus solchen Samen den Unterleib vor Krankheiten und Fehlgeburten schützen. Die meisten sind endlos, das heißt ohne Verschluß gearbeitet. Um sie anzulegen, wurden sie über Kopf und Schultern gestreift.

Seite 106–107: 212–213 Halsketten der Prinzessin Chnumet

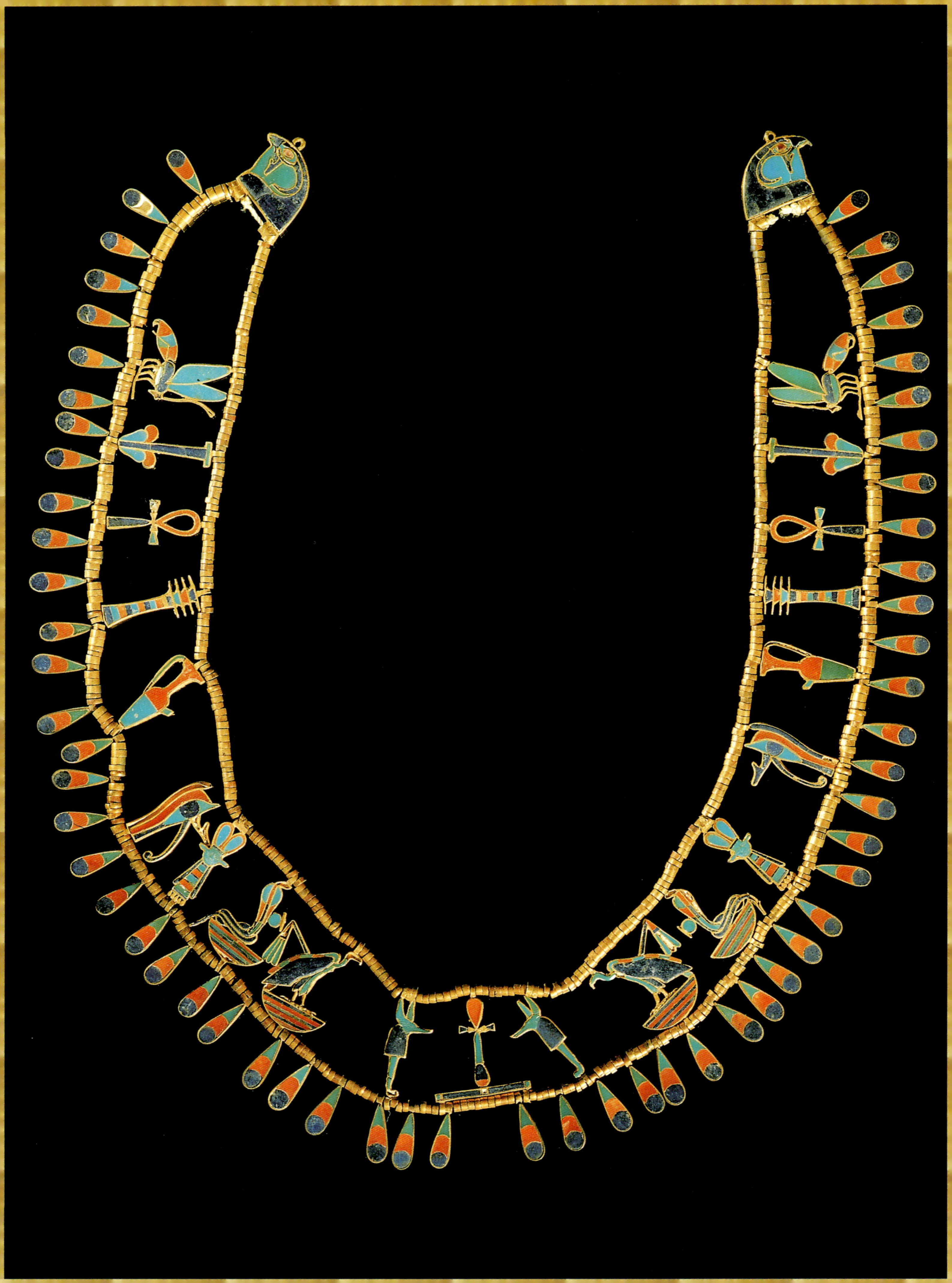

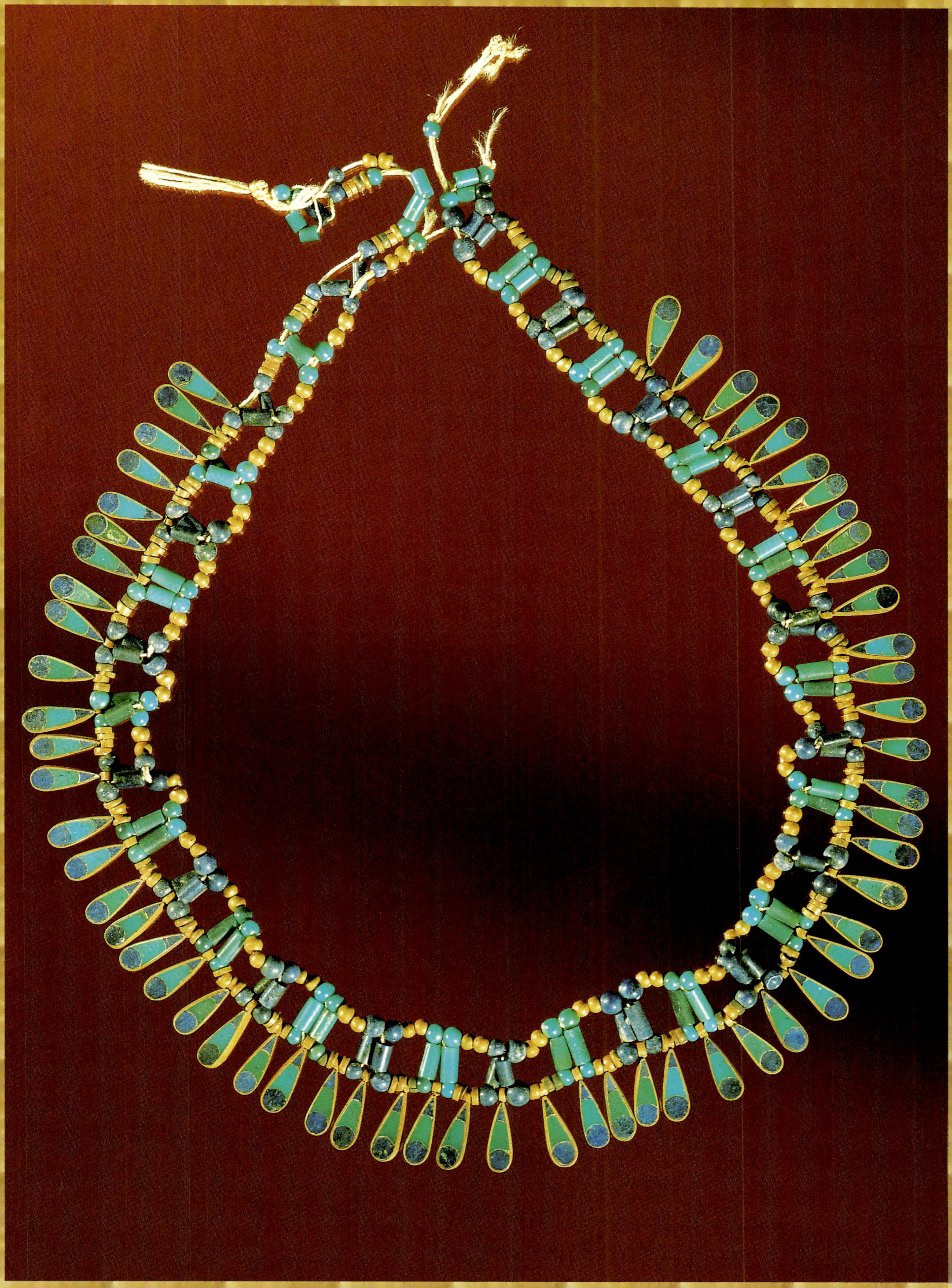

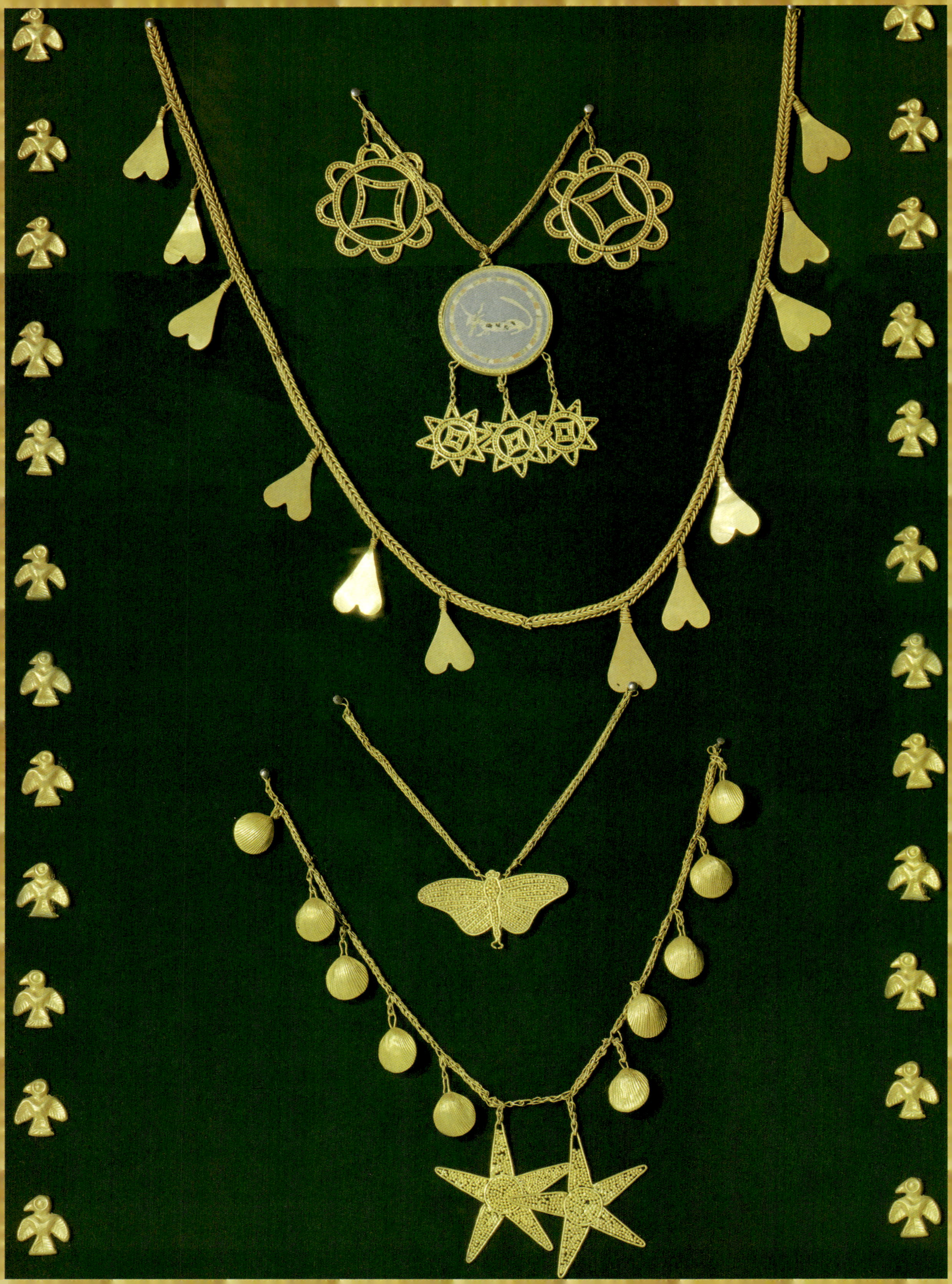

Ein Fußknöchelband (207) ist mit Vogelkrallen versehen. Ihre Fassung besteht aus gekörntem Golddraht, die Innenfläche schmückt ein farbiges Schuppenmuster aus winzigen, exakt zugeschliffenen Türkisen, Karneolen und Lapislazuli in Goldzellen. Die beiden Vogelkrallen sind mit je einer Öse in ein Goldperlenkettchen mit Knotenamulettverschluß eingehängt. Das Knotenpaar ist aus Goldblech getrieben, und zwar in zwei Hälften, die mit einem drehbaren Riegel zu verschließen sind. In der Zauberliteratur schützen Knotenamulette den Leib gegen Giftschlangen und anderes Gewürm.

Fußknöchelbänder mit Vogelkrallen-Amuletten, die schon in vorgeschichtlicher Zeit getragen wurden, erscheinen auch auf zeitgenössischen Wandmalereien, zum Beispiel an einer Tänzerin im Grabe des Gaufürsten Uah-Ka in Qau. Sie trägt außerdem ein Haarband aus Perlen, eine Halskette mit Menit und verschiedenen Armschmuck an den Handgelenken und Oberarmen, der unter dem erhaltenen Schmuck schwer nachzuweisen ist.

Zum Schmuck der Prinzessin Chnumet in Dahschur gehören einige Stücke, die sich in Form und Technik von allem bis dahin bekannten ägyptischen Schmuck unterscheiden und auf ägäische Einflüsse hinweisen. Es handelt sich um granulierten Schmuck (214). Bei einem dieser Stücke (oben Mitte) verbindet ein goldenes Kettchen zwei in zierlicher Arbeit hergestellte kreisrunde Anhänger. Der äußere Kreis mit acht aufgesetzten Halbkreisen umschließt ein durchbrochenes Quadrat mit einwärts gebogenen Seiten. Den einzelnen schmalen Elementen sind an den Rändern Drähte aufgelötet, die Zwischenräume mit einer Reihe Goldkügelchen gefüllt. Zwischen den beiden Scheiben hängt ein rundes Medaillon in Goldfassung. Die Komposition aus verschiedenfarbigem Glasmosaik zeigt ein liegendes, schwarzweiß geflecktes Rind, das ein Kreis aus braunen und weißen Tupfen umgibt. Über das Mosaik ist eine Scheibe aus Bergkristall gelegt. Von diesem Medaillon hängen an kurzen Kettchen drei sternförmige Anhänger herab. Sie sind in der gleichen durchbrochenen Arbeit aufgebaut wie die beiden runden Anhänger und ebenfalls mit Granulation geschmückt; der Kreisrand ist jedoch sternförmig mit acht Spitzen besetzt.

Eine andere Kette (214) besteht aus doppelten, ineinandergreifenden Golddrahtschleifen; daran hängen in Dreiergruppen aus Goldblech ausgeschnittene Fliegen oder Bienen. An einem weiteren kurzen Kettchen (214) ist ein Anhänger in Form eines Schmetterlings aus Goldblech befestigt. Dieses Motiv erscheint bereits in den Ein-

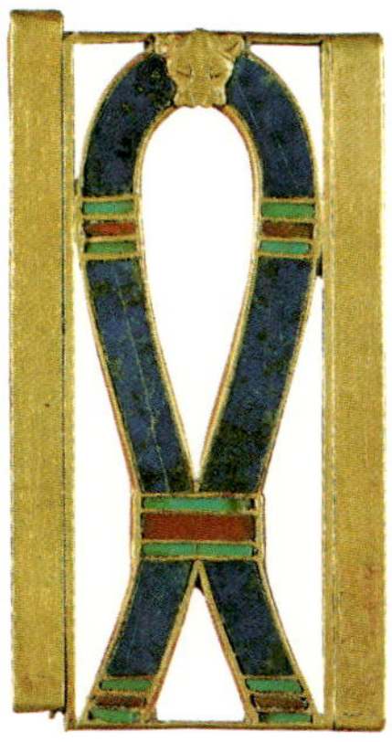

215 Armbandverschlußstück

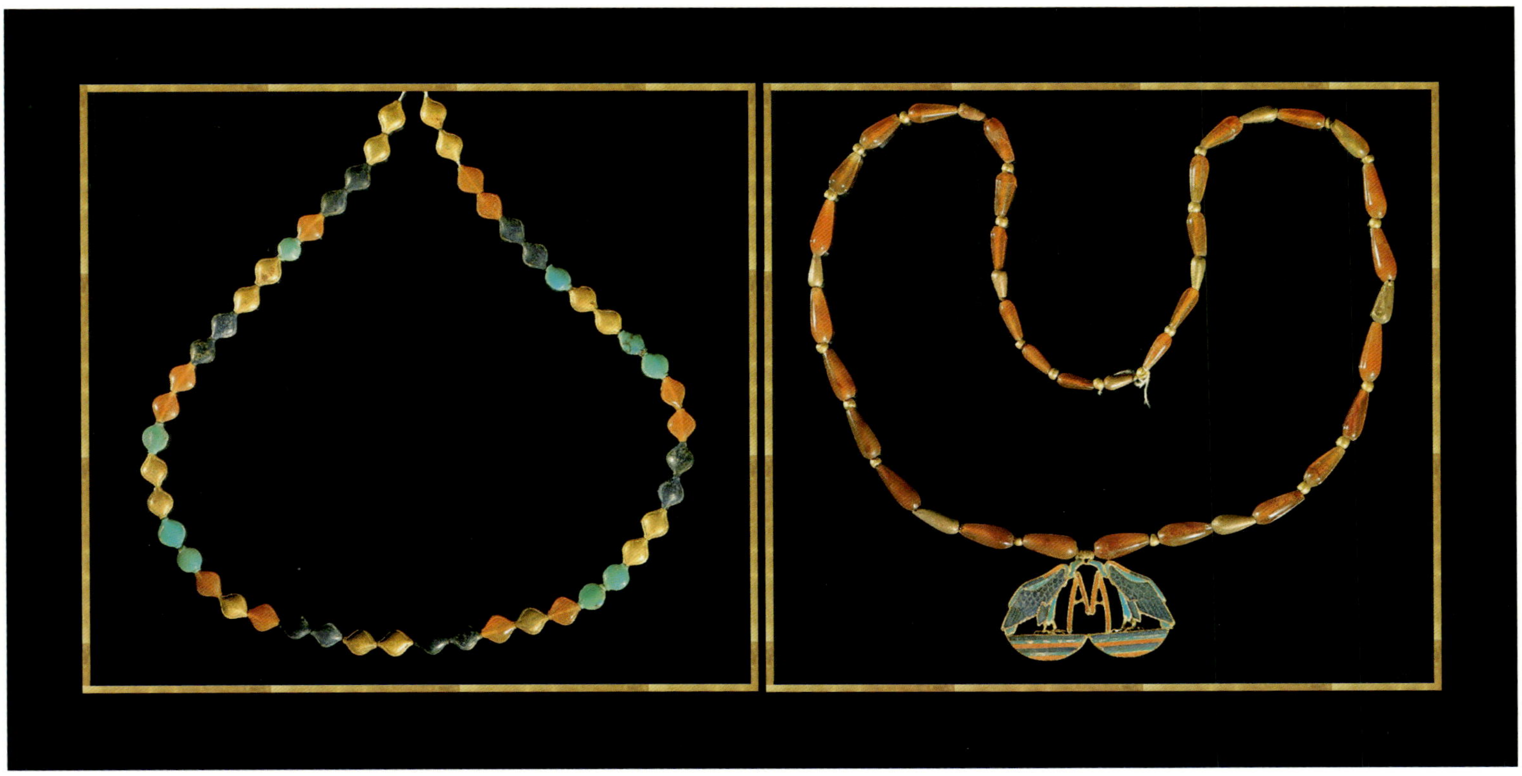

216–217 Gürtel aus Akaziensamenperlen, Perlenkette mit Amulettanhänger

214 Granulierter Schmuck der Prinzessin Chnumet

lagen der silbernen Armreife der Königin Hetep-heres (163), aber der Schmetterling der Prinzessin Chnumet hat eine andere Kontur. Seine äußere Umrandung, Körperumriß und Struktur der Flügeldecken sind mit aufgelöteten feinen Golddrähten hervorgehoben. Auf der Rückseite ist eine Vorrichtung zum Verkoppeln der beiden Kettenenden aufgelötet.

Schließlich eine aus Golddraht geflochtene Kette, an der zwei Seesterne und beidseitig je fünf vollplastische Muscheln hängen (214). Um den Rand und die kreisförmige Mitte der Seesterne ist Golddraht aufgelötet, die Innenräume sind mit Granulation gefüllt. Das Goldblech der Muscheln wurde in Formen gepreßt, ihre Außenfläche den natürlichen Einkerbungen entsprechend nachziseliert.

Ita, eine Tochter Amenemhets II., wurde bei der Pyramide ihres Vaters in Dahschur begraben. Der zusammen mit Resten eines Gürtels im Sarg der Prinzessin gefundene Dolch (218) ist ein außergewöhnliches und kostbares Stück. Der mondsichelförmige Knauf der Waffe besteht aus einem Lapislazuli von sieben Zentimeter Breite, wohl dem größten je in Ägypten verarbeiteten. Der kurze Griff ist aus einer im Querschnitt ovalen, zur Mitte hin etwas eingezogenen Röhre getrieben. Den Rundungen des Griffs genau angepaßt, sind kreisförmige Scheiben aus Lapislazuli und grünem Feldspat in waagrechten und senkrechten Reihen bündig aufgeklebt. In die Kreisflächen ist ein Blattkreuz aus dünnem Gold diagonal eingelegt. Die kleinen sphärischen Quadrate, die zwischen den sich berührenden Kreisflächen entstehen, sind mit zugeschliffenen Karneolen ausgelegt.

Das Heft ist massiv aus Gold gegossen und durch drei goldene Nieten fest mit der bronzenen Klinge verbunden. Der Klinge selbst verleiht die flache Einziehung der beiden Schneiden höchste Eleganz. Bei dem Dolch wurden auch die massiv goldene Zwinge und die Spitze der Schneide gefunden.

Der große Lapislazuliknauf und das stabile Heft aus Gold sind an ägyptischen Dolchen damaliger Zeit sonst nicht bekannt, der Griff mit dem Blütenmuster ist in Art und Technik überhaupt einzigartig in Ägypten. Vermutlich wurde diese Waffe von Goldschmieden fremder Herkunft für die Prinzessin Ita hergestellt. Die Form der Klinge weist nach Byblos, während die Muster auf dem Griff an die kretischen Teppichmuster von Deckenmalereien erinnern, die Gaufürstengräber in Assiut aus der Zeit Sesostris' I. als »Festzelt« ausstatteten. Ein steinerner Sphinx, mit dem Namen Ita bezeichnet und gestiftet nach Quadna bei Homs, legt die Vermutung nahe, daß die Prinzessin syrischer Herkunft war.

Das Grab der Prinzessin Sat-Hathor, einer Tochter Sesostris' II. und Schwester Sesostris' III., die bei der Pyramide ihres Bruders beigesetzt wurde, enthielt ein Pektoral mit dem Namen Sesostris' II. (219). Die Komposition ist wie in späteren Pektoralen in einen Rahmen gestellt, einem Götterschrein mit geböschten Außenwänden und einer Hohlkehle als oberem Abschluß. Zwei Falken, jeder mit der Doppelkrone Ober- und Unterägyptens, stehen auf der Hieroglyphe »Gold«, geben also den Königstitel »Gold-Horus« wieder. Die mit rotem Karneol eingelegten Sonnenscheiben mit Uräusschlangen und Lebenszeichen versinnbildlichen die Schutzmächte des Königtums. Eine Hieroglyphengruppe und der Thronname Sesostris' II., Cha-cheper-Re, nehmen den mittleren Streifen ein. Die Komposition dieses Brustschmucks ist in der Art eines Rebus zu lesen: »Zufrieden sind die Götter mit Cha-cheper-Re«. Mit großzügigeren Farbflächen in Dunkel- und Hellblau ausgeführt, wirkt die Einlegearbeit an den beiden Falken festlicher als in dem Exemplar aus Illahun, das den Namen desselben Königs enthält (233). Treibarbeit und Ziselierung auf der Rückseite sind von gleichartiger Präzision.

Mereret war vermutlich ebenfalls eine Tochter Sesostris' II. und Gemahlin ihres Bruders Sesostris' III. Sie lebte bis in die Zeit ihres Neffen Amenemhet III.

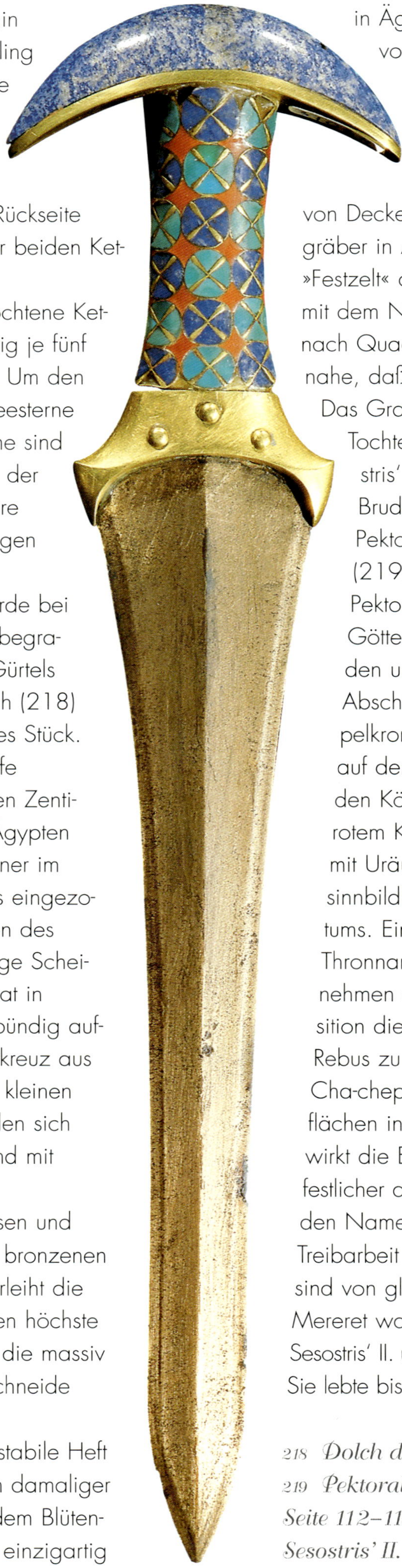

218 Dolch der Prinzessin Ita

219 Pektoral mit dem Namen Sesostris' II.

Seite 112–113: 220 Pektoral mit dem Namen Sesostris' II.

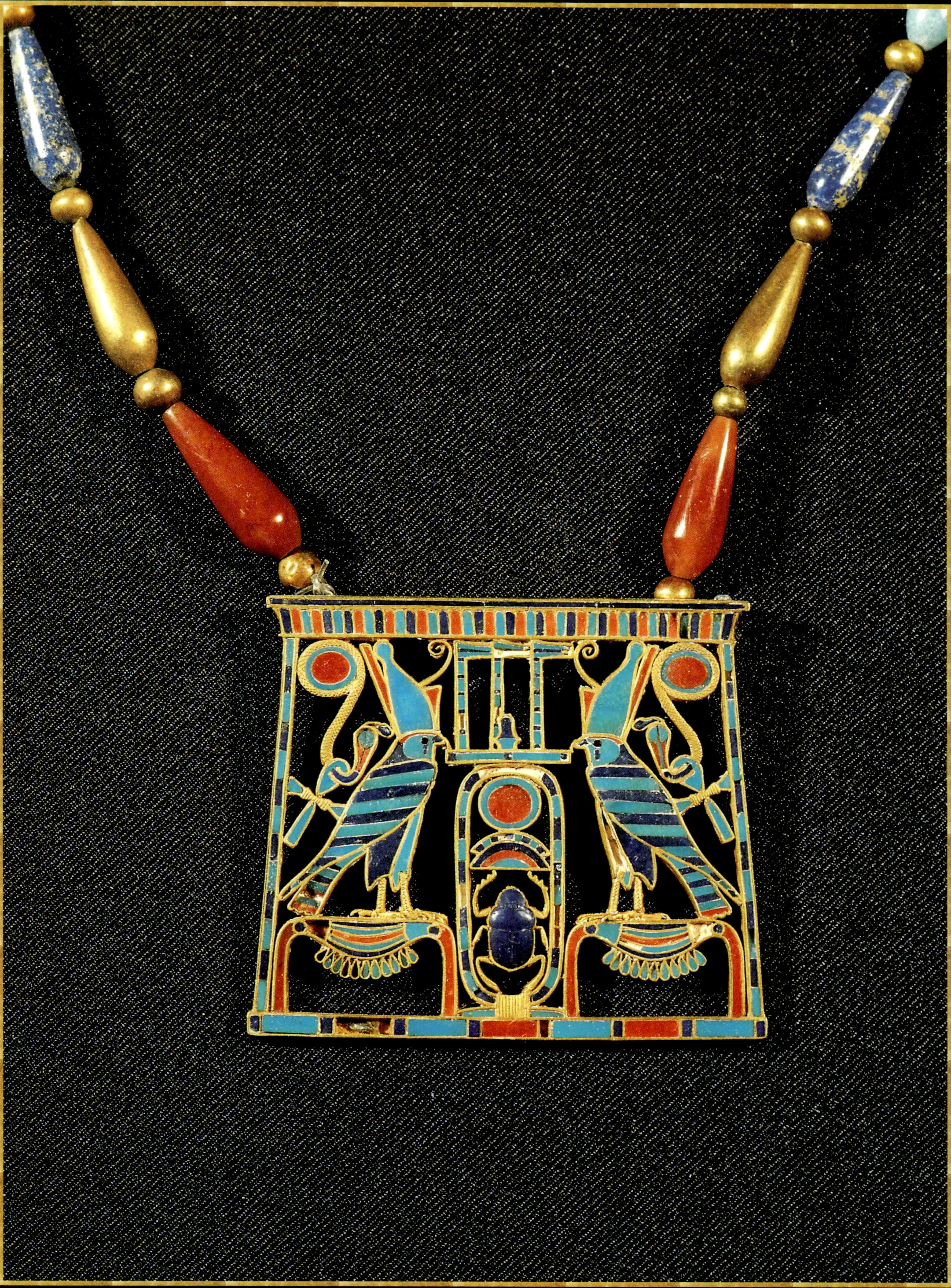

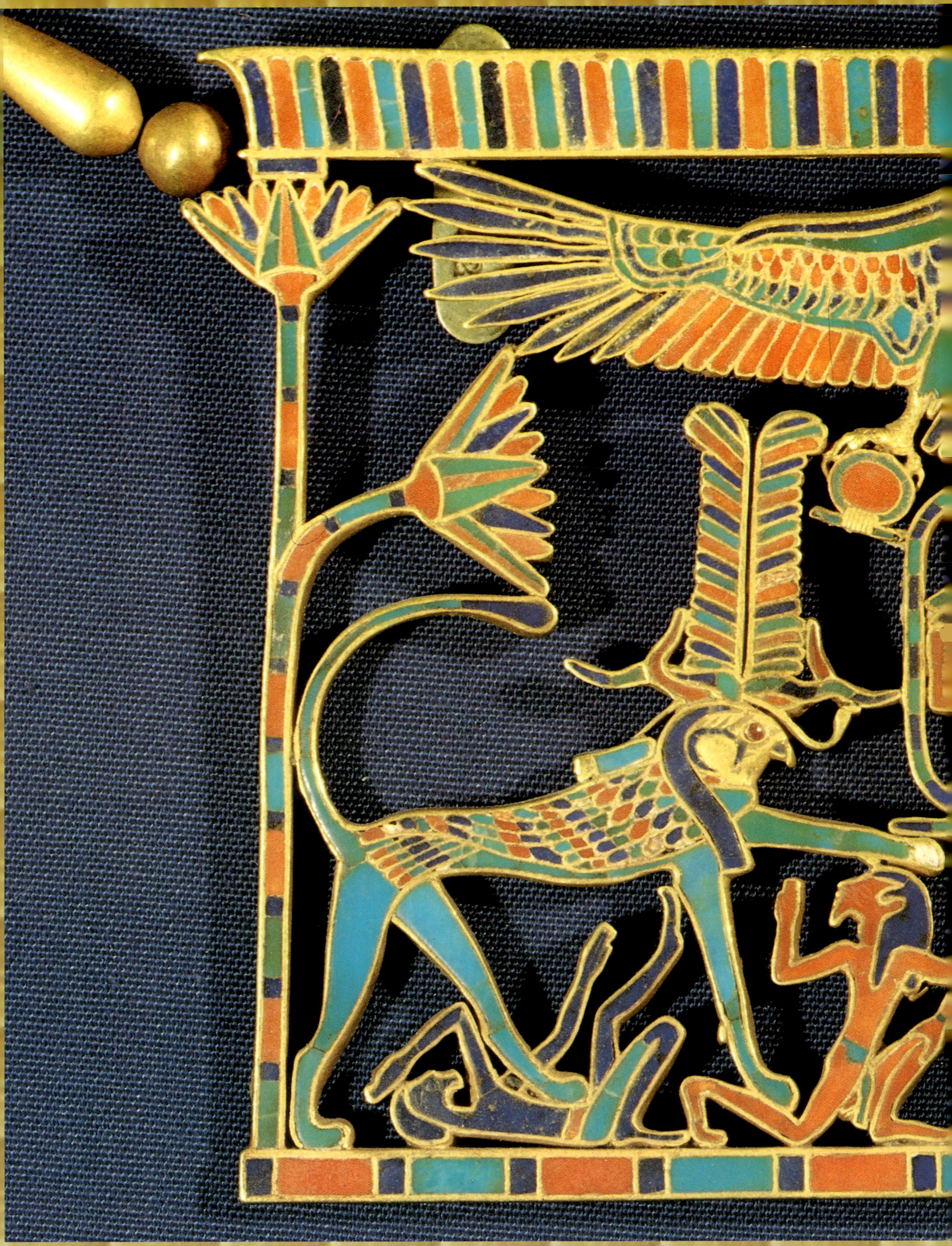

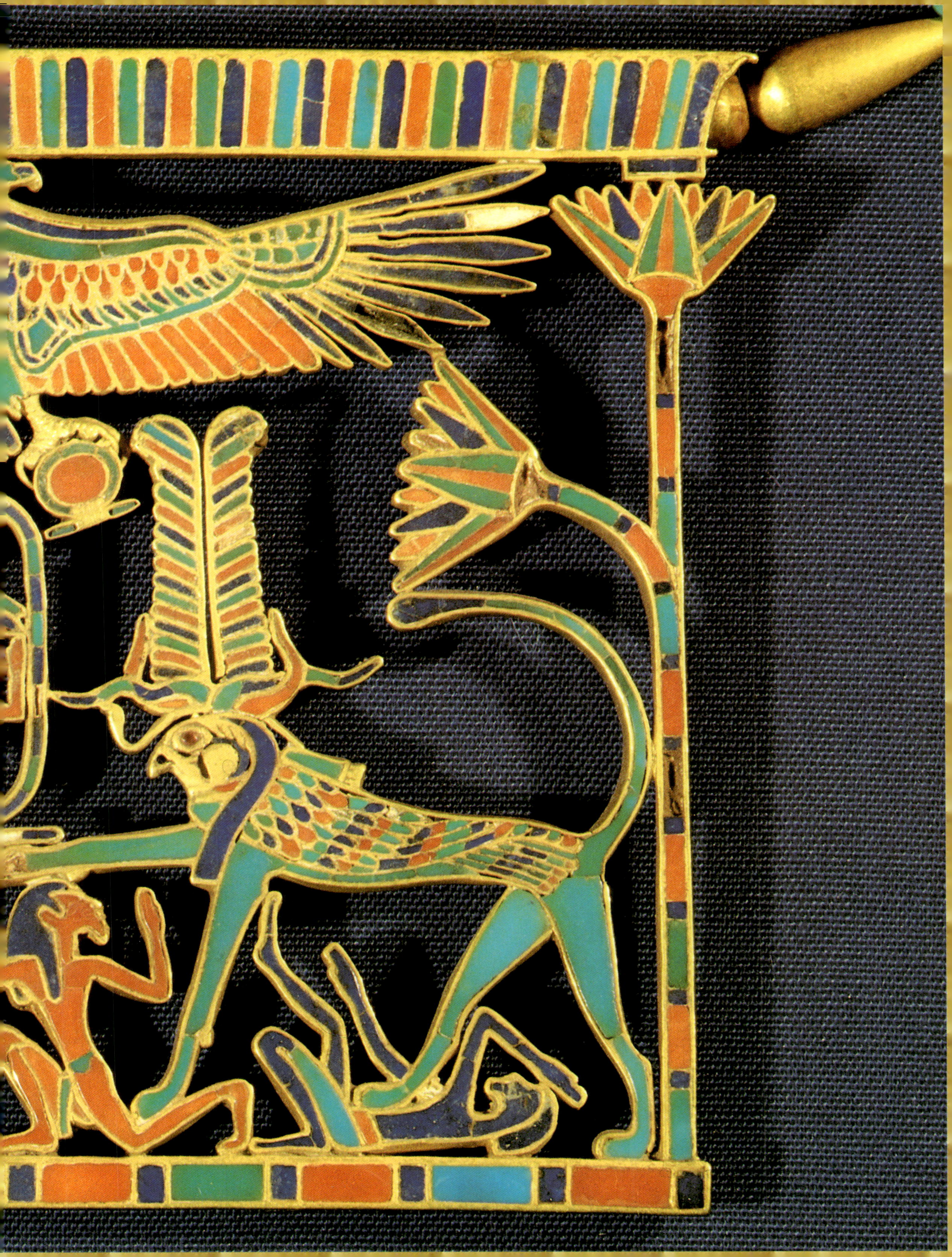

und wurde bei der Pyramide Sesostris' III. in Dahschur bestattet, nahe dem Grab der Sat-Hathor. Als Beigabe erhielt Mereret zwei Pektorale, eines mit dem Namen Sesostris' III., das andere mit dem Namen Amenemhets III.

Die Brusttafel mit dem Namen Sesostris' III. (220) zeigt ein Motiv, das sich bis ins Alte Reich zurückverfolgen läßt: Der König als Greif, einer Mischgestalt aus Falkenkopf und Löwenleib, tritt die Feinde Ägyptens mit seinen Pranken nieder. Das Motiv erscheint in spiegelbildlicher Verdoppelung. Ein doppeltes Hörnerdiadem, aus dem zwei hohe Federn emporragen, krönt den Falkenkopf, an der Stirn sitzt die Uräusschlange; der Löwenleib ist bedeckt vom bunten Gefieder des Falken. Die erhobene Vorderpranke schlägt einem um Gnade flehenden Libyer aufs Haupt, während die Hinterpranke einen dunkelhäutigen Nubier niedertritt. Auf den ausgestreckten Vorderpranken der beiden Greife ruht der Königsring mit dem Thronnamen Sesostris' III., Chakau-Re, der die Mitte des Schmucks einnimmt. Darüber breitet die oberägyptische Geiergöttin Nechbet mit Ewigkeitsringen in den Fängen ihre Schwingen. Diese Komposition ist in einen Schrein gestellt, dessen Hohlkehle von zwei schlanken Stengeln mit einer Lotosblüte getragen wird. Aus den beiden Stengeln neigt sich eine weitere Lotosblüte; sie füllt den hier bestehenden Leerraum aus und gibt dem Löwenschwanzende Halt.

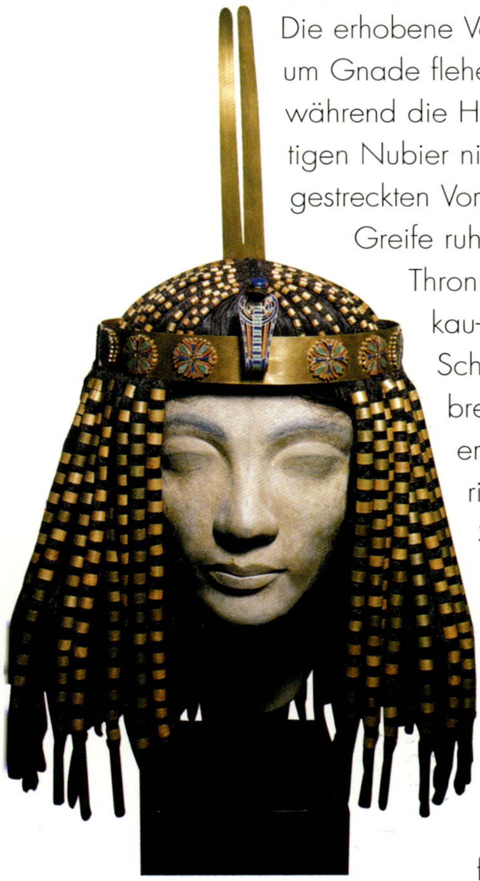

221–222 *Krone der Prinzessin Sat-Hathor-Junit*

Das Pektoral mit dem Namen Amenemhets III. (234), dessen Komposition ebenfalls in zwei spiegelgleichen Hälften aufgebaut und von einem Rahmen in Form eines Götterschreins umschlossen ist, zeigt eine andere Version des Themas »Pharao beim Ritus der Vernichtung der Feinde Ägyptens«. Der König erscheint in dem von einem Träger über der Schulter gehaltenen Gewand und einem mit Perlenreihen behängten Schurz. Weit ausschreitend hat er einen unterwürfig in die Knie gesunkenen vorderasiatischen Beduinen am Haarschopf gepackt, um ihm mit der Keule, die mit einer Beilklinge versehen ist, zu erschlagen. Das Opfer hält Dolch und Krummholz, die charakteristischen Waffen des Nomaden, gnadeflehend zum Pharao hin. Über diesem rituellen Geschehen schwebt die Geiergöttin mit den Beischriften *Herrin des Himmels* und *Herrscherin der Beiden Länder.* Mit ihren seitwärts gespreizten Fängen verleiht sie dem königlichen Arm »Leben« und »Dauer«. Die Mitte der Komposition nimmt die königliche Titulatur ein: *Der vollendete Gott, Herr der Beiden Länder, der alle Fremdländer schlägt,* flankiert vom Thronnamen Amenemhets III., Nima'at-Re. Im Rücken des Königs schwingt die Hieroglyphe »Leben« mit menschlichen Armen einen Fächer, um ihm Lebenshauch zuzufächeln.

Innerhalb dieser Fülle von Bild- und Schriftelementen ist nicht genügend Leerraum gelassen, um die einzelnen Motive deutlich voneinander zu trennen. Die Komposition wird durch die Farben beherrscht, insbesondere die des roten Karneols. Erstmals bei einem Pektoral sind anstelle von Halbedelsteinen zugeschliffene Fayencestücke mit farbigen Glasuren verwendet; sie haben sich zersetzt und bräunlich verfärbt. Auch die Ziselierung der Figuren und Hieroglyphen auf der Rückseite der Goldplatte hat nicht mehr die Präzision der älteren Stücke. Trotz staunenswerter handwerklicher Arbeit ist mit diesem Prunkstück der ausgehenden 12. Dynastie die in der ägyptischen Goldschmiedekunst nie wieder erreichte Höhe überschritten.

Zum Schmuck der Mereret gehört weiterhin eine Halskette mit Anhängern und Amulett. An der Kette aus winzigen Goldperlen hängen an Ösen und kurzen goldenen Röhrchen achtzehn Kugeln aus Karneol, Türkis und Lapislazuli, die kreuzförmig von schmalen Goldstreifen gehalten werden. Ein Amulettanhänger in der Mitte des Kettchens trägt drei Hieroglyphen: Das »Lebenszeichen« zwischen den Zeichen für »Schutz« steht auf einem Korb, der »alles, aller« bedeutet.

Illahun

Sesostris II., der vierte König der 12. Dynastie, errichtete seine Pyramide am Zugang zur Oase Fayum. Vermutlich ließ er dort als erster eine Schleuse bauen, die den Wasserzufluß des Nilarms in die Oase regulierte. Das altägyptische Wort *lahun* bedeutet »Mündung des Kanals«.

Der Pyramidenbezirk von Illahun wurde erstmals 1888/89 von W. M. Flinders Petrie, dem berühmten englischen Archäologen, erkundet. 1914, bei seiner zweiten Kampagne, entdeckte er beim Säubern des

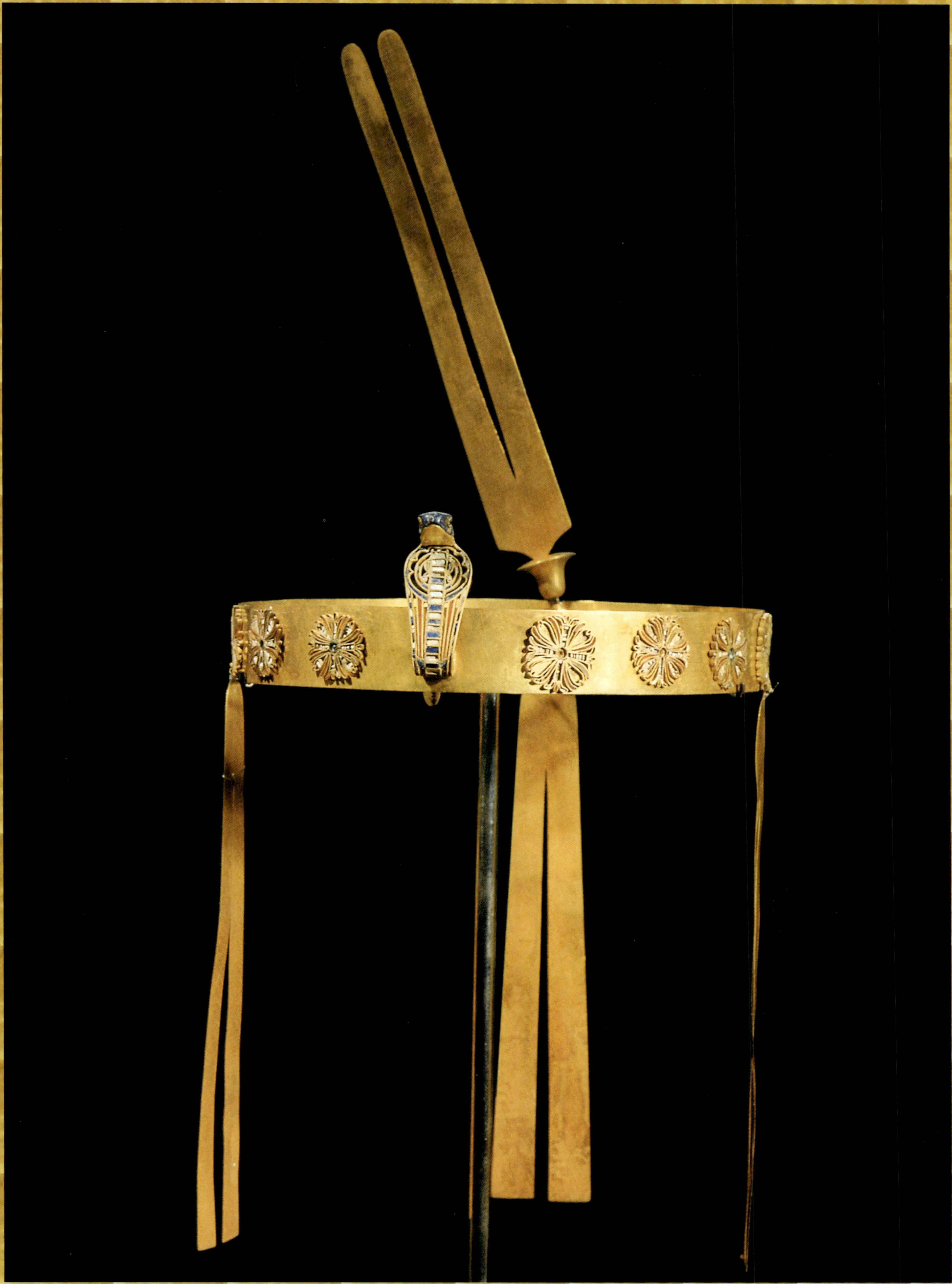

südlichen Hofes vier weitere Grabschächte. Drei davon waren leer, auch der Granitsarkophag des vierten war von Grabräubern aufgebrochen und die Mumie völlig zerstört worden. Die Alabastergefäße mit den inneren Organen standen jedoch noch in der Grabkammer, und ihre Inschriften nannten den Namen der Grabinhaberin: *Königstochter Sat-Hathor-Iunit*. Übersetzt lautet der Name »Tochter der Hathor von Dendera«.

Grabschacht und Grabkammer der Prinzessin waren schon zu Lebzeiten ihres Vaters, Sesostris' II., angelegt worden und standen bis zu ihrer Bestattung etwa 40 Jahre lang offen. Regenfälle spülten Lehm und Sand in das leere Grab, bei der Beisetzung der Prinzessin wurde es nur notdürftig gereinigt. Nach der Plünderung in der chaotischen Zeit, die auf den Zusammenbruch des Mittleren Reiches folgte, stand der Grabschacht wieder offen; Wasser, Lehm und Staub konnten von neuem eindringen und bedeckten den Boden.

Gaston Maspero, der damalige Generaldirektor des Ägyptischen Museums in Kairo, überließ den Schmuck von Illahun – mit Ausnahme der Krone, des Spiegels und eines Pektorals – dem Ausgräber, da sein Museum bereits ähnliche Stücke der gleichen Zeit aus Dahschur besaß. Petrie verkaufte den Schmuck 1916 dem Metropolitan Museum of Art in New York, um die hohen Grabungskosten wieder einzubringen. In New York wurden die Schmuckstücke hervorragend restauriert und zusammengesetzt.

Die große Bedeutung dieses neuen reichen Fundes lag vor allem darin, daß aufgrund der genauen Aufzeichnungen Bruntons während der Freilegung alle zusammengehörigen Perlen und Goldteile zu den ursprünglichen Schmuckformen wiedervereinigt werden konnten. Die neuerstandenen Stücke boten nun das Vorbild für die Rekonstruktion des in Einzelteilen erhaltenen Schmucks von Dahschur. Beide Funde gehören der gleichen Zeit

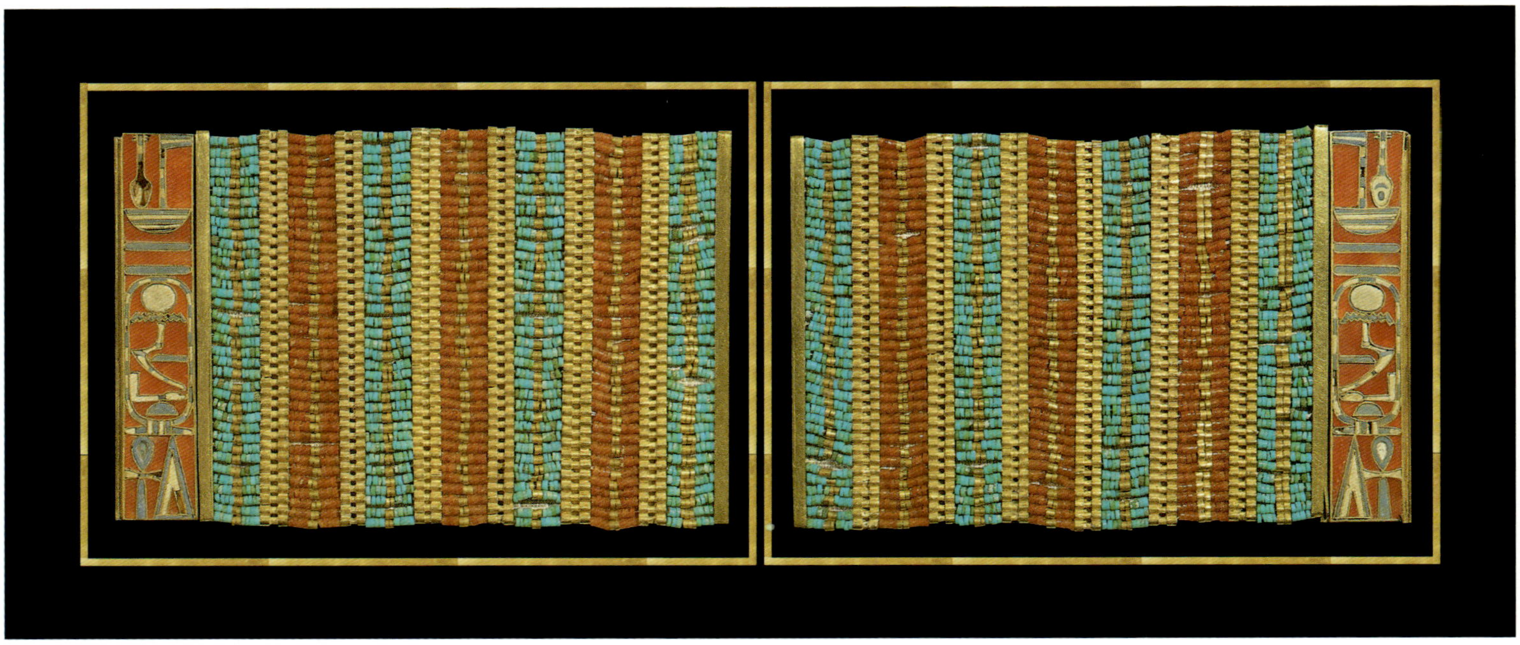

223–224 *Armbandpaar mit dem Namen Amenemhets III.*

an und sind wahrscheinlich in derselben königlichen Juwelierwerkstatt gefertigt worden.

Auch dieses Grab schien nicht vielversprechend. Bis auf die kleine Nische in der Vorkammer hatten die Archäologen bereits alles untersucht, da kamen beim Abschaben der sehr harten Schlammschicht goldene Röhrchen zum Vorschein. Aus Gründen der Geheimhaltung ließ Petrie nur seinen Grabungsassistenten Guy Brunton mit einem Araberjungen in der Vorkammer zurück. Brunton arbeitete eine Woche lang und schlief sogar an Ort und Stelle, bis er alle Schmuckteile vorsichtig mit Skalpell und Nadel aus der festen Lehmschicht herausgelöst hatte. Um den Schmuck später rekonstruieren zu können, mußte die Lage jedes einzelnen Stückes zeichnerisch festgehalten werden.

Sat-Hathor-Iunit, eine Tochter Sesostris' II. und jüngere Schwester Sesostris' III., war möglicherweise die jüngere Schwester Sat-Hathors, die bei der Pyramide ihres Bruders in Dahschur begraben wurde. Sie überlebte Vater und Bruder und starb in den ersten Regierungsjahren

225 *Hüftgürtel mit goldenen Kaurimuscheln*
226-227 *Ein Paar Fußknöchelbänder mit Vogelkralle und Knotenamulettverschluß*
228 *Hüftgürtel mit goldenen Doppelköpfen*

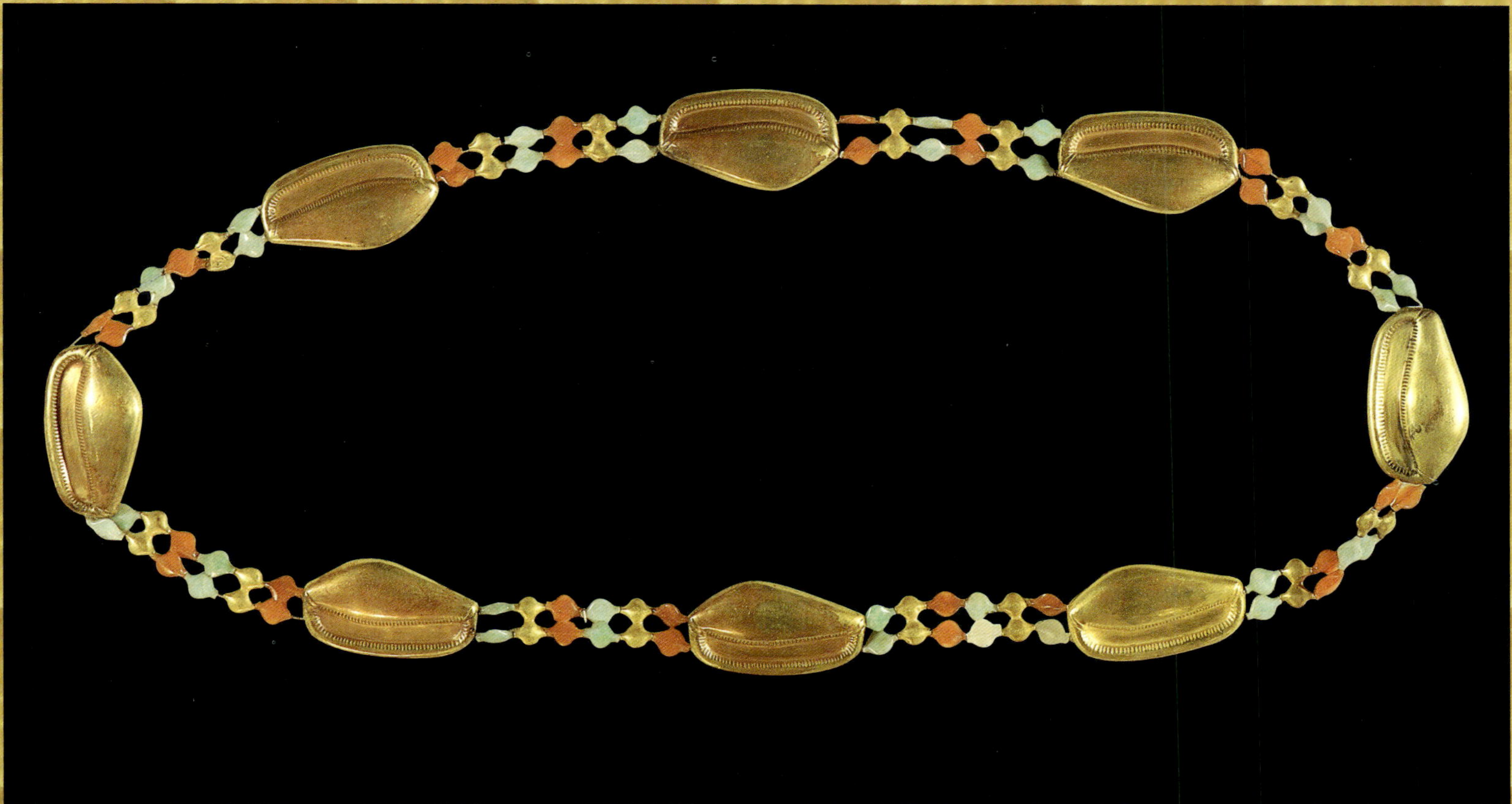

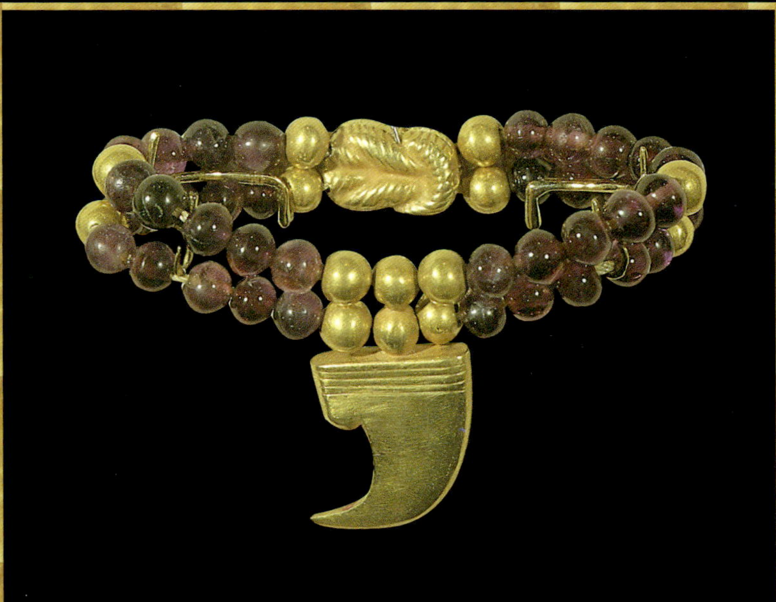

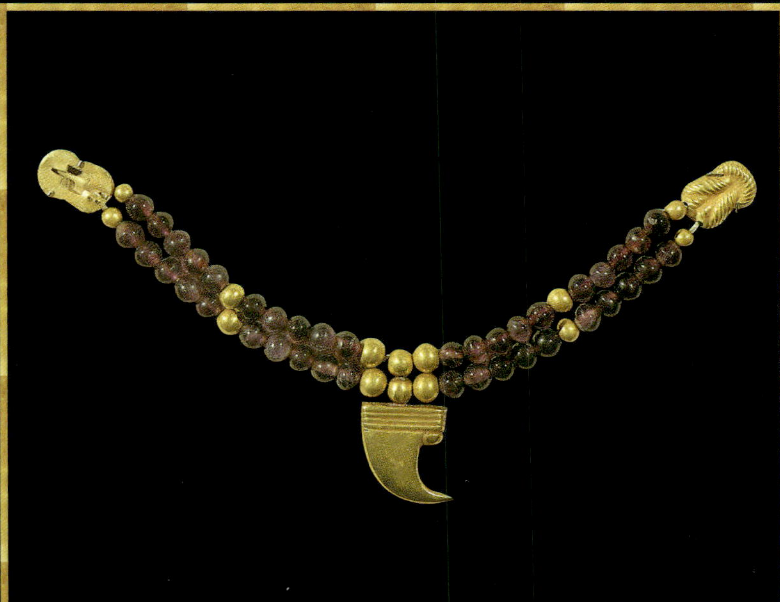

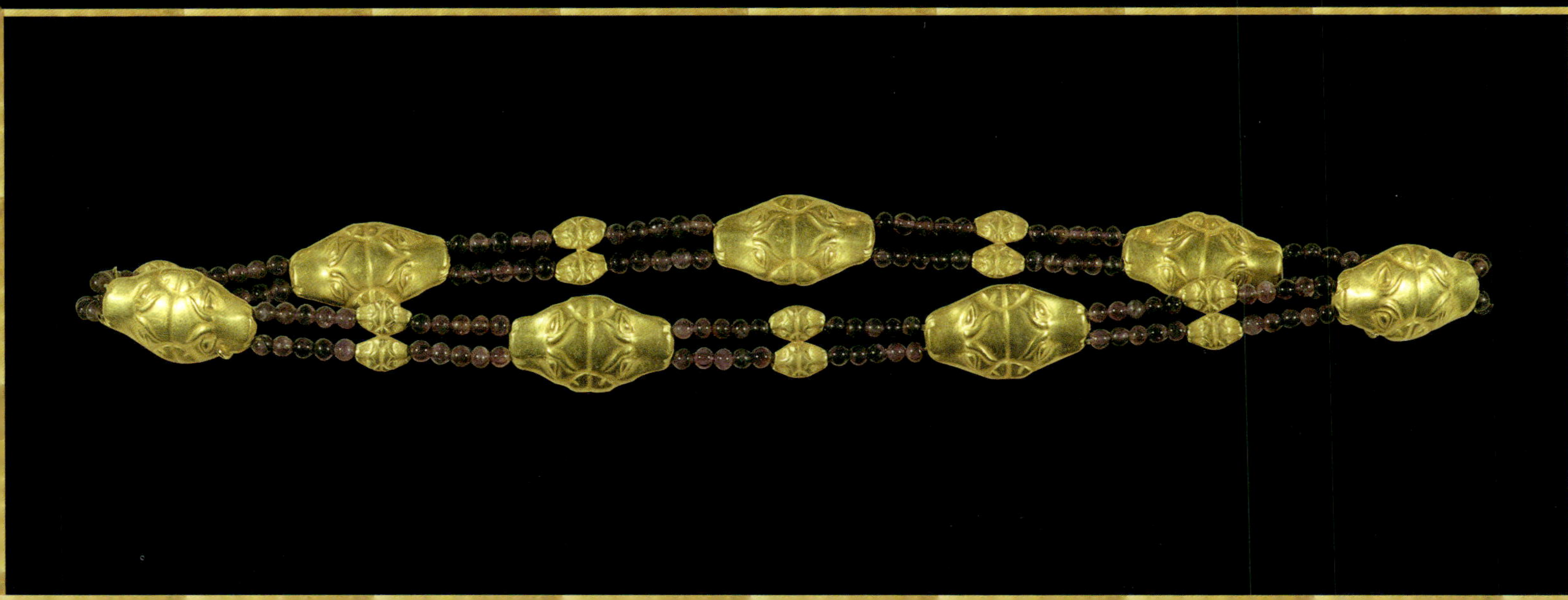

ihres Neffen Amenemhet III. Ihr Schmuck – mit Spuren des Gebrauchs – weist auf eine kleine, sehr schlanke Dame mit feinen Handgelenken und Fesseln.

Die Krone (222) war mit der Perücke in einem Kasten aufbewahrt worden. Ihre Federn und Anhänger lagen abgenommen über dem Reif. Eingedrungenes Wasser hatte die Perücke völlig aufgelöst.

Der Reif ist aus dünnem Goldblech gehämmert, ringsherum sind fünfzehn Rosetten in gleichem Abstand aufgenietet. Das Ornament der Rosetten – zu einem Kreuz verbundene Lotosblüten, Lilienblüten in den Zwickeln – lehnt sich an Vorbilder des Alten Reiches an. Es besteht aus aufgelöteten schmalen Goldstegen, Lapislazuli, Karneol und Fayence (jetzt weiß, ursprünglich blau und grün) füllen die Zellen.

Die steil aufgerichtete Uräusschlange an der Stirnseite des Diadems ist abnehmbar in eine T-förmige Schiene eingehängt. Den Brustteil der Schlange bildet eine durchbrochene Goldplatte; darauf sind goldene Stege gelötet, die Zellen mit Lapislazuli, Karneol und grüner (jetzt weißer) Fayence eingelegt. Der Kopf des Uräus ist aus Lapislazuli geschliffen und auf einer vorspringenden Zunge aus Goldblech befestigt. Die Augen aus rotem Granat sind in Goldringe gefaßt.

Der Uräusschlange gegenüber ist auf der Innenseite des Reifs eine Röhre mit Papyrusdolde angenietet und darin das Federpaar eingesteckt, ein Emblem der Göttin Hathor, die Liebe und Schönheit gewährt. Doppelte Schleifenenden aus dünnem Goldblech hängen an beiden Seiten und unterhalb der Feder an den unteren Rändern der Blütenornamente; sie sind so flexibel, daß sie sich jeder Bewegung des Kopfes anpaßten.

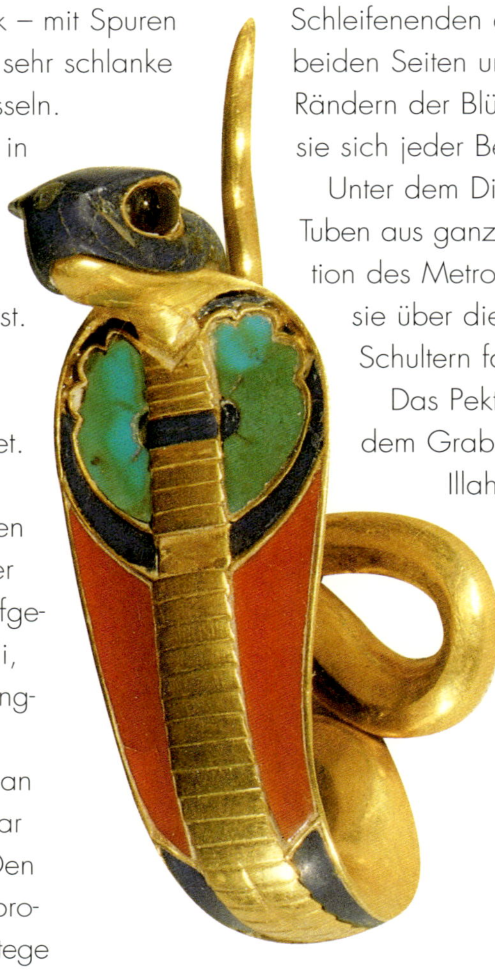

229 Stirnschlange Sesostris' II.

Unter dem Diadem fand sich eine große Zahl von Tuben aus ganz dünnem Goldblech. In der Rekonstruktion des Metropolitan Museum of Art (221) wurden sie über die äußeren Zöpfe einer bis auf die Schultern fallenden Perücke gezogen.

Das Pektoral mit dem Namen Sesostris' II. aus dem Grab der Prinzessin Sat-Hathor-Iunit in Illahun (233) gehört zusammen mit jenem aus Dahschur, das denselben Königsnamen trägt (219), zum Vollendetsten, was ägyptische Goldschmiede geschaffen haben. Die ungerahmte Komposition baut sich auf einer schmalen Basisplatte auf, die in einzelnen Feldern mit roten Wasserlinien in Türkisgrund eingelegt ist und das »Urgewässer« darstellt. Zwei einander zugewandte Falken bilden beiderseits den äußeren Abschluß. Auf einem Fuß, der den Ewigkeitsring mit den Krallen umschließt, stehen sie über dem »Urgewässer«, aus dessen Chaos sich die Ordnungsmacht des ägyptischen Königtums erhebt. Den waagrecht ausgestreckten anderen Fuß stützen sie gegen das Hieroglyphenzeichen »hunderttausend Jahre«: Ein hockender Mann hält in den beiden seitwärts gestreckten Händen je eine Palmrispe, das Zeichen für »Jahre«; von seinem rechten Ellbogen hängt an einer

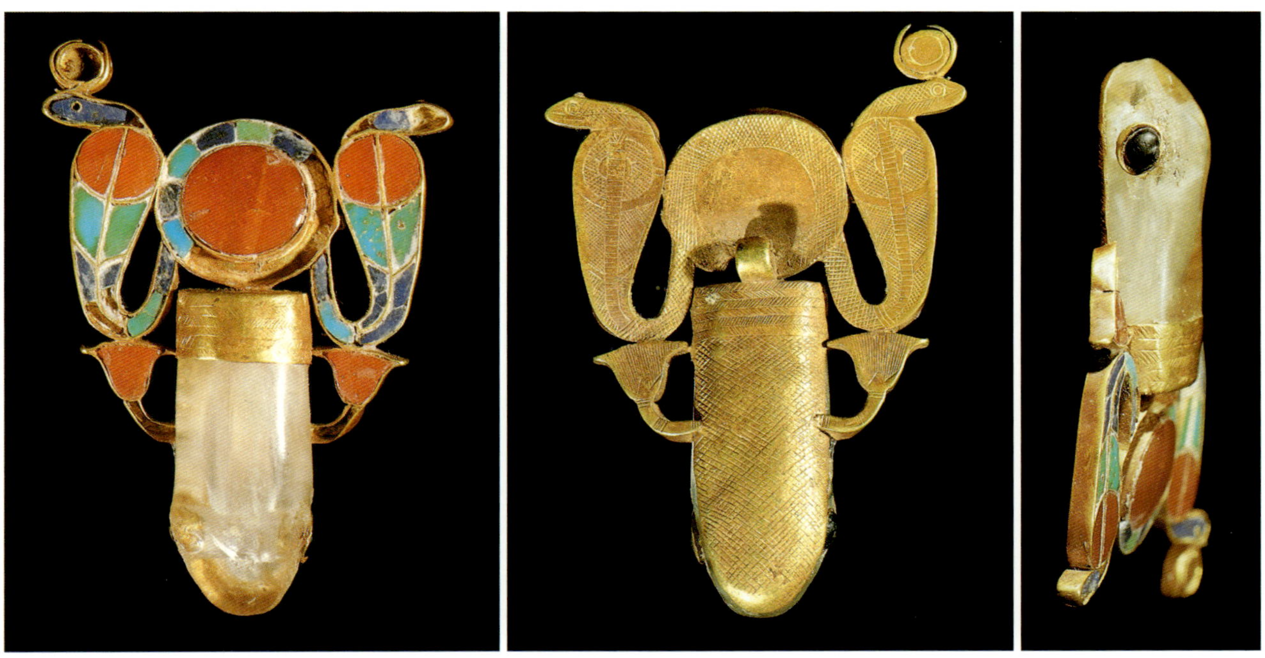

230-232 Amulett mit Schlangenkopf, Sonnenscheibe und zwei Uräusschlangen über Lotosblüten

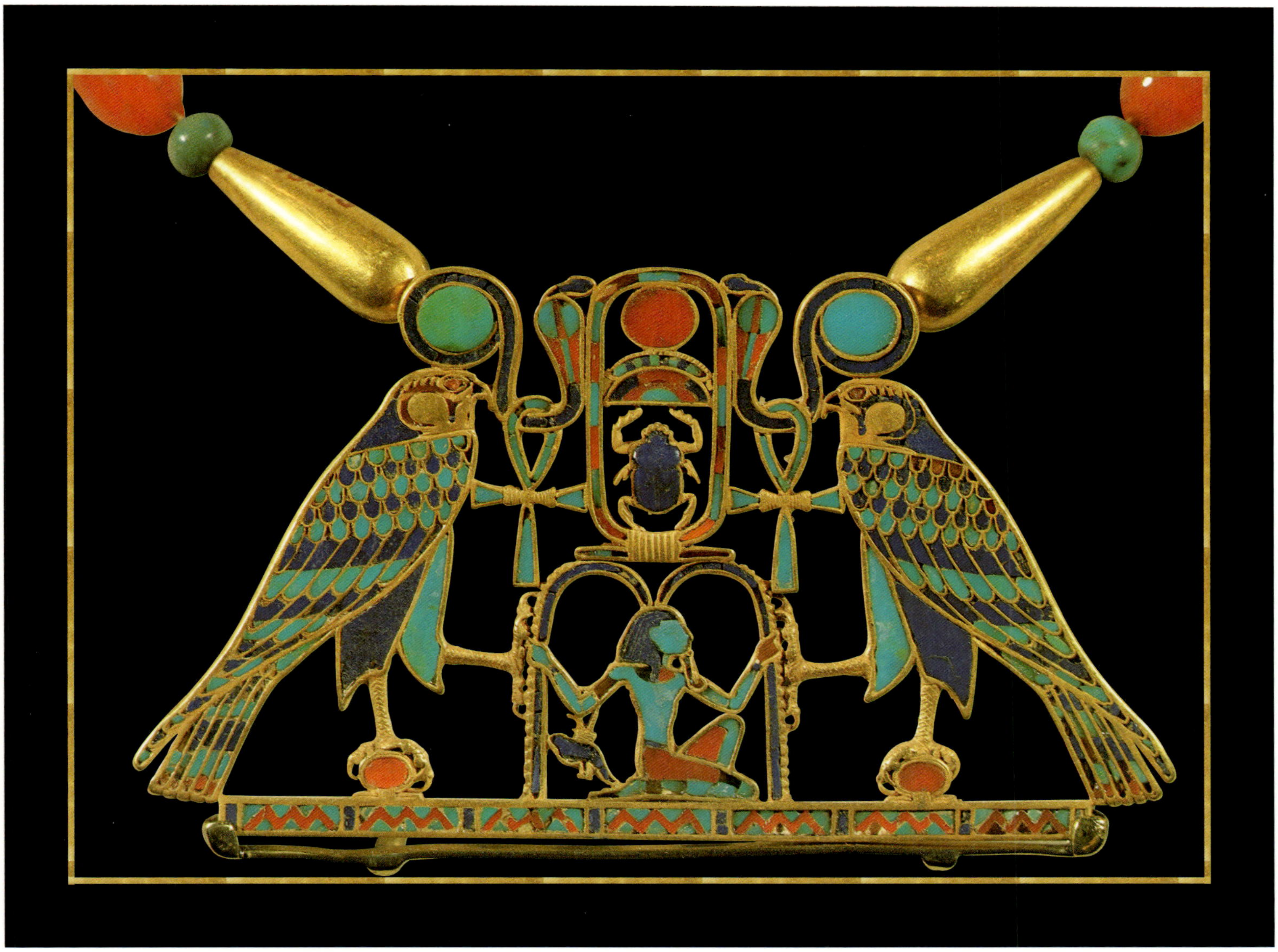

233 *Pektoral mit dem Namen Sesostris' II.*

Schleife eine Kaulquappe herab, die Hieroglyphe für »hunderttausend«. Auf den nach innen gebogenen Enden der Rispen ruht der Thronname Sesostris' II., Chacheper-Re. Der Königsring ist flankiert von schützenden Uräusschlangen, von deren Leib das »Lebenszeichen« herabhängt. Die Schlangenleiber ringeln sich um die hier mit Türkis eingelegte Sonnenscheibe, die jeder der Horusfalken als Emblem des Sonnengottes auf dem Haupt trägt. Die kunstvolle Komposition dieser Brusttafel ist in der Art eines Rebus zu lesen: »Der Sonnengott gebe Sesostris II. hunderttausend Lebensjahre«.

Bewunderung verdient die Perfektion der Einlegearbeit. So exakt die Führung der aufgelöteten goldenen Stege, so präzise sind die winzigen Steine für jede Goldzelle zugeschliffen. Die Ausführung der Treibarbeit und der Ziselierung aller Details auf der Rückseite steht der Vorderseite nicht nach. An den Sonnenscheiben sind hinten kurze röhrenförmige Ösen zum Durchziehen einer Kette angelötet.

Die Komposition dieser Brusttafel kopiert ein weiteres Pektoral, das den Namen Amenemhets III. trägt. Aber die Unterschiede beschränken sich nicht darauf, daß ein anderer Königsname im Ring steht. Anstelle des hellen Goldes der Umriß- und Innenzeichnung bei dem Vorbild ist hier anscheinend stark silberhaltiges Gold verwendet, der Wechsel von leuchtendem Hellblau und Dunkelblau ersetzt durch düster wirkende Einlagen aus dunkelrotem Karneol, Lapislazuli und Fayence, die sich zersetzt hat. Auch die Ausführung durch die Goldschmiede ist gröber; weder die Stege auf der Vorderseite noch die Treib- und Ziselierarbeit auf der Rückseite zeigen hier die präzisen Formen des älteren Exemplars. Auch wenn man den schlechteren Erhaltungszustand berücksichtigt, der Niedergang der Juwelierkunst gegen Ende der 12. Dynastie tritt hier unübersehbar zutage.

Seite 120–121: 233 *Pektoral mit dem Namen Amenemhets III.*

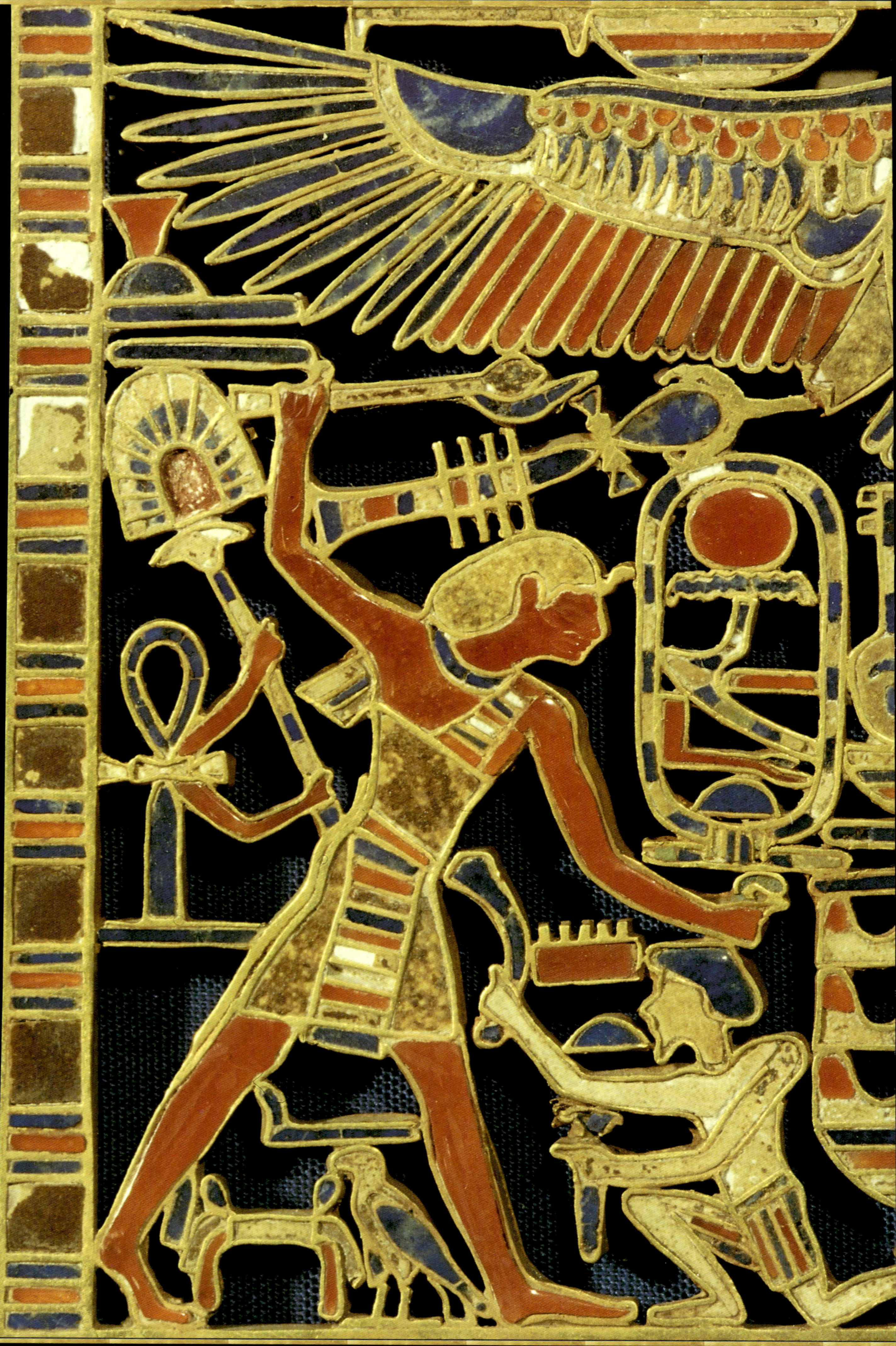

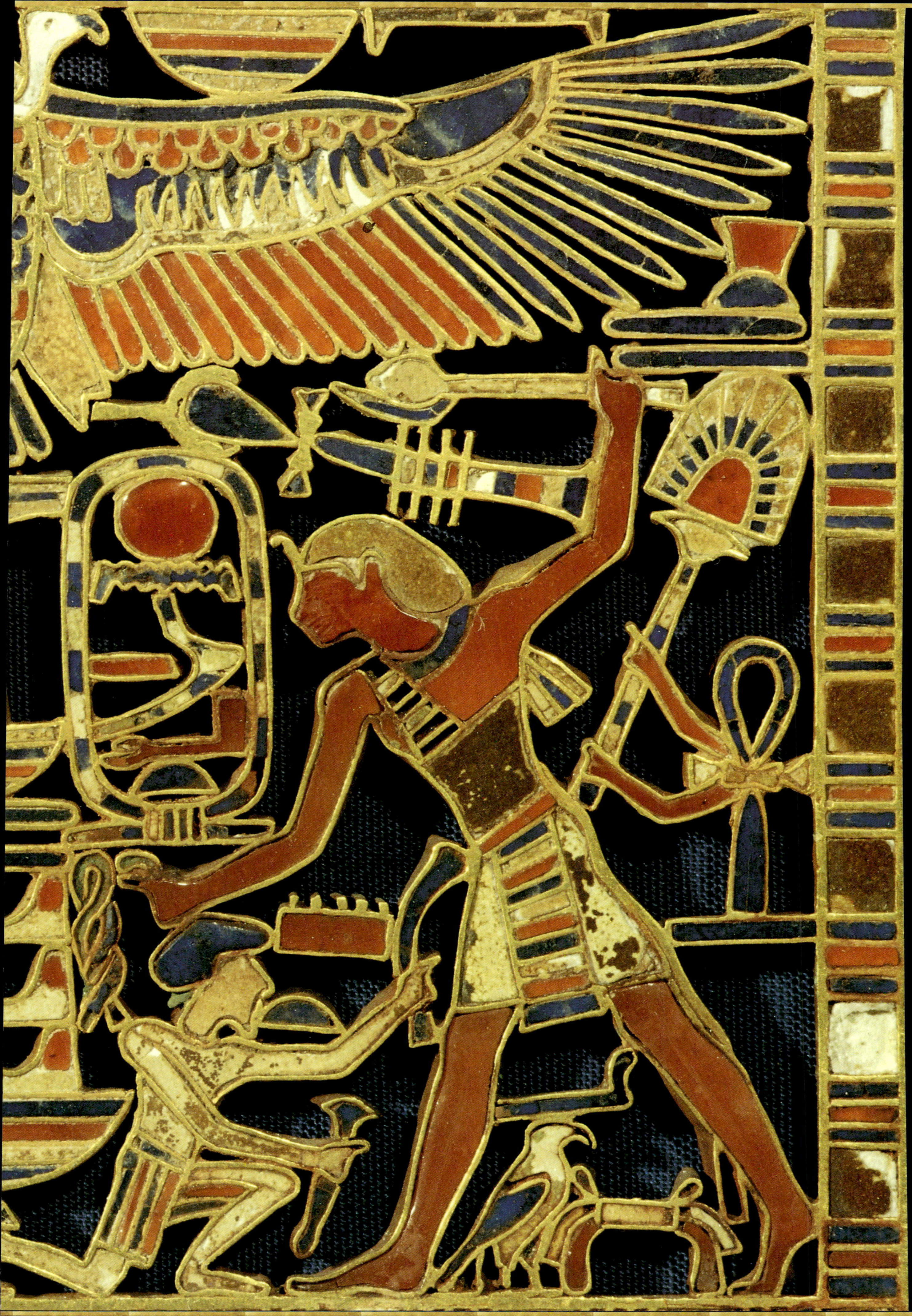

Zu dem Schmuckfund von Illahun gehören zwei Hüftgürtel, der eine mit goldenen Doppelköpfen von Panthern (228), der andere mit goldenen Kaurimuscheln (225). Der Pantherkopf begegnete als Schutzamulett bereits im Schmuck der Prinzessinnen Chnumet (215) und Mereret (71). Jeder der hohlen Doppelkopfperlen besteht aus zwei gleichen, aus Goldblech in eine Form gepreßten Hälften, die seitlich zusammengelötet sind. Zweimal längs durchbohrt, halten sie die kurzen Abschnitte von zwei Reihen winziger Amethystperlen zusammen. Darin eingeschlossen sind einige kleine Steinchen, die bei jeder Bewegung der Trägerin rasselten. Als Verschluß dient ein längs in zwei Hälften gearbeiteter Panther-Doppelkopf; jede Hälfte ist mit einer Goldblechplatte geschlossen, eine davon mit einer Schiene, die andere mit einer Nut versehen.

sind. Die beiden Enden der Perlenschnüre sind in hohlen Endstücken befestigt, an deren Außenseite eine T-förmige Schiene angelötet ist. Darüber wurden die zwei Nuten des Verschlußstücks mit der Titulatur und dem Namen Amenemhets III. geschoben. Die einst farbige Fayence der in Cloisonné-Technik in einen Grund von Karneol eingelegten Hieroglyphen hat sich weißlich zersetzt.

Ein Paar Fußknöchelbänder mit Vogelkralle und goldenem Knotenverschluß (226–227) vervollständigte den Schmuck der Prinzessin Sat-Hathor-Iunit. Die Vogelkralle ist aus Obsidian geschliffen, ihr oberer Teil in geriefeltes Goldblech gefaßt, an zwei Reihen von je drei Goldperlen verlötet und in ein doppelreihiges Kettchen aus dunkelvioletten Amethystperlen gehängt. Als Verschluß dient ein Knotenamulett, das aus zwei gleichen, aufeinanderpassenden Hälften aus Goldblech getrieben und mit

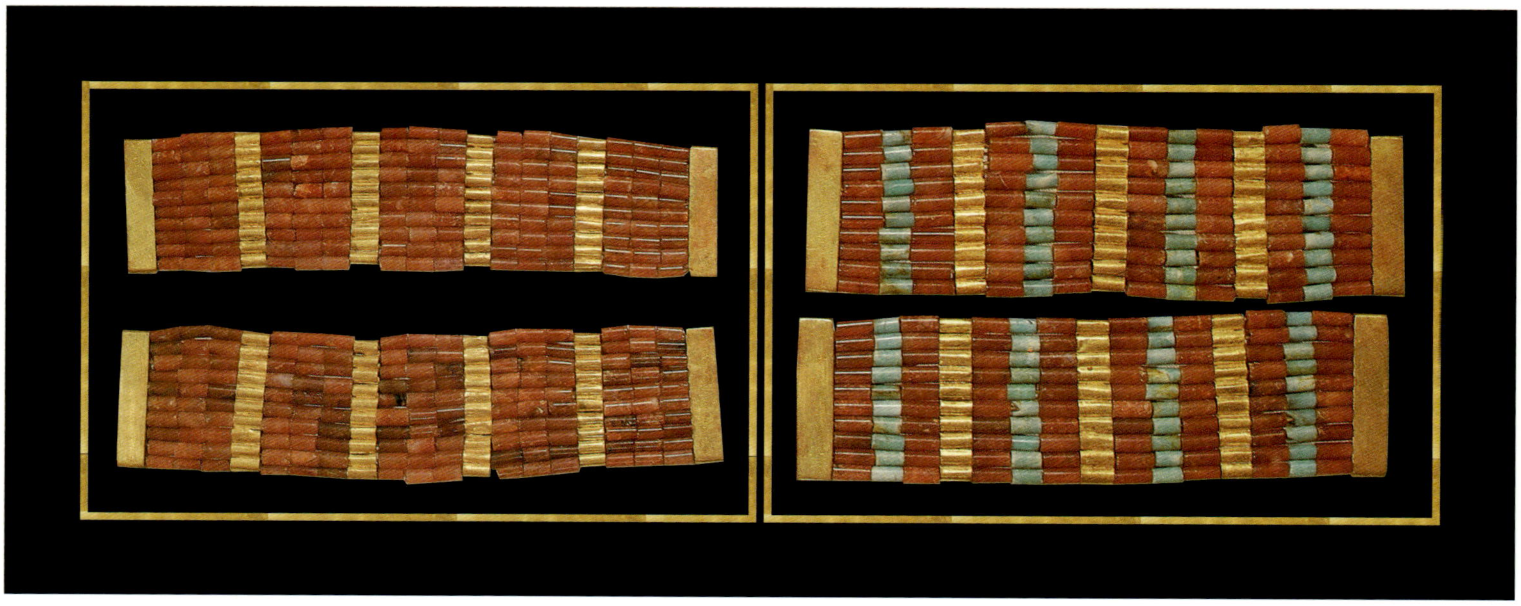

235–236 *Ein Paar Armbänder und ein Paar Fußknöchelbänder der Prinzessin Neferuptah*

Die acht Kaurimuscheln des zweiten Gürtels (225) sind als Längshälften in Formen gepreßt, zusammengelötet und gleichfalls doppelt durchbohrt. Sie hängen zwischen kurzen doppelreihigen Ketten von winzigen akaziensamenförmigen Perlen aus Türkis, Gold und Karneol. Die Goldperlchen wurden als zusätzliche Stege zusammengelötet. Im Inneren der Muscheln sind einige Körner einer Kupfer-Silber-Legierung als Rasseln eingeschlossen. Der Verschluß ist nach dem gleichen Prinzip konstruiert wie bei dem Gürtel mit den Pantherköpfen.

Den Namen Amenemhets III. trägt ein Paar Armbänder (223–224), die jeweils aus 37 Strängen von Türkis-, Karneol- und Goldperlen bestehen, getrennt von sechs Stegen aus Paaren mit Goldröhrchen verbundener Goldperlen, die auf einen schmalen Goldblechstreifen gelötet

einem drehbaren Riegel zu verschließen ist. Ein erlesenes Werk der Juwelierkunst ist ein Handspiegel mit silberner Spiegelplatte, der Griff aus Obsidian in Form eines Papyrusstengels und darin eingesetzt der goldene Kopf der Göttin Hathor, menschengestaltig mit Kuhohren (179). Das kostbar gestaltete Gerät zum intimen Gebrauch spielt in diesem Motiv auf den Namen der Prinzessin an, »Tochter der Hathor von Dendera«, und erinnert an die Worte eines Hymnus auf die Göttin der Schönheit, Freude und Liebe:

Deines Gesichtes Schönheit glänzt und leuchtet, du bist vollkommen. Vor deinem schönen Gesicht wird man trunken. Gold! Hathor!

Der zweiseitig gearbeitete Kopf unter der weit geöffneten Papyrusdolde ist in zwei gleichen Teilen gegossen

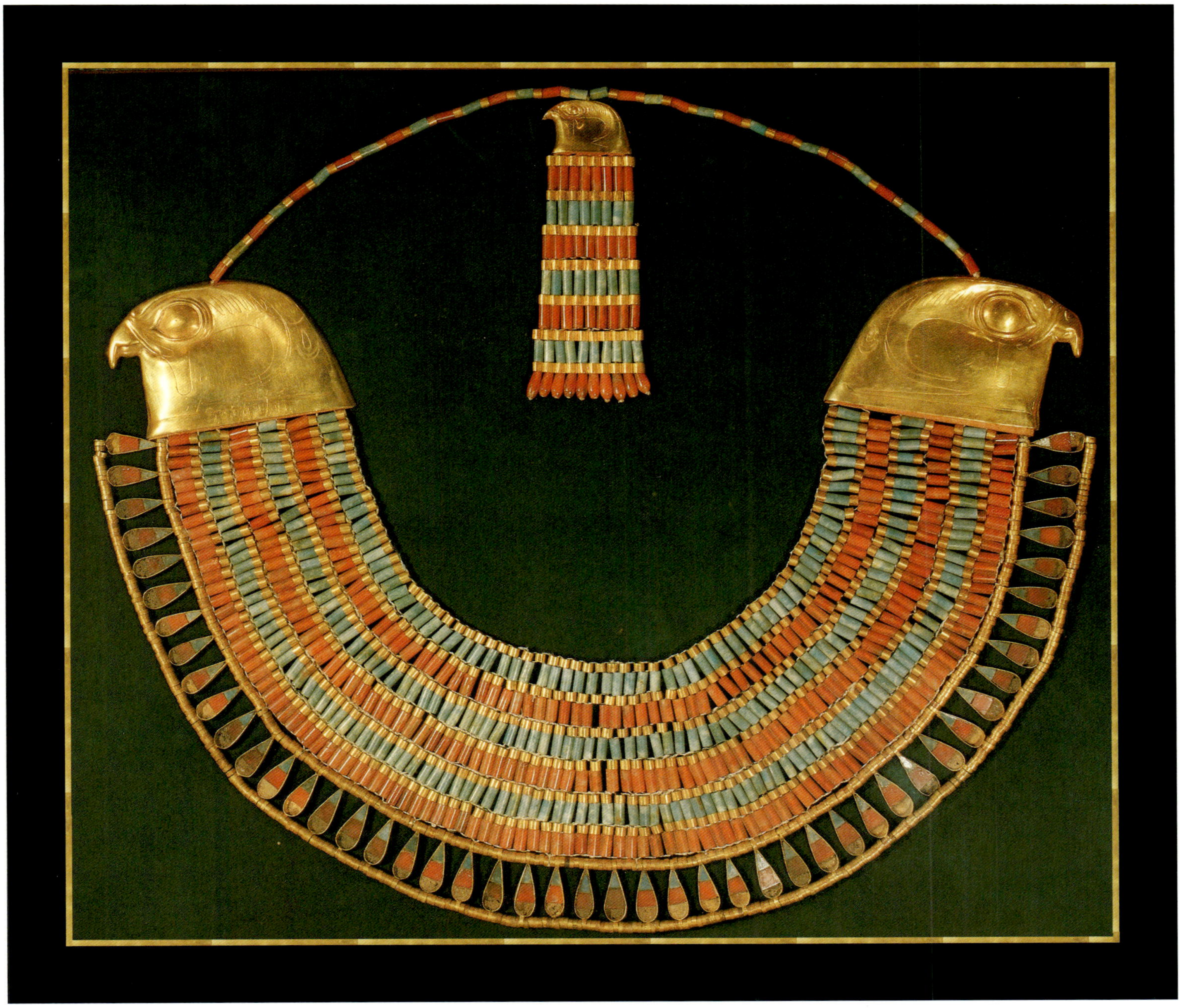

237 Halskragen der Prinzessin Nefernptah

und seitlich zusammengelötet. Die Augenbrauen sind aus Lapislazuli eingelegt, das teilweise herausgefallen ist. Augäpfel aus Quarz bergen Pupillen aus Bergkristall mit silberner Umrandung. Wie ein Kragen verbinden vier Reihen von Goldstegen mit Einlagen aus Karneol, Lapislazuli und Quarz den Kopf mit dem Griff.

Der Stengel aus Obsidian entsprießt einer Lotosblüte, die ebenfalls in Cloisonné-Technik mit Einlagen gebildet ist. Vier goldene, mit Granulation belegte Bänder verbinden in gleichen Abständen die Blüte mit dem Kragen. Sie sind gliedernder Schmuck und machen gleichzeitig den glattpolierten Stiel griffiger. Dieser Spiegelgriff ist das einzige bekannte Beispiel für Obsidian mit Einlagen.

Der herrliche Handspiegel lag in einem Kosmetikkasten, einer von fünf Truhen aus Ebenholz, das aus dem Sudan importiert wurde; er enthielt außerdem Salbentöpfe aus Obsidian, zwei Rasiermesser aus Bronze mit goldenem Griff und zwei Schleifsteine. Original an der zerfallenen, exakt rekonstruierten Truhe sind die schlanken goldenen Hieroglyphen »Dauer« in flachen Nischen und der Elfenbeinbelag an den Wänden, die Goldfassungen der Füße und der Schmuck des flach gewölbten Deckels: vier Embleme der Göttin Hathor aus Gold mit Karneol- und Fayence-Einlagen und drei Elfenbeintafeln mit dem Namen und der Titulatur Amenemhets III.

Bei der gründlichen Freilegung der Pyramide fand Petrie 1920 im Schutt der Opferkammer neben einigen sehr feinen Perlen aus Karneol und Feldspat eine goldene Uräusschlange (229). Die Plünderer haben sie wohl beim Verlassen der Pyramide verloren. Der Uräus ist aus

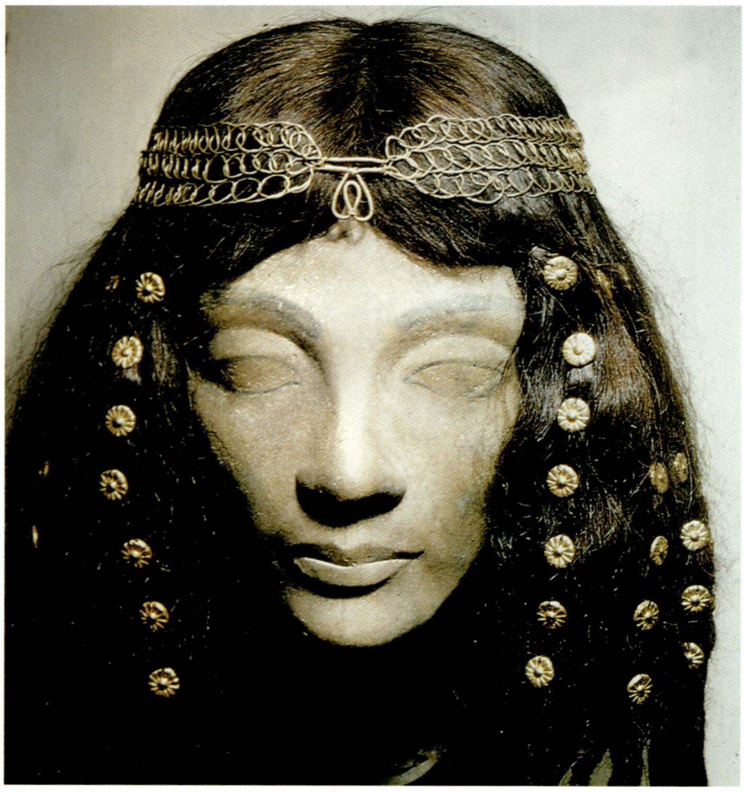

238 *Goldenes Diadem der Senebtisi*

starkem Goldblech hohl geschmiedet. Die Goldstege und die plastische Mittelrippe der Brustseite sind aufgelötet und mit farbigen Halbedelsteinen eingelegt, der Kopf aus Lapislazuli angesetzt, das eine erhaltene Auge aus dunkelrotem Granat in Gold gefaßt. Der Schlangenleib ringelt sich steil nach oben. Vermutlich war er am königlichem Kopftuch des mumienförmigen Sarges angebracht; in die hohlen Windungen sind Ringe zur Befestigung gelötet.

Hawara

Unter einer zerfallenen Ziegelpyramide unweit der Pyramide Amenemhets III. in Hawara wurde bei einer Grabung des Ägyptischen Antikendienstes 1956 das Grab einer Tochter dieses Königs namens Neferuptah entdeckt – das späteste einer Prinzessin der 12. Dynastie. Zutage kamen Arm- und Fußknöchelbänder (235–236), ein Perlenkragen (237) und auch ein Wedel. In der soliden, jedoch vereinfachten Form dieses Schmucks ist der Abstieg von der Raffinesse des in dem älteren Prinzessinnenschmuck entfalteten Formenreichtums deutlich erkennbar.

Aus Goldblech getriebene Falkenköpfe zieren den Perlenkragen (237), in dem Reihen von Röhrenperlen aus grünem Feldspat und Karneol, jeweils durch eine Reihe kleiner Goldperlen getrennt, miteinander abwechseln. Den unteren Abschluß bilden tropfenförmige Perlen mit Feldspat- und Karneoleinlagen zwischen Goldstegumrandungen. Ein Strang aus kleinen Goldperlen hält diese Anhänger zusammen. Nach dem gleichen Prinzip ist das Menit aufgebaut, das als Gegengewicht auf dem Rücken hing und den schweren Kragen stabilisierte.

Wedel, Geißel oder Flagellum zählten seit frühester dynastischer Zeit zu den Hoheitszeichen der Könige. Das im Grab der Neferuptah gefundene Exemplar hat einen blattvergoldeten hölzernen Griff, der abgebrochen ist, und drei Stränge mit kleinen konischen Perlen aus bräunlich korrodierter Fayence, drei langen Fayenceröhren sowie je dreizehn kegelförmigen Fayence- und Karneolperlen mit goldenem Rand. Auch andere Frauengräber bargen solche Wedel. Sie gehören zu den usurpierten königlichen und göttlichen Hoheitszeichen des Totengottes Osiris – hoffte doch jeder Sterbliche nun zum Osiris zu werden. Hier handelt es sich jedoch wohl eher um einen kostbar ausgeführten »Fliegenwedel«, der außer Fliegen vermutlich auch böse Einflüsse verscheuchen sollte.

Lischt

Auch Frauen, die nicht der Königsfamilie angehörten, wurden zur Zeit des Mittleren Reiches mit reichem Schmuck bestattet, wie Senebtisi, eine vornehme Dame aus der Familie des Wesirs Senusret, die gegen Ende der 12. Dynastie auf dem Pyramidenfriedhof von Lischt unweit der Pyramide Amenemhets I. ihre letzte Ruhe fand. Das Grab wurde 1906/07 von einer Expedition des Metropolitan Museum freigelegt. Trotz der Plünderung entdeckte man zwischen den Mumienbinden noch einigen Schmuck: ein Diadem aus Golddraht und aus Goldblech geformte Margeriten, die das Haar der Perücke schmückten, drei Halskragen, einen Perlengürtel mit Gehänge, Armbänder, Fußbänder, Amulette, einen Wedel mit Blattvergoldung.

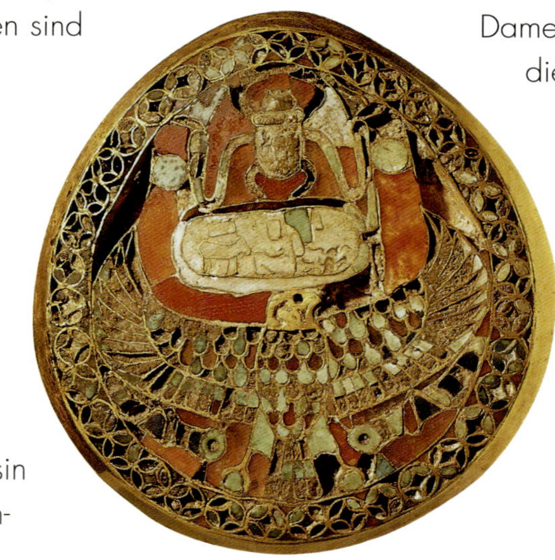

239 *Anhänger aus Byblos*

Das Diadem der Senebtisi (238) besteht aus locker geflochtenem Golddraht, drei elastischen Reihen ineinandergreifender Schlingen, die am Hinterkopf durch dünnen Golddraht zusammengehalten sind. Die aus Goldblech in Form gepreßten Rosetten, insgesamt 98, teils mit 16, teils mit 18 Blütenblättern, wurden in die Haarsträhnen eingebunden. Über die Stirnmitte fällt ein Anhänger aus Golddraht. Im Mittelteil der Schleife deutet er einen königlichen Uräus an, der dieser Dame sicher nicht zustand.

Königliches Attribut war ursprünglich auch der Halskragen mit Falkenköpfen, wie ihn Senebtisi als Grabbeigabe erhielt. Die Falkenkopf-Verschlüsse eines ihrer drei Perlenhalskragen bestehen aus Goldblech, das in eine Form gedrückt und mit Gips hinterfüllt wurde. Als Auge ist ein Karneol eingesetzt, blaue Fayence markiert das schematisch dargestellte Kopfgefieder. Die Reihen senkrecht gestellter Röhrenperlen, deren Länge nach den Verschlußstücken hin abnimmt, sind von oben nach unten aus Gold, blaugrüner Fayence, Gold, Karneol, dunkelblauer Fayence, Gold und blaugrüner Fayence. Den unteren Abschluß bilden tropfenförmige goldene Anhänger, eingehängt in Reihen winziger waagrechter Perlen aus blaugrüner Fayence, Karneol und Gold.

Der in einem Zickzackmuster aus vierzig Reihen glasierter scheibenförmiger Fayenceperlen in den Farben Dunkelgrün, Hellgrün und Schwarz aufgefädelte Gürtel trägt auf dem Verschluß den Namen Senebtisi, mit blauer Fayence in den Goldbelag auf einem Holzkern eingelegt. An teils lilien-, teils papyrusförmigen Fayence-Emblemen – den Wappenpflanzen von Ober- und Unterägypten – hängen 22 Perlenstränge herab. Hinten ist die aus Perlen über einem Holzkern gefertigte Nachbildung eines Stierschweifs befestigt. Nach den vielen Perlen gleichen Typs zu schließen, die man in Frauengräbern gefunden hat, müssen solche Gürtel im Mittleren Reich sehr gebräuchlich gewesen sein und wurden wahrscheinlich auch im Leben getragen. Der Stierschweif scheint jedoch rituelle Bedeutung gehabt zu haben. Damit ausgestattete Perlengürtel lassen sich auf Darstellungen bis in vordynastische Zeit im königlichen Ornat des Pharao zurückverfolgen (37).

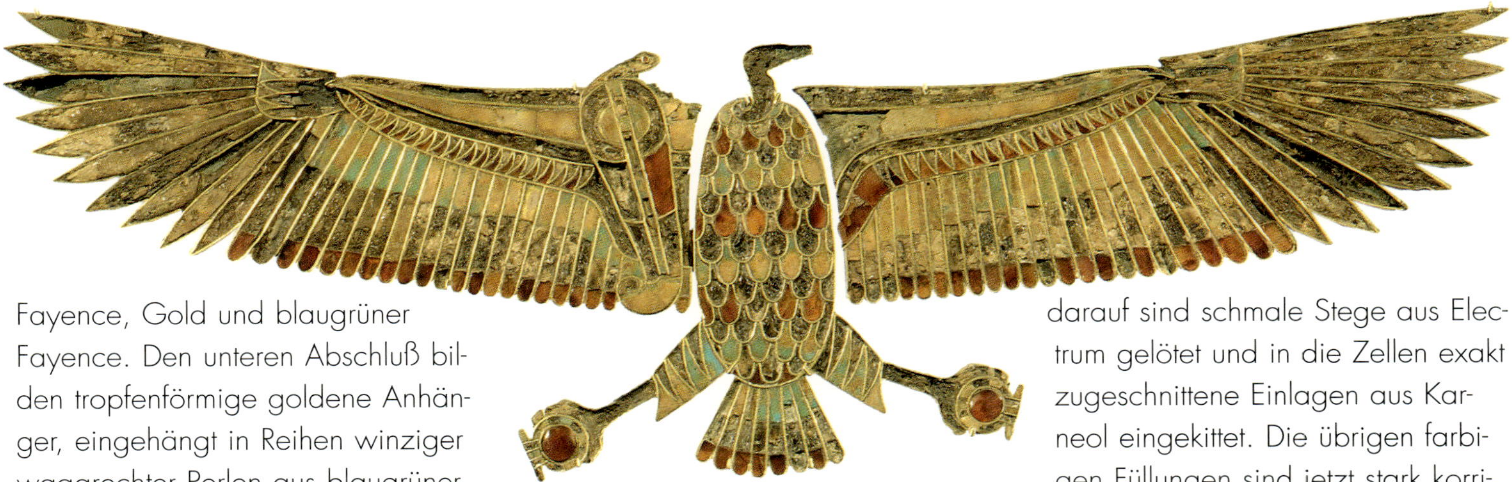

240 Pektoral von einem königlichen Sarg

Weitere Schmuckfunde

In einer Kombination, die einzigartig und bisher ohne Parallele ist, bilden Schlangenkopf, Sonnenscheibe und zwei Uräusschlangen, die auf Lotosblüten stehen, ein machtvolles Amulett, das sicher aus einer Bestattung einer königlichen Familie stammt (230–232). Bergkristall, Gold, Lapislazuli, Türkis, Karneol und Obsidian sind als Materialien verwendet. Das Stück unbekannter Herkunft weist keine Benutzungsspuren auf.

Ein nach Boston gelangtes Pektoral (240) vereint die beiden Kronengöttinnen, die schlangengestaltige Uto von Bruto und Nechbet in Geiergestalt, mit ausgebreiteten Schwingen, das Zeichen »Schutz« in den ausgestreckten Fängen, wie sie seit dem Alten Reich in Reliefdarstellungen über rituellen Handlungen des Königs schwebt. Die Unterlage ist aus Silberblech geschnitten, darauf sind schmale Stege aus Electrum gelötet und in die Zellen exakt zugeschnittene Einlagen aus Karneol eingekittet. Die übrigen farbigen Füllungen sind jetzt stark korridiert; es muß daher offenbleiben, ob das Ineinanderlaufen der Farbtöne auf ein frühes Experiment mit Glasschmelz zurückgeht. Stifte auf der silbernen Rückseite lassen darauf schließen, daß dieses Pektoral in einen mumienförmigen hölzernen Sarg eingelassen war. Der darin bestattete König dürfte vermutlich der 13. Dynastie angehört haben, unter der das Mittlere Reich seiner Auflösung entgegenging.

Zur Zeit der machtvollen 12. Dynastie bestanden enge Beziehungen zu Byblos; Heiligtümer und Herrscher der phönikischer Hafenstadt wurden von den Pharaonen mit reichen Geschenken bedacht. Das belegen die vielen ägyptischen Kostbarkeiten, die Pierre Montet 1924 in der Königsnekropole von Byblos entdeckte, darunter ein Pektoral mit dem Namen Amenemets III. Die Fürsten dieser Handelsmetropole schmückten sich mit Insignien der pharaonischen Königswürde, für sie tätige Goldschmiede übernahmen Motive und Techniken von ägyptischen Vorbildern (239).

Das Neue Reich

Die Nachgeschichte des Mittleren Reiches zur Zeit der 13. Dynastie, die auf das glanzvolle Geschlecht der Könige mit den Namen Amenemhet und Sesostris folgte, ähnelte dem Ende des Alten Reiches: rasch wechselnde Herrscher, deren kurze Regierungszeiten keine politische Stabilität ermöglichten, Schwächung der Zentralgewalt, Unsicherheit an den Grenzen und Rückgang des kulturellen Niveaus. Die Südgrenze mußte bis Elephantine zurückgenommen werden, jenseits des ersten Katarakts bildete sich ein selbständiges nubisches Fürstentum. Auch im nördlichen Vorfeld, in Syrien und Palästina, ging Ägyptens Machtstellung verloren. Die Befestigungslinie im Ostdelta wurde durchlässig und verhinderte nicht mehr das stetige Eindringen semitischer Wanderstämme. Da sich die asiatischen Eindringlinge von der Zentralregierung weitgehend unabhängig machten und zugleich verschiedene Kleinkönige im Delta regierten, sahen die letzten Könige der 13. Dynastie ihren Machtbereich auf Oberägypten beschränkt. In der ersten Hälfte des 17. Jahrhunderts v. Chr. erreichten Ausläufer einer Völkerbewegung in

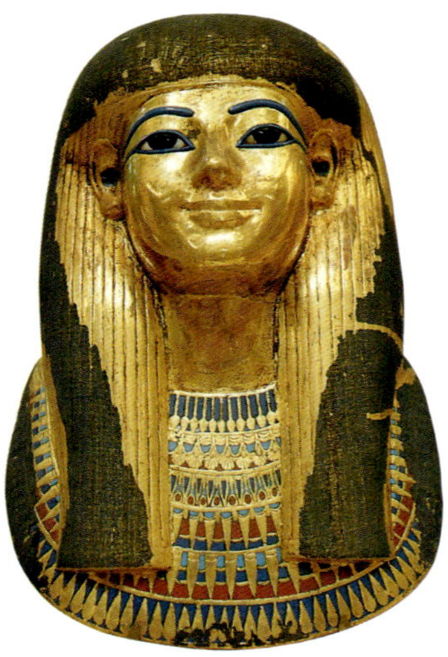

242 Mumienmaske
242 Streitwagens des Tutanchamun

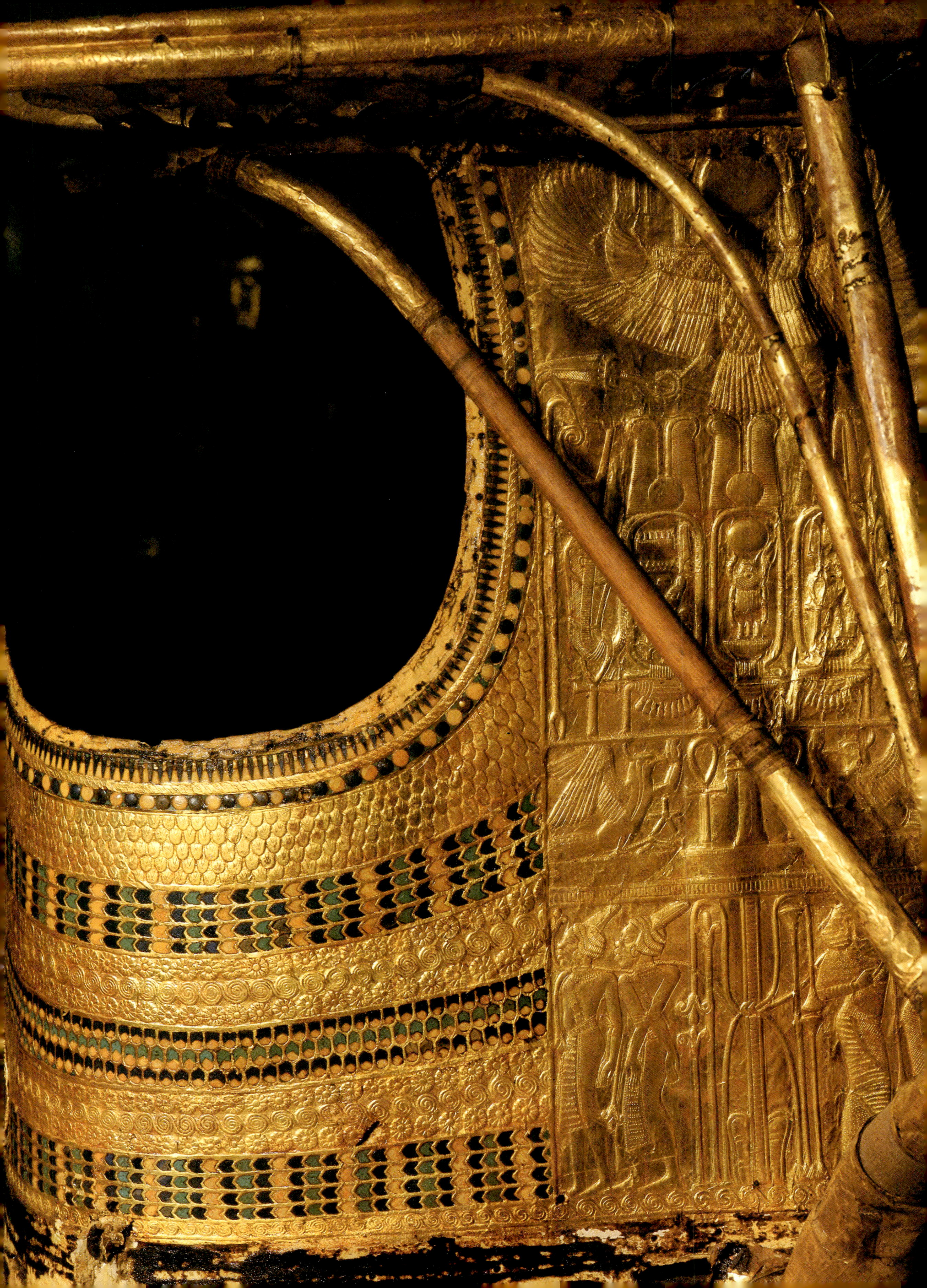

Vorderasien das Niltal. Ihre Anführer wurden von den Ägyptern *hekau-chasut* (»Herrscher fremder Länder«) genannt, die antiken Schriftsteller haben diesen Titel mit »Hyksos« wiedergegeben. Durch eine dynamische Politik und mit neuen, überlegenen Waffen und Kampfmethoden konnten sie die Führung der Stämme Syriens und Palästinas an sich reißen, dann auch das Delta unterwerfen und um 1650 v. Chr. in Auaris eine eigene Dynastie begründen. Die Hyksoskönige beanspruchten die Herrschaft über ganz Ägypten, ließen jedoch an einigen Orten abhängige Unterkönige bestehen.

Wie so viele Eroberer nach ihnen übernahmen die Hyksos so gut wie alle Formen ägyptischer Kultur. An Neuem brachten sie den von Pferden gezogenen Streitwagen und Verbesserungen in der Waffentechnik, das Repertoire der Metalltechniken erweiterte sich um das Niello. Hierbei wird eine Legierung aus Silber, Kupfer, Blei, Schwefel und Borax aufgeschmolzen, die schwärzlich (lateinisch *nigellum*) aussieht, so daß sich Gold- oder Silbereinlagen wirkungsvoll abheben. Diese Technik ist bereits um 1800 v. Chr. – früher als an irgendeinem anderen Ort – in Byblos bezeugt und dort wohl auch erfunden worden. Einer Werkstätte der Hafenstadt an der phönikischen Küste entstammt wahrscheinlich ein Sichelschwert aus Sichem (243), in dessen Bronzeklinge eine kupferne Rippe, mit Niello überzogen und mit Golddraht tauschiert, eingelassen ist. Sichelschwerter gleicher Form und Einlegetechnik kamen in drei Fürstengräbern von Byblos zutage.

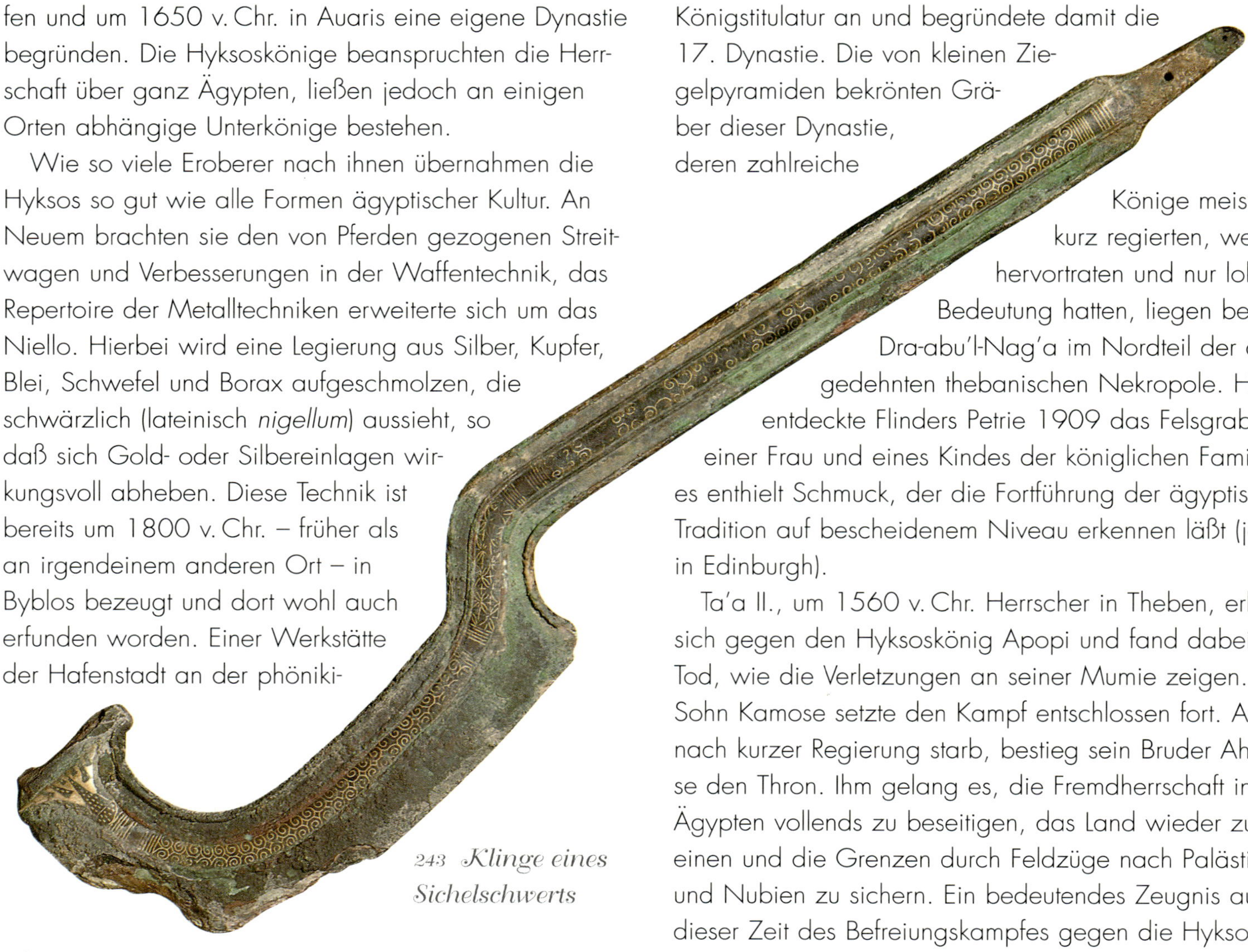

243 *Klinge eines Sichelschwerts*

Unter den Schmuckfunden vorderasiatischen Gepräges ist der bemerkenswerteste ein goldenes Stirnband mit Hirschkopf, von je zwei Gazellenköpfen flankiert (244). Auch wenn der ausführende Goldschmied keine exakte Vorstellung von einem Hirsch hatte, kann der im Ostdelta gefundene Stirnreif nur der Kultur Vorderasiens entstammen, er muß einer fremden Fürstin gehört haben. Der Hirsch zählt nicht zur Tierwelt Ägyptens – trotz einiger Darstellungen auf ägyptischen Jagdbildern. Fremdartig wirken auch die aufgenieteten Rosetten mit ihren scharfkantigen Blütenblättern. Gazellenköpfe, bis dahin als Stirnschmuck nicht belegt, werden von den Ägyptern erst in der 18. Dynastie als Schmuckmotiv übernommen (343).

Nach dem Ende der 13. Dynastie, die zuletzt auf Oberägypten beschränkt und dem Hyksoskönig tributpflichtig war, nahm ein thebanisches Geschlecht die Königstitulatur an und begründete damit die 17. Dynastie. Die von kleinen Ziegelpyramiden bekrönten Gräber dieser Dynastie, deren zahlreiche Könige meist nur kurz regierten, wenig hervortraten und nur lokale Bedeutung hatten, liegen bei Dra-abu'l-Nag'a im Nordteil der ausgedehnten thebanischen Nekropole. Hier entdeckte Flinders Petrie 1909 das Felsgrab einer Frau und eines Kindes der königlichen Familie; es enthielt Schmuck, der die Fortführung der ägyptischen Tradition auf bescheidenem Niveau erkennen läßt (jetzt in Edinburgh).

Ta'a II., um 1560 v. Chr. Herrscher in Theben, erhob sich gegen den Hyksoskönig Apopi und fand dabei den Tod, wie die Verletzungen an seiner Mumie zeigen. Sein Sohn Kamose setzte den Kampf entschlossen fort. Als er nach kurzer Regierung starb, bestieg sein Bruder Ahmose den Thron. Ihm gelang es, die Fremdherrschaft in Ägypten vollends zu beseitigen, das Land wieder zu einen und die Grenzen durch Feldzüge nach Palästina und Nubien zu sichern. Ein bedeutendes Zeugnis aus dieser Zeit des Befreiungskampfes gegen die Hyksos ist im Grabschatz der Königin Ahhotep erhalten geblieben.

Der Schmuck der Königin Ahhotep

Ahhotep war die Schwestergemahlin Ta'as II., »des Tapferen«, und die Mutter der Könige Kamose und Ahmose. Kamose ließ im Tempel von Karnak eine Siegesstele errichten, auf der ihre Verdienste hervorgehoben sind. Sie hat sich in den Kriegsjahren durch Umsicht, Tapferkeit und moralischen Beistand besonders ausgezeichnet:

Preiset die Herrin des Landes, die Fürstin der Gestade der mittelmeerischen Inselbewohner, deren Name hoch ist über jedem Fremdland; die das Volk beriet, die königliche Gemahlin, Schwester des Herrschers, Königstochter, Königsmutter, die Erhabene und Kundige, die für Ägypten sorgte. Sie hat sich seiner Soldaten angenom-

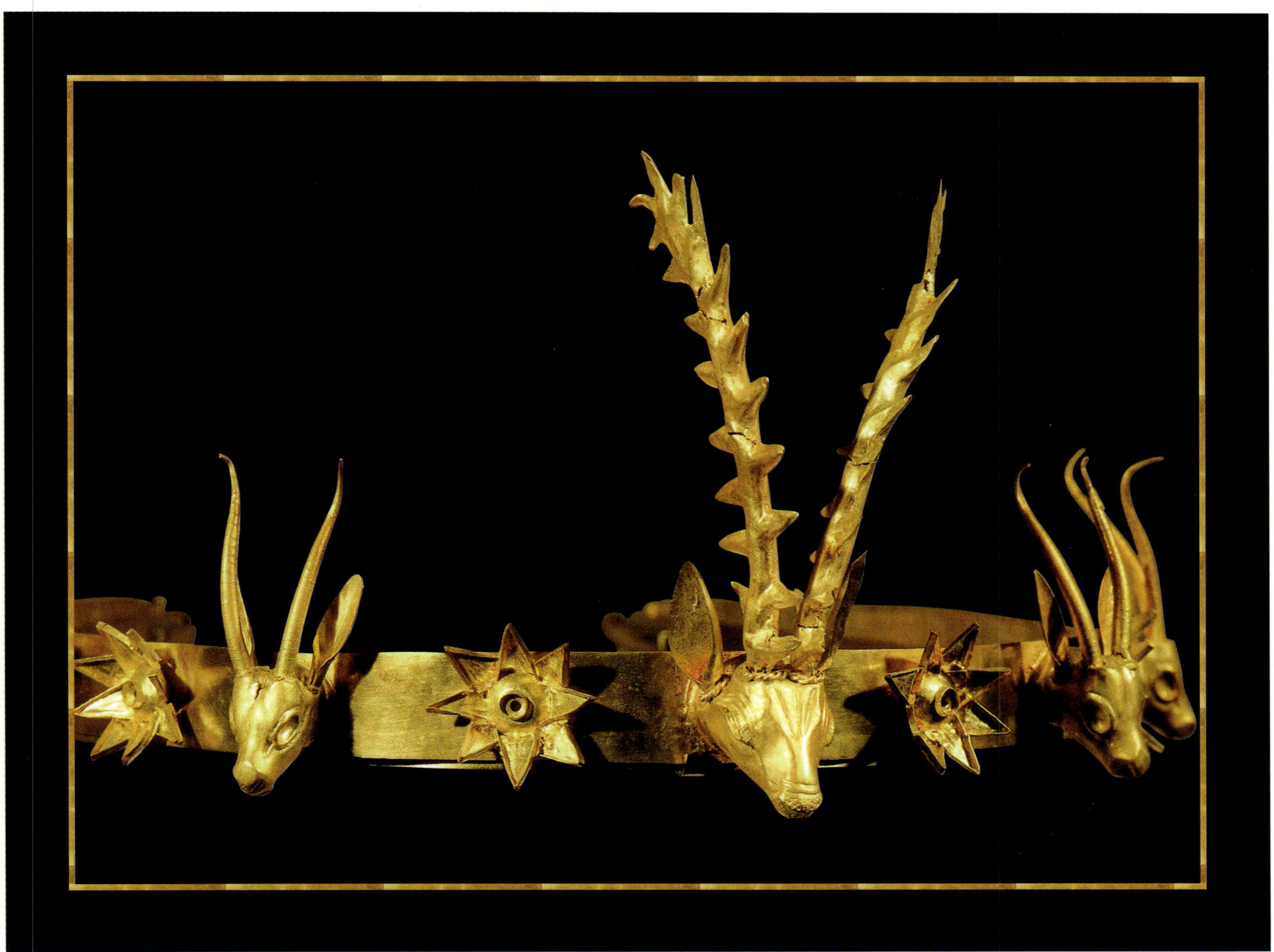

men und sie beschützt. Sie hat seine Flüchtlinge zurückgebracht, indem sie seine Auswanderer sammelte. Sie hat das Südland beruhigt, indem sie seine Widersacher vertrieb. Die königliche Gemahlin Ahhotep, sie lebe!

Entdeckung und Merkmale

Im Jahre 1854 kündigte Prinz Napoleon, ein Neffe des Kaisers der Franzosen, dem Vizekönig von Ägypten einen Besuch an. Dieser gab dem in seinen Diensten stehenden französischen Archäologen Auguste Mariette die Anweisung, irgendeinen antiken Fund als Geschenk für den hohen Gast auszugraben. Mariette entschied sich für Dra-Abu'l-Nag'a in Theben-West. Schon wenige Tage nach Beginn der Grabung stießen seine Arbeiter im Schutt auf einen bemalten hölzernen Sarg. Die Mumie darin war zerfallen, aber es fanden sich noch Beigaben: ein Dolch sowie zwei aus Goldblech gepreßte kleine Löwen und ein in Kästchenform gearbeiteter Königsring mit Einlagen aus Lapislazuli und Gold, der wie die Löwen wohl auf einen Handgelenkschützer aus

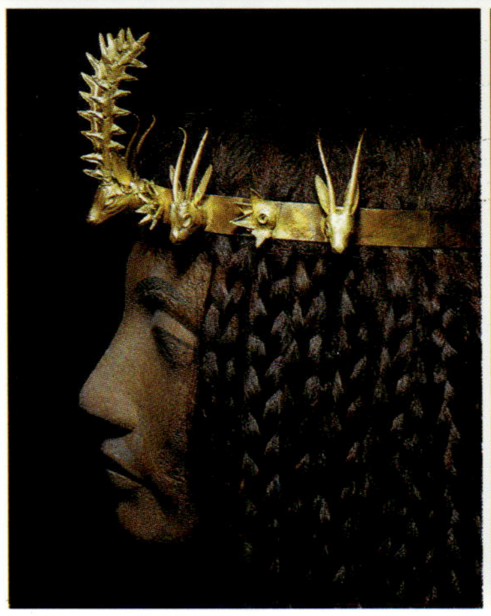

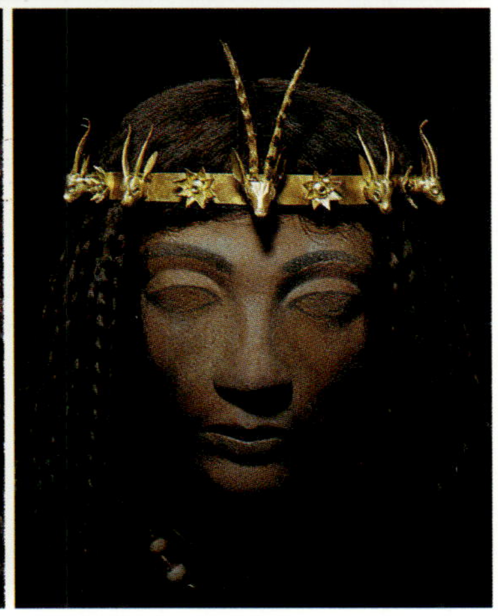

244–246 *Stirnreif mit Hirschkopf und Gazellenköpfen*

Leder aufgenäht war und den Namen des Königs Ahmose trug. Daß jedoch Ahmoses Bruder und Vorgänger Kamose in dem Sarg beigesetzt worden war, ging aus dessen Inschriften hervor. Obwohl der französische Prinz dann nicht nach Ägypten kam, schenkte man ihm den Fund, der sich heute im Louvre befindet.

Mariette, inzwischen vom Vizekönig zum Direktor der Altertümerverwaltung ernannt, mußte die Fortsetzung der

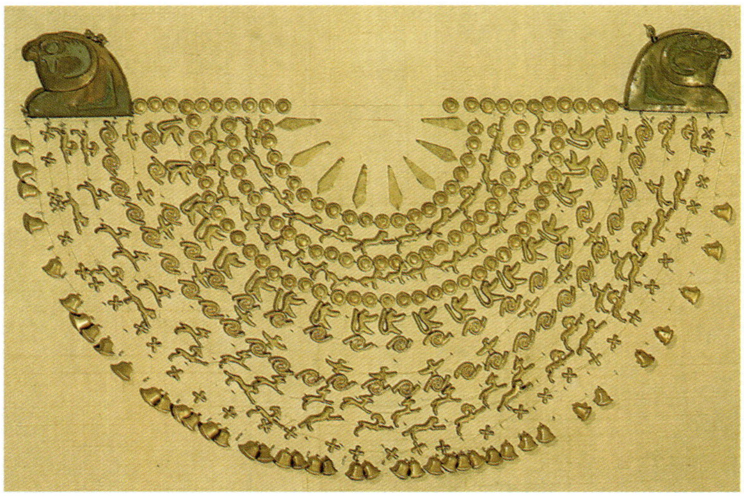

247 *Breiter Perlenkragen der Königin Ahhotep*

Grabung seinem Assistenten überlassen, und als dieser bald danach starb, grub der Trupp Fellachen unter einem Vorarbeiter ohne wissenschaftliche Aufsicht weiter. Binnen kurzem stießen sie auf den Sarg der berühmten Königin Ahhotep; er barg die noch in Binden gewickelte Mumie und kostbare Beigaben.

Der Gouverneur von Qena hörte von der Entdeckung und holte kurzerhand den Sarg in seinen Harim. Dort wurde die Mumie aus den Binden gewickelt, ihres Schmucks beraubt und verbrannt. Dabei scheint zumindest ein Diadem, wie es aus königlichen Gräbern dieser Zeit sonst bezeugt ist, verschwunden zu sein.

Nun machte sich der Gouverneur zu Schiff auf den Weg nach Kairo, um seine Beute persönlich dem Khediven zu überreichen. Mariette, von dem Fund und dessen Usurpation unterrichtet, bestieg eilig ein Dampfboot und stellte mitten auf dem Nil das Schiff des Gouverneurs. Unter Drohungen und Gewaltanwendung brachte er den Schmuck an sich und übergab ihn dann selbst dem Vizekönig. Dieser war von dem Fund so begeistert, daß er den Entschluß faßte, ein Museum für die bisher geborgenen Altertümer einzurichten.

248 *Schmuckglieder aus dem Grabschatz der Ahhotep*

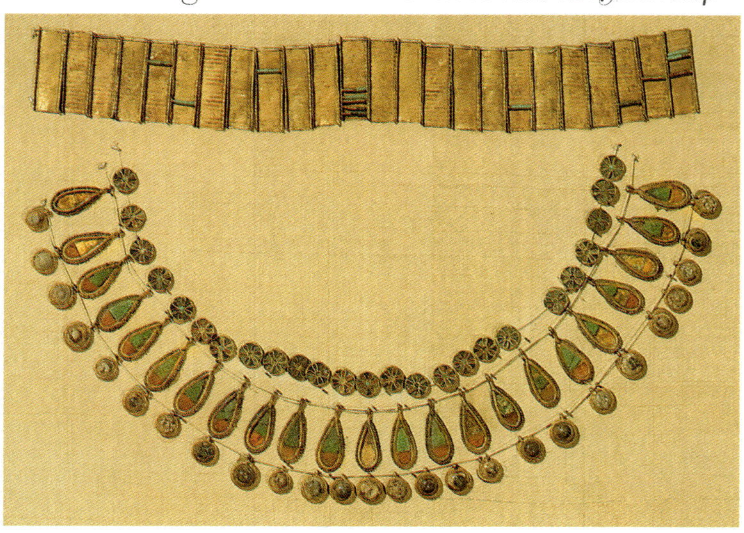

Der Schmuck der Königin Ahhotep und die ihr beigegebenen Prunkwaffen gehören einer Übergangszeit an. In einigen Armbändern (253–256) und dem Pektoral (268) wirkt noch die Tradition des Mittleren Reiches nach. Andere Stücke bekunden den Aufbruch zu neuen Formen und Techniken, die mit der Hyksos-Herrschaft nach Ägypten gekommen waren. Die Falkenköpfe des Perlenhalskragens (247), Streitaxt (272) und Dolch (275) sind die ersten Belege des Niello an ägyptischen Funden.

Beziehungen zur kretisch-minoischen Kultur, wie sie der Hinweis auf die Mittelmeerinseln in der Kamose-Stele nahelegt, treten im »fliegenden Galopp« bei Tierdarstellungen (247, 275) und im Greifenmotiv der Streitaxt (272) zutage; der Dolch aus dem Sarg der Königin (275) ist in Form und Technik ägäisch.

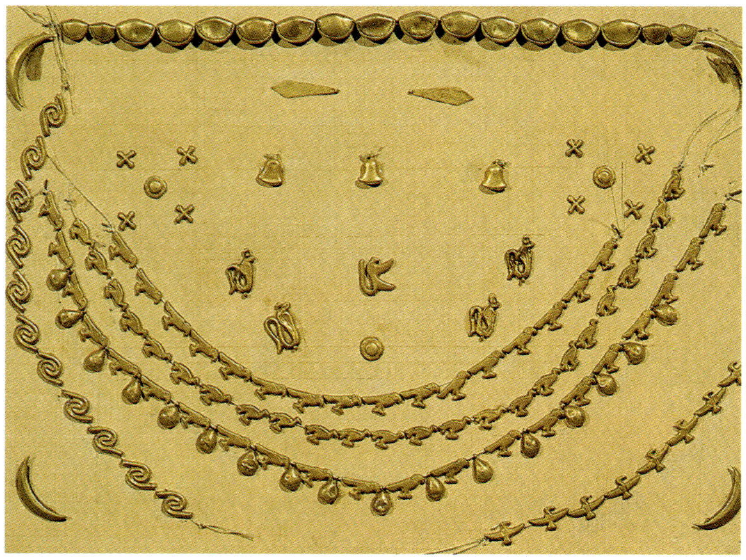

249 *Goldene Kaurimuscheln, Kettenglieder, Amulette*

Persönlicher Schmuck der Königin

Der breite Perlenhalskragen mit Falkenköpfen (247) macht es besonders bedauerlich, daß die abenteuerlichen Fundumstände keinerlei Aufzeichnungen zuließen, die Hinweise auf die Zusammengehörigkeit der einzelnen Schmuckteile geben könnten. Eine beträchtliche Anzahl der verstreut über Brust und Leib der Mumie gefundenen Glieder fehlt in der Rekonstruktion; die ursprüngliche Anordnung bleibt umstritten, zumal bisher kein ähnlicher Kragen aufgetaucht ist.

Die Schmuckglieder wurden sämtlich aus dünnem Goldblech getrieben. Es sind einfache Ornamente – runde Buckel, kleine Kreuze, Spiralen –, des weiteren Götter

250–252 *Starres Armband der Königin Ahhotep*

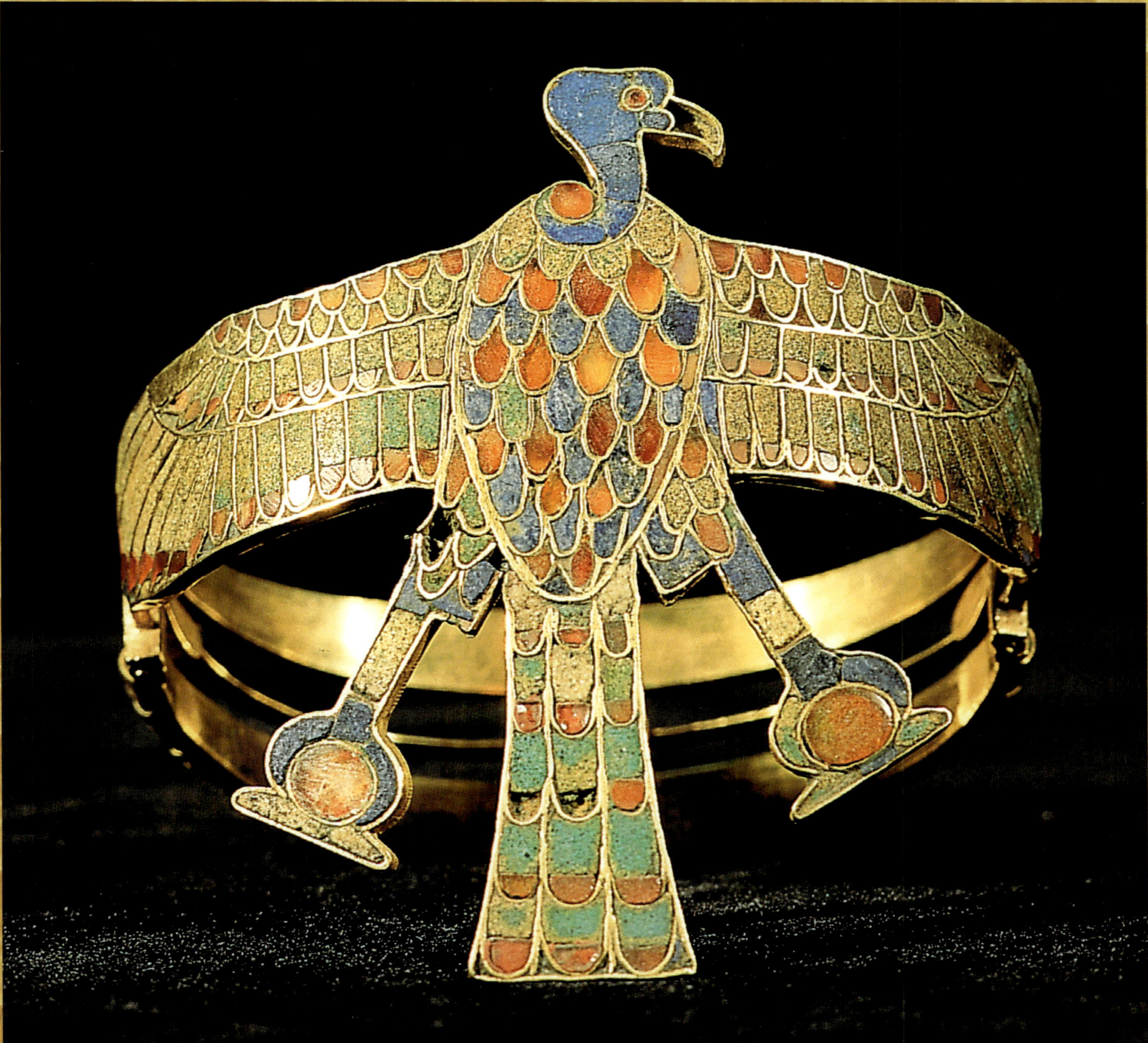

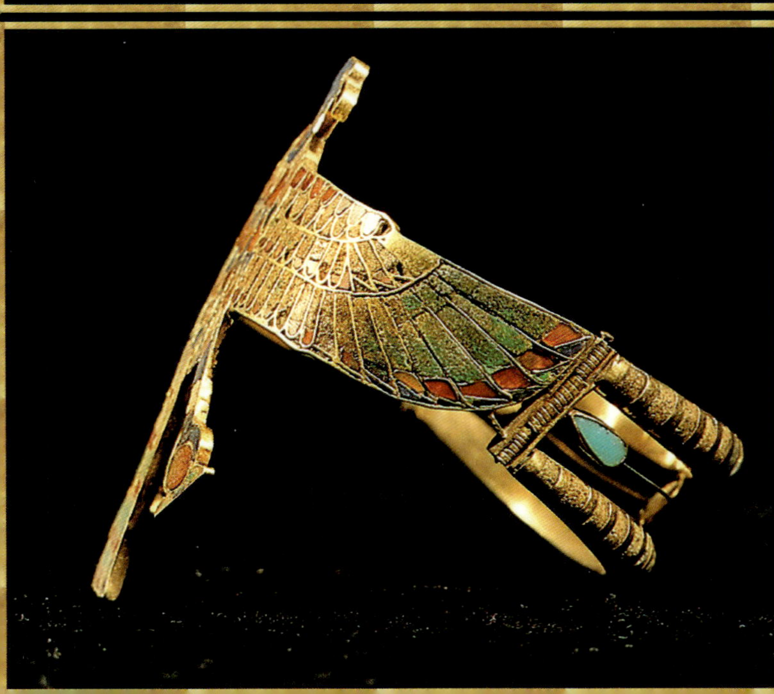

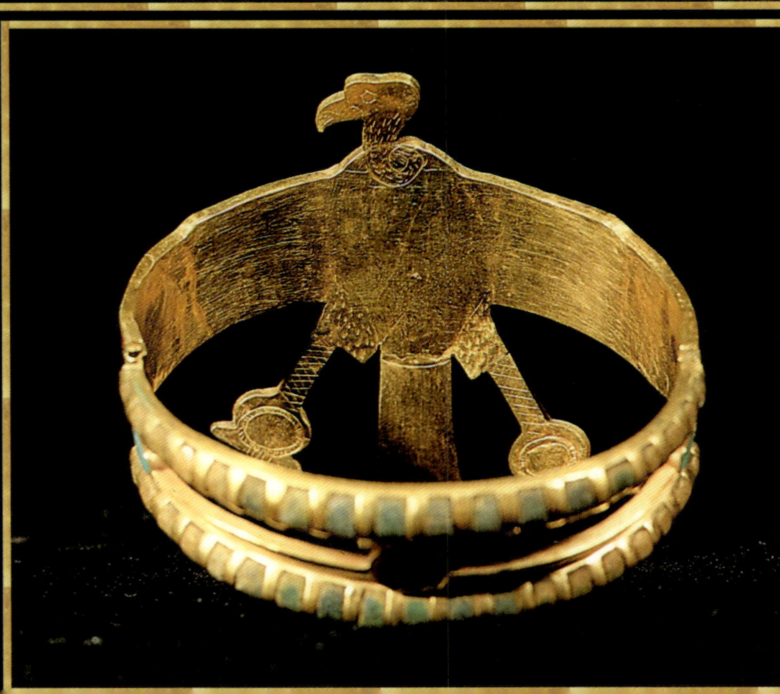

und Götterembleme – Seth-Tiere, geflügelte Uräusschlangen – sowie fliegende Vögel; dazu kommen Löwen, Gazellen und Steinböcke in »fliegendem Galopp« nach ägäischem Vorbild.

Alle diese Glieder wurden merkwürdigerweise nur in der Querrichtung durchbohrt, hatten also keine Verbindung zur darüber und darunter liegenden Reihe. Einzig die Blattornamente, die in der Rekonstruktion – mit Sicherheit an der falschen Stelle – am Halsausschnitt eingefügt wurden, tragen am oberen und unteren Ende je eine Öse, die auf die ursprüngliche Verbindung zweier Perlenreihen schließen läßt.

Die den Kragen abschließenden Falkenköpfe sind aus mehreren Teilen zusammengelötet, Wangenbogen und Bartstreif unter dem Auge sowie der Winkel am Hals aus einer kompakten Masse Niello gebildet, das in verhältnismäßig tief ausgehobenen Grund eingebettet ist. In der geraden Basis der Falkenköpfe befinden sich zehn Durchbohrungen zum Einhängen der Perlenschnüre.

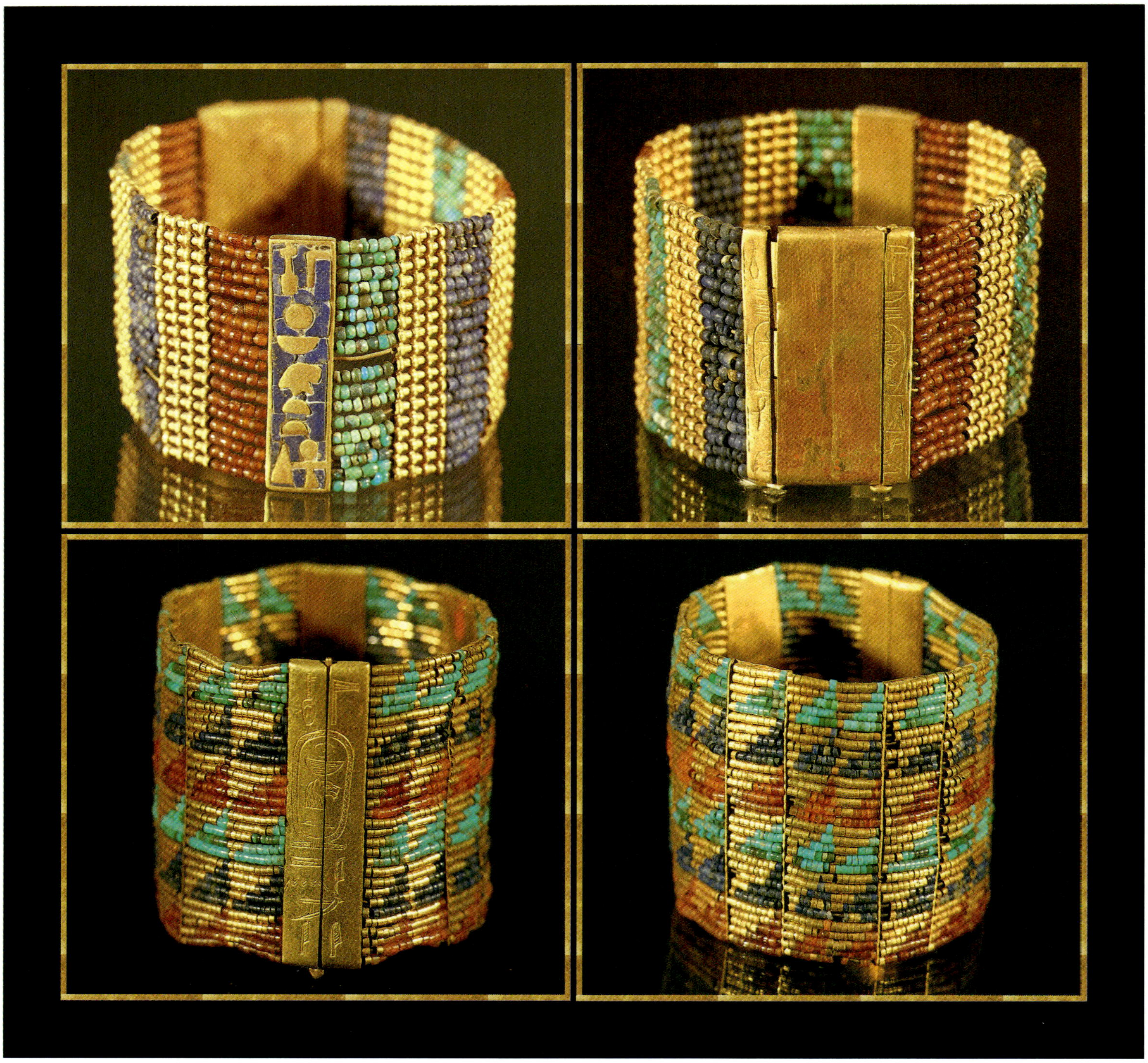

253–256 *Perlenarmbänder der Königin Ahhotep*

Die lange goldene Halskette mit einem Skarabäus-Anhänger (262–263) stellt ein Meisterwerk der Goldschmiedekunst dar. Sie ist außerordentlich gleichmäßig aus sechsfachen Ringschlaufen geflochten. Ihre Enden sind in Goldhülsen gefaßt, die ein umgewendeter

Gänsekopf, an dem eine Öse sitzt, abschließt. Jede Hülse trägt einen winzigen gravierten Königsring, einer mit dem Thronnamen Neb-pechti-Re, der andere mit dem Geburtsnamen Ahmose. Bei einer Länge von über zwei Metern mußte diese Goldkette mehrfach um den Hals geschlungen werden, damit der Skarabäus auf der Brust lag.

Der Skarabäus hat Amulettcharakter mit der Bedeutung »werden«, »wandlungsfähig sein« und ist ebenfalls eine hervorragende Goldschmiedearbeit. Zwei zusammengelötete Goldbleche bilden den Körper. Am unteren sind in Treibarbeit Bauchseite und Beine des Käfers naturgetreu wiedergegeben, auf die hochgewölbte andere Platte sind goldene Stege aufgelötet, und zwar waagerecht

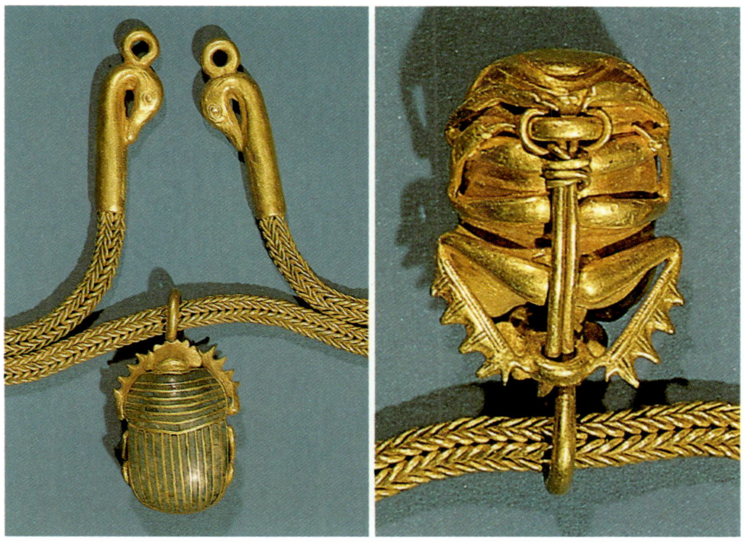

262–263 *Goldkette mit einem Skarabäus als Anhänger*

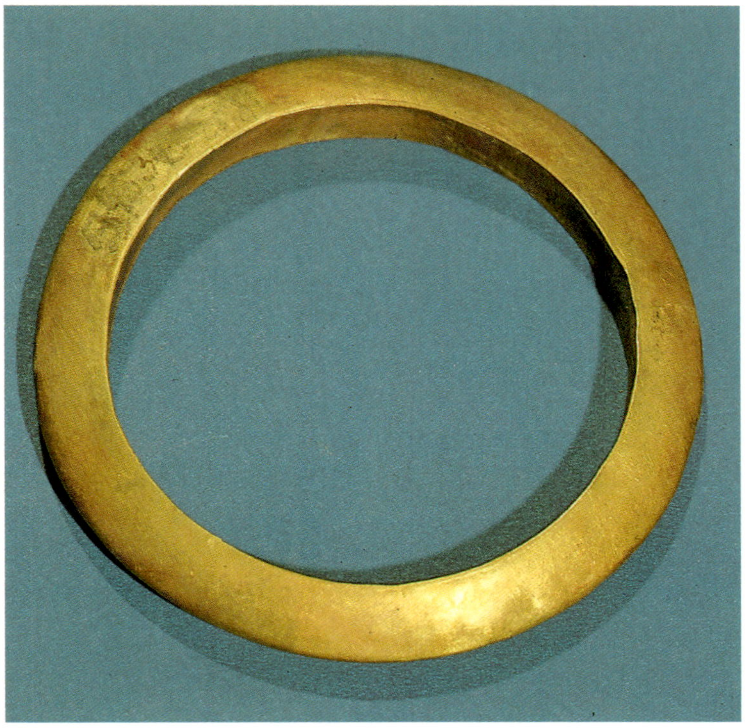

257 *Schlichter Armreif der Königin Ahhotep*

auf dem Protorax, senkrecht dazu auf der Flügelpartie. In die Zellen wurden Lapislazulischeiben eingekittet. Der goldene Kopf des Käfers ist angelötet, auch die Vorderbeine und der zwischen ihnen sitzende Ring, durch den die Golddrahtschlaufe zur Befestigung des Anhängers an der Kette gezogen ist. Ihre beiden Drahtenden verlaufen nebeneinander die Bauchseite entlang und sind in einem weiteren Ring verknotet.

Das Armband (250–252) in Form eines schützend die Flügel ausbreitenden Geiers, der oberägyptischen Kronengöttin Nechbet, ist in zwei Reifteilen starr gearbeitet. Zwei Scharniere verbinden die Teile, das eine läßt sich mittels eines herausziehbaren Stiftes öffnen. Mit Lapislazuli, Karneol und grünem Glas ausgelegte Goldzellen bilden den gefiederten Leib der Geiergöttin. In den Fängen hält sie den mit Karneol eingelegten Ring der Unendlichkeit, das königliche Schutzsymbol. Das hintere Segment des Armbands besteht aus zwei parallelen Reifteilen, die außen gerundet und in kurzen Abständen in Grubentechnik mit Türkisen besetzt, innen mit aufgelöteten Goldblechstreifen geschlossen sind. Dazwischen ist in der Mitte ein in Gold gefaßter Karneol eingefügt und davon beidseitig ausgehend ein Golddraht, der in einer goldmontierten Knospe aus Türkis endet.

Ein Perlenarmband (253–254) trägt zweimal den Thronnamen des Ahmose. Es besteht aus achtzehn auf Golddraht gezogenen Perlensträngen, die neun senkrechte Felder aus blauem Lapislazuli, grünem Türkis und rotem Karneol bilden, getrennt durch sieben breite Gold-

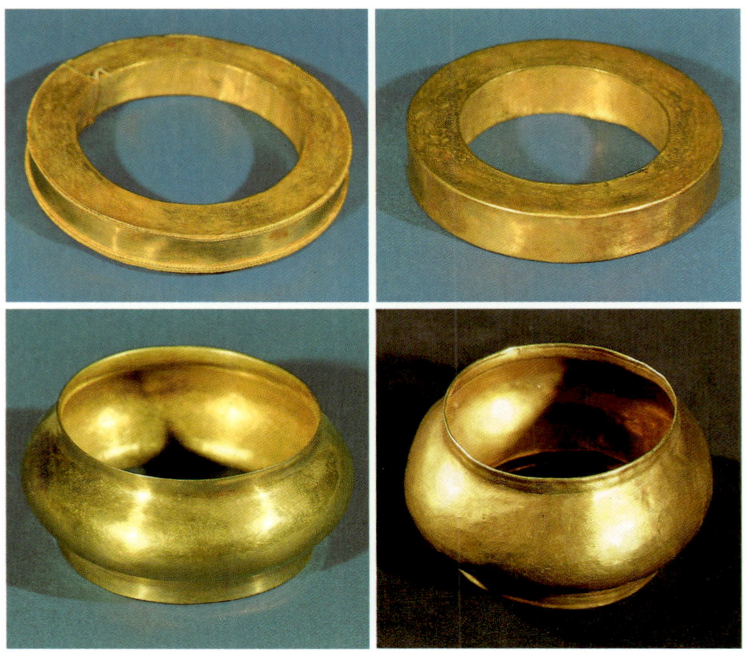

258–260 *Goldene Armreife der Königin Ahhotep*
261 *Armreif des Typs königlicher Ehrengaben*

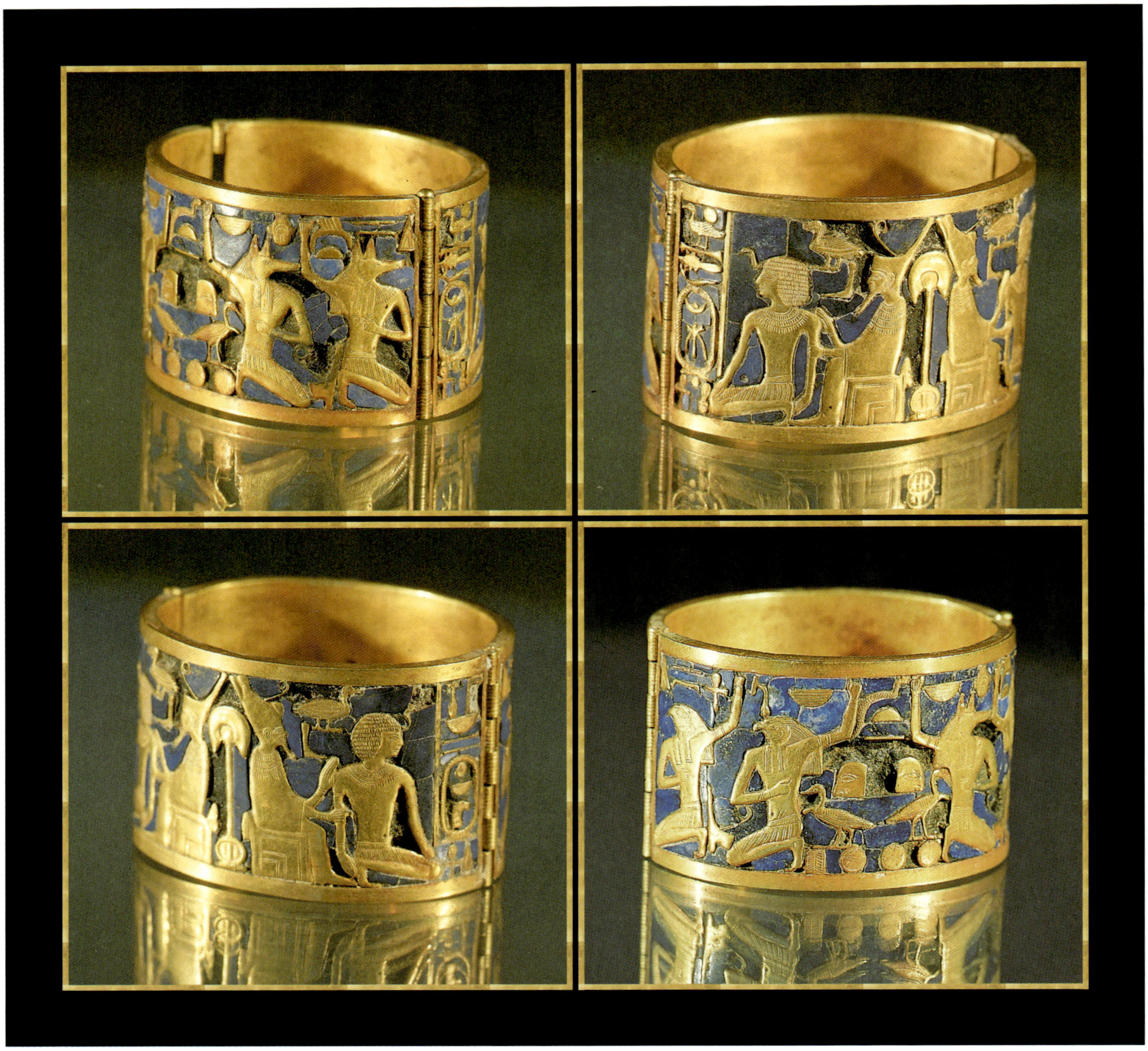

264–267 *Starres Armband mit der »Krönung des Ahmose«*

stege. Bei diesen sind jeweils vier Goldperlen mit durchgesteckten goldenen Röhrchen verbunden und in der Senkrechten zusammengelötet – eine Technik, die im Mittleren Reich aufgekommen ist. Auf der Vorderseite des Armbands erscheint die Inschrift: *Der vollendete Gott, Neb-pechti-Re, mit Leben beschenkt.* Die goldenen Hieroglyphen sind auf eine Goldplatte mit schmalem Rahmen gelötet, eingekittete Stücke aus Lapislazuli füllen die Zwischenräume. In den Verschluß wurde nachträglich ein Zwischenstück eingefügt und die in beide Endstücke gravierte Inschrift dadurch auseinandergerissen. Sie lautet: *Der vollendete Gott, Herr der Beiden Länder, Neb-pechti-Re, mit Leben beschenkt ewiglich.*

Bei einem weiteren Perlenarmband aus dem Grab der Königin Ahhotep (255–256) sind die 31 Perlenreihen zu kleinen Quadraten angeordnet, die aus je einem farbigen und einem goldenen Dreieck bestehen. Die Dreiecke gleicher Farbe – Türkis, Lapislazuli, Karneol –, jedes mit einem ergänzenden Dreieck aus Goldperlen kombiniert, bilden eine horizontale Reihe. Um den Perlenreihen stärkeren Halt und dem Muster eine höhere Präzision zu geben, wurden in gleichem Abstand Goldblechschienen mit je einem aufgelöteten Steg eingefügt. Auf der Außenseite sind sie als dünne Stege, auf der Innenseite als breite Streifen sichtbar. Den Verschluß bilden Röhrchen, durch die ein Stift gesteckt wurde. In die Endstücke ist die

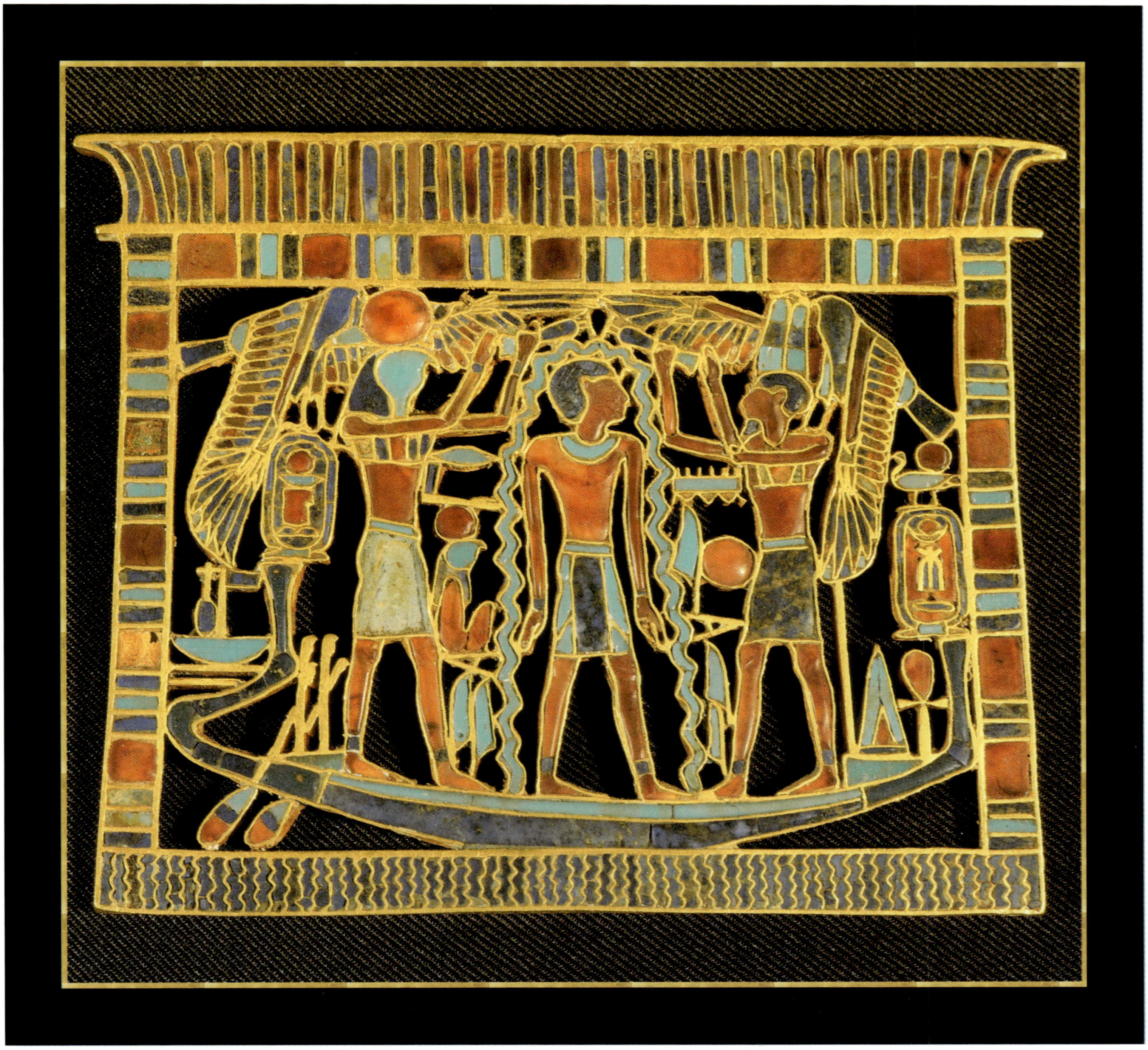

268 Pektoral des Königs Ahmose

Inschrift graviert: *Der vollendete Gott, Neb-pechti-Re, von Amun geliebt.*

Eine ungewöhnliche Form besitzt der kantige Armreif (258). Goldblech wurde rinnenförmig gefaltet, rund getrieben und zusammengelötet, sodann die Außenseite mit einem aufgelöteten Goldblechstreifen verschlossen. Gekerbter und geflochtener Draht überdeckt die Lötkanten. Der innere Durchmesser läßt darauf schließen, daß der Reif am Oberarm getragen wurde.

Armschmuck vom Typ des ausgebauchten Armreifs (260) wurde nach zahlreichen Darstellungen von Männern an beiden Handgelenken getragen; er gehörte zu den königlichen Auszeichnungen. Schließlich ein goldener Armreif (257) in der schlichten Form, wie sie seit vorgeschichtlichen Zeiten bei Armreifen aus Elfenbein und anderem Material vorkommt. Seine Außenseiten wurden aus gefaltetem Goldblech getrieben, die glatte Innenseite mit einem aufgelöteten Streifen verschlossen.

Schmuck und Waffen, von Ahmose gestiftet

Neben persönlichem Schmuck gehören zum Grabschatz der Königin Ahhotep kostbare Stücke, die ihr der zweite Sohn auf dem Pharaonenthron mit ins Jenseits gab, darunter ein Pektoral (268). Es hat die gleiche Umrahmung mit einer Hohlkehle als oberem Abschluß wie Pektorale des Mittleren Reiches, aber die figürliche Darstellung greift ein neues Thema auf: die »rituelle Reinigung«, die bei der Krönung und beim Regierungsjubiläum des Königs vollzogen wurde. Den unteren Rand bildet ein Streifen mit senkrecht gestellten Wasserlinien – das Urgewässer, aus dem die Welt entstand. Auf dem Wasser liegt ein Boot, und darauf stehen drei Figuren: in der Mitte der König, rechts von ihm der Gott Amun-Re mit hoher Federkrone, links der falkenköpfige Gott Re-Harachte mit einer roten Sonnenscheibe auf dem Haupt. Beide Götter gießen aus schlanken Kultgefäßen Wasser über den König, das vor und hinter ihm in einem hellblauen Zickzackband herabfließt. In den oberen Ecken des Bildfeldes breiten himmlische Falken schützend ihre Flügel über der rituellen Szene aus. In die Bildfläche sind die Namen der Götter, die beiden Namen des Ahmose und seine Titel hineingestellt. Verglichen mit den Pektoralen der 12. Dynastie erscheinen die Motive gedrängt, fehlt die Klarheit der Komposition. Aber wie bei diesen Vorbildern ist die in Relief getriebene Rückseite sorgfältig mit allen Details ziseliert.

Auch ein Armband (264–267) trägt das Bild Ahmoses. Zwei durch Scharniere verbundene halbzylindrische Goldblechplatten bilden den Reif; ihre umgebogenen Ränder dienen als Fassung der Figuren, Inschriften und Lapislazuli-Einlagen. Die Darstellung der reliefartig getriebenen Motive mit ziselierten Details ist als Rundumbild angelegt: König Ahmoses Krönung durch den Erdgott Geb, den urzeitlichen ersten Herrscher auf Erden. Im Zentrum thront in doppelter Gestalt der Gott, nach rechts mit der Doppelkrone, nach links mit der Krone Unterägyptens. Zweimal erscheint auch König Ahmose, mit Löckchenperücke und der Uräusschlange an der Stirn; er kniet mit dem Rücken zur Gottheit, die ihn am Oberarm hält und ihm die andere Hand schützend auf die Schulter legt. Dieses Hauptbild flankieren senkrechte Inschriften; die rechte lautet: *Der vollkommene Gott, Herr der Beiden Länder, Neb-pechti-Re, mit Leben beschenkt,* die linke: *Leiblicher Sohn des Re, Ahmose, lebend wie Re.*

Der König wendet den Blick auf zwei Figurengruppen auf der anderen Reifhälfte. Es sind die falkenköpfigen »Seelen von Hierakonpolis« und die schakalsköpfigen »Seelen von Buto«, die als urzeitliche Repräsentanten der beiden Krönungsstätten von Ober- und Unterägypten den Neugekrönten mit den »Gesten des Jubels«, einer erhobenen und einer vor die Brust gehaltenen Faust, begrüßen. Über ihnen stehen Segenswünsche: *Wir geben dir alle Freude. Wir geben dir alles Leben und Gesundheit ewiglich.*

Ein anderer Armreif (269–271) zeigt auf der Vorderseite den Königsring mit der eingelegten Inschrift *Sohn des Re, Ahmose, der immer und ewig lebe,* flankiert von zwei Sphingen, Symbolen des semitischen Rachegotts

269–271 *Handgelenkschützer des Königs Ahmose für das Bogenschießen*

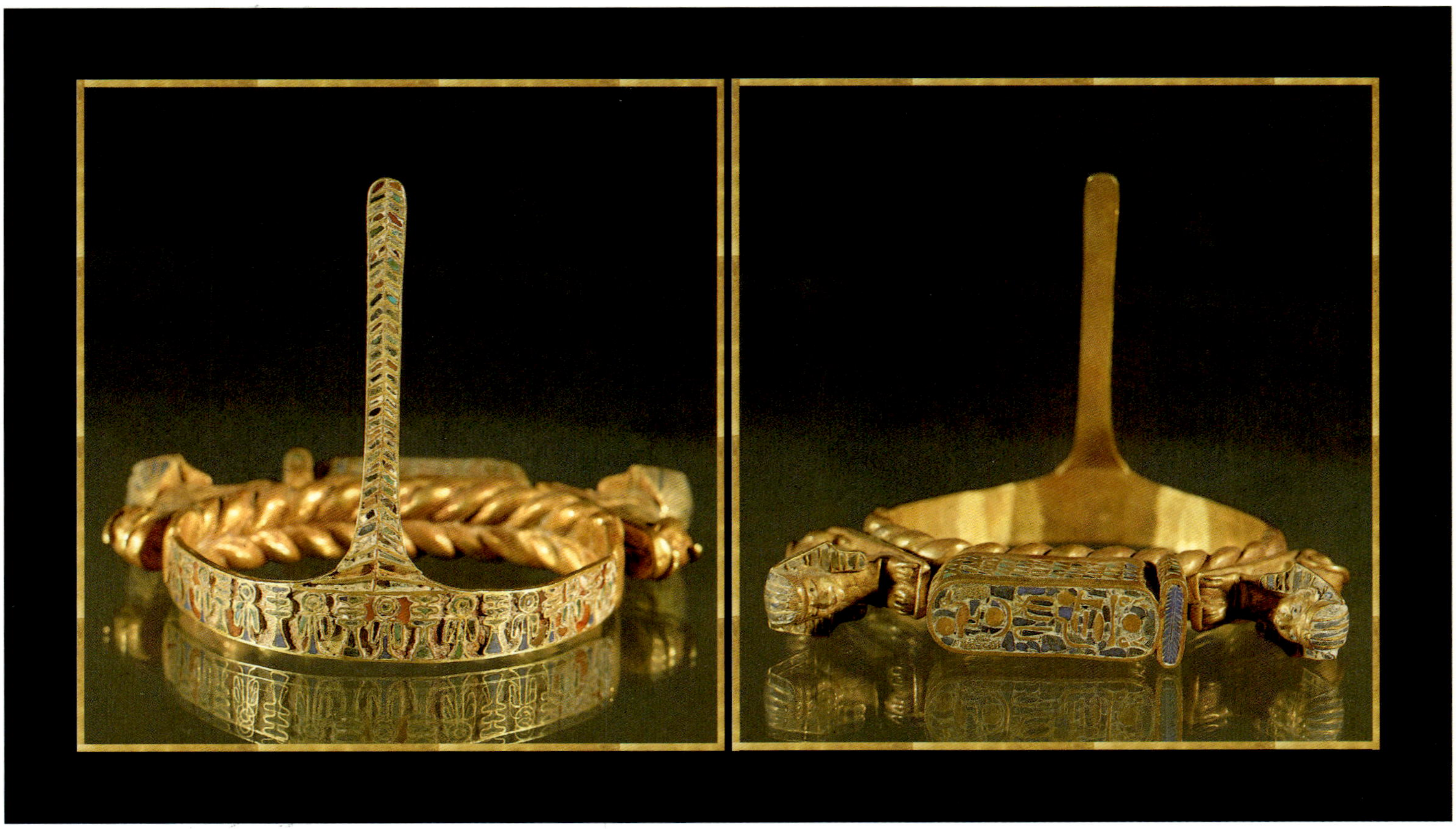

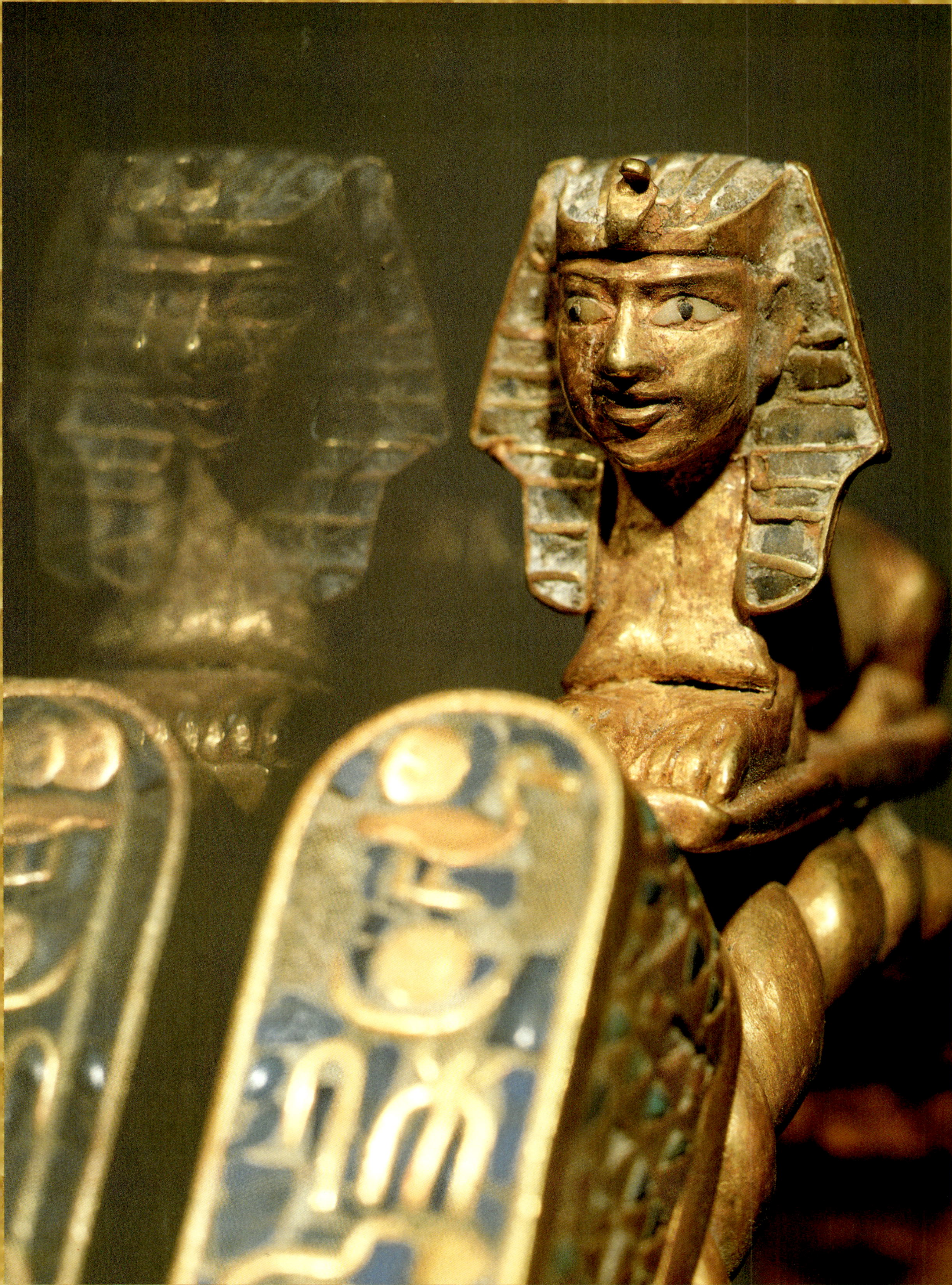

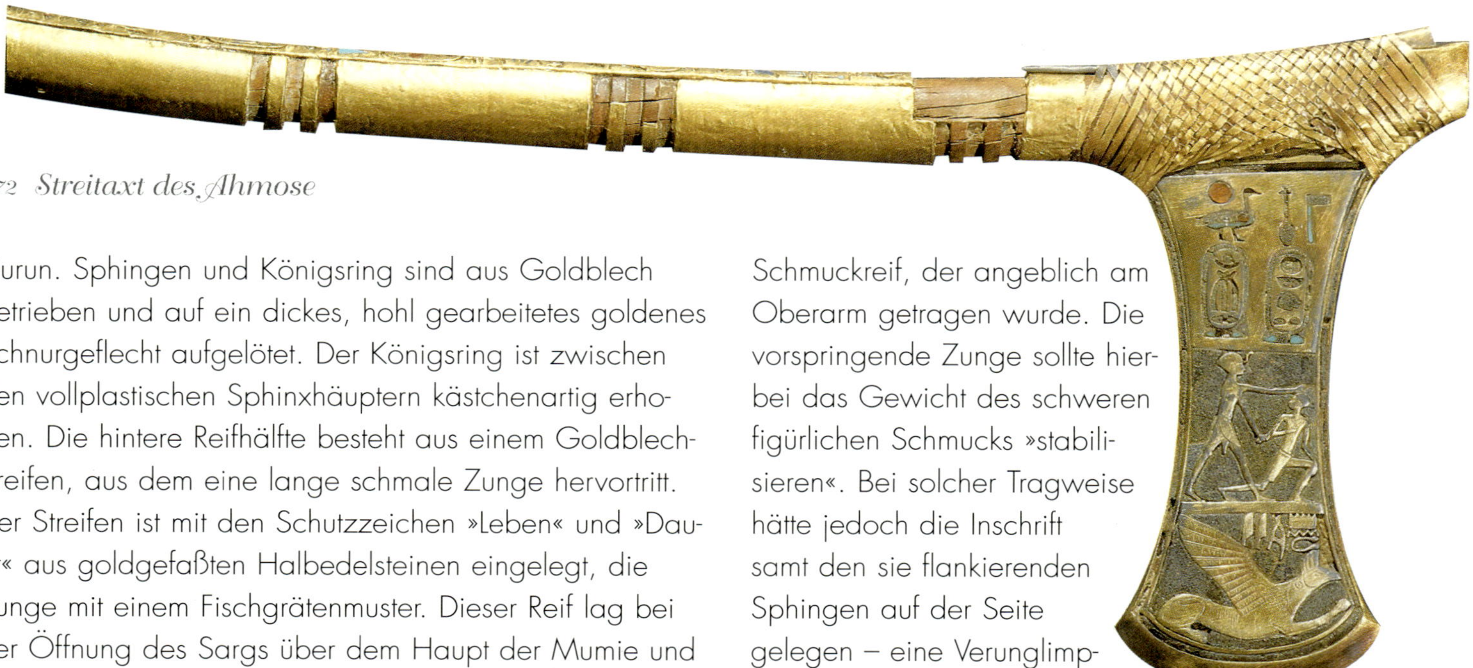

272 *Streitaxt des Ahmose*

Hurun. Sphingen und Königsring sind aus Goldblech getrieben und auf ein dickes, hohl gearbeitetes goldenes Schnurgeflecht aufgelötet. Der Königsring ist zwischen den vollplastischen Sphinxhäuptern kästchenartig erhoben. Die hintere Reifhälfte besteht aus einem Goldblechstreifen, aus dem eine lange schmale Zunge hervortritt. Der Streifen ist mit den Schutzzeichen »Leben« und »Dauer« aus goldgefaßten Halbedelsteinen eingelegt, die Zunge mit einem Fischgrätenmuster. Dieser Reif lag bei der Öffnung des Sargs über dem Haupt der Mumie und galt daher zunächst als »Krönchen«, bald aber als ein Schmuckreif, der angeblich am Oberarm getragen wurde. Die vorspringende Zunge sollte hierbei das Gewicht des schweren figürlichen Schmucks »stabilisieren«. Bei solcher Tragweise hätte jedoch die Inschrift samt den sie flankierenden Sphingen auf der Seite gelegen – eine Verunglimpfung des Königsnamens.

Eine sinnvolle Erklärung findet dieser singuläre Reif nur als »Handgelenkschützer« am Gelenk der den Bogen führenden linken Hand. So getragen, steht der Königsring aufrecht. Über eine Ledermanschette gezogen, sollte der Armreif mit seiner Zunge den Unterarm gegen den harten Schlag der beim Schuß zurückschnellenden Bogensehne schützen.

Angesichts der von Kamose gerühmten Verdienste, die sich Königin Ahhotep in den Befreiungskriegen erwarb, ist es nicht verwunderlich, daß ihr zusammen mit kostbaren Waffen der »Fliegenorden« (274) in den Sarg gelegt wurde, die Auszeichnung verdienter Krieger, denn Fliegen galten als Sinnbilder unermüdlicher Angriffslust. An einer Goldkette, die in der gleichen Technik gearbeitet ist wie die lange Halskette (262), hängen drei große Fliegen. Sie sind in ihrem Umriß aus Goldblech ausgeschnitten, der Kopf mit den kugeligen Augen und der durchbrochene stilisierte Fliegenkörper sind aus Goldblech getrieben und aufgelötet.

Berühmt ist die Streitaxt des Ahmose (272). Ihre Form geht auf die schlichte Waffe der Hyksoskrieger zurück: ein leicht gebogener Stiel, die Klinge aus geschmiedetem Kupfer ist in eine Nut eingelassen und mit Lederriemen verschnürt. Bei der königlichen Ausführung wurde der Stiel aus Zedernholz mit Blattgold belegt und auf dem Stielrücken mit einer Einlage aus Goldblech versehen, in das der Name des Ahmose samt der vollen Königstitulatur eingelegt war. Goldene Ringe, die nicht erhalten blieben, füllten die Kerben.

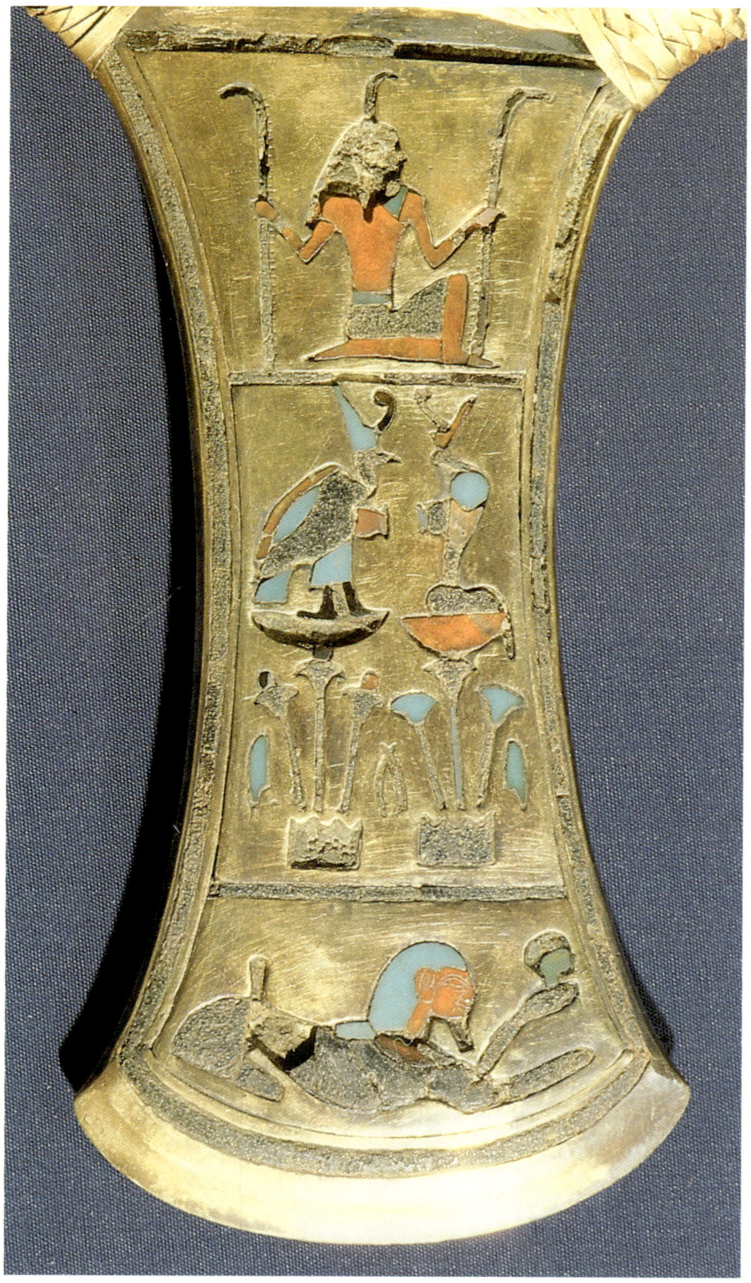

273 *Klinge der Streitaxt des Ahmose*

Die Klinge aus geschmiedetem Kupfer ist auf beiden Seiten in drei Zonen geteilt. Auf der einen Seite (273) sind sie einheitlich mit Blattgold überzogen und mit Lapislazuli, Karneol, Türkis oder hellgrünem Glas eingelegt. Oben ist ein hockender Mann dargestellt, in beiden ausgestreckten Händen eine Palmrispe, die Hieroglyphe »Millionen Jahre«; darunter die zwei Kronengöttinnen mit den Wappenpflanzen von Ober- und Unterägypten, der Geier über der Lilie, die Uräusschlange über dem Papyrus. Den Streifen an der Axtschneide nimmt ein Sphinx ein, der in der emporgehobenen Pranke das Haupt eines Feindes hält. Wie die beiden Sphingen auf dem Handgelenkschützer (270) verkörpert er vermutlich den semitischen Rachegott Hurun.

Die andere Klingenseite (272) ist nur im oberen Feld vergoldet und trägt hier in farbigen, teilweise herausgefallenen Einlagen die Inschrift: *Der vollendete Gott, Nebpechti-Re, Sohn des Re, Ahmose.* In den beiden unteren Abschnitten bedeckt Niello den Kupferkern und sind in die geschwärzte Grundfläche Figuren und Hieroglyphen aus Electrum eingelassen. Der König, weit ausschreitend, packt einen in die Knie gehenden Nubier und besiegt ihn symbolisch mit einem Faustschlag auf das Haupt. Den Platz über der Schneide hat ein geflügelter Greif inne. Die Gestalt dieses Fabeltiers entstammt der kretischen Kunst und wurde wohl über Vorderasien vermittelt. In späteren semitischen Quellen ist der Greif Sinnbild der »mächtigsten Macht« und des »Vergelters«, also des Gottes Hurun. Die beigefügte hieroglyphische Inschrift setzt ihn dem thebanischen Kriegsgott gleich.

Der Dolch (275) ist, wie bereits erwähnt, in Form und Technik ägäisch. In vier Richtungen blickende vergoldete Frauenköpfe bilden den Knauf des walzenförmigen, mit

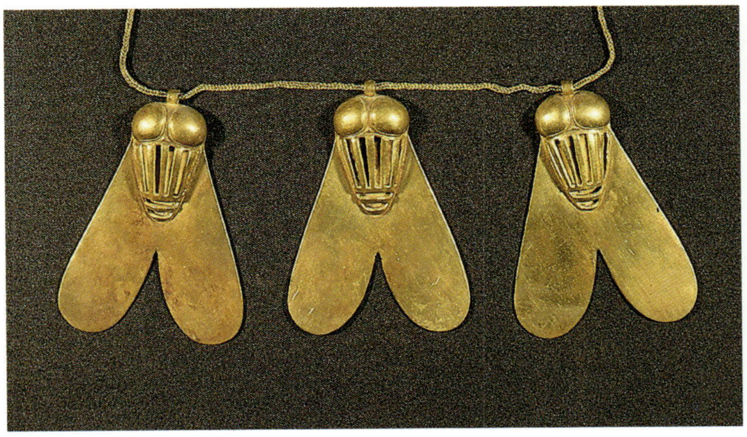

274 »Fliegenorden« der Königin Ahhotep

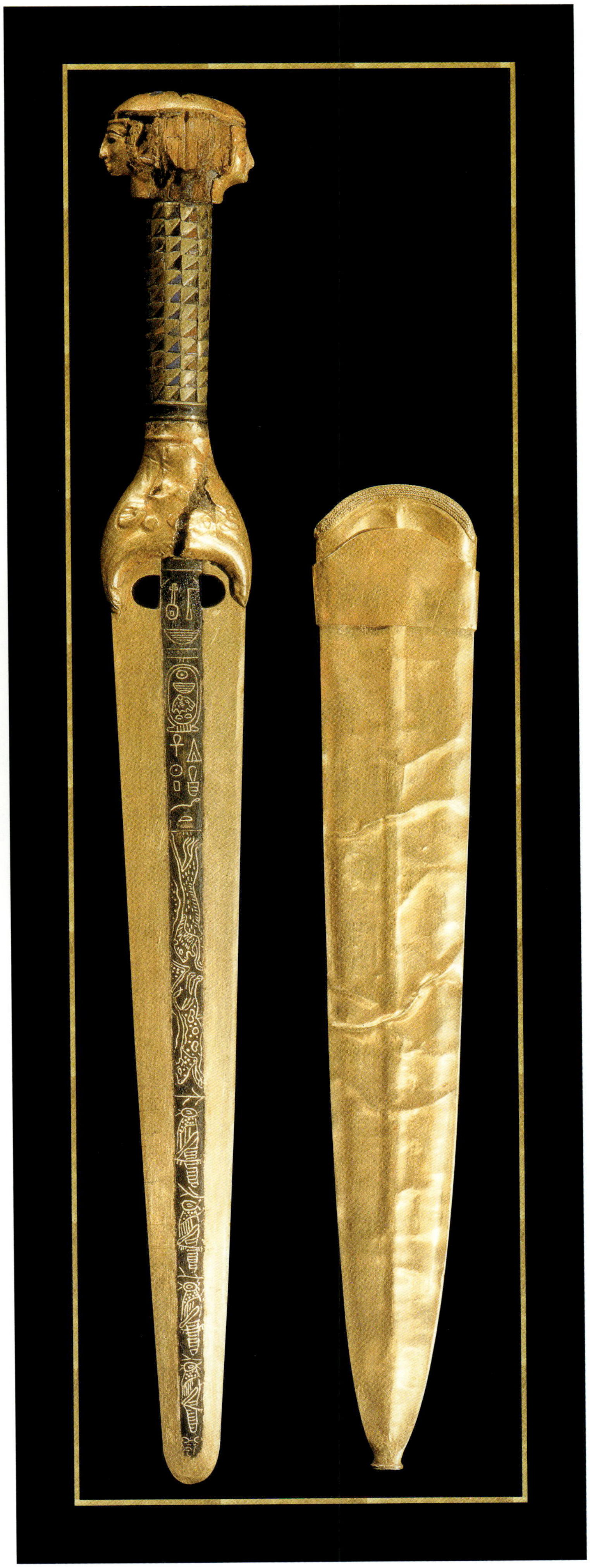

275 Dolch aus dem Sarg der Königin Ahhotep

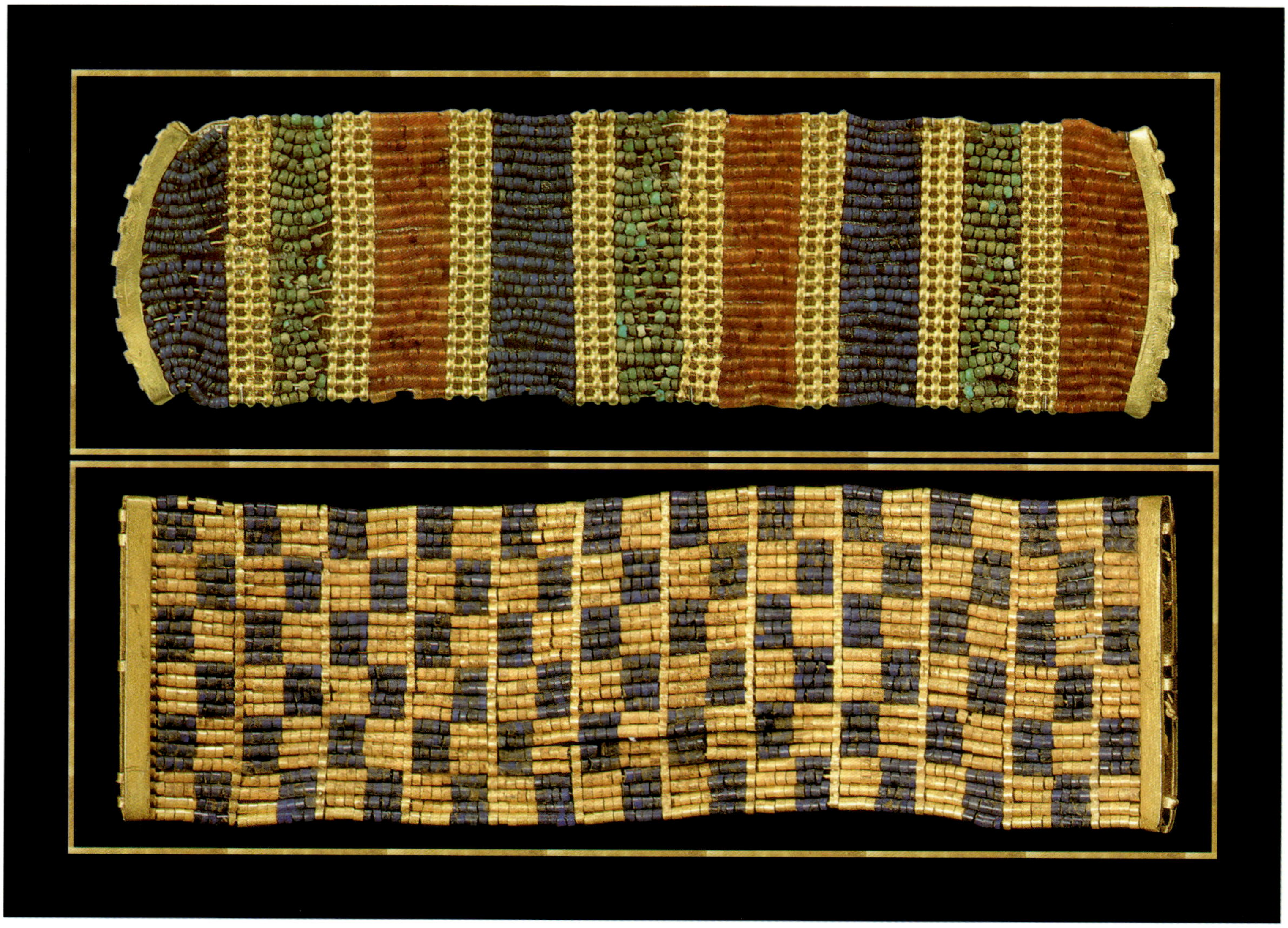

276–277 *Ein Perlenarmband mit den Namen zweier Königinnen und ein Perlenarmband mit Goldstegen*

Einlagen aus Electrum, Karneol und Lapislazuli bedeckten Dolchgriffs. Das Heft ist beiderseits als Stierkopf geformt, die Hörner umschließen halbkreisförmig das obere Ende der Klinge. Es handelt sich um ein Motiv, das auf mykenische Vorbilder zurückgeht. Auf beiden Seiten verläuft über die Klingenmitte vom Heft bis zur Spitze anstelle der Blutrinne ein sich schwach verjüngender Niellostreifen. Mit feinem Golddraht tauschiert, trägt er die Titel und den Namen des Königs Ahmose. Der Hieroglypheninschrift schließen sich Tierdarstellungen an: ein Löwe, der einen Stier jagt, beide in »fliegendem Galopp«, sowie vier Heuschrecken im Gras. Der Löwe ist das Sinnbild des Königs, der Stier das seines Opfers; die Heuschrecken symbolisieren die unübersehbare Menge der dem König folgenden Soldaten.

Nahestehende Funde

Offensichtlich zum Grabschatz der Königin Ahhotep gehörende Schmuckstücke wurden nach 1910 im Handel angeboten, darunter ein inzwischen vom Miho Museum, Japan, erworbenes Perlenarmband (277). Winzige Ringperlen aus Gold und Lapislazuli sind in Quadraten zu viermal vier Perlchen schachbrettartig angeordnet. Die 24 Perlenreihen werden von elf goldenen Stegen zusammengehalten; sie sind innen flach, außen den Perlen entsprechend gekerbt und seitlich zum Durchziehen der aus Goldblechstreifen gehämmerten Drähte perforiert. An den Verschlußteilen sitzen Ösen, die beim Zusammenfügen nebeneinanderstehen und mit einem Stift fixiert werden.

Eng verwandt mit Schmucksachen aus dem Sarg der Königin Ahhotep sind auch ein Paar Perlenarmbänder (280–281) und ein Perlenarmband (278–279), beides Leihgaben im Hildesheimer Pelizaeus-Museum; sie stammen wahrscheinlich aus einer königlichen Bestattung in Theben-West. Das gleiche gilt für ein Perlenarmband mit den Namen zweier Königinnen (276), das zusammen mit einem gleichartigen Gegenstück die Handgelenke schmückte. Durch goldene Stege getrennte Perlenstreifen aus Lapislazuli, Türkis und Karneol wechseln dreimal miteinander ab. Die acht Stege bestehen aus Goldperlchen,

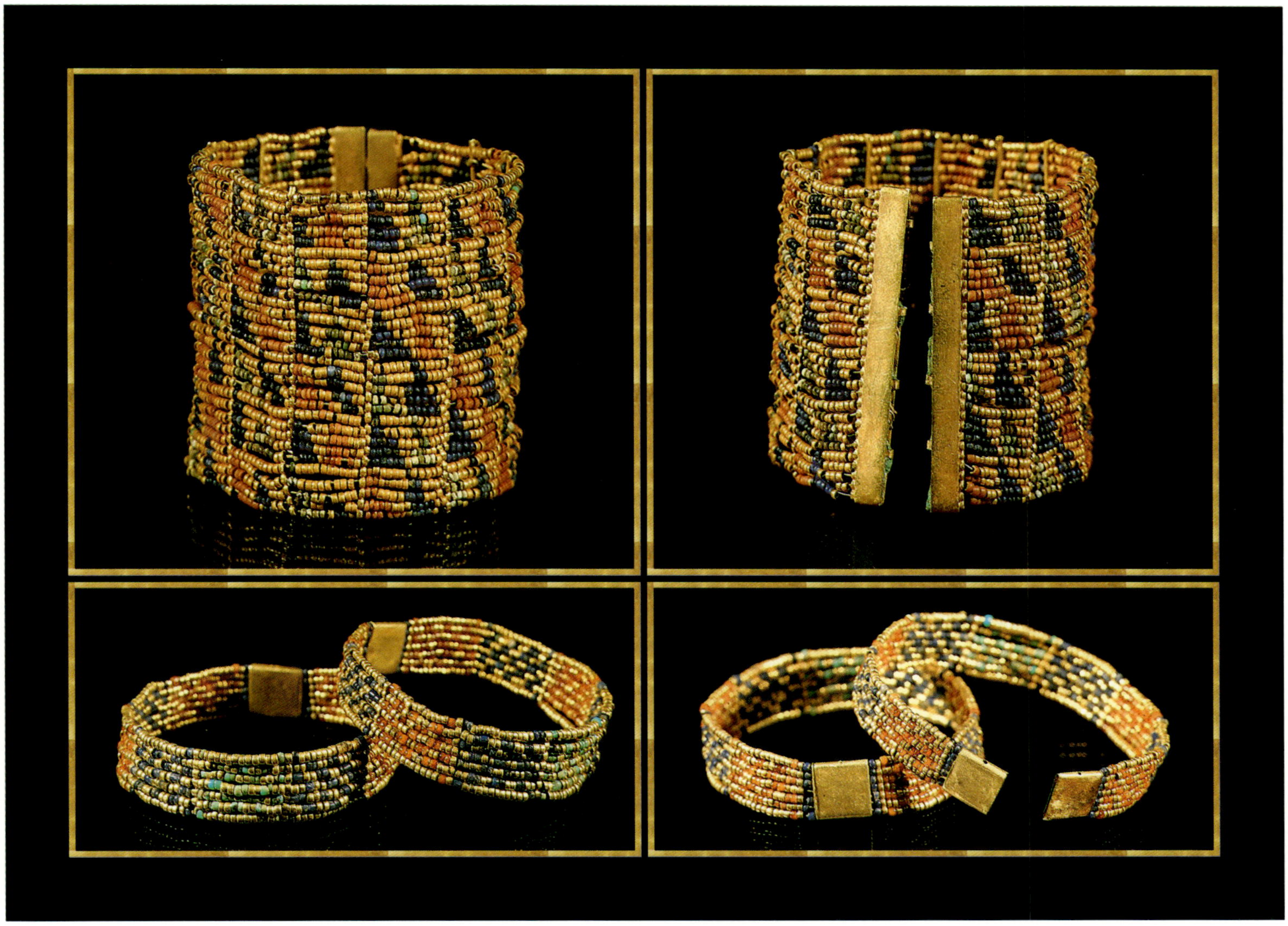

278–281 *Breite Perlenmanschette und ein Paar schmale Perlenarmbänder*

die zu je dreien auf ein Röhrchen zum Durchziehen der Golddrähte und dann aneinandergelötet wurden. Ein Stift hielt die (verbogenen) goldenen Endstücke zusammen. In die Außenseiten der Verschlußhälften ist die Inschrift eingraviert: *Das Gottesweib Ahmose-Nefertari, von Amun geliebt;* die auf den Innenseiten lautet: *Das Gottesweib Sat-Amun, geliebt von Amun.* Ahmose-Nefertari war die Gemahlin des Königs Ahmose, Sat-Amun ihre Tochter.

Wertvolles Gut wurde weitervererbt. Das Grab Psusennes' I. in der Königsnekropole von Tanis barg eine Fülle von Edelmetallgefäßen. Eines davon, eine goldene Weihwasserkanne mit dem Thronnamen des Ahmose, war zur Zeit der Grablegung des Psusennes bereits ein halbes Jahrtausend alt. Das schlanke Gefäß ist aus einzelnen getriebenen Goldblechelementen zusammengelötet. Sein Tellerrand ist an der Außenseite nach unten gebogen und innen so umgebörtelt, daß er in den kurzen angelöteten Hals greift. Körper und Untersatz gehen ineinander über und sind nur durch eine Gravurlinie über der Lötstelle geschieden. An dieser Nahtstelle ist die Kanne konkav eingezogen, hier wurde sie gehalten. Der geschwungene Ausguß ragt über den Gefäßrand hinaus. Dicht unter dem Ansatz sind zwei Schriftreihen in ein Rechteck graviert: *Der vollkommene Gott Neb-pechti-Re, gerechtfertigt, geliebt von Osiris, dem Herrn von Abydos.* Nach Darstellungen auf Tempel- und Grabwänden fanden Kannen dieses Typs bei Reinigungs- und Erneuerungsriten sowie Wasserspenden Verwendung; sie gehörten zum Kultgerät der Tempel.

Gold im Überfluß

Unter der von Ahmose begründeten 18. Dynastie griff das Pharaonenreich weit über die Grenzen Ägyptens hinaus. Die vorderasiatische Küste, Palästina, Syrien bis an den Oberlauf des Euphrat und Nubien bis in den heutigen Sudan wurden erobert und tributpflichtig gemacht. Ungeheurer Reichtum an Kriegsbeute und regelmäßigen Tributen floß in dieser Zeit nach Ägypten. Die hohen Verwaltungsbeamten schildern auf den Wän-

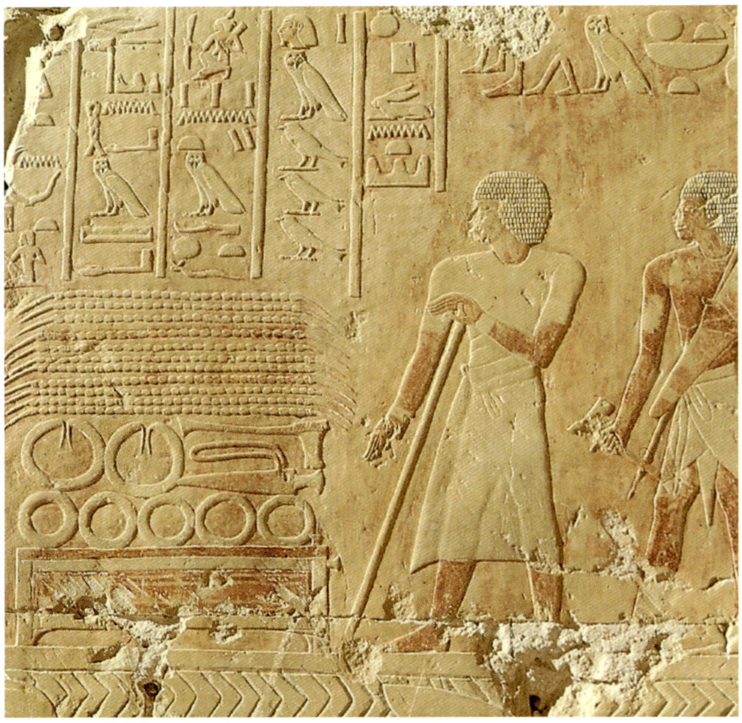

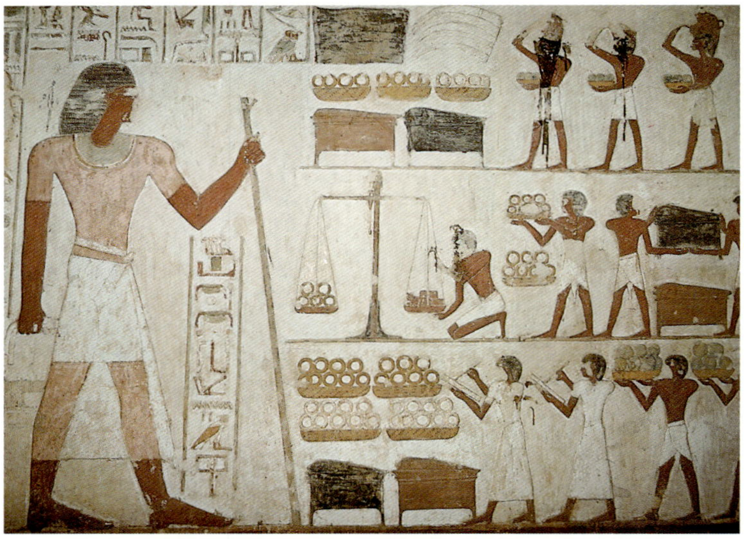

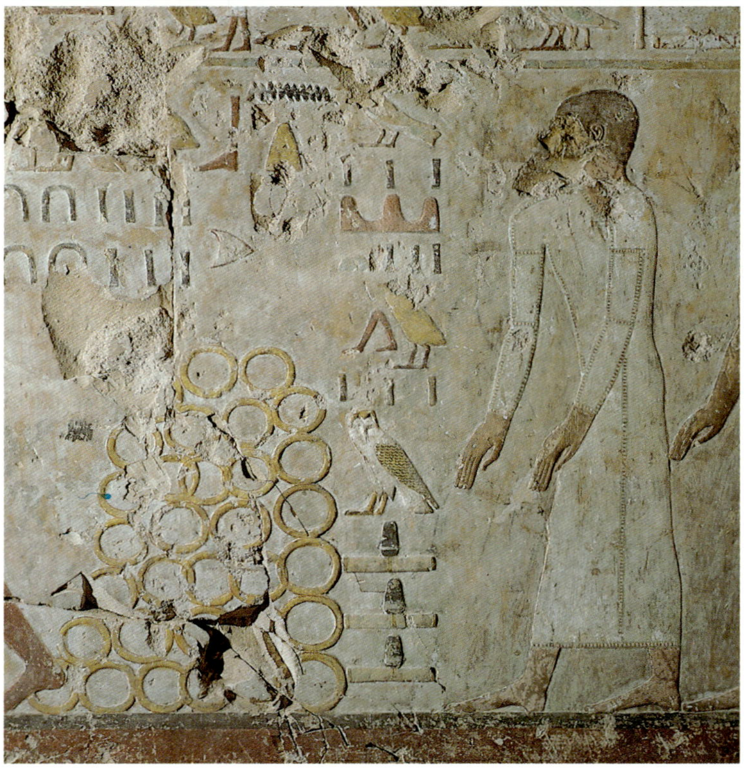

den ihrer Gräber, mit welcher Genauigkeit und Sorgfalt diese Staatseinkünfte an Gold nach festen Gewichtseinheiten – den Ringen – für die Schatzkammer gewogen und registriert wurden (282–284).

Thutmosis III. (285), der große Eroberer und Organisator des ägyptischen Weltreiches, weihte als Dank für seine Siege dem Reichsgott Amun-Re kostbare Halskragen und Gefäße aus dem Gold der unterworfenen Länder. Im Bereich des Allerheiligsten im Tempel von Karnak ist seine Weihgabe verewigt mit den Beiworten: *Zierat, der den Schutz der Glieder des Gottes gewährleistet* (289). Ein halbes Jahrhundert nach den kühnen Eroberungen Thutmosis' III. wird der Pharao Amenophis III. angesprochen als das *Goldgebirge, das die ganze Welt überstrahlt wie der Gott des Himmels.*

Der Überfluß an Gold wurde auch als Mittel auswärtiger Politik eingesetzt. Goldgeschenke sollten Verbündete ruhig halten und die Last ständiger Kriege vermindern. In der Amarnazeit gab ein vorderasiatischer Fürst, Tushratta von Mitanni, dem Pharao unverhohlen zu verstehen:

Reines Gold liegt in Ägypten wie Staub auf den Wegen. Ich möchte, daß du mir die gleiche Menge schickst wie früher dein Vater.

Militärische Auszeichnungen

Das ägyptische Imperium war die stärkste Macht im Vorderen Orient. Der König als siegreicher Held stützte sich auf eine militärische Elite, die ihm persönlich verbunden war und neben den Beamten in Staat und Gesellschaft eine führende Stellung einnahm. Selbstbewußt wird in den Gräbern verdienter Offiziere auf die vom Pharao verliehenen Tapferkeitsauszeichnungen hingewiesen. Solche Auszeichnungen gab es in Form goldener Fliegen, dem Symbol für unermüdlichen Angriff, und goldener Löwen, die Stärke und Kampfesmut auf dem Schlachtfeld versinnbildlichen (286–288).

Auch Waffen und goldenes Gerät aus der Hand des Königs honorierten militärische Großtaten. General Djehuti erhielt von Thutmosis III. als Ehrengabe eine goldene Schale (290–291), um deren Außenrand die hieroglyphische Inschrift läuft:

Gegeben als Gunstbeweis des Königs, des Königs von Ober- und Unterägypten, Men-cheper-Re, dem

282–284 Abwiegen und Registrieren der Goldtribute, Wandbilder in der Punthalle des Tempels der Königin Hatschepsut und in zwei thebanischen Gräbern
285 Thutmosis III. mit dem Kriegshelm

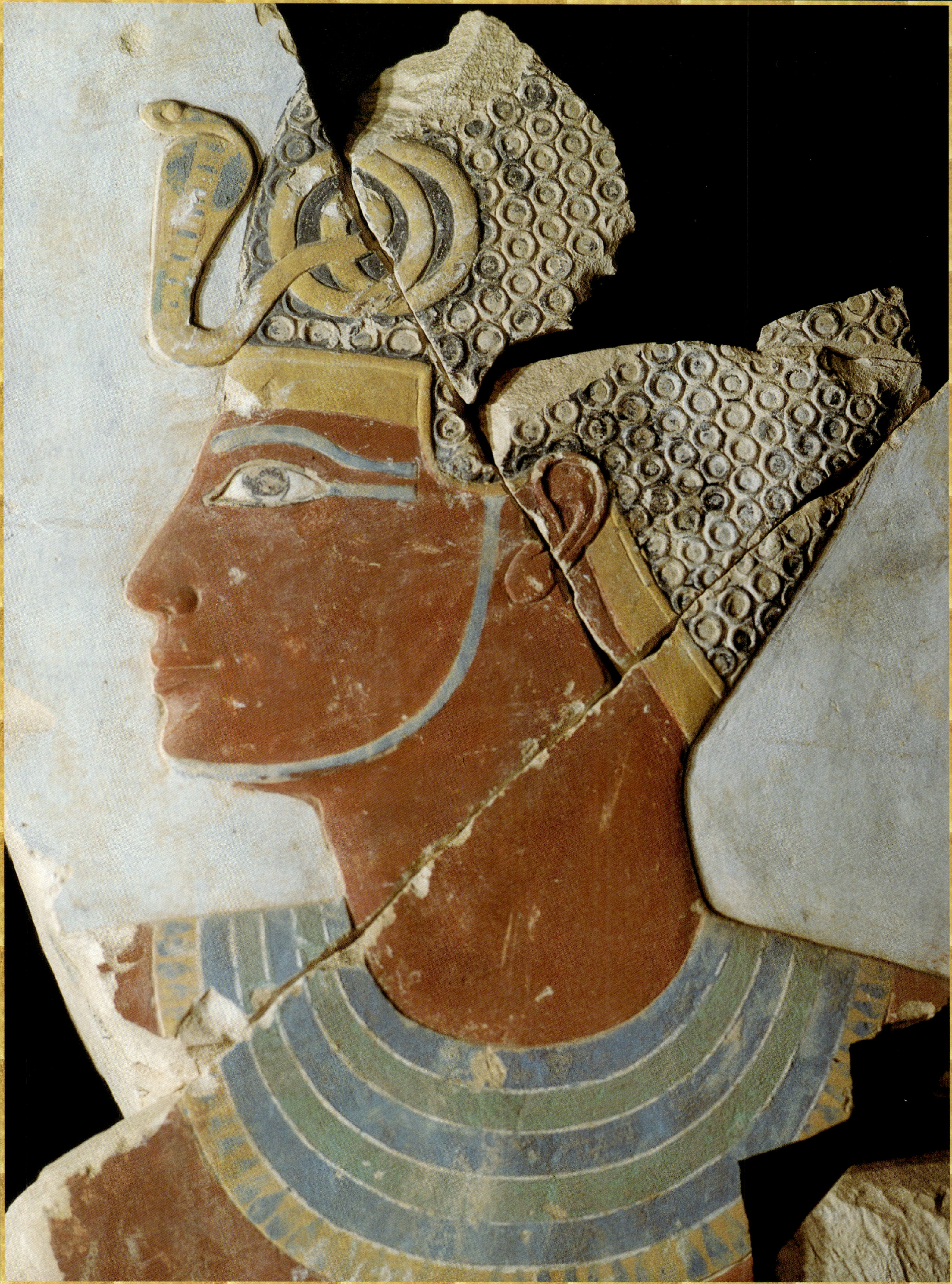

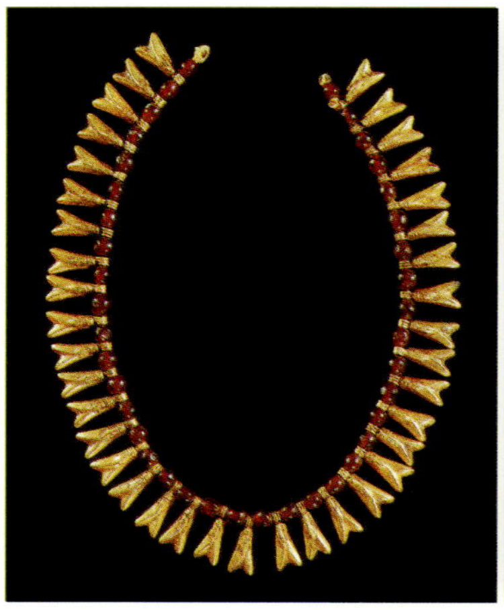

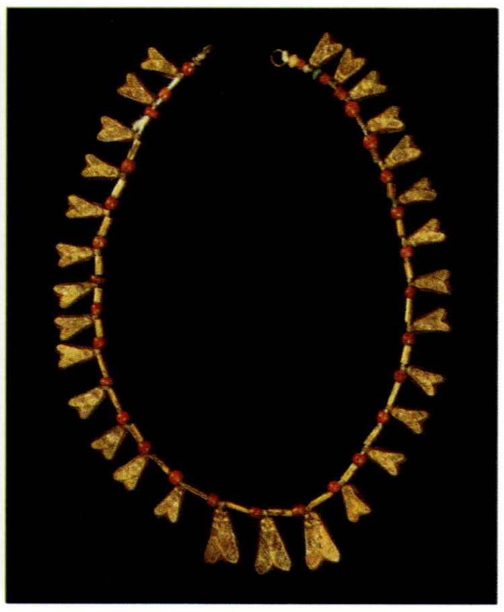

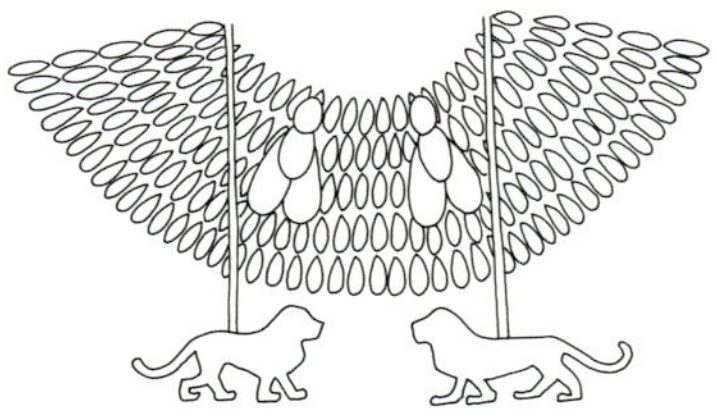

286–287 *Halsketten mit goldenen Fliegen*
288 *»Löwen- und Fliegenorden« des Generals Dedi*

Fürsten und Grafen, dem Gottesvater, dem von Gott Geliebten, dem Vertrauten des Königs in allen Fremdländern und auf den Inseln inmitten des Meeres, der die Magazine füllt mit Lapislazuli, Silber und Gold, Vorsteher der Fremdländer, Befehlshaber des Heeres, Gelobten des vollkommenen Gottes, dessen Rang der Herr der Beiden Länder gemacht hat, dem Schreiber des Königs, Djehuti, dem Gerechtfertigten.

Der Boden der Schale ist mit Pflanzen- und Tiersymbolen verziert. Um den Buckel im Zentrum sind die Blütenblätter einer Margerite eingraviert. Eine Zickzacklinie umgibt diese Blüte und deutet den Bereich des Wassers an, in dem Nilbarsche im Kreis schwimmen. Den Abschluß bildet ein Kranz aus Papyrusdolden, die durch flache Bögen miteinander verbunden und wie die Fische reliefartig getrieben und im Detail nachziseliert sind. Der Nilbarsch *(Tilapia nilotica)* ist ein Sinnbild der Auferstehung, die Papyrusdolden lassen sich als Hinweis auf die thebanische Totengöttin deuten.

289 *Weihgaben Thutmosis' III. für den Reichsgott Amun. Relief im Karnak-Tempel*

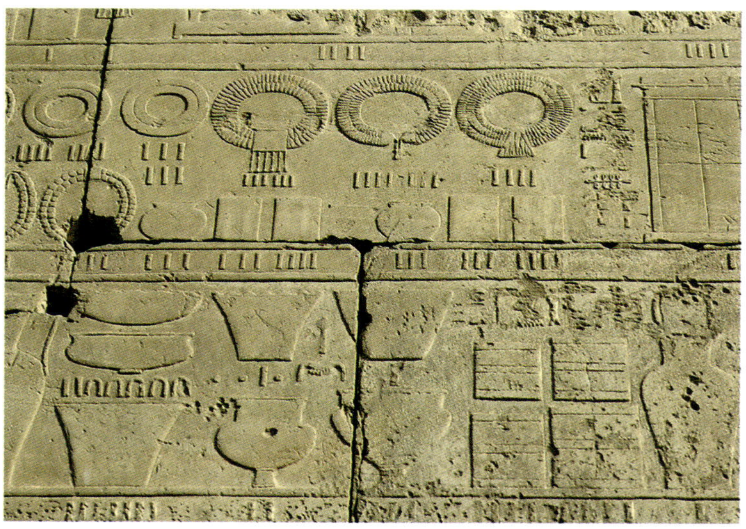

Das »Gold der Gunst«

Nicht nur Offiziere wurden vom Pharao für ihre Verdienste mit Auszeichnungen belohnt, sondern auch die hohen Beamten des Reiches. Sie erhielten Ehrenketten aus Goldscheibenperlen und anderen Schmuck. Wer das »Gold der Gunst« empfangen hatte, ließ dies in seinem Grab verewigen. Chaemhet, dem Oberaufseher der königlichen Kornspeicher in Ober- und Unterägypten unter Amenophis III., wird das Ehrengold von einem Beauftragten des Königs um den Hals gelegt (297).

Eje, Inhaber höchster Ämter unter Echnaton, nimmt es in demutsvoller Verneigung aus der Hand des Königspaares entgegen, begleitet von seiner Gemahlin Ti mit preisend erhobenen Händen (293).

Schon die Tatsache, daß Sennefer seine Statue (294) im Tempel von Karnak aufstellen durfte, war ein besonderer Gunstbeweis für diesen Günstling Amenophis' II., der die Ämter eines »Bürgermeisters von Theben« und »Vorstehers der Speicher und Gärten des Amun« bekleidete. Er konnte sich darüber hinaus einer Auszeichnung erfreuen, die keinem anderen, soweit bekannt, zuteil wurde. Außer einem Halskragen aus Ehrenketten ziert ihn auf der Statue das »Doppelherz«. An den Wänden seines prächtigen Grabes ließ sich Sennefer mehrfach mit dem weiß und gelb gemalten Doppelherz-Amulett abbilden (292). In einigen Fällen ist es mit dem Namen Amenophis' II. versehen, beigefügte Inschriften erklären seine Bedeutung:

Dem Liebling des Königs, dem zwei Herzen aus Silber und Gold gegeben wurden … geknüpft an seinen Hals vor dem ganzen Lande … er (der Pharao) *wußte, daß ich sehr vortrefflich war … Größer war, was er* (der Pharao) *mir tat, als das, was anderen getan worden war …*

Diese einzigartige Auszeichnung sollte wohl symbolisch zum Ausdruck bringen, daß Sennefer das Herz seines Königs »besitze«.

Zu den königlichen Ehrengaben gehörte auch das Paar ausgebauchter goldener Armreife, das Sennefer an beiden Handgelenken trägt (292). Armschmuck dieser Art ist häufig dargestellt, auch originale Exemplare sind erhalten geblieben (260–261); eines davon wurde im Sarg der Königin Ahhotep gefunden.

290–291 *Goldschale des Generals Djehuti*

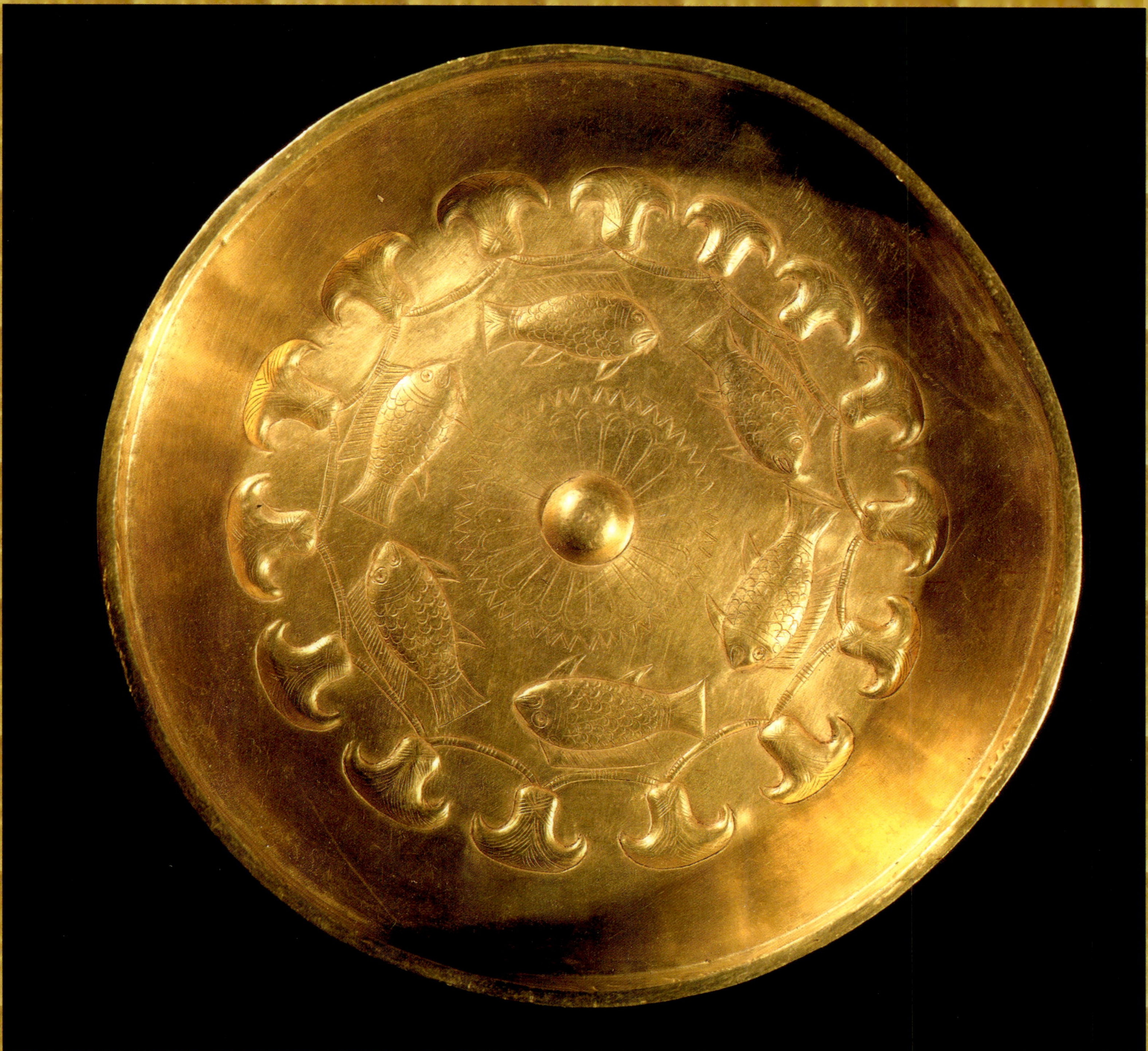

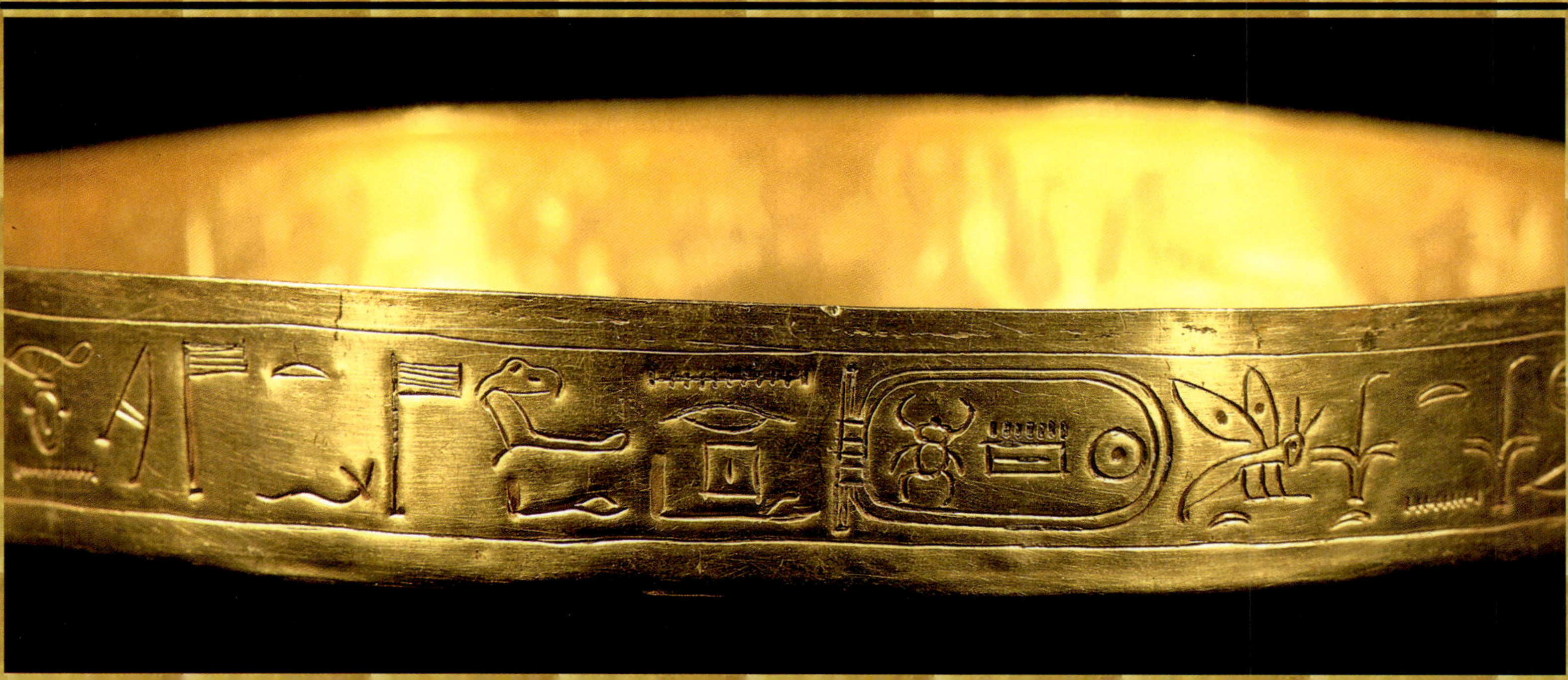

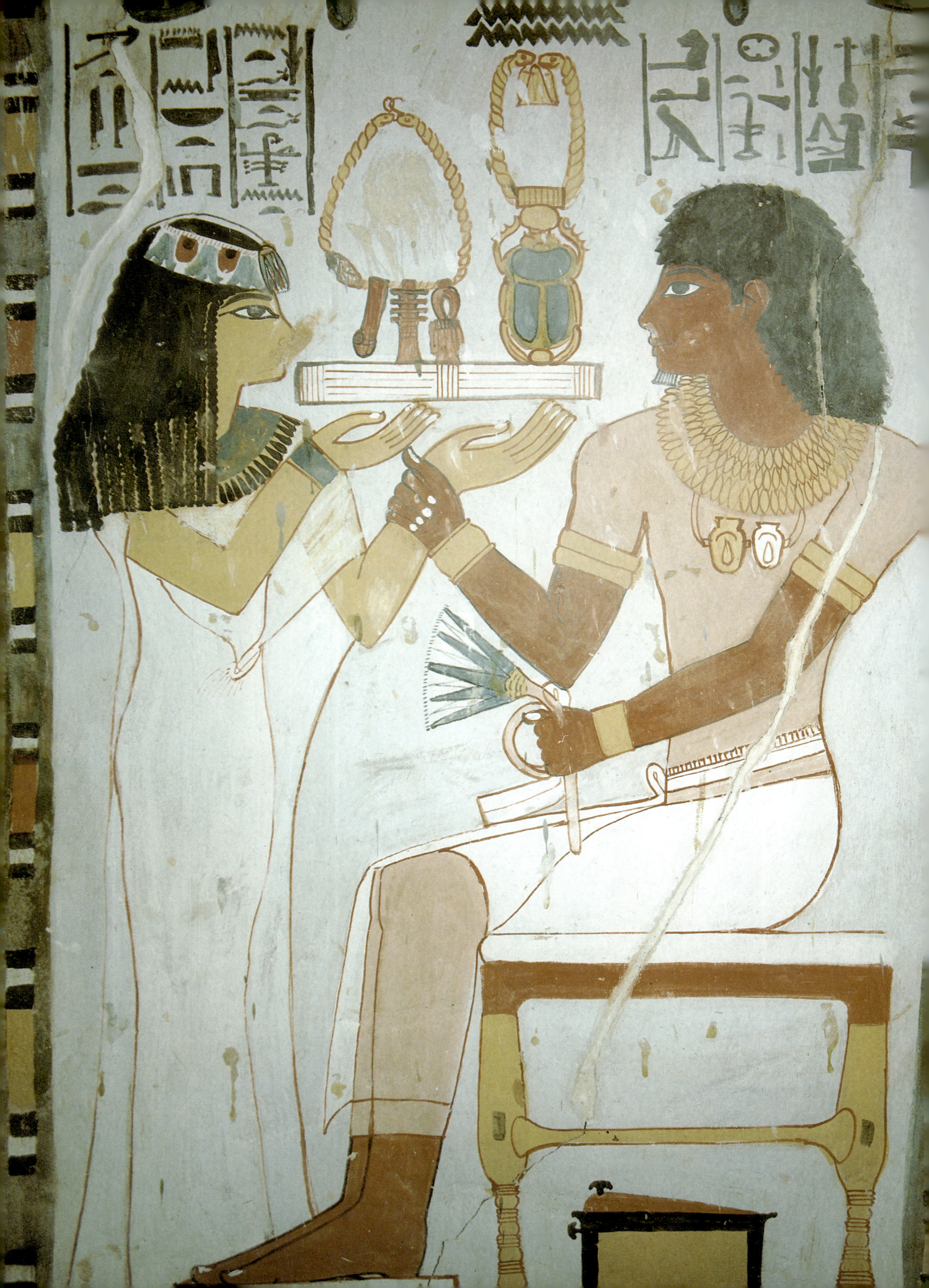

Gräber und Totenschmuck

Was an kostbarem Schmuck oder edlem Gerät erhalten blieb, war Grabbeigabe. Häufig wurde der mit der Mumie bestattete Schmuck schon im Leben getragen. Bei reinem Totenschmuck beziehen sich die Motive auf die Auferstehung. Die Embleme der Gottheiten, aber auch das verwendete Material an Gold und farbigen Einlagen finden ihre Erklärung in den Anweisungen und Sprüchen des »Totenbuchs«, das seit der 18. Dynastie dem Verstorbenen als Führer für das Jenseits mit in den Sarg gelegt wurde.

Ein wesentlicher Bestandteil des Totenschmucks war vom Beginn des Neuen Reiches an der große Herzskarabäus, den man der Mumie auf das Herz legte. Wegen des geheimnisvollen Verhaltens bei der Sicherung des Fortbestandes seiner Art hatte der Pillendreher *(Ateuchus sacer)* die Bedeutung »werden«, »ständige Erneuerung« erhalten. In die flache Unterseite des Käfers wurde ein Spruch aus dem »Totenbuch« eingeritzt, der das Herz als Sitz des Gewissens beschwört, beim Totengericht nicht gegen den Verstorbenen zu zeugen:

Mein Herz meiner Mutter, mein Herz meiner Mutter, mein Herz meiner wechselnden Formen – steh nicht auf gegen mich als Zeuge, tritt mir nicht entgegen im Gerichtshof, mach keine Beugung wider mich vor dem Wägemeister!

Ein besonders schönes Beispiel ist der Herzskarabäus aus dem Grab des Generals Djehuti (295–296). Der Käfer aus grünem Stein hängt, in Gold gefaßt, an einer langen goldenen Kette. In die Bauchseite ist der zitierte Spruch eingraviert, der Prothorax trägt Titel und Namen des Besitzers: *Vorsteher der Bergländer und Bewohner der nördlichen Fremdländer, Djehuti.*

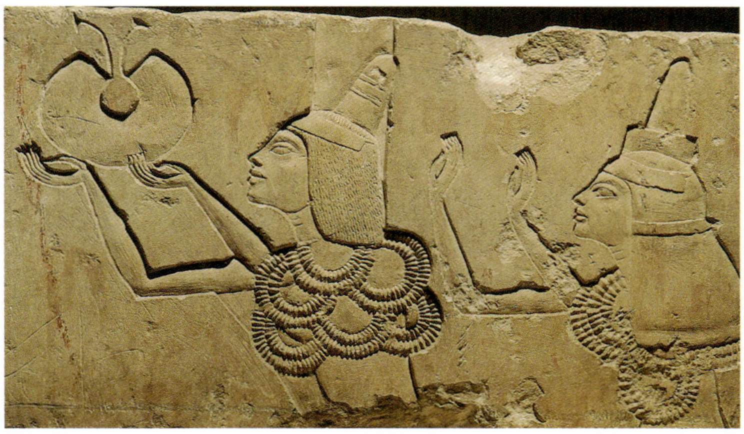

293 *Ehrengoldverleihung an Eje und seine Frau Ti*

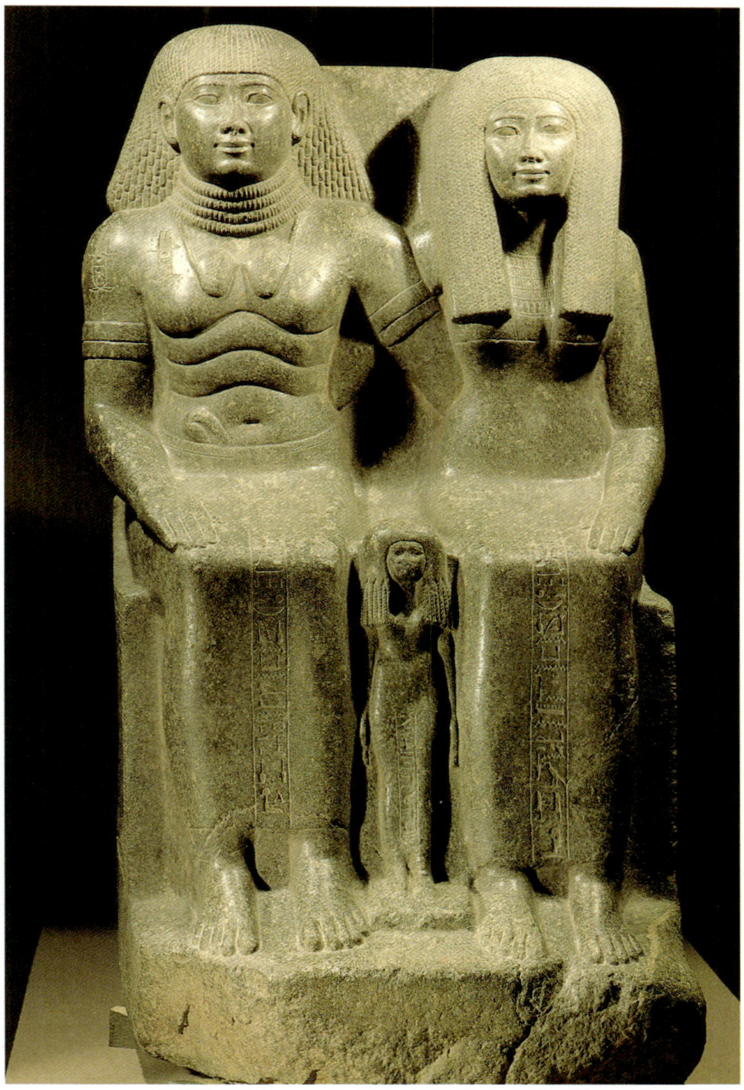

294 *Sennefer mit Gemahlin und Tochter*

292 *Sennefer mit dem »Ehrengold«: der Kette aus linsenförmigen Goldperlen, dem Doppelherz und den goldenen Armreifen*

Wie reich der Totenschmuck gewesen sein muß, führt uns die vollständig erhaltene Grabausstattung des jungen Königs Tutanchamun vor Augen. Im Neuen Reich erhielt die Sargkammer geradezu den Namen »Goldhaus«, wie das Papyrusfragment mit dem Plan des Felsgrabes Ramses' IV. belegt (98). Hier sind die ägyptischen Bezeichnungen der einzelnen Grabräume eingetragen, in der Sargkammer auch der Sarkophag mit seinen vergoldeten Schreinen.

Im Neuen Reich bauten die Könige keine Pyramiden mehr, sondern ließen sich in Felsgräbern beisetzen. Als Begräbnisplatz wählten sie ein abgelegenes Tal im thebanischen Westgebirge, überragt von der natürlichen Pyramide einer Bergspitze. Der gut zu sperrende und zu überwachende Talschluß schien größtmögliche Sicherheit vor Plünderungen zu bieten. Die Anlagen für den ständigen Totenkult wurden weit von den Königsgräbern getrennt am Rande des Fruchtlands errichtet. Von den

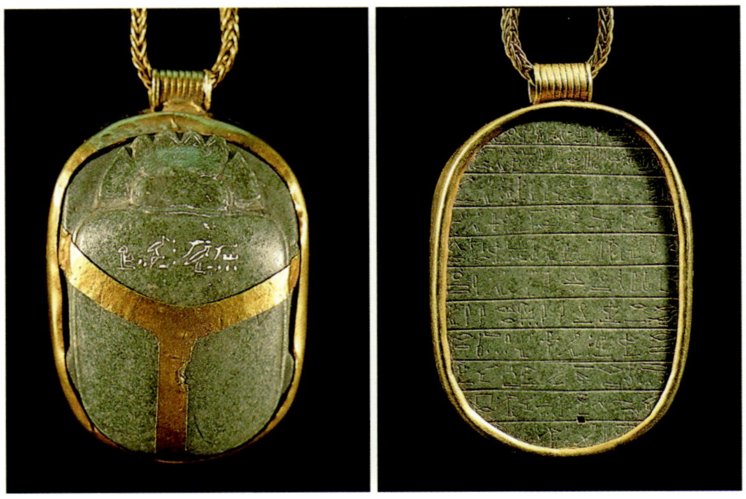

295–296 *Herzskarabäus des Generals Djehuti*

noch erhaltenen Totentempeln ist der für die Königin Hatschepsut am eindrucksvollsten. Als ansteigender Terrassenbau erhebt er sich im Talkessel von Deir el-Bahari, unmittelbar vor der Steilwand, die das Tal der Könige abriegelt.

Die Gräber der Beamten wurden im brüchigen Felsgestein des westlichen Gebirgshanges angelegt. Einige dieser »Privatgräber« sind mit Säulen ausgestattet, so daß der Eindruck einer Tempelanlage entsteht; die einfacheren bilden ägyptische Wohnhäuser nach. Wände und Decken sind bemalt, farbenfreudige Deckenmuster lassen den Kultraum als Zelt erscheinen. Neu sind die Darstellungen großer Festgelage, die von den Hinterbliebenen zu Ehren der Toten in den Grabräumen gefeiert werden. Das diesseitige Gepräge dieser Feiern regte die Künstler zur eingehenden Wiedergabe weiblicher

297 *Chaemhet wird das Ehrengold um den Hals gelegt*

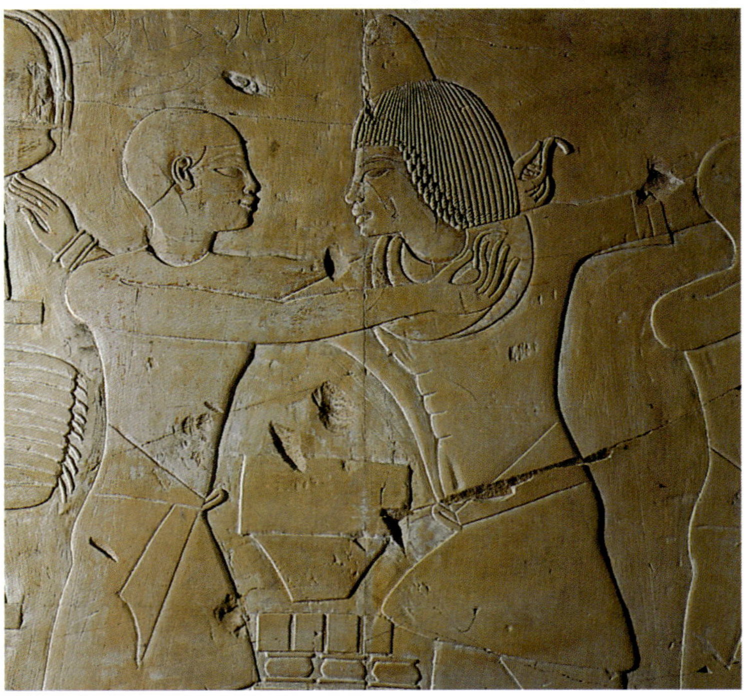

Schönheit und schnell wechselnder Mode an. In flüchtiger Pinseltechnik gestalteten sie freiere, ausdrucksvollere Bewegungen und Haltungen, wobei feine Nuancen, Heben und Neigen des schönen Hauptes unter der schweren Perücke, Gesten und Augenaufschlag die einzelnen Figuren miteinander verbinden (313–317).

Goldschmiedewerkstätten in Grabmalereien

In den Gräbern des Neuen Reiches sind im wesentlichen die Goldschmiedewerkstätten des Amun-Tempels dargestellt. Die Szenen folgen nicht mehr, wie im Alten Reich üblich, streng dem Ablauf der Arbeitsschritte vom Schmelzen über das Blechschlagen und Vergolden bis zu den Juwelierarbeiten. Dem Stil der Zeit entsprechend werden Auswahl und Anordnung der handwerklichen Tätigkeiten freier wiedergegeben und sind von lebhafterer Bewegung erfüllt. Die dargestellten Arbeitsvorgänge lassen manche Neuerungen erkennen. So sind die Blasrohre zum Anfachen und Dosieren der Flammen länger geworden und stehen die offenen Feuerstellen zum Schmelzen und Löten auf Gestellen, damit der Goldschmied auf einem Schemel vor der Esse sitzen kann (298). Um mehrere Perlen gleichzeitig bohren zu können, hat man sie nebeneinander in Gips fixiert und Bohrstäbe angesetzt, die mit der Bogensehne oder einer Schnur in schnelle Umdrehung gebracht werden (300).

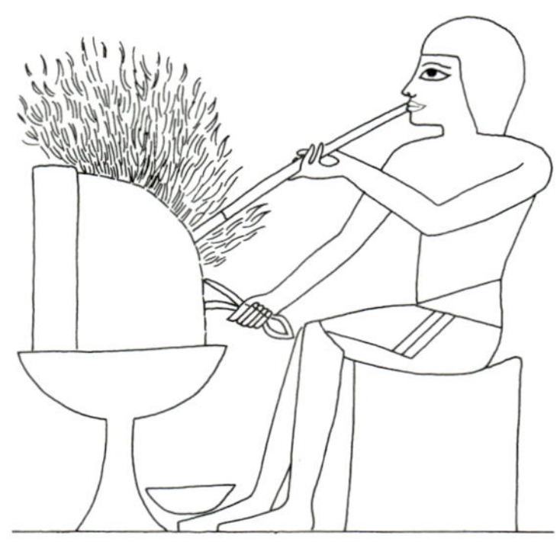

298 *Goldschmied mit Blasrohr und Zange an der Esse sitzend*

Im »Grab der beiden Juweliere« namens Nebamun und Ipuki sind Arbeitsszenen und fertige Erzeugnisse dargestellt (301). Zwei Männer sitzen auf dreibeinigen Schemeln einander gegenüber, zwischen sich eine mit Einlagen geschmückte Truhe. Der eine hat den Deckel gehoben, so daß der Inhalt der Truhe sichtbar wird, wahrscheinlich ein Pektoral mit einer knienden Figur zwischen den beiden Namensringen Amenophis' III.; der andere hält zwei flach geschliffene Einlagen in den Händen und scheint sie aufeinanderzupassen. Über ihren Armen sieht man eine Schale auf hohem Fuß sowie eine flache Schale, auf der, von einem Tuch bedeckt, Rohmaterial liegt, das zu Einlagen geschliffen werden soll; ganz oben eine doppelte Halskette mit einem Anhänger, bestehend aus Lotosblüte und seitlichen Knospen; dane-

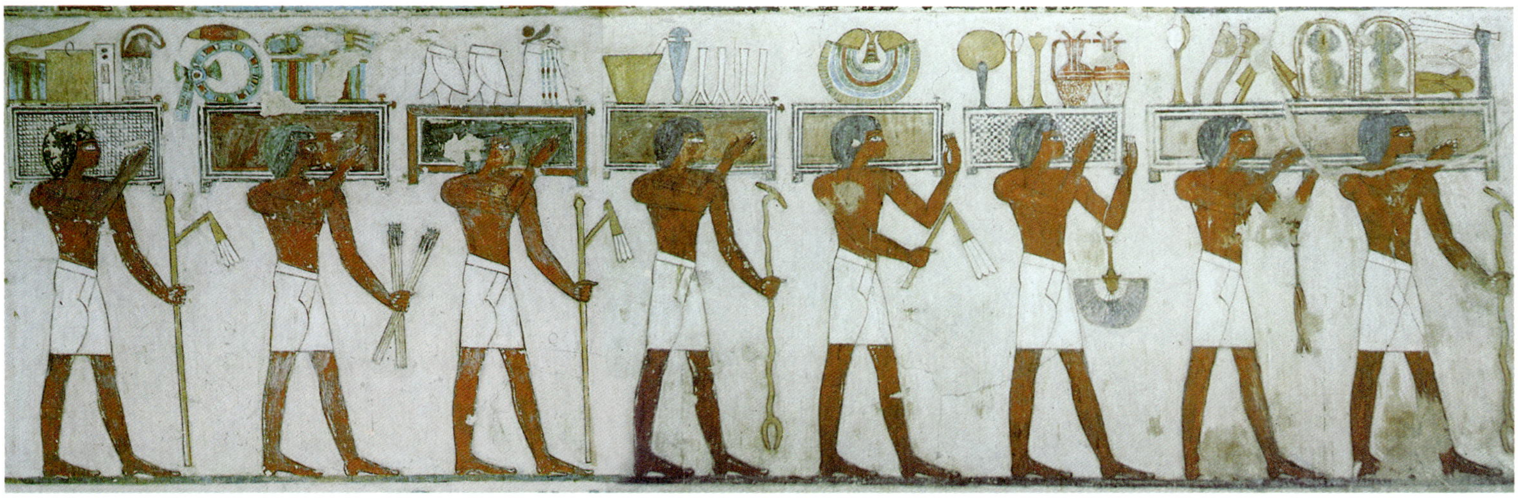

299 *Prozession von Trägern der Grabausstattung*

ben einen weiteren Anhänger in Form eines geflügelten Skarabäus, der mit den Vorder- und Hinterbeinen je einen Schen-Ring als Schutzzeichen hält. Die rechte Nachbarszene ist vor einiger Zeit Kunsträubern zum Opfer gefallen. Oben enthielt das herausgeschnittene Feld eine reich verzierte Metallschale auf hohem Fuß, darunter einen Mann mit der Schreiberpalette am Schurz, der sitzend ein Gefäß auf dem Knie hält und darauf mit Schreibbinse und Tinte die Vorzeichnung für den Dekor anbringt. Wie die Inschrift über ihm besagte, war er *der Maler des Amun, der Königssohn Paremnefer*.

Fritte, Glas, Fayence und Glasuren

In der 17. Dynastie wurden erstmals Perlen und Einlagen aus Fritte und Glas verwendet. Zur Herstellung dieser Werkstoffe mischte man in Teilen von etwa 60:40 bis 70:30 kalkhaltigen Quarzsand aus der Wüste mit Natursoda aus Salzseen und/oder kalk- und salzhaltiger Pflanzenasche sowie mit farbgebenden Metalloxiden. Die Salze wirken als Flußmittel, der Kalk als Stabilisator. Das Gemisch wurde vermutlich bei 500–750 Grad Celsius in Tonpfannen vorgefrittet; die einzelnen Partikel klebten dabei oberflächlich zusammen, waren aber noch nicht verschmolzen. Diese poröse Fritte konnte geschliffen und zu Perlen, Einlagen und anderen Gegenständen verarbeitet werden. Erhitzte man die Fritte weiter auf 900 bis nahezu 1100 Grad Celsius – je nach dem Mischungsverhältnis der Ausgangsstoffe –, schmolz sie zum eigentlichen Glas. Durch natürliche Inhomogenitäten wie Luftbläschen oder durch das Trübungsmittel Zinnoxid, einen Begleitstoff der farbgebenden Bronzeabfälle, war derartiges Glas relativ undurchsichtig.

300 *Perlenbohrer mit mehreren Bohrstäben*

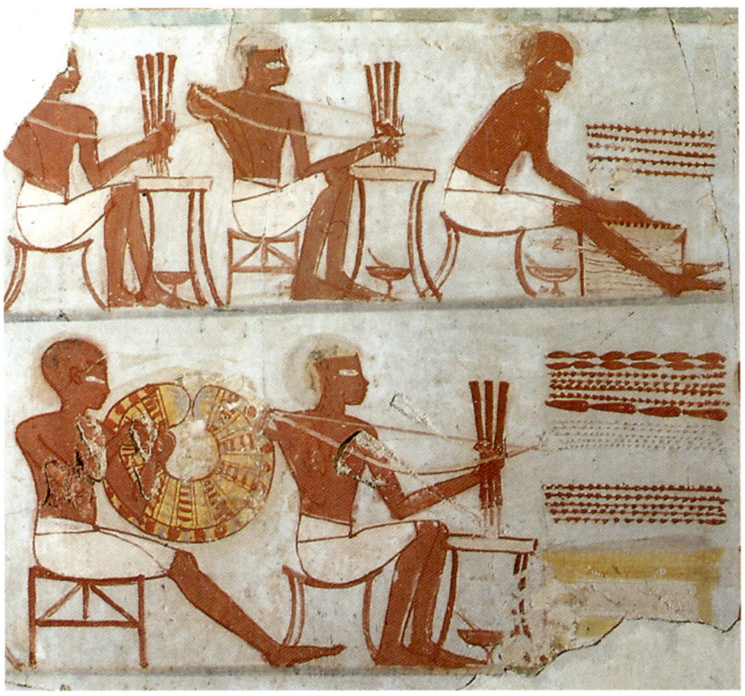

301 *Werkstatt der Juweliere Nebamun und Ipuki*

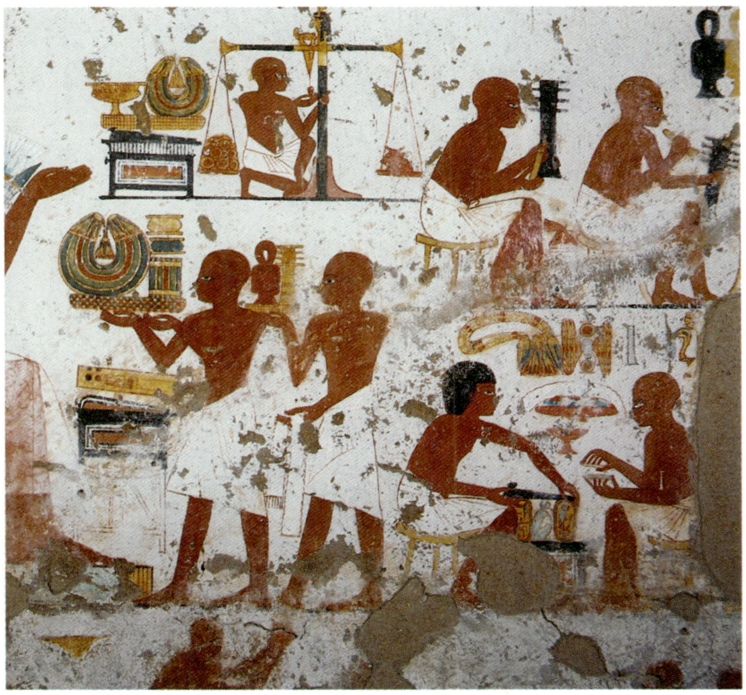

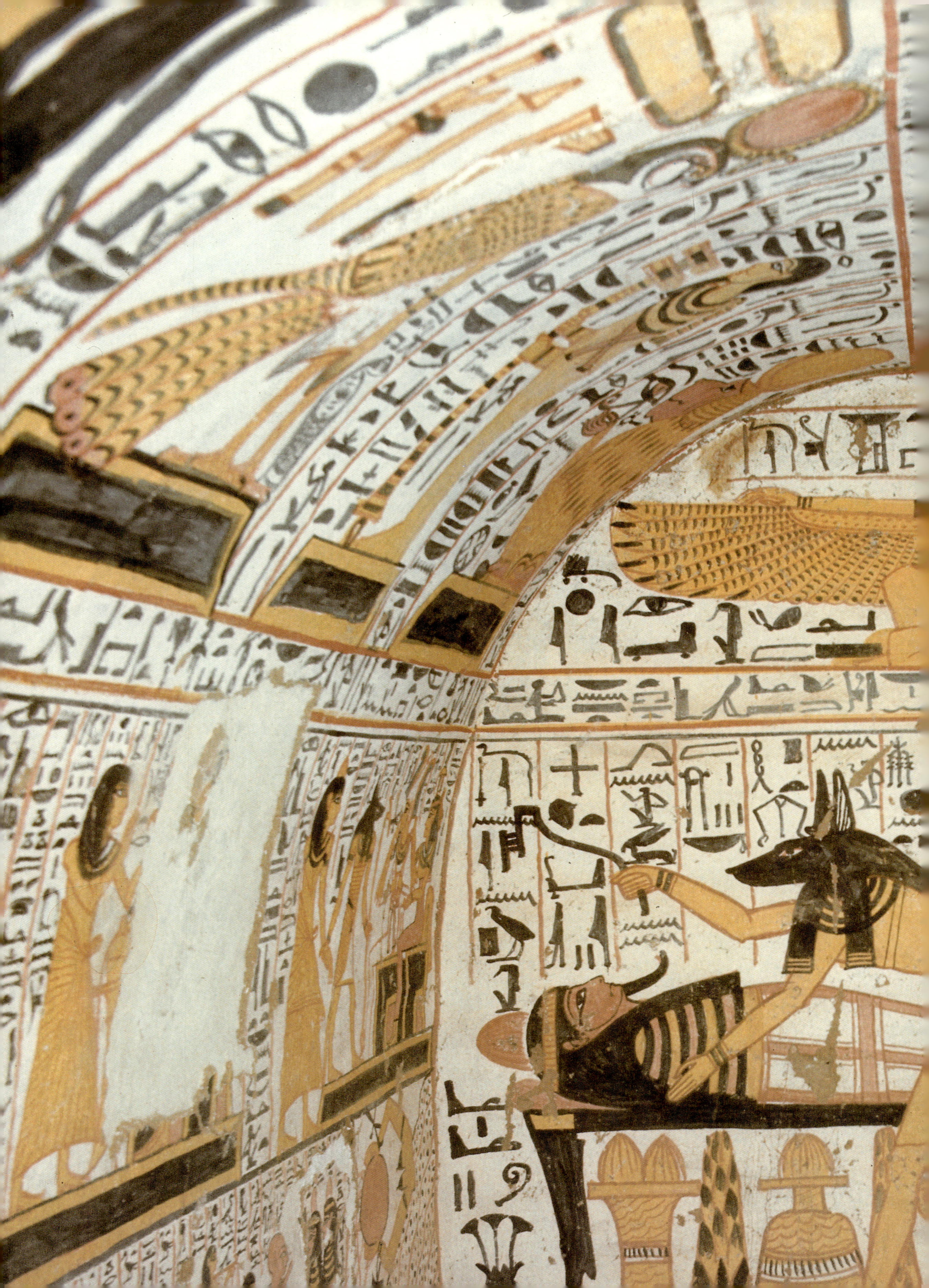

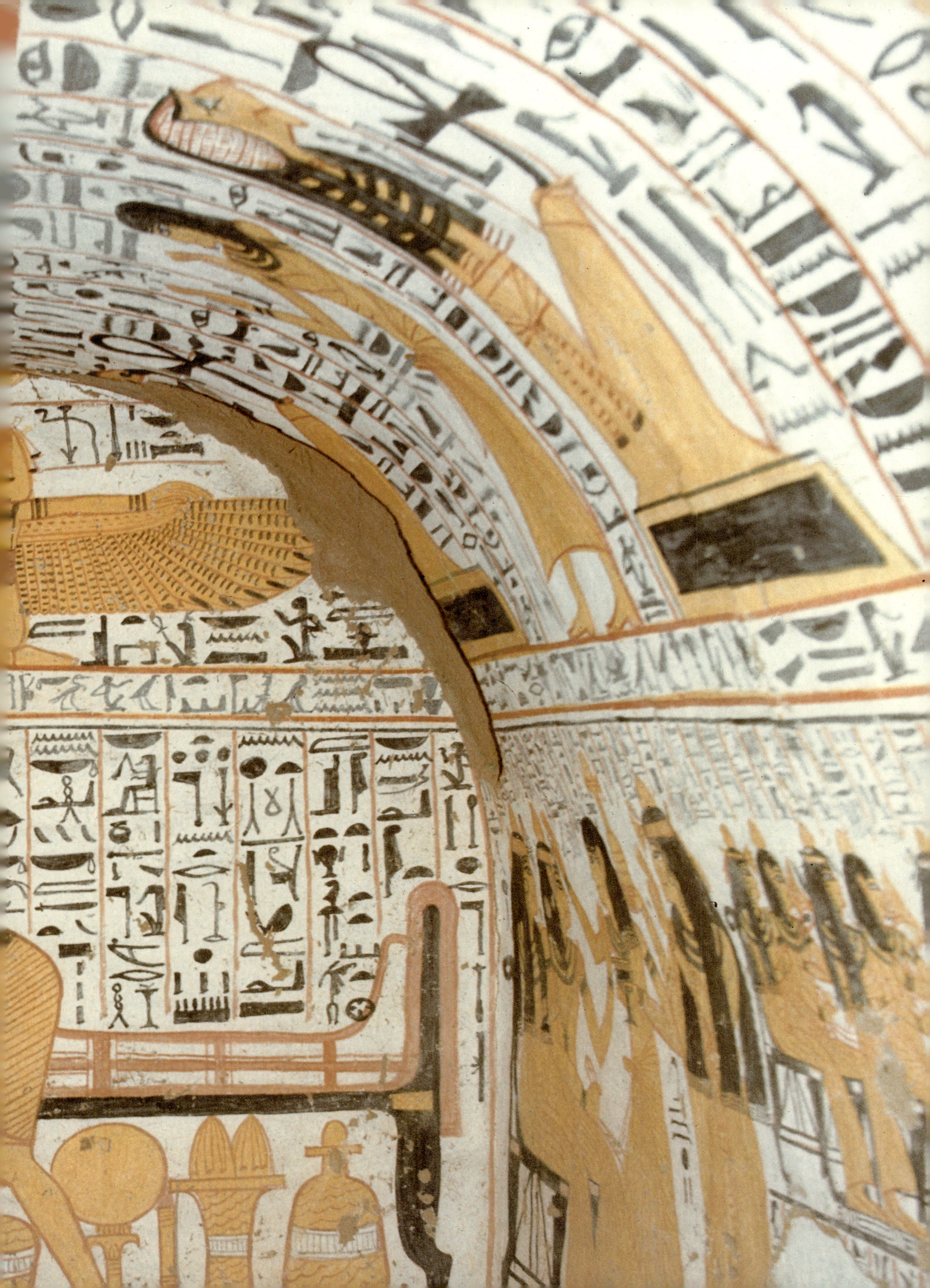

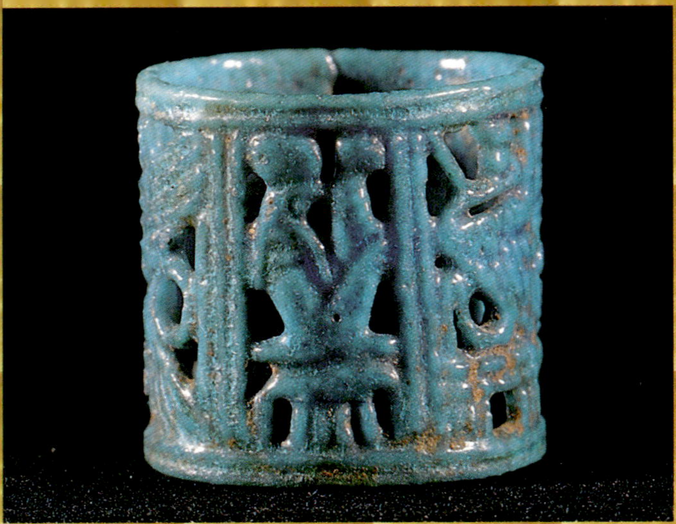
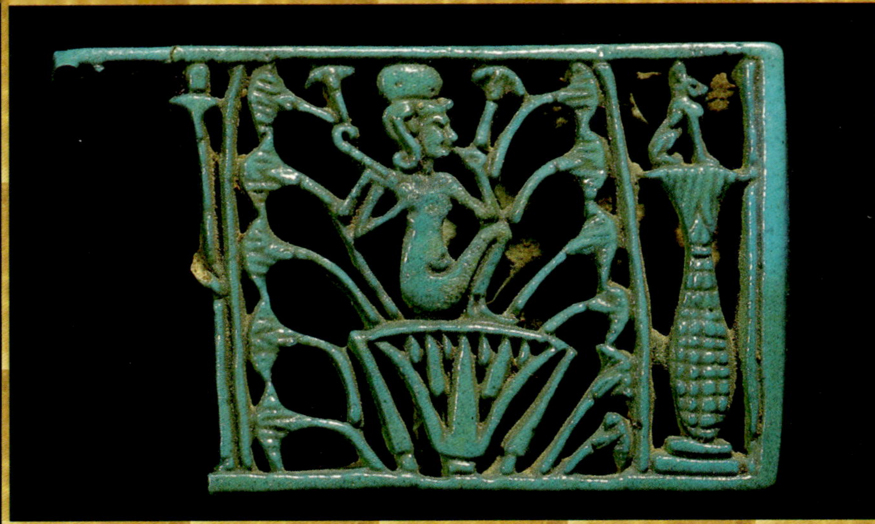
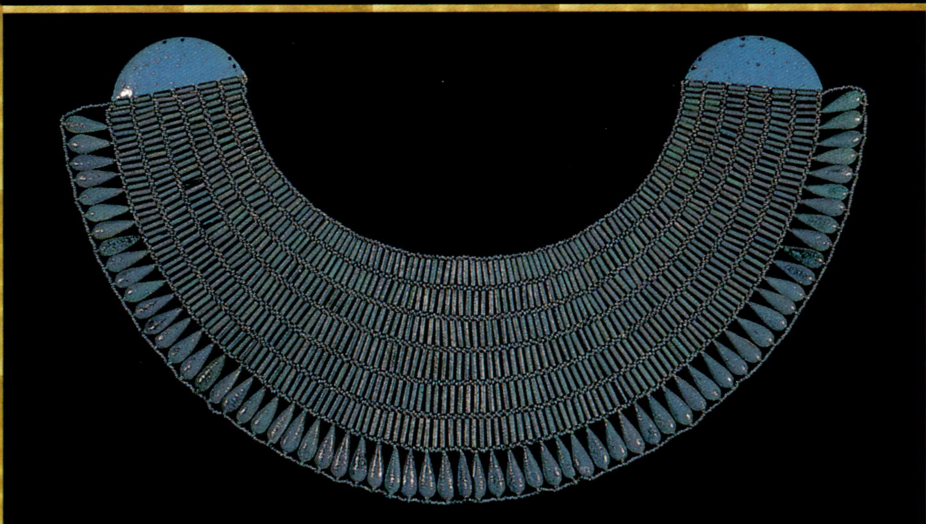
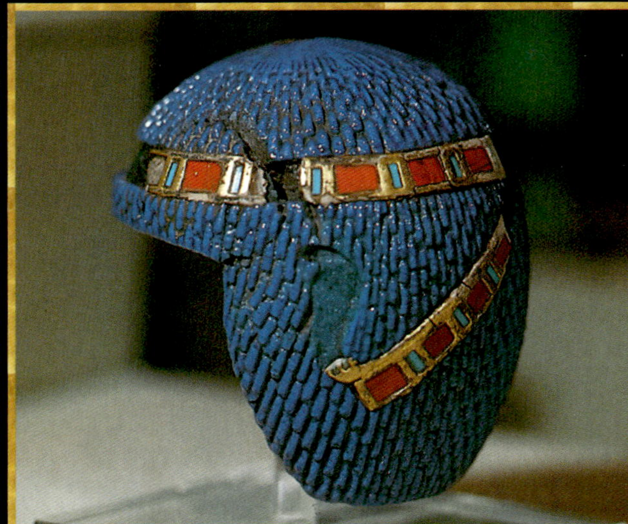
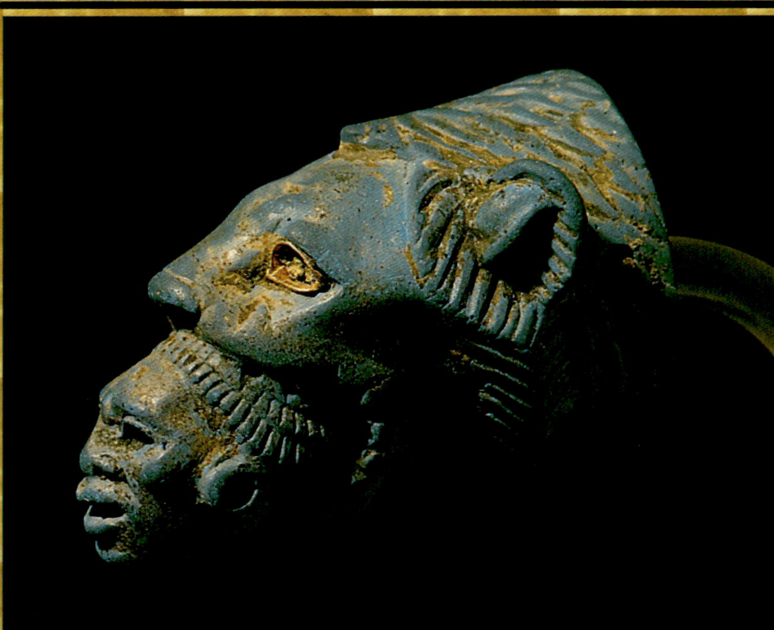
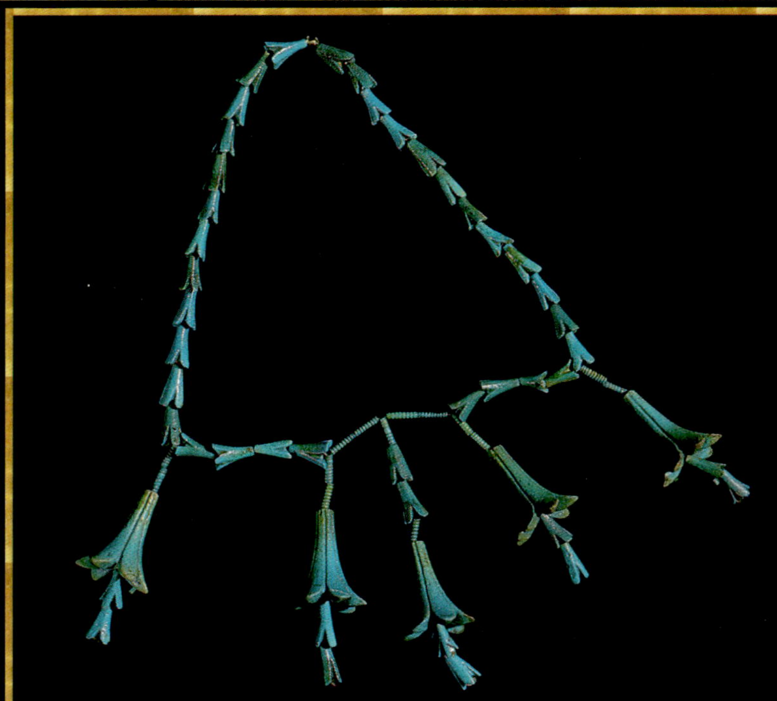
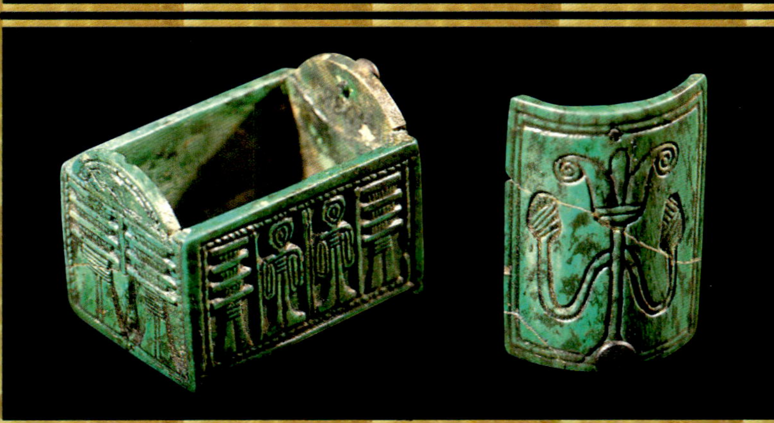
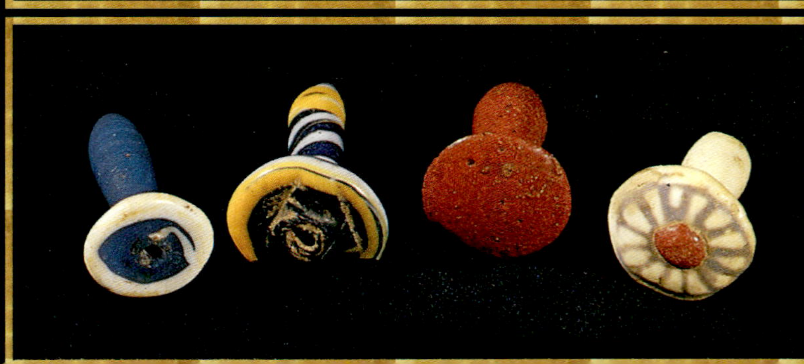

Vermutlich haben die Ägypter lange Zeit Glas nicht selbst hergestellt, sondern aus dem Vorderen Orient bezogen, wo die zum Erzeugen notwendigen Mengen Brennholz ebenso reichlich zur Verfügung standen wie die einfachen Ausgangsstoffe. Das importierte Rohglas wurde in ägyptischen Werkstätten eingefärbt.

Während Perlen aus erhitzten Glasstäbchen um einen Draht gewickelt wurden, hat man Glaseinlagen in offenen Tonformen hergestellt. Hierzu preßte man zähflüssig erhitzte Glasbröckchen in die Form oder schmolz möglicherweise auch Glaspulver in einer in den Ofen gestellten Form. Nach dem Erkalten passend zugeschliffen, konnten die Einlagen – mit der oft von Preßwerkzeugen verformten Oberfläche nach unten – in vorbereitete Zellen des Schmucks einzementiert werden.

Das wie farbige Steine verwendete Glas nannte der Ägypter »geschmolzenen Stein«. Zellenschmelz oder Email beherrschte man damals in Ägypten noch nicht; sie lassen sich in guter Qualität erstmals in ptolemäischer Zeit nachweisen. Mit keinem anderen Material wurde, neben dem Gold, so verschwenderisch umgegangen. Der Grund dafür mag sein, daß sich Glas, anders als die Steine, genau in der gewünschten Farbe einfärben ließ. Neben den flachen, zugeschliffenen Zelleneinlagen kamen nun in offenen Formen hergestellte reliefierte Einlagen auf. Zum Besten gehören hier die Köpfe und Gliedmaßen des Königspaares auf dem Thronsessel Tutanchamuns (405) in ihrer feinen plastischen Gestaltung und eleganten Linienführung. Glas- und Fayence-Einlagen lassen sich häufig nur durch chemische Analysen von den farbigen Steinen, die sie imitieren, unterscheiden.

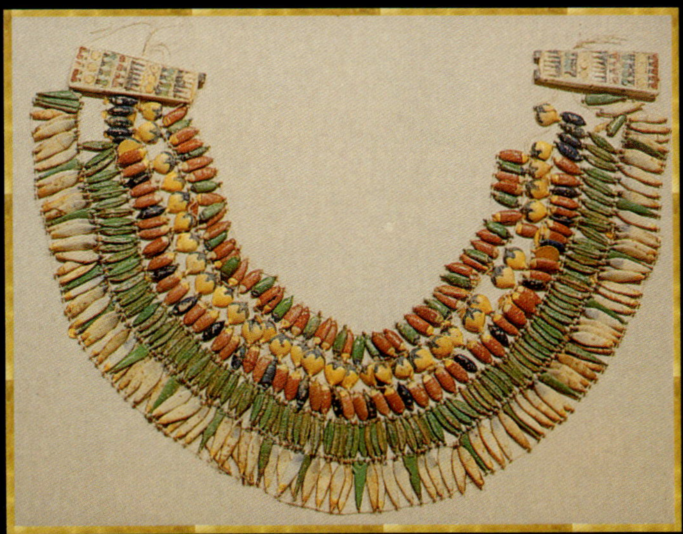

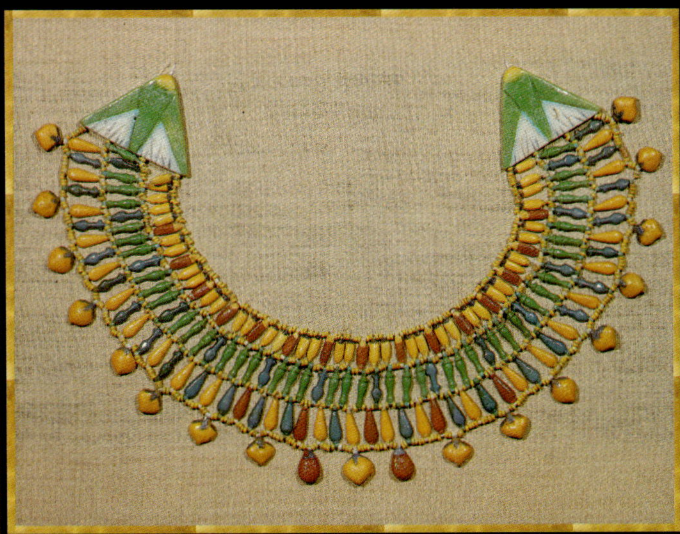

311–312 *Blumen-Halskragen aus Fayence*

Im Aussehen gleicht »ägyptische Fayence« glasierter Keramik; ihr Kern ist jedoch hoch quarzhaltig und porös. Die verwendeten Rohstoffe sind die gleichen wie bei der Glasherstellung, Mischungsverhältnis und Werkverfahren unterscheiden sich allerdings erheblich. Möglichst feiner Quarzsplitt oder gemahlener Sand mit kaum fünf Prozent Verunreinigungen aus Tonerde, Kalk und Salzen sowie Metalloxiden wurde mit Wasser verknetet, geformt, getrocknet und bei 800–1000 Grad Celsius zu teilweise verglasenden Sinterkörpern gebrannt.

Die Glasuren entstanden in unterschiedlichen Verfahren mit unzähligen Zwischenstufen. Eines bestand darin, das ungebrannte Werkstück in eine Schlämme aus pulverisierter Fritte und Wasser zu tauchen oder mit gefärbten Glasurschlämmen zu bemalen und anschließend zu

Seite 350–351: 302 *Grabkammer des Nekropolenarbeiters Nebenmaat in Deir el-Medineh*
303 *Fingerring aus blauer Fayence*
304 *Kettenglied aus blauer Fayence*
305 *Perlenhalskragen aus blauer Fayence*
306 *Perücke mit Stirnband aus farbigem Glas*
307 *Löwe mit Nubier aus blauer Fritte*
308 *Halskette mit Anhängern in Form von Granatapfelblüten aus blauer Fayence*
309 *Schmuckkästchen aus grün glasiertem Steatit*
310 *Ohrstecker aus Fayence und Glas*

brennen. So einfach dieser Prozeß erscheint, er gehört doch zu den hochentwickelten Verfahren und setzt lange Erfahrung voraus.

Eine zweite, einfachere Methode ist das Selbstglasierungsverfahren: Quarzpulver, Alkalisalze und färbende Metalloxide wurden zu der Fayencemasse verknetet. Während des Trocknens verdunstete das Wasser und nahm die Salze und Metallverbindungen teilweise mit an die Oberfläche. Im Brand von 900–1000 Grad Celsius bildete sich eine Glasur, meist von kupferhaltiger blauer Farbe, im Falle von immer aluminiumhaltigen Tonerdeanteilen und/oder Eisenoxidverunreinigungen erhielt die Glasur einen merklichen Grünstich, doch sind viele Grünschattierungen meist erst später durch Zersetzung der Glasur entstanden.

Die alten Ägypter nannten ihre Fayence der leuchtenden Glasur wegen »das Glänzende«. Sie formten sie wie Ton. Ein Halm, um den die Perlen modelliert wurden und der im Brand verglühte, ersparte ihnen die schwierige Prozedur des Durchbohrens. Offene Tonmodelle, die zur Abformung der Vorderseite von Einlagen und Amuletten dienten, wurden zu Tausenden gefunden. Die Rückseite erhielt ihre Form vor dem Brand nahezu ausnahmslos mit der Hand.

Neuerungen in Mode und Schmuck

Statuen und vor allem die Wandbilder der Gräber zeigen, wie sich die Kleidung im Verlauf der 18. Dynastie veränderte. Die einfachen weißen Trägergewänder gewinnen raffinierte Eleganz; plissiert und durchscheinend umhüllten sie nun die Damen. Man trug üppige Perücken mit langen gedrehten Löckchen, auf dem Scheitel duftende Salbkegel und anstelle der Golddiademe Kränze aus frischen Lotosblüten oder Nachbildungen in Fayence; zierlich hängt eine einzelne Lotosblüte über der Stirn. Im Schmuck erscheinen modische Formen.

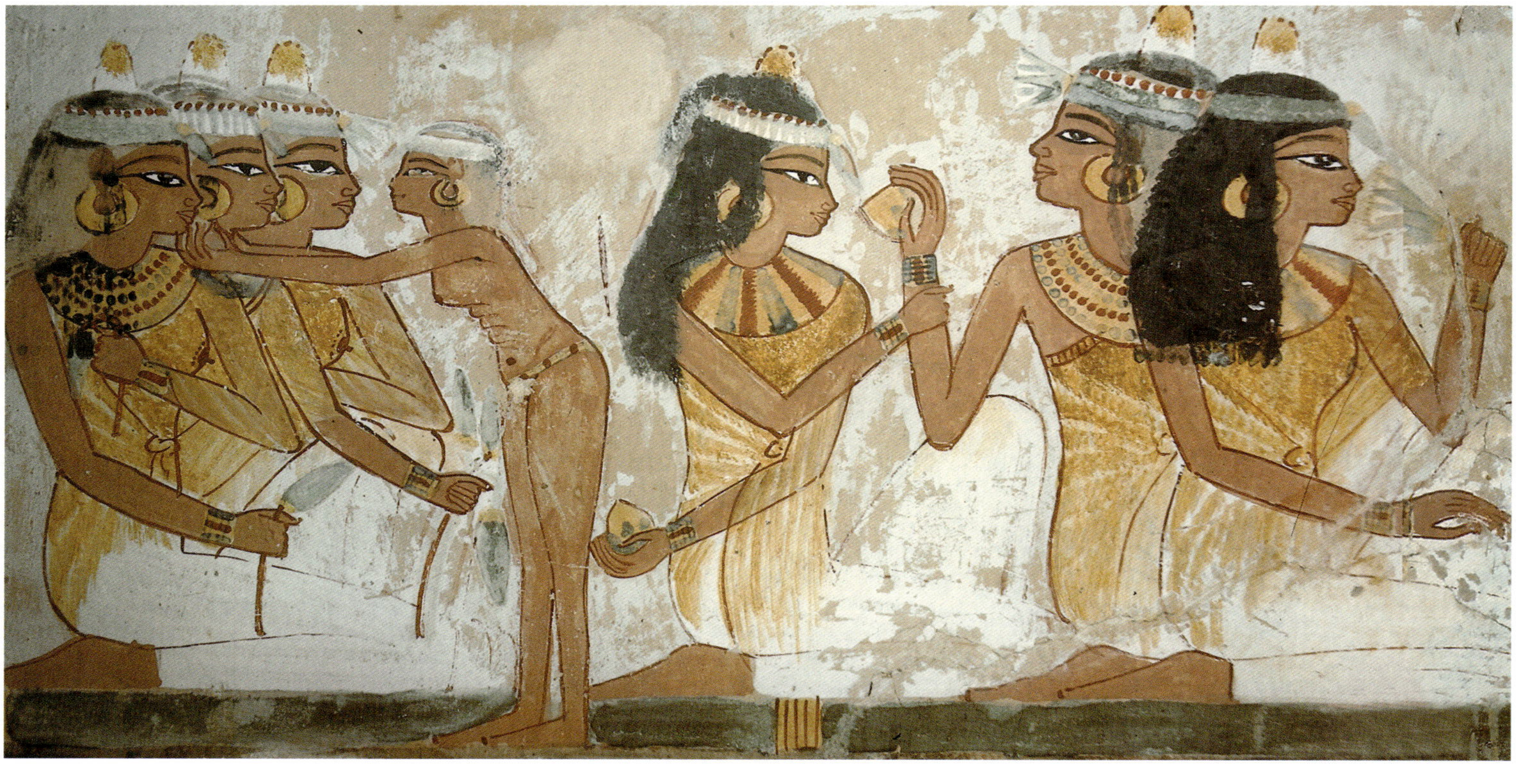

313 Damen beim Festmahl, Wandmalerei im Grab des Nacht

Das dritte der drei gängigsten Verfahren wirkte umgekehrt. Hier wurde Calcitpaste oder Calcitpulver stark mit Soda oder Pflanzenasche, feinem Quarzmehl und farbgebenden Metalloxiden angereichert und der ungebrannte Fayencerohling damit eingehüllt. Während des Brandes ging die Oberfläche des Rohlings mit der Umhüllung eine Reaktion ein, und es entstand so eine ebenmäßige, rundum geschlossene Glasur. Der überschüssige Mantel ließ sich nach dem Erkalten leicht entfernen. Dieses Verfahren haben die ägyptischen Handwerker wohl überwiegend angewandt; es wird heute noch in Persien praktiziert.

Ohrringe

In Mesopotamien und Troja war der Ohrring schon seit Jahrhunderten bekannt. Er kam wahrscheinlich mit den vorderasiatischen Prinzessinnen an den ägyptischen Königshof und wurde bald von Männern und Frauen

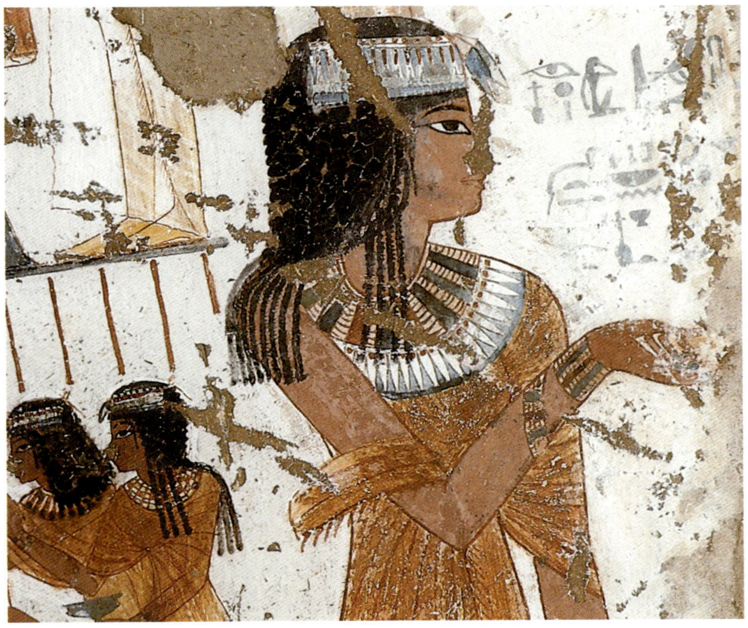

314 Dame mit Halskragen und Lotosblüten im Haar

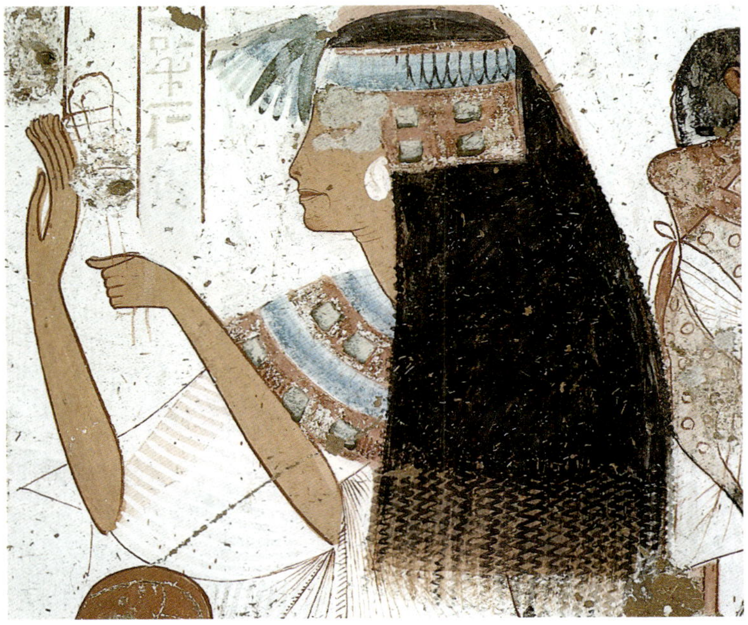

316 Eine festlich geschmückte Dame mit Sistrum

getragen. Auf Keilschrifttafeln ist vermerkt, daß die Tochter des Mitanni-Fürsten Tuschratta, die Thutmosis IV. heiratete, mehr als dreißig Paar Ohrringe in ihrer Aussteuer mitbrachte. Es entwickelte sich eine große Vielfalt der Formen – Ring, Ohrstecker (310), Scheiben und Ohrgehänge –, ausgeführt in den verschiedensten Materialien. Die hohl gearbeiteten, dicken goldenen Ringe wurden mit der schmalen Öffnung am Ohrläppchen festgeklemmt (360–361). Moderne Versuche zeigen, daß die federnden Ringe sehr gut haften.

Scheibenohrringe, mit Spiralmustern oder Rosetten verziert, waren bei den Damen sehr beliebt und sind häufig abgebildet. Ein einzigartiges Beispiel dafür bietet das Porträtköpfchen der Königin Teje (363). Auf der Rosette ihres teilweise freigelegten Scheibenohrrings wechseln Segmente aus Gold und Lapislazuli. Die Mitte bilden zwei königliche goldene Uräen. Wie neuere Computertomographie-Aufnahmen zeigen, verbirgt sich unter der Haube ein königlicher weißer Haarbeutel aus Silber. Die vom Scheitel über die Ohren herabhängenden goldenen Uräen sowie die Ansätze der beiden Stirnuräen sind voll erhalten.

Die Ohrgehänge wurden mit der Zeit immer prunkvoller und schwerer – manche wiegen mehr als 100 Gramm. Als Gehänge verwendeten die Ägypter gern pflanzliche Motive, wie stilisierte Blüten, Früchte oder Samenkapseln, die an Kettchen hängen (416).

Halskragen und Ketten

Auch im Neuen Reich gehörten Halskragen und Ketten zum beliebtesten Schmuck beider Geschlechter. Der breite Perlenhalskragen der älteren Zeit wird, geringfügig

315 Nebamun läßt sich den Perlenkragen anlegen

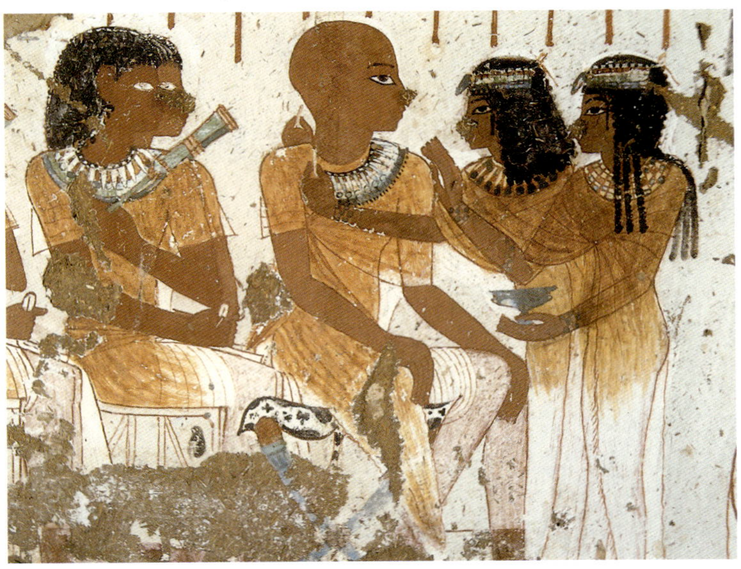

317 Dame beim Anlegen des Schmucks

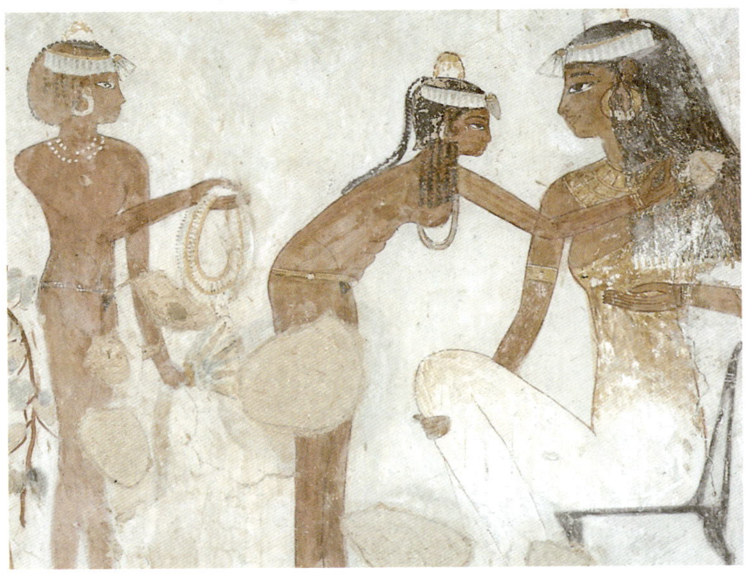

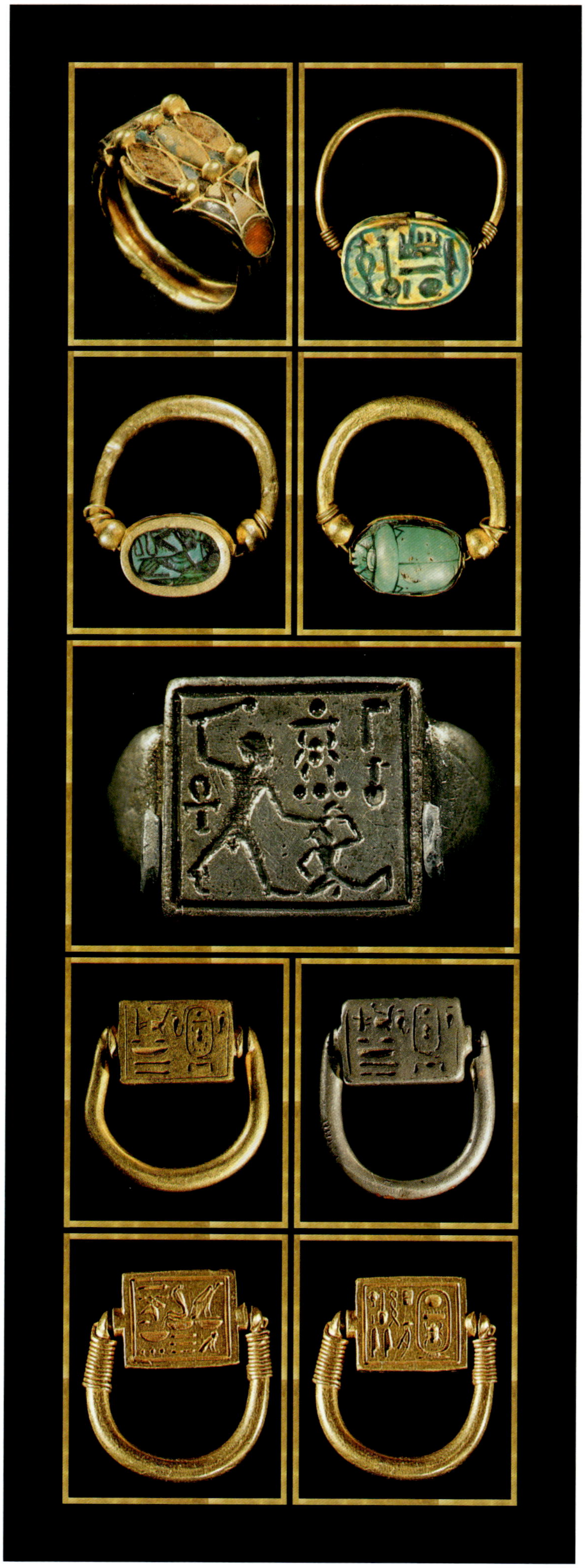

verändert, weiterhin getragen. An die Stelle der goldenen Falkenköpfe treten jetzt Lotosblüten-Endstücke aus Fayence (312). Eine Novität sind Blütenhalskragen aus Fayence, doch nur wenige haben sich erhalten (311). Aus den Wandmalereien der Gräber kennen wir auch Fayence-Halskragen mit stilisierten Lotosblüten (314).

Der feine Golddraht für die geflochtenen Ketten ist »gezogen«. Man zog schmale Streifen aus starkem Goldblech durch immer kleinere Löcher in Steinplatten bis zur gewünschten Stärke. Aus diesem Golddraht wurden Kettenglieder zusammengelötet und kunstvoll miteinander verflochten (262, 274). Einfachere Halsketten – deren Zusammenstellung oft nicht gesichert ist – tragen Blütenmotive, Hieroglyphenzeichen und Götterembleme als Amulettanhänger. Granatapfelblüten zieren eine Halskette aus blauer Fayence (308), voll gegossene goldene Kornblumen (332) eine andere. Wie die Lotosblüte ist die Kornblume Garant für die Regeneration, die Teilnahme am ewigen Kreislauf, denn gleich ihr öffnet sie sich morgens und schließt sich abends.

Eine Perlenkette (333–334) hat das machtvolle Schutzamulett eines Pantherkopfs; er ist aus Goldblech getrieben, Augen, Tränenkanäle und Nase sind ausgeschnitten. Goldene Anhänger in Form eines Schakals und der Hieroglyphe »Schönheit« zieren eine Kette aus Glasperlen (336). Fliegen- und Löwenanhänger (286–288) sind bereits als militärische Auszeichnungen erwähnt worden.

Skarabäen- und Siegelringe

Die Urform des Skarabäenrings entwickelte sich im Mittleren Reich aus dem Skarabäensiegel mit eingraviertem Signet auf der ovalen glatten Unterseite. Skarabäen, die mit den Königsnamen, Namen hoher Beamter, Wunschformeln, vielfach auch mit eingravierten Ornamenten und glückbringenden Zeichen versehen sind, haben sich bis in die Spätzeit des alten Ägypten gehalten und sind als Amulette von Nachbarvölkern nachgeahmt worden.

Der Skarabäus, meist aus Steatit geschnitten und grün glasiert oder aus Fayence hergestellt, wurde längs durchbohrt und mit einer Schnur oder einem dünnen Golddraht um den Finger gebunden. Um den unbequemen Knoten in der Innenhand zu vermeiden, kreuzte man den Golddraht im Bohrloch und wickelte die Drahtenden um

318 *Fingerring mit Cloisonné-Ornamenten*
319–321 *Skarabäenringe, Gold und glasierter Steatit*
322–324 *Siegelringe Amenophis' II.*
325–326 *Siegelringe Thutmosis' III.*

den Ringbügel fest. Diese Lösung veranschaulicht ein Ring, dessen Skarabäus die Inschrift trägt: *Amun-Re, mit vollkommener Gunst* (319).

Die U-förmigen Bügel wurden mit der Zeit kräftiger und die Befestigungen kunstvoller. Goldkappen an den Bohrlöchern des Skarabäus sollten ihn vor Beschädigungen schützen. Dem gleichen Zweck diente die Fassung der Basiskante mit einem zusammengelöteten Goldblechstreifen. Beispiele für diese Variante bieten der Grabschatz der »Drei Prinzessinnen« (352) und ein gleichzeitiger Ring (320–321). In die Unterseite seines Skarabäus ist ein Sphinx mit Krone und Uräusschlange graviert, darüber ein geflügelter Skarabäus und der Thronname Thutmosis' III. *Men-cheper-Re*, der kryptographisch den Namen des Gottes Amun in sich birgt und somit doppelten Schutz gewährt.

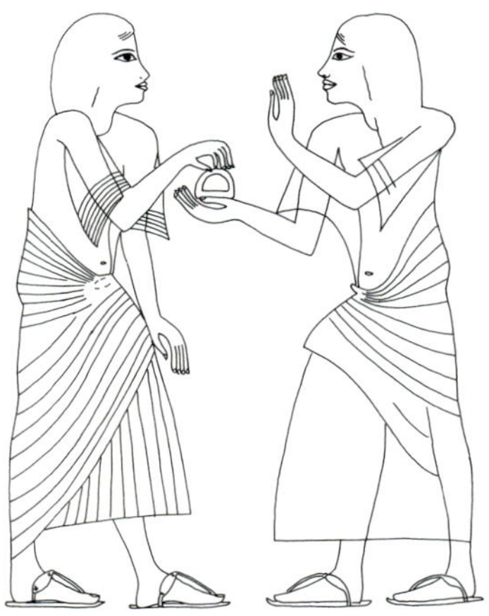

327 *Siegelübergabe*

Vom Skarabäenring, dessen komplizierte Montierung leicht zu Schaden kommen konnte, war es nur ein folgerichtiger Schritt, Siegelplatte und Bügel in eine solidere Form zu überführen, sei es mit fester oder drehbarer Siegelplatte. Der massiv gegossene Siegelring galt früher als »aus dem kretischen Kulturraum entlehnt«; dort sei er mehrere Jahrhunderte früher als im Niltal, bereits um 1700 v. Chr., belegt. Aber der kretische Siegelring weist beträchtliche Unterschiede in Form und Fertigung auf. Seine ovale Ringplatte ist stets quer zum Bügel aufgesetzt, während die Platte ägyptischer Siegelringe in gleicher Richtung verläuft und sich in Rechteck- oder Kartuschenform aus dem Ringbügel herausbildet (322).

Die ägyptischen Siegelringe sind in der Technik des Wachsausschmelzverfahrens hergestellt. Der Siegelring oder – bei den drehbaren Siegelringen – die Siegelplatte wurde mit allen Details in hartem Wachs modelliert, mitsamt dem trichterförmigen Einguß für das Metall und den Abzügen (Windpfeifen) für die entweichende Luft. Das fertige Modell umgab man mit einer sehr feinkörnigen Tonmasse und ließ es trocknen. Beim anschließenden Brennen schmolz das Wachs aus; in den entstandenen Hohlraum goß man flüssiges Metall. Von dem erkalteten, durch Zerschlagen der tönerne Gußform freigelegten Ring mußten dann die ihm anhaftenden fremden Teile, wie der Gußkopf und die metallischen Füllun-

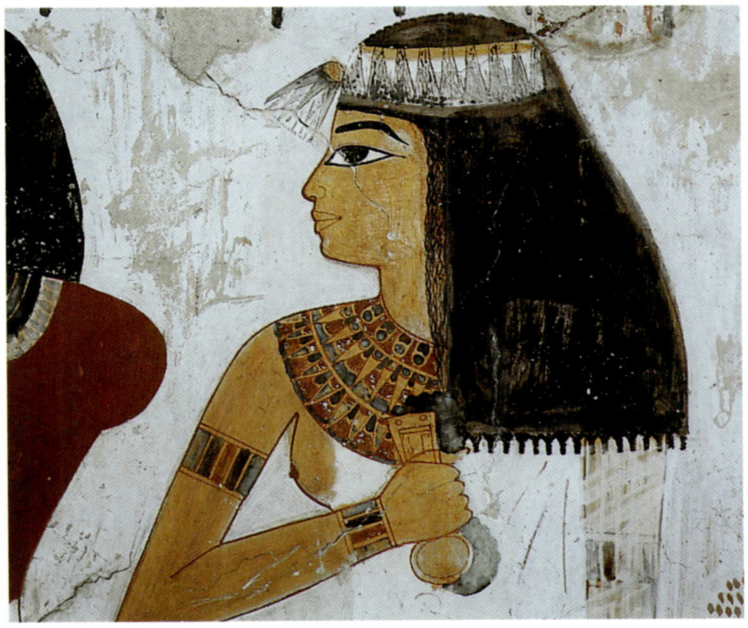

328 *Dame mit Lotosblüten im Haar und Menit*

gen der Luftkanäle, abgeschliffen werden. Zum Polieren schließlich benutzte man – nach den teilweise noch erkennbaren Schleifspuren an ägyptischen Siegelringen zu schließen – einen Schieferstein und Holzkohle.

Der Siegelring war ein Amtszeichen, das Amtsträgern anläßlich ihrer Einsetzung ausgehändigt wurde. Die Übergabe des Siegelrings an den Vizekönig von Kusch

329 *Bronze-Menit mit Gold- und Silbereinlagen*
330 *Dame mit einem Menit in der Hand*

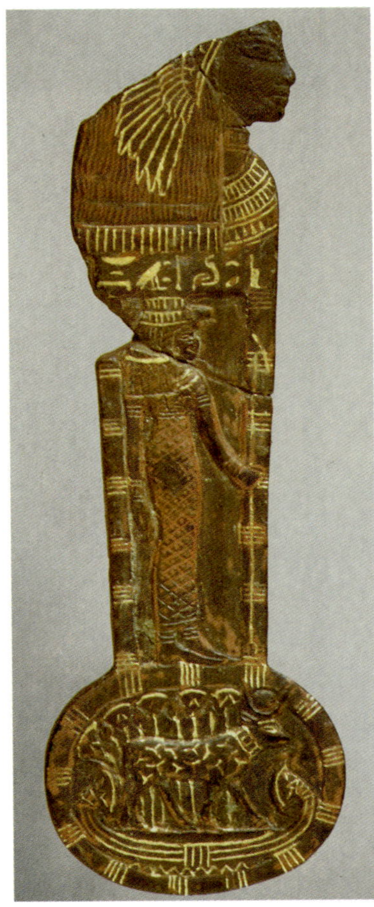

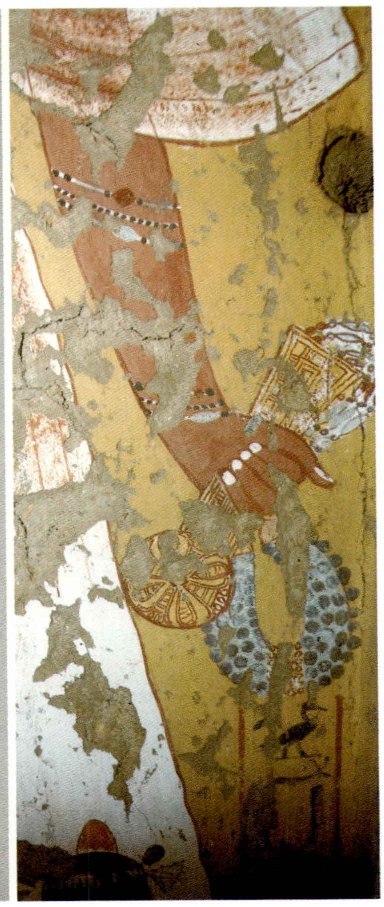

(Nubien) zeigt ein Wandbild im Grab des Huy (327), der unter Tutanchamun diese Stellung bekleidete. Neben den schlichten Skarabäen- und Siegelringen gab es auch reich verzierte Fingerringe. Wie vielfältig und üppig solcher Schmuck zur Zeit der 18. Dynastie gestaltet werden konnte, veranschaulichen die fünfzehn Ringe aus dem Grabschatz Tutanchamuns (393–394), aber auch andere Funde, etwa ein Ring mit Cloisonné-Ornamenten (318), bei dem zwei gegenständige Lotosblüten eine Platte mit drei Fayenceperlen fassen.

Das Menit

»Menit« heißt ein Schmuck mit religiöser und ritueller Bedeutung, der aus einem Bündel feiner blauer Perlenschnüre und einem Gegengewicht aus Bronze besteht. Als Rasselinstrument musizierender Frauen zur Begleitung von Gesang und Tanz stand das Menit schon im Alten Reich in Beziehung zum Hathor-Kult. In den Darstellungen der 18. Dynastie wird es als Amulett oder Kultgerät in der Hand getragen (328, 330). Mit den Heilkräften der Göttin Hathor erfüllt, sollte es durch Auflegen oder Entgegenstrecken mit seinen ausstrahlenden Kräften Leben und Schutz, Freude und Liebeskraft bringen und die Regeneration günstig beeinflussen.

Zuweilen ist das bronzene Menit mit Gold und Silber oder mit Steinen und Glas eingelegt. Der tauschierte Dekor eines Exemplars aus Amarna (329) bezieht sich auf Hathor. Im unteren Rund ist dargestellt, wie die Göttin in Gestalt einer Kuh, die Sonnenscheibe zwischen den Hörnern, auf einem Boot durch das Papyrusdickicht fährt. Darüber erscheint sie in Menschengestalt. Ein Frauenkopf mit Geierhaube bildet den oberen Abschluß.

Goldschmuck für die Prinzessin Sat-Amun

Sat-Amun war die älteste Tochter Amenophis' III. und der Königin Teje (363) und eine Schwester Echnatons. Den Großeltern Juja und Tuja wurde ihr Kindersessel mit ins Grab gegeben. Seine Rückenlehne und die beiden Armlehnen sind mit blattvergoldeten Reliefs verziert; die auf den Innenseiten erläutert eine hieroglyphische Inschrift: *Kommen des Goldes aus den südlichen Fremdländern, Sat-Amun, seine große geliebte Königstochter.*

Auf der Rückenlehne (366) sind zwei spiegelgleiche Szenen dargestellt: Die thronende Prinzessin trägt ein Diadem aus Lotosblüten und -knospen mit einem Gazellenkopf über der Stirn, dem Schmuck königlicher Nebenfrauen und Prinzessinnen. In der einen Hand hält sie das Sistrum, in der anderen ein Menit, beides Attribute der Göttin Hathor, der Schützerin des Harims. Vor Sat-Amun steht eine Nubierin, die ihr einen goldenen Halskragen überreicht. Auf den Innenseiten der Armlehnen (365) tragen je vier Haremsdamen zu Ringen gegossenes Gold herbei. Auf den Außenseiten (364) sind tanzende Bes-Figuren und Thoeris zu sehen, die das Kind schützen.

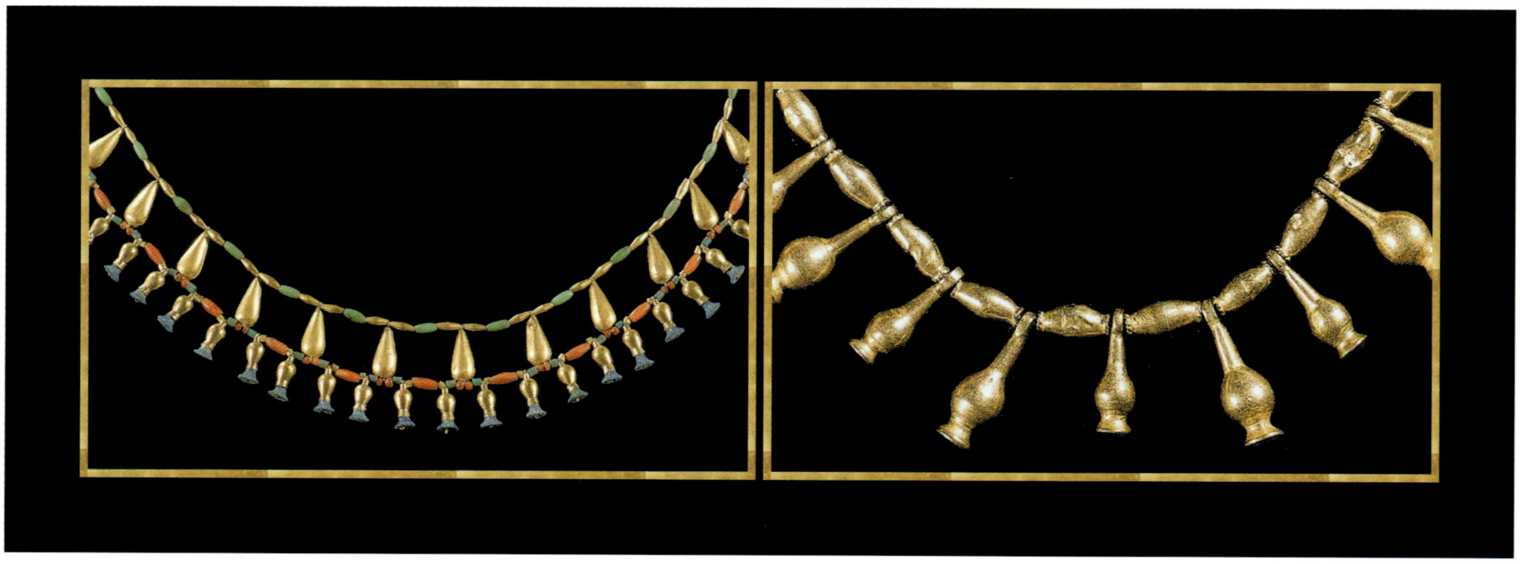

331–332 *Halsketten mit Perlen und Kornblumen-Anhängern*

Der Grabschatz der »Drei Prinzessinnen«

Thutmosis III. nahm in seinen frühen Regierungsjahren, während der Koregentschaft mit seiner Schwester Hatschepsut, drei Nebenfrauen in seinen Harim auf, die

333–334 *Halskette mit Pantherkopf-Anhänger*
335 *Perlenkette mit goldenen Enten*
336 *Halskette mit Schakal- und Nefer-Anhängern*
337 *Pektoral mit dem Gott Sched*
338 *Ringe Nofretetes und Echnatons*

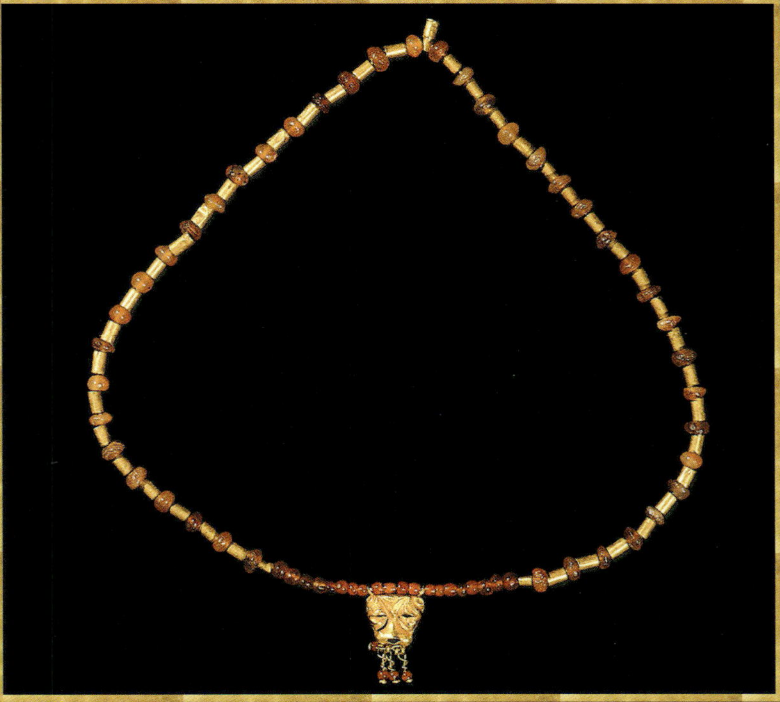
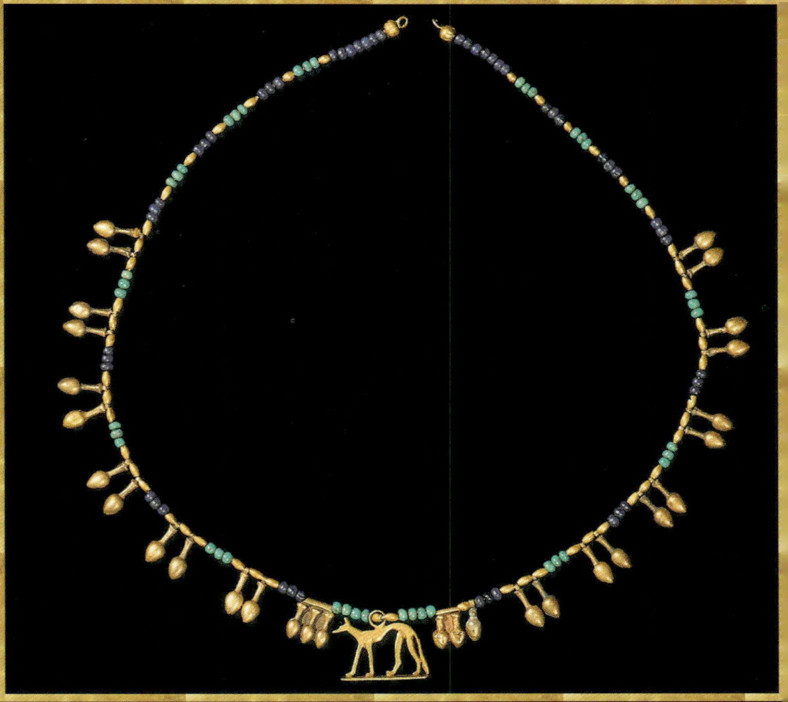
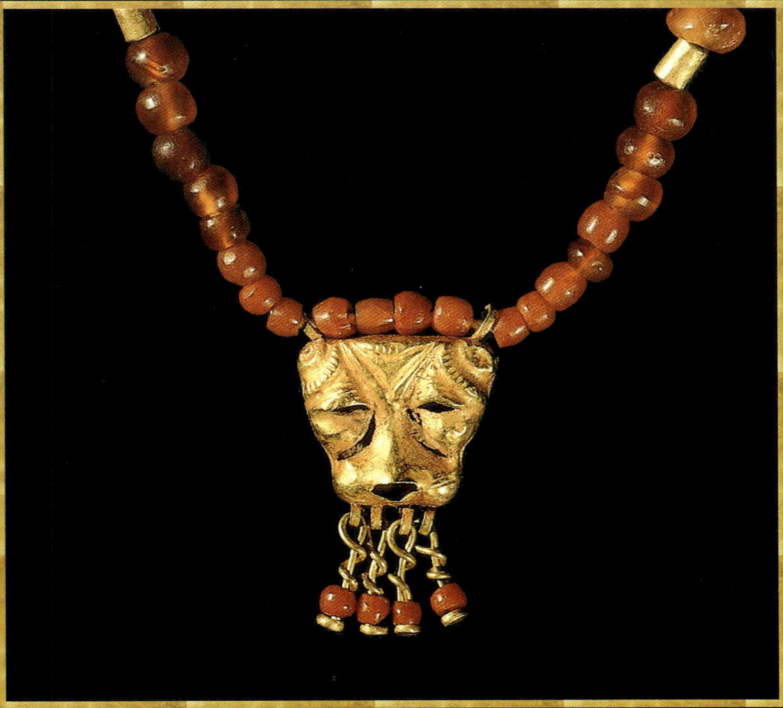
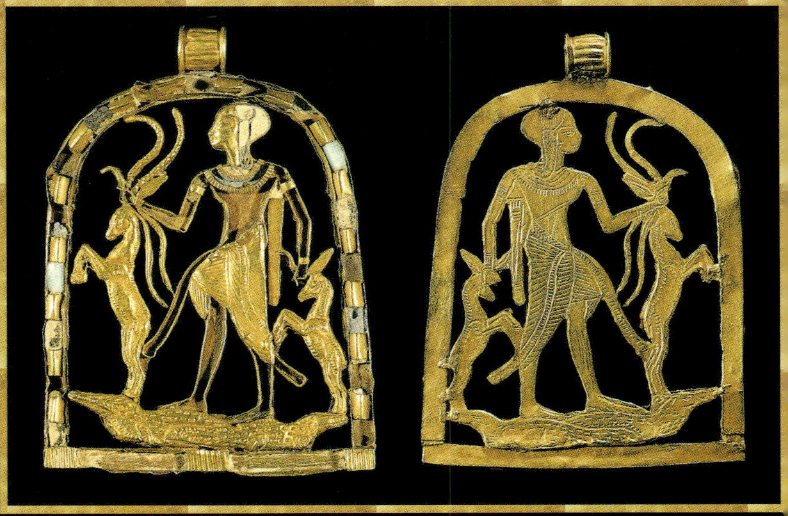
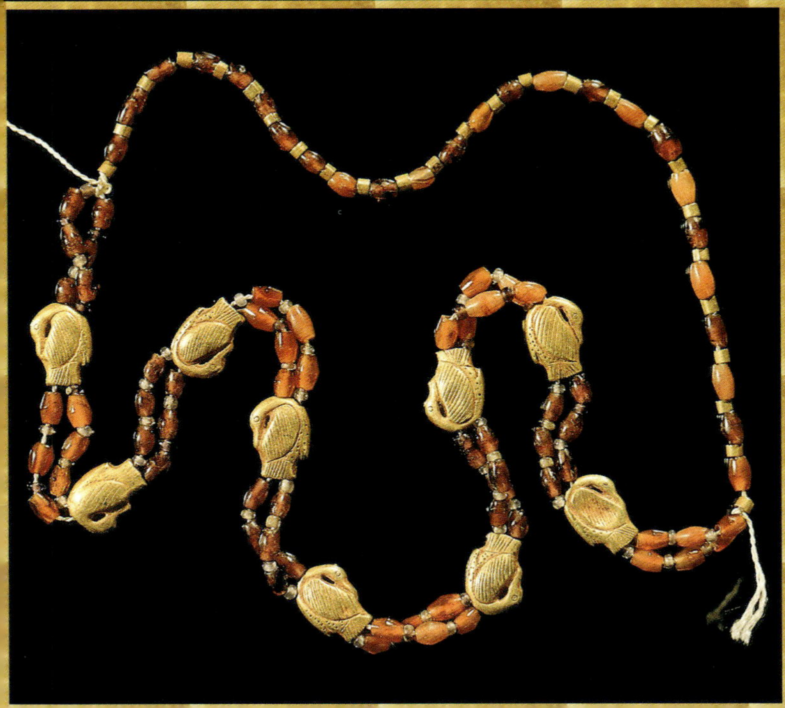
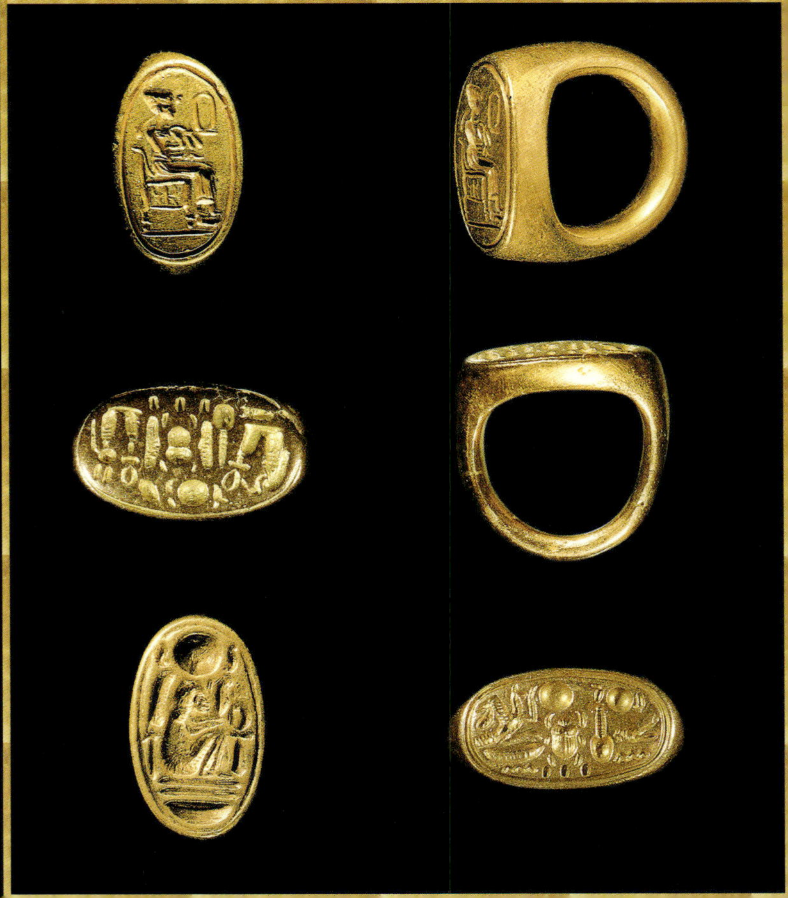

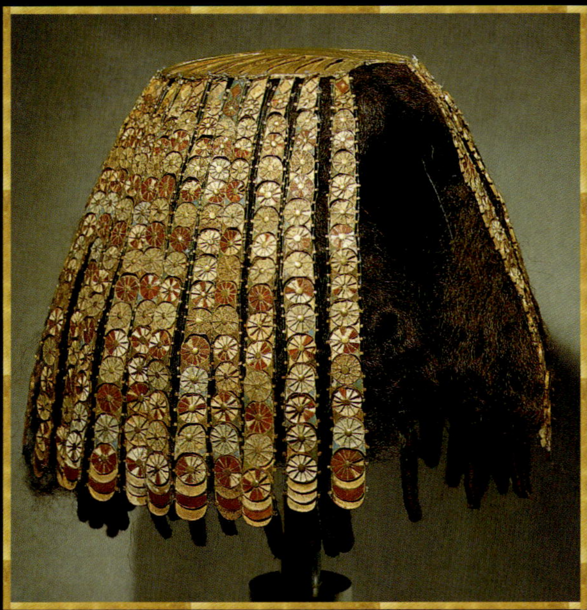
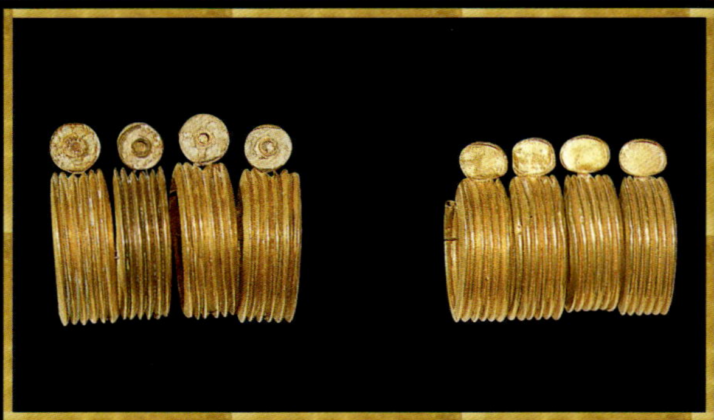
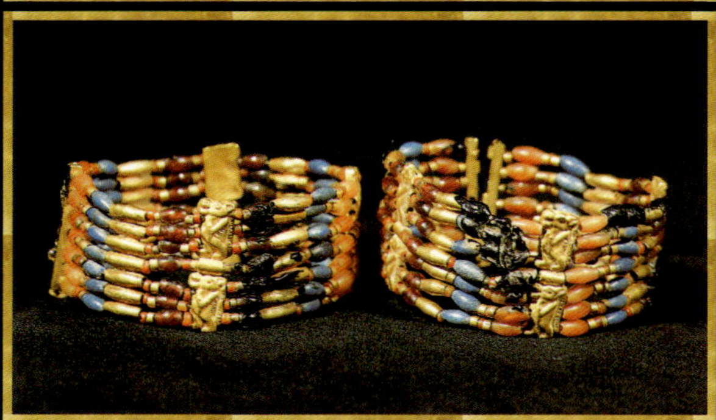
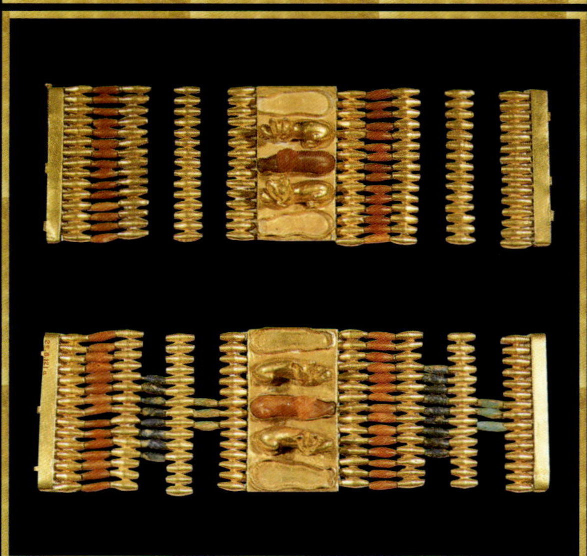

ihren Namen zufolge vorderasiatischer Herkunft waren. Sie starben wohl gleichzeitig – vielleicht an einer Seuche oder als Opfer einer Harimsrevolte – und wurden gemeinsam bestattet. Der Eingang zu ihrer Grabstätte im thebanischen Westgebirge liegt hoch über dem Niltal, versteckt in einer unzugänglichen Felsspalte.

1916 machten Einheimische eine merkwürdige Beobachtung: Das nach einem schweren Gewitterregen die Felsklippen herabströmende Wasser verschwand plötzlich im Gestein und floß viele Meter tiefer wieder heraus. Sie gingen der Sache nach, ließen sich an einem Seil in den dunklen Spalt hinab und entdeckten den Eingang zu einer roh ausgehauenen Felskammer, dem Grabversteck der »Drei Prinzessinnen«.

Durch periodische Überflutung waren Särge und Mumien wie nahezu alles, was nicht aus Edelmetall und Stein bestand, zerstört. Glas- und Fritte-Einlagen der Schmuckstücke waren großenteils korrodiert. Was noch Aufschluß über die bestatteten Frauen, ihre Grabausstattung und die Zusammengehörigkeit der Schmuckstücke hätte geben können, vernichteten die Plünderer. In aller Heimlichkeit und Eile räumten sie die Grabkammer aus, rafften zusammen, was ihnen vor Augen kam, und packten es in Körbe, um den Schatzfund so schnell wie möglich an einen Händler in Luxor zu verkaufen.

Den größten Teil des Fundes erwarb das Metropolitan Museum of Art in New York. Der Händler hatte beim Zusammenstellen des Schmucks fehlende Teile kunstvoll ersetzt. Vor einigen Jahren wurden nach sorgfältigen Untersuchungen alle Ergänzungen entfernt. Man zeigt jetzt nur noch die gesicherten Originalteile.

Wahrscheinlich besaßen alle drei Prinzessinnen eine Grabausrüstung mit weitgehend identischem Schmuck. Die wichtigsten Stücke werden im folgenden vorgestellt. Bei etlichen fehlen Schmuckelemente oder bleibt die Zusammenstellung fraglich, vor allem bei Perlenhalskragen und Armbändern.

Kopfschmuck

Das Diadem mit zwei Gazellenköpfen über der Stirn (342–343) ist aus starkem Goldblech T-förmig ausgeschnitten. Auf die drei abgerundeten Enden ist je ein aus Goldblech getriebener Pantherkopf aufgelötet. Aus

339 Haarhaube einer Nebenfrau Thutmosis' III.
340 Goldene Ohrringe mit Rosetten
341 Ein Paar Perlenarmbänder
342 Ein Paar Oberarmbänder mit Katzen

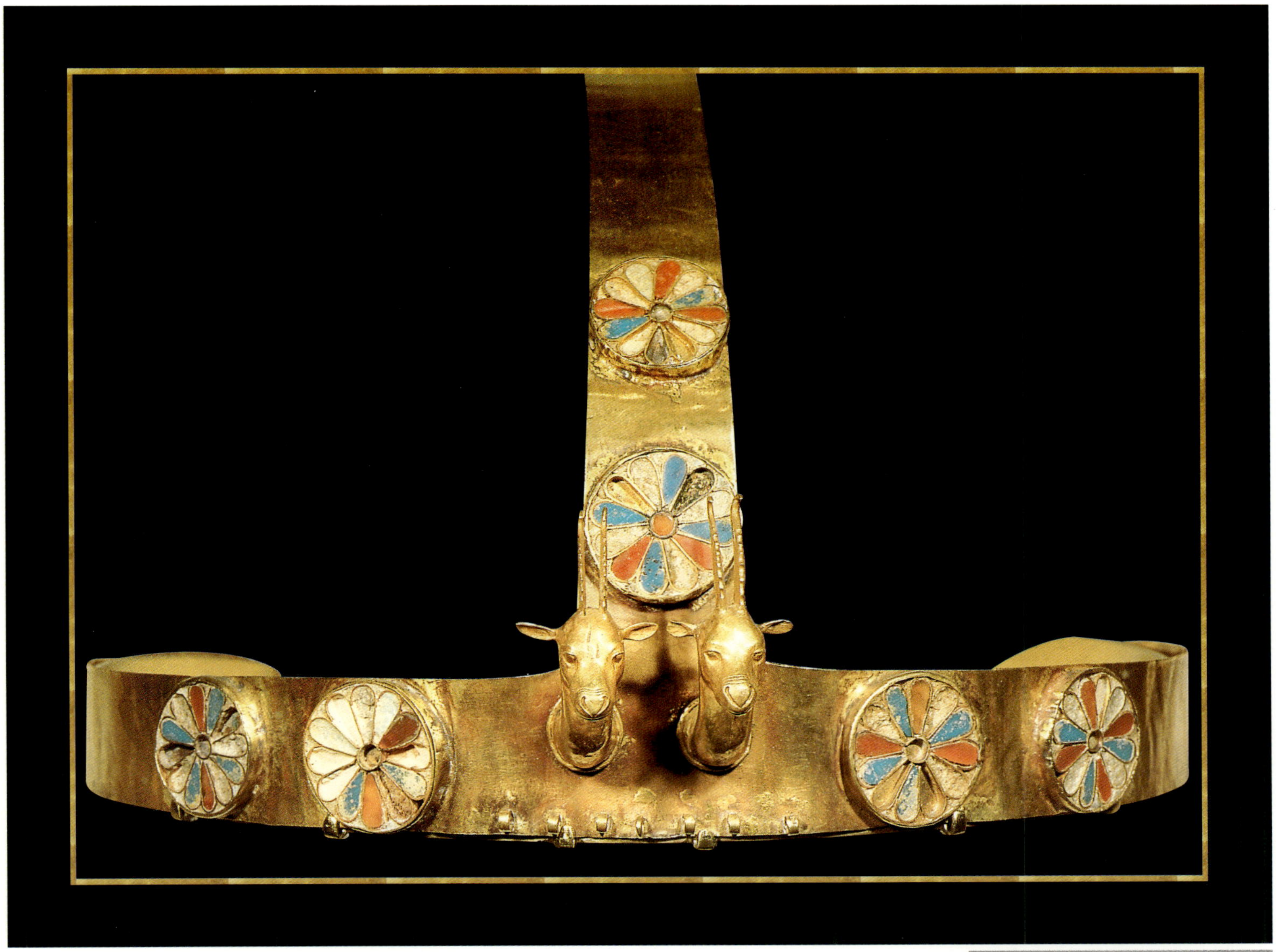

343–344 *Diadem mit zwei Gazellenköpfen*

seinem Maul tritt ein Ring hervor, durch den die Enden am Hinterkopf verschnürt wurden. Die beiden Gazellenköpfe in der Mitte sind vollplastisch aus dickem Goldblech getrieben und auf zwei konisch zulaufende Goldröhren gesetzt. Unter ihnen, am Rand des Reifs, hing einst an sieben aufgelöteten goldenen Ringen ein Stirnschmuck, der nicht erhalten blieb. Beiderseits der Gazellenköpfe und auf dem Scheitelstreifen sind je zwei margeritenartige Blüten aufgelötet. Einlagen aus Karneol, grünem und blauem Glas bilden die Blütenblätter.

Die Gazelle als Schmuck eines Stirnreifs könnte in Ägypten eingeführt worden sein, als Königstöchter aus Vorderasien in den Harim Pharaos einzogen. Auf Darstellungen erscheint dieses Schmuckmotiv bis in die Ramessidenzeit; es versinnbildlicht die gazellengleiche Anmut der Haremsdamen, die als königliche Nebenfrauen weder Geier noch Uräus tragen durften.

Ein einzigartiger – und sehr schwerer Kopfschmuck – ist die Haarhaube (339) in Form einer die Perücke bedeckenden flexiblen Kappe aus Hunderten von Goldrosetten in Cloisonné-Arbeit. Senkrechte Reihen sind an einer auf dem Scheitel aufliegenden ovalen Goldplatte befestigt. In die Scheitelplatte ist ein Palmenemblem eingraviert, das einst mit farbigem Glas eingelegt war.

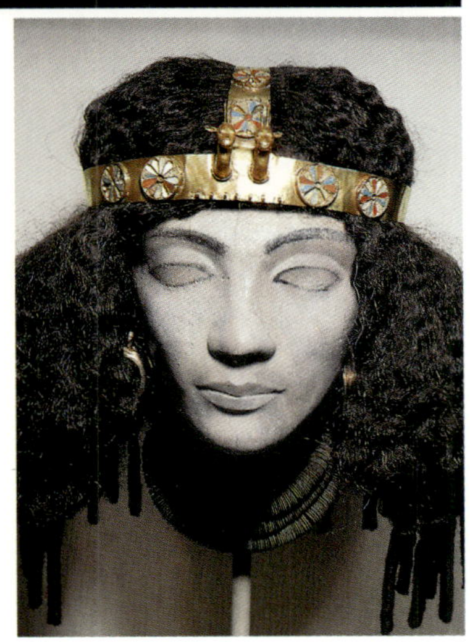

Die unten halbkreisförmig ausgeschnittenen Rosettenglieder sind mittels ineinandergreifender seitlicher Ösen, durch die Fäden gezogen sind, in sich beweglich aufgehängt. Jede der Reihen beginnt oben mit einem rhombenförmigen Element, das mit der ersten Rosette fest verbunden ist, und endet unten in einer Rosette mit drei mondsichelförmigen Zellen. Die Rosetten werden zu den Schultern hin größer. Ihre farbigen Einlagen in Blütenform sind – bis auf die Karneole – meist herausgefallen. Da die Rosetten in der Größe und der handwerklichen Ausführung variieren, müssen mehrere Goldschmiede daran gearbeitet haben. Ausbesserungsspuren legen die Vermutung nahe, daß eine der Prinzessinnen die Haube zu ihren Lebzeiten getragen hat.

Goldrosetten mit Cloisonné-Einlagen schmücken auch eine Serie gleichartiger Ohrringe (340). Jeder besteht aus sechs aneinandergelöteten Goldblechröhrchen. Die

Eine ebenso begrenzte Reihe tropfenförmiger Anhänger mit Einlagen schließt den Kragen unten ab.

Den gleichen Aufbau zeigt ein Perlenkragen mit halbrunden Endstücken. Sie sind in meisterlicher Cloisonné-Technik dekoriert. Zwischen Lotosblüten stehen Name und Titel Thutmosis' III. Ein Gegengewicht in Form einer Lotosblüte hing den Nacken herab.

Locker und zart wirkt der Halskragen, bei dem sich in fünf Reihen ständig die Hieroglyphe »Schönheit« *(nefer)*

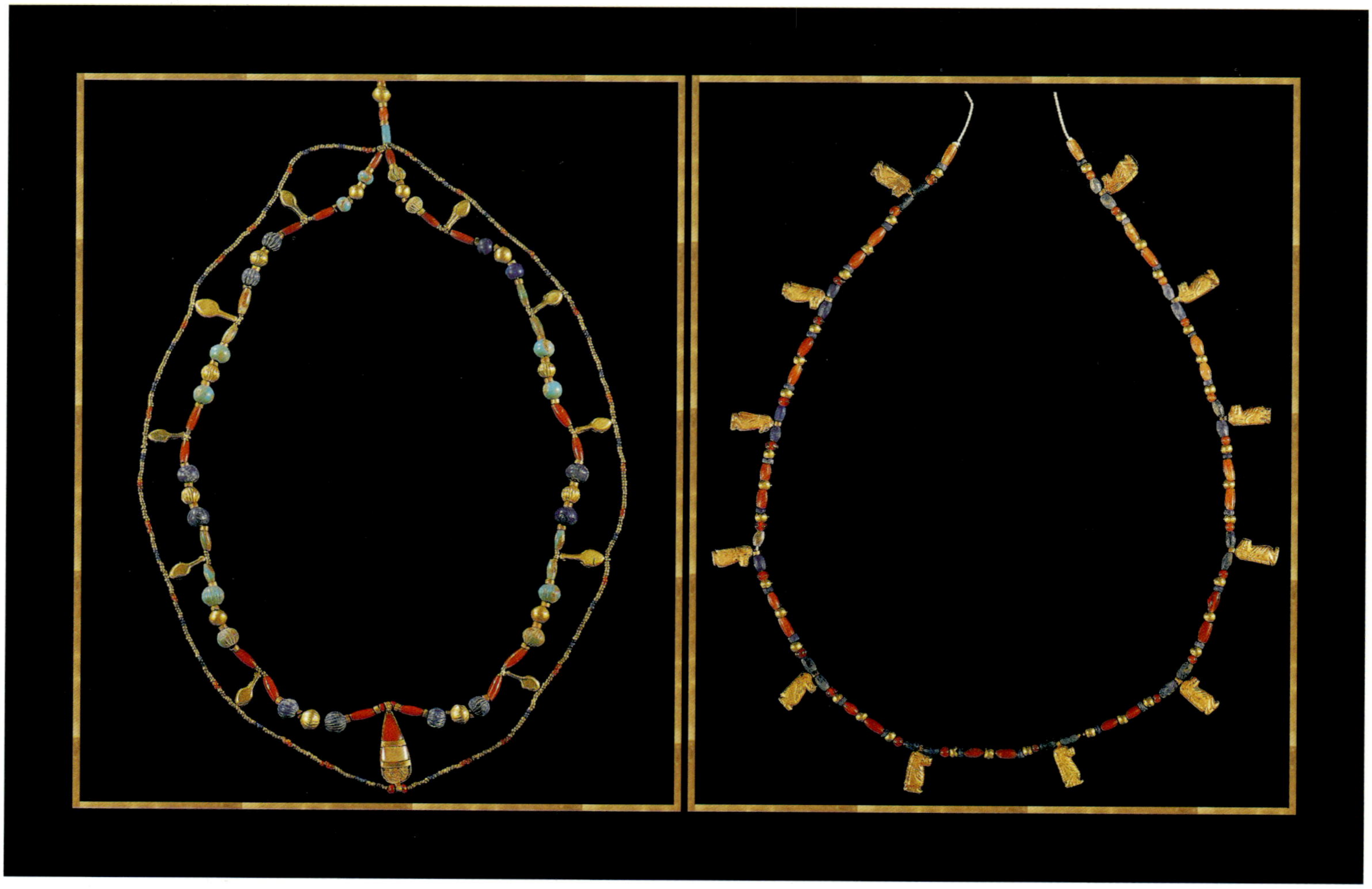

345–346 *Halsketten mit Thoeris-Anhängern und mit Nefer-Anhängern*

beiden mittleren sind länger und wurden durch das durchbohrte Ohrläppchen gesteckt.

Halskragen

Einer der Halskragen aus dem Grabschatz der »Drei Prinzessinnen« hat goldene Falkenkopf-Verschlüsse (347). Die Augenbraue über den Obsidianaugen ist mit Karneol eingelegt, Wangenbogen und Bartstreif mit – jetzt ausgeblichener – Fayence. Auf der Rückseite der Falkenköpfe sind diese Details eingraviert, außerdem Königsringe mit Titulatur und Namen Thutmosis' III. Stränge kleiner Goldperlen säumen sieben Reihen senkrechter Röhrenperlen aus Karneol und blaugrüner Fritte.

wiederholt (348). Die farbigen Glaseinlagen der goldenen Hieroglyphen haben sich größtenteils zersetzt. Goldene Palmetten, ein Ornament aus dem ägäisch-vorderasiatischen Kulturraum, bilden den unteren Abschluß.

Armbänder

Das steife Goldarmband (349–350) und sein Gegenstück weisen Gebrauchsspuren auf, sie sind also im Leben getragen worden. Scharniere verbinden die beiden Hälften; eines davon läßt sich öffnen und mit einer

347 *Großer Falkenkopf-Halskragen*
348 *Goldener Halskragen*

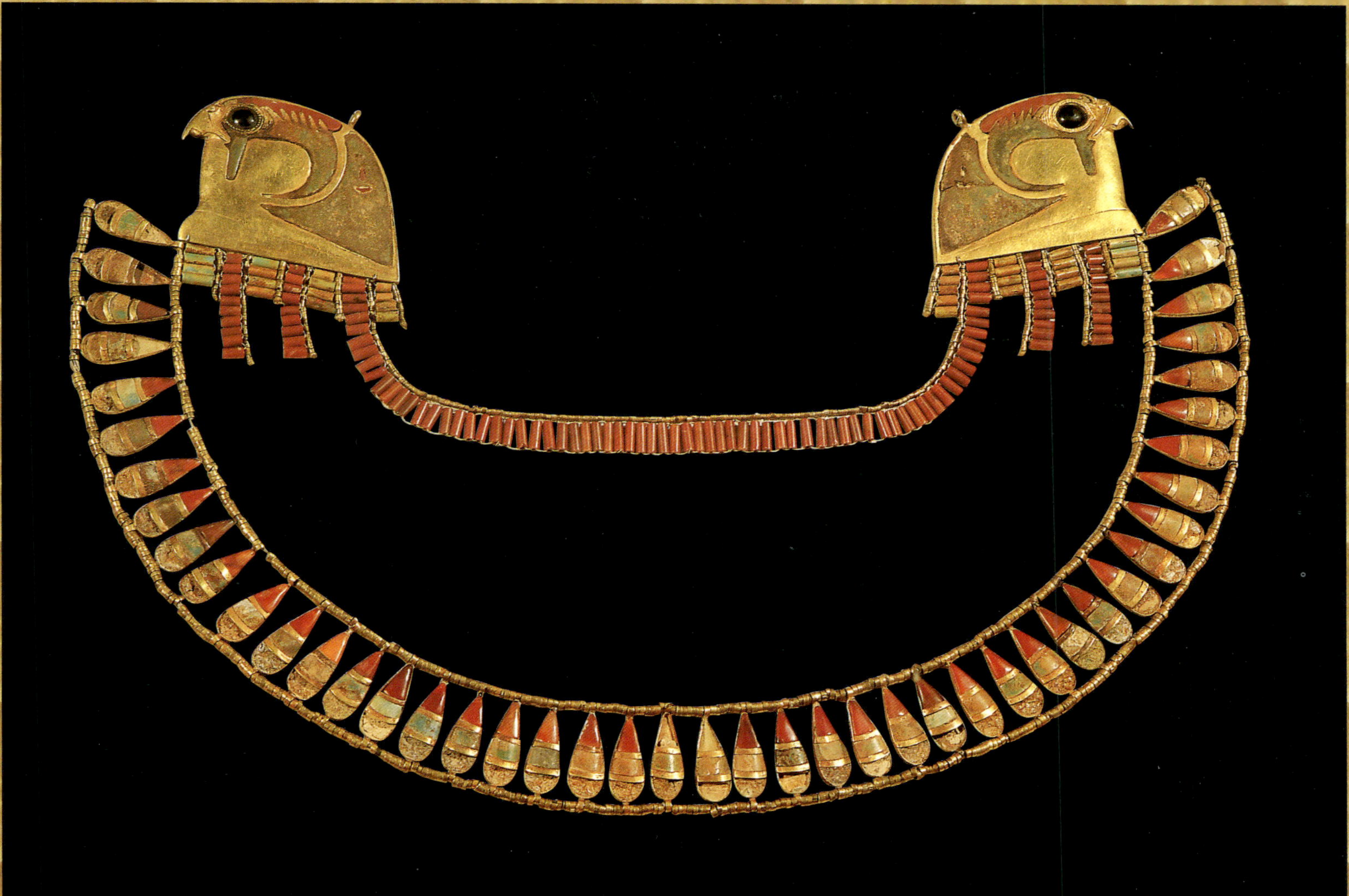

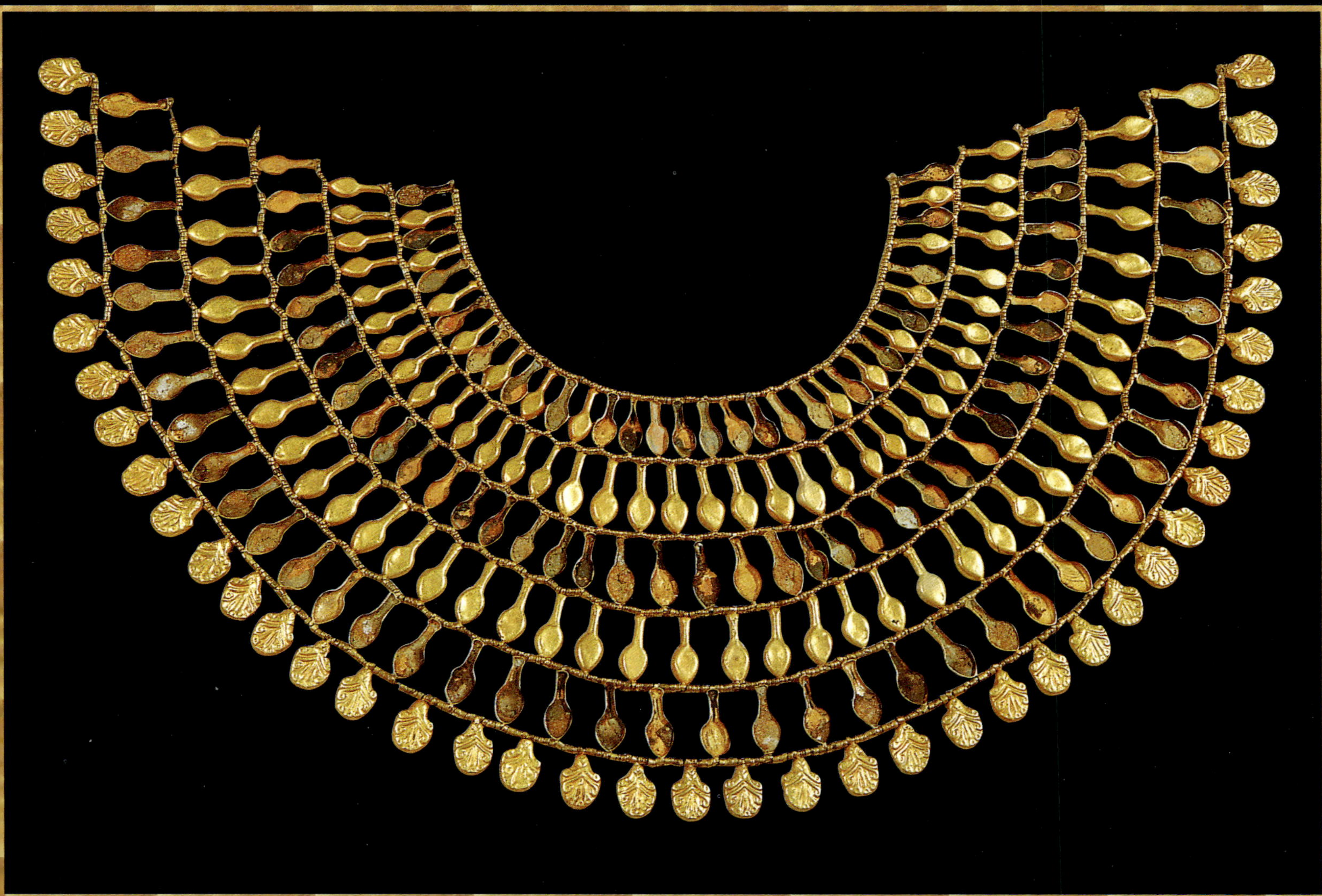

langen goldenen Nadel verschließen. In das äußere Goldblech sind »Fenster« geschnitten und darin – Reihen zylindrisch geformter Perlen vortäuschend – geriefelte Plättchen aus Türkis, Karneol und blauer Fritte eingelegt. Die glatte Innenseite ist mit Namen und Titel Thutmosis' III. beschrieben. Ein anderes Paar Armbänder dieses Typs trägt den Namen der Königin Hatschepsut mit der Beischrift: *Geliebt von Amun, der über den Harim herrscht.*

Da ungewiß ist, wie viele Armbandpaare ursprünglich im Grab waren, bleibt die Rekonstruktion zweier Oberarmbänder (342) aus vorhandenen Teilen fraglich. Jedes Armband besteht aus fünfzehn Reihen tonnenförmiger Perlen aus Gold, Karneol, grünem Feldspat und blauer Fritte. Die Goldperlen sind zu Stegen zusammengelötet.

In der Mitte des Armbands liegen auf einer rechteckigen Goldplatte fünf Katzen mit seitlich gedrehtem Kopf und gekreuzten Pfoten. Die beiden äußeren aus Fritte

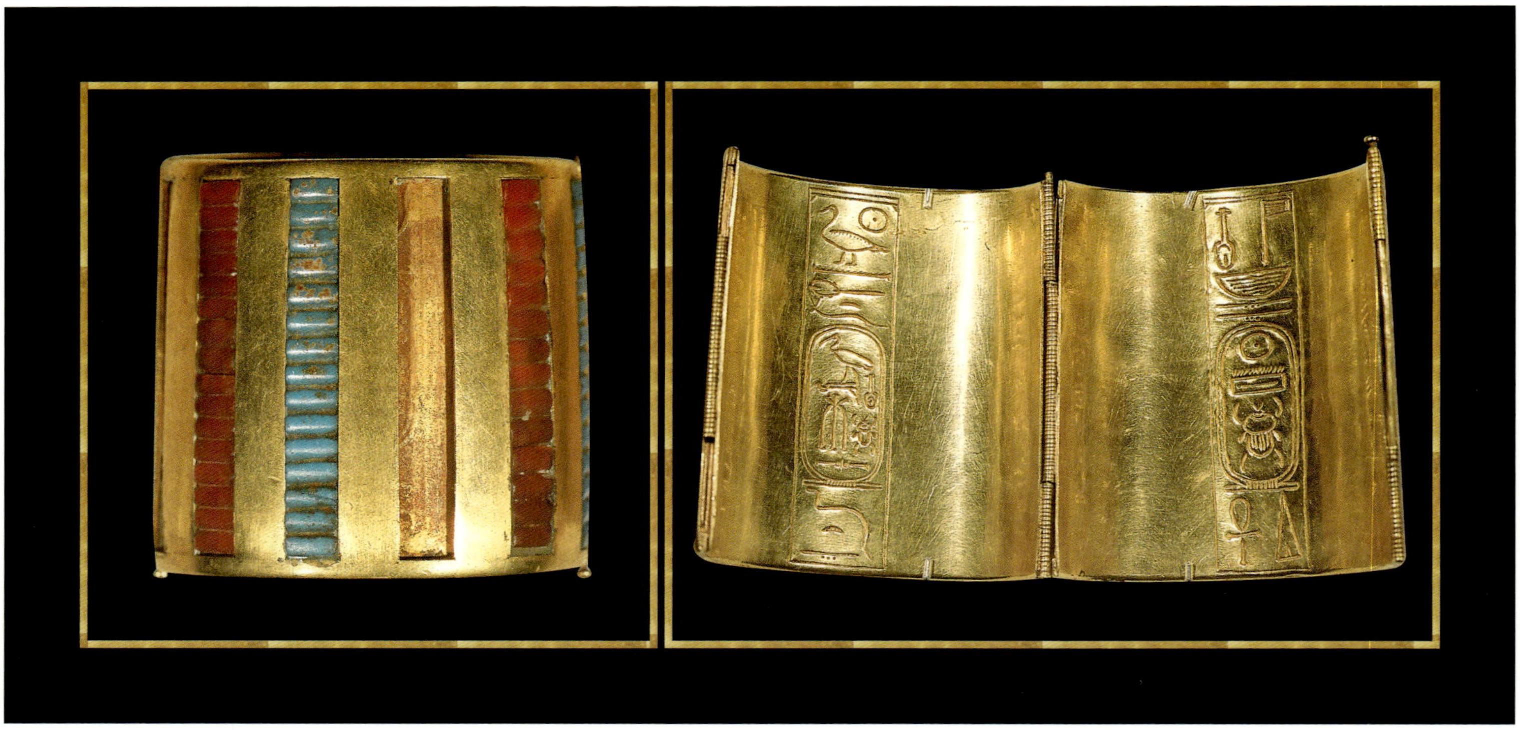

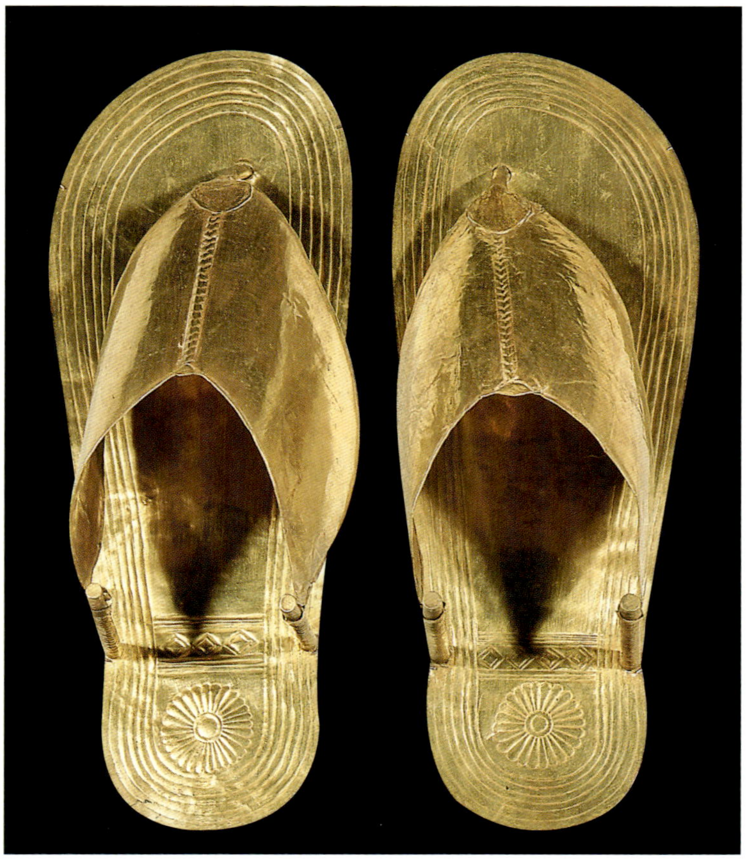

349–350 *Armreif einer Nebenfrau Thutmosis' III.*
351 *Ein Paar goldene Sandalen*

sind durch die Feuchtigkeit zerfallen; sie waren in Goldstege gefaßt wie die aus Karneol geschnittene mittlere Katze. Die zwei goldenen wurden direkt auf die Platte gelötet.

Ein anderes Paar Armbänder (19, 341) besteht aus sieben Strängen mit goldenen, blauen, hellroten und dunkelroten Perlen verschiedener Größe und Form. Vier hohle Goldstege halten in gleichmäßigem Abstand die Reihen zusammen. In ihre Vorderseiten sind übereinander zwei Bilder der Göttin Thoeris reliefartig getrieben.

Thoeris, »Die Große«, wird dargestellt als trächtiges Nilpferd, das den Rücken und Schwanz eines Krokodils hat, auf Löwenbeinen schreitet und die Vordertatzen oder auch menschlichen Hände auf das Zeichen für »Schutz« stützt. Amulette dieser volkstümlichen Göttin der Fruchtbarkeit und Hüterin von Geburt und Wochenbett erscheinen seit der frühen 18. Dynastie in kostbarem Frauenschmuck (345).

Sonstiger Schmuck

Den Satz von Schmuckstücken, mit dem jede der »Drei Prinzessinnen« ausgestattet wurde, komplettierten Halsketten (346), Fingerringe (351), Gürtel und Fußbänder. Beachtung verdient ein Hüftgürtel (353–354) mit zweiundzwanzig goldenen Nilbarschen *(Tilapia nilotica)*. Die Fische wurden aus zwei Formen in gepreßten Halbschalen hergestellt und an den Kanten zusammengelötet. An ihren beiden Enden haben sie Bohrlöcher, um die

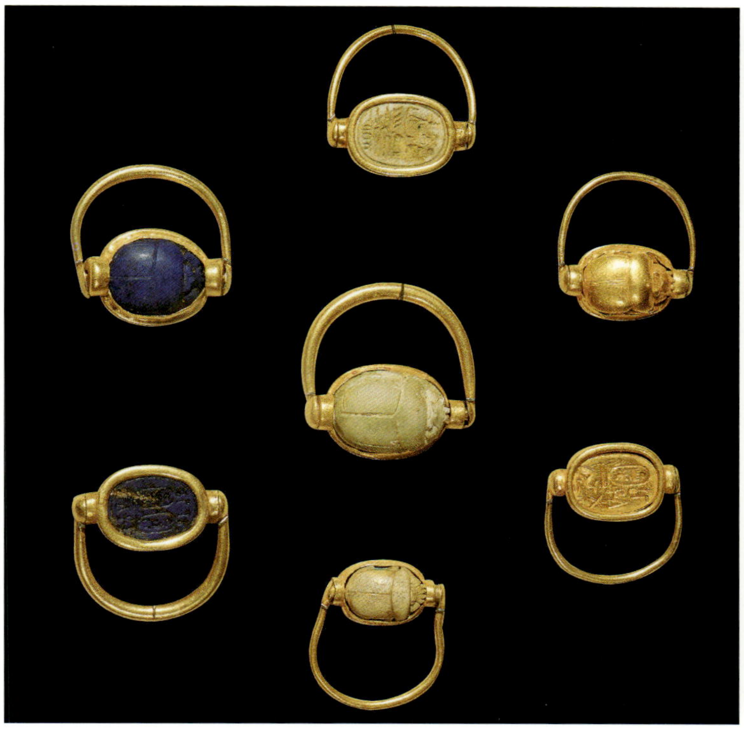

352 *Skarabäenringe der Nebenfrauen Thutmosis' III.*

Schnüre mit Goldperlen aufzunehmen. Die dreireihigen Perlenabschnitte sind kürzer als die Fische, mit denen sie sich abwechseln. Fischamulette kommen seit dem Mittleren Reich häufig vor (194). Am Hüftgürtel einer jungen Prinzessin, unmittelbar auf dem Körper getragen, waren die Nilbarsche wie Akaziensamen und Kaurimuscheln Amulette der Fruchtbarkeit.

Von den drei Paar goldenen Sandalen (351), die zu dem Fundkomplex gehören, ist anzunehmen, daß sie für die Mumien der Prinzessinnen Thutmosis' III. bestimmt waren. Sohle und Oberteil sind aus dickem Goldblech geschnitten. Die beiden Hälften des Oberteils wurden in der Mitte zusammengenietet und zurechtgebogen, die Enden durch Halterungen gezogen und an der Sohle befestigt. Wie ihre Vorbilder aus Leder tragen die Mumiensandalen eingeprägte Randlinien und Margeritenblüten. Auf goldenem Schuhwerk sollten die Verstorbe-

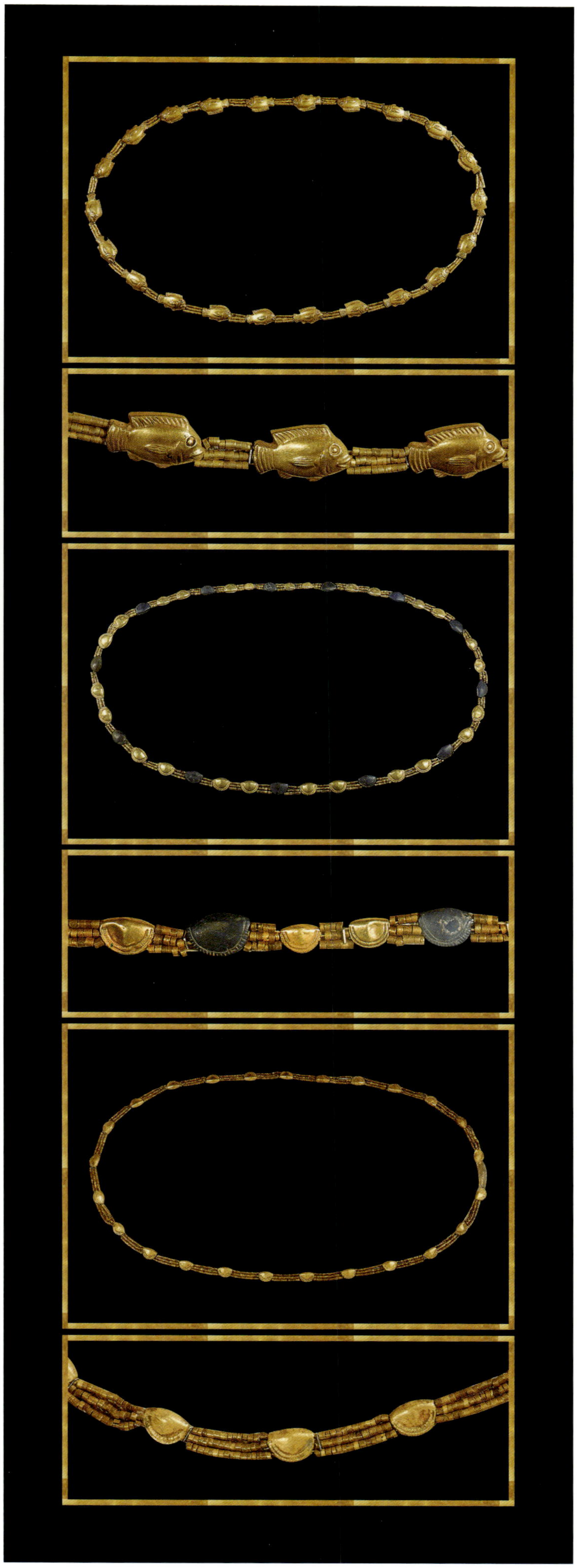

353–358 *Hüftgürtel der Nebenfrauen Thutmosis' III.*

nen den Weg ins Jenseits antreten und zum »Haus der Ewigkeit« gelangen. Gold gewährte dem Körper Schutz und Unversehrtheit, sicherte die Funktion seiner Glieder. Auch Finger und Zehen wurden daher mit goldenen Hülsen versehen.

Der Grabschatz Tutanchamuns

Tutanchaton/Tutanchamun war der letzte legitime Erbe der 18. Dynastie. Sein kurzes Leben fiel in eine innen- und außenpolitisch gefährdete Zeit. Aufgewachsen am Hofe Echnatons in Amarna, war er bei dessen Tod etwa zehn Jahre alt. Um die Dynastie weiterzuführen, wurde er mit der dritten Tochter Echnatons und Nofretetes, Anches-en-pa-Aton, vermählt und zum König gekrönt. Für kurze Zeit scheint er noch in Amarna residiert zu haben. Bald aber setzte sich die Bewegung gegen den Sonnenkult des »Ketzerkönigs« Echnaton durch, Tutanchaton änderte seinen Namen in Tutanchamun und verlegte die Residenz in die alte Hauptstadt Memphis. Dort erließ er das Wiederherstellungsedikt, das die traditionellen Götter und Priester wieder in ihre alten Rechte einsetzte. Er hat nur neun Jahre regiert und ist – wie die Untersuchung seiner Mumie ergab – im Alter von etwa neunzehn Jahren gestorben.

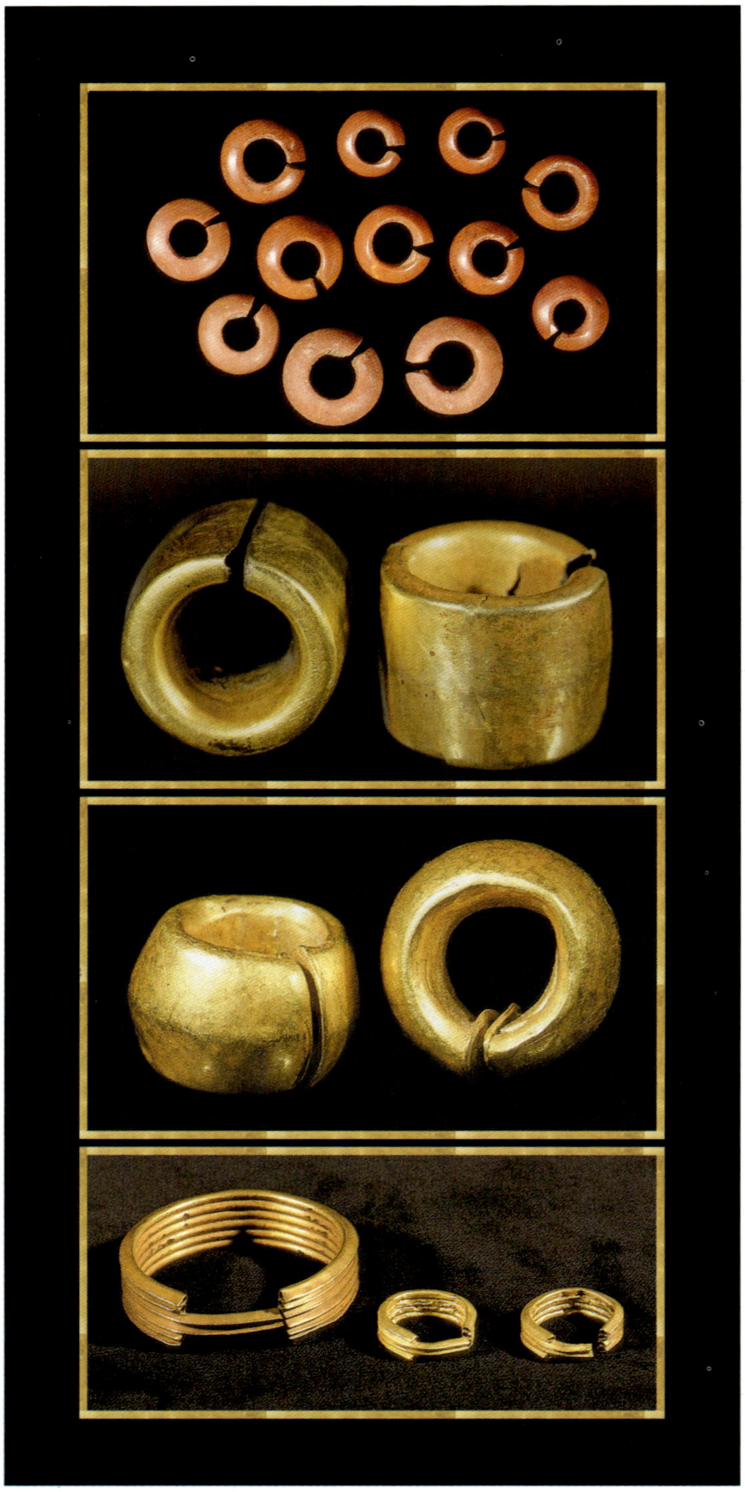

Die Entdeckung seines Grabes

Tutanchamun ist durch die Auffindung seines Grabes, des einzigen ägyptischen Königsgrabes, das die Jahrtausende seit der Beisetzung fast unberaubt überstanden hat, zum bekanntesten Pharao geworden. Sein Grab liegt in enger Nachbarschaft zu den Grabstätten der Herrscher der 18., 19. und 20. Dynastie im Tal der Könige. Verglichen mit den langen Gängen und Sälen, die andere Könige für ihre letzte Ruhestätte in den Fels hauen ließen, ist das Grab Tutanchamuns enttäuschend klein. Der Eingang zu den engen unterirdischen Kammern lag verborgen unter Geröll, das bei der Ausschachtung eines späteren, nahe gelegenen Königsgrabes über seinen Zugang geschüttet worden war. Und über diesem Schutt hatten sich, wieder etwas später, die Nekropolenarbeiter primitive Hütten errichtet. So geriet jede Erinnerung an diese königliche Bestattung in Vergessenheit. Das Grab blieb von den antiken Plünderern und den modernen Raubgrabungen verschont und auch den Archäologen, die das Königsgräbertal systematisch erforschten, lange verborgen.

1907 wurden in einem Versteck im Tal der Könige Tonkrüge mit Balsamierungsmaterialien Tutanchamuns gefunden. Angeregt durch diesen Fund mit dem Namen eines Königs, dessen Grab in der bisher entdeckten Reihe der Königsgräber des Neuen Reiches noch fehlte, nahmen der englische Archäologe Howard Carter und sein Mäzen, Lord Carnavon, die Suche danach auf.

Nach Jahren voller Fehlschläge und Enttäuschungen, in denen hunderte Tonnen Sand und Geröll ohne nennenswerten Erfolg bewegt worden waren, machten sie

359 *Lockenringe aus Jaspis*
360-362 *Goldene Ohrringe*
363 *Königin Teje mit Scheibenohrring*

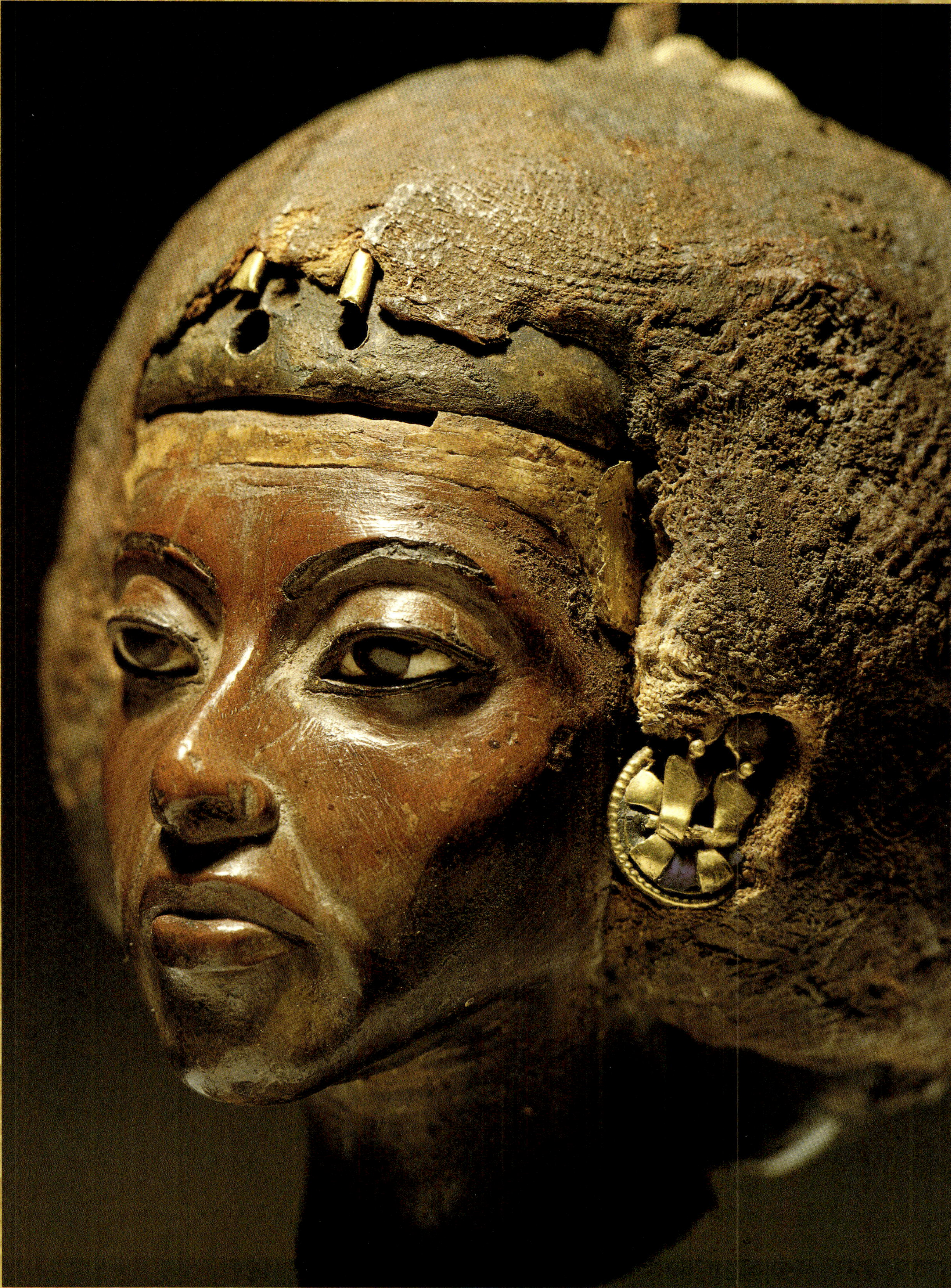

im November 1922 einen letzten Versuch und ließen die antiken Arbeiterhütten unterhalb des Grabes Ramses' VI. abreißen. Den Hinweis auf diese Stelle soll Carter von einem Einheimischen, Mohammed Hassan Abdel-Rasul, Mitglied der bekannten Grabräuber-Dynastie, bekommen haben. Sein Sohn Hussein erzählt dazu: *Carter hat hier zwanzig Jahre gearbeitet und nichts gefunden. Mein Vater hat Carter das Grab gezeigt, und Carter hat es aufgemacht und alles Gold herausgenommen, bis er mir am Schluß die Halskette umgehängt hat.*

Unmittelbar nach dem Abriß der Hütten stieß Howard Carter unter dem Felsschutt auf eine Treppe im gewachsenen Fels. Einige Stufen tiefer kam eine zugemauerte, mit Mörtel bestrichene und versiegelte Tür zum Vorschein. Was Carter sah, war das Siegel der Nekropolenpolizei und nicht das eines Königs. Hier wurde ihm klar, daß das Grab nicht unberührt von Dieben geblieben war und die Verwaltung der Totenstadt es erneut verschlossen hatte.

Doch traten auch Siegelabdrücke mit dem Namen Tutanchamuns zutage, als man die Tür am Fuß der Treppe ganz freilegte. Nachdem sie geöffnet und der anschließende Gang voller Geröll ausgeräumt war, stieß Carter auf eine weitere Tür, wiederum mit dem Siegel Tutanchamuns neben dem der Nekropolenwache. Vorsichtig brach er einige Steine aus der Wand und hielt eine Kerze durch die Öffnung:

Zuerst konnte ich nichts sehen, weil die Kerzenflamme in der aufsteigenden heißen Luft der Kammer flackerte. Aber als sich meine Augen an das Licht gewöhnt hatten, tauchten aus dem Dunst seltsame Tiere auf, Statuen aus Gold, überall schimmerndes Gold. Für einen Augenblick – den neben mir Stehenden muß es wie eine Ewigkeit vorgekommen sein – war ich sprachlos vor Staunen. Lord Carnavon, der die Ungewißheit nicht länger ertragen konnte, fragte besorgt: »Können Sie etwas sehen?« Alles, was ich sagen konnte, war: »Ja, wunderbare Dinge.«

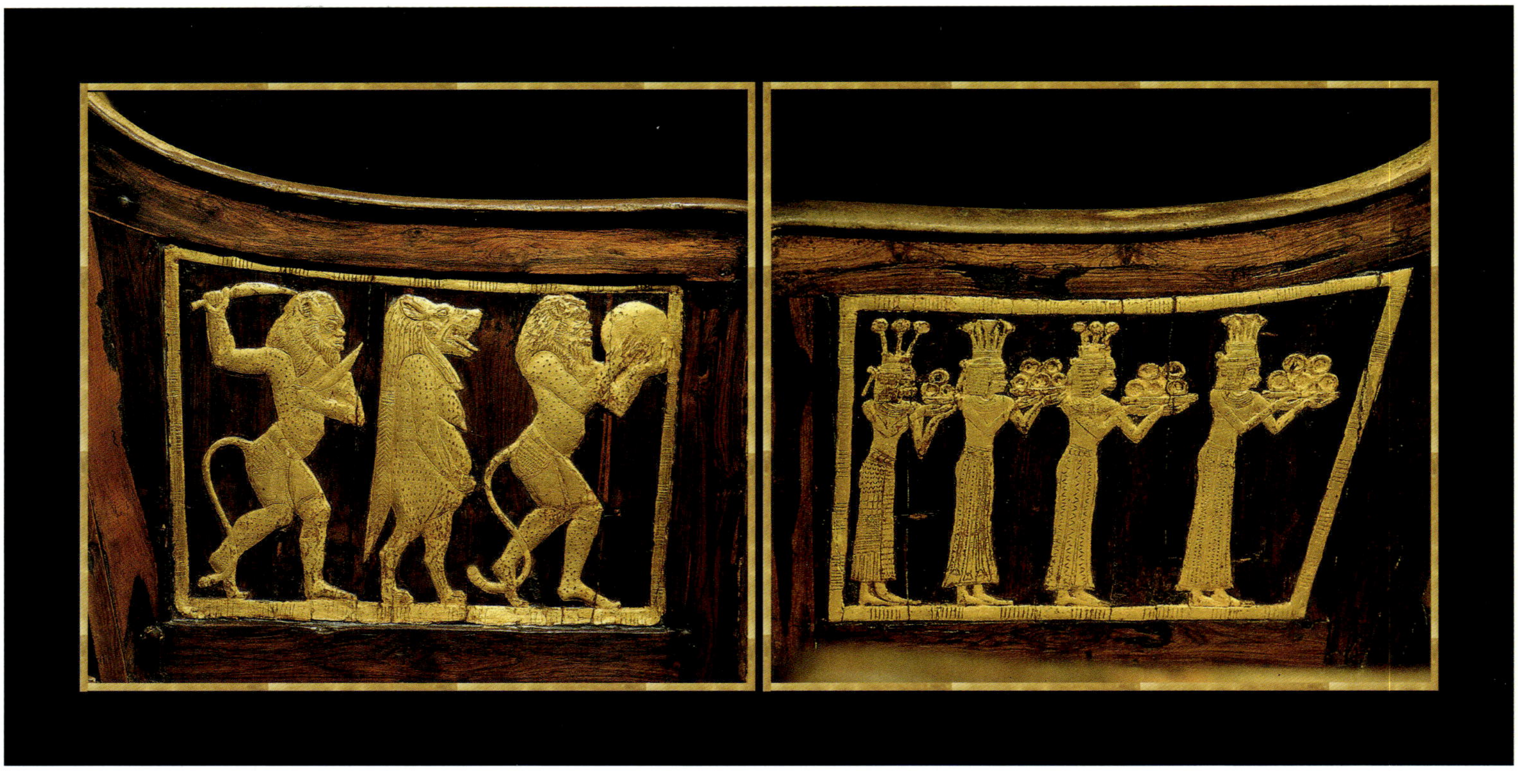

364–365 Armlehnen des Sessels der Prinzessin Sat-Amun, Außen- und Innenseite

Die Auffindung des Tutanchamun-Grabes lieferte der Welt die größte Sensation, die ihr eine archäologische Entdeckung je bereitet hat. Tutanchamun wurde zum Inbegriff pharaonischer Pracht. Die Bergung der goldenen und vergoldeten Särge und Schreine, der mit Goldschmuck jeder Art ausgerüsteten Mumie des Königs und der in den Nebenräumen aufgestapelten Throne, Truhen, Wagen, Waffen und anderer Besitztümer Tutanchamuns nahmen Jahre in Anspruch. Die Schätze bilden seither den weltberühmten Hauptanziehungspunkt des Ägyptischen Museums in Kairo.

In der mit Malereien ausgestatteten engen Sargkammer (368) verblieb nur der steinerne Sarkophag mit einem vergoldeten Holzsarg. Hier soll, nach dem Wunsch Howard Carters, die Mumie des Königs für alle Ewigkeit ruhen.

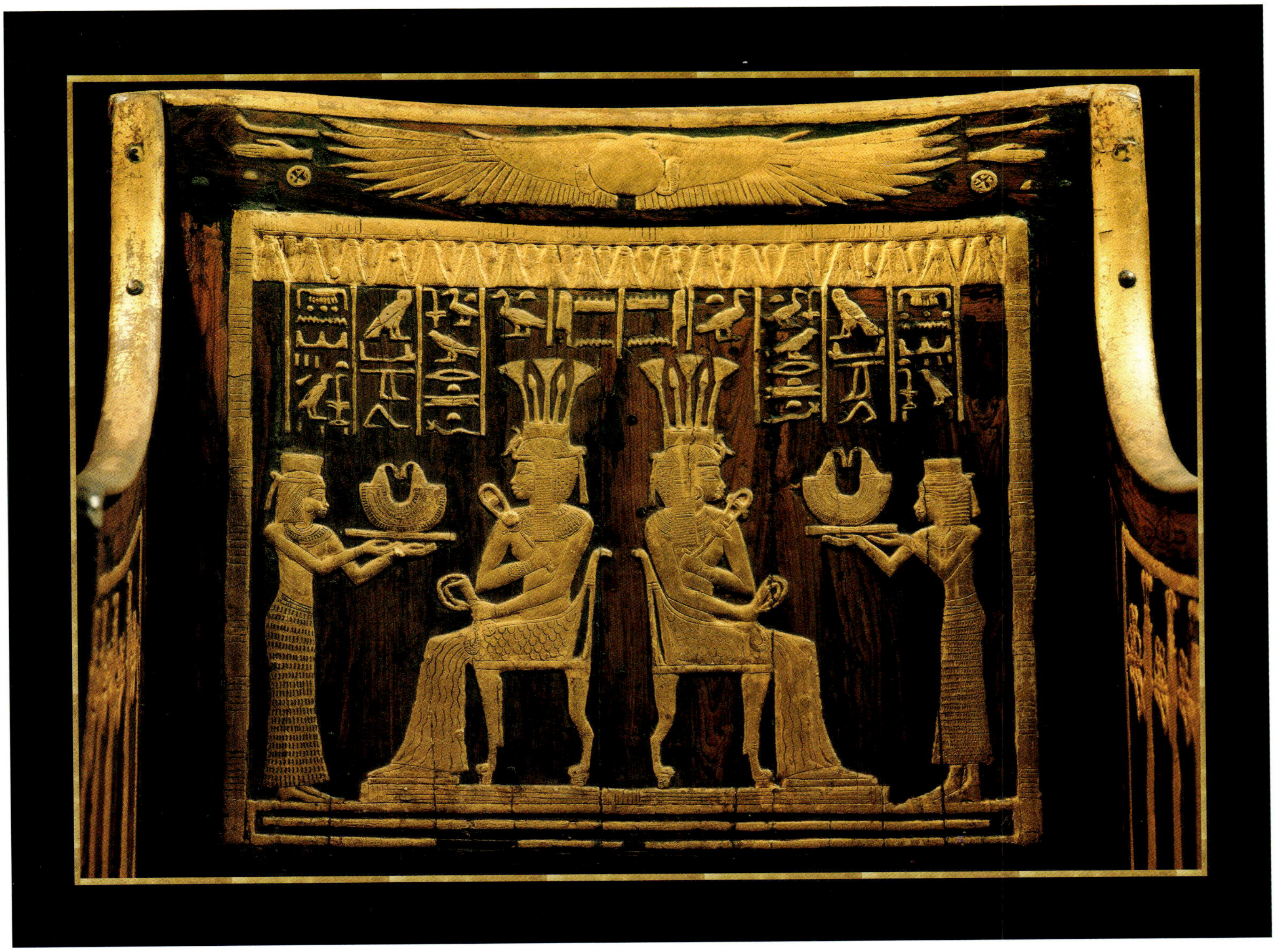

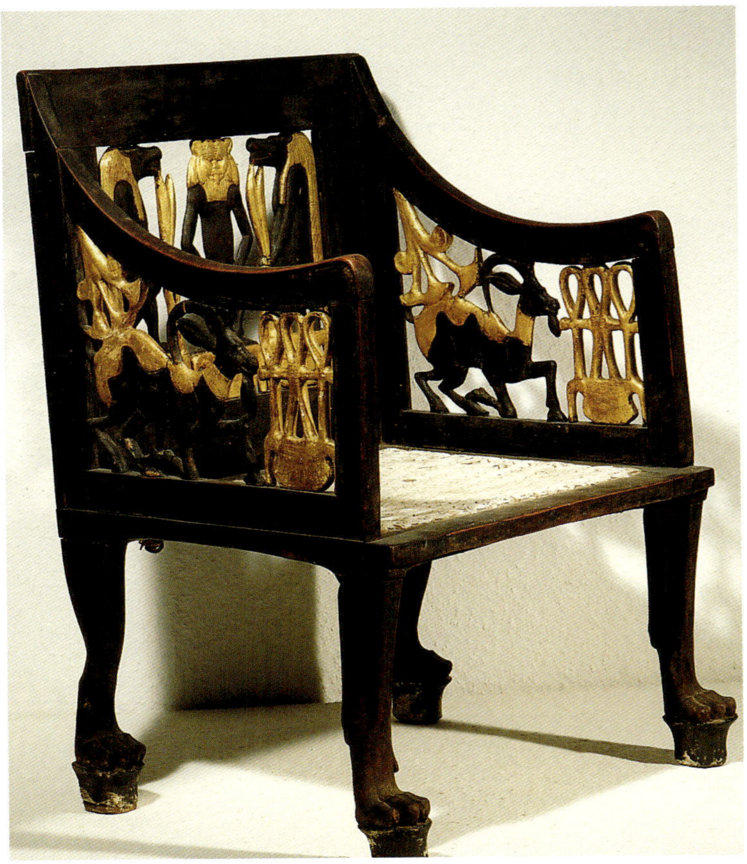

366 Rückenlehne des Sessels der Prinzessin Sat-Amun
367 Stuhl der Prinzessin Sat-Amun

Schmuck und schützende Amulette auf der Mumie
Die alten Ägypter glaubten, daß die vollständige Erhaltung des Körpers Voraussetzung für ein Fortleben nach dem Tode sei. Um dem Verstorbenen die Wandlung in eine ewige Existenz zu ermöglichen, wurden dabei hilfreiche Amulette eng nebeneinander auf Hals, Brust und Herz der Mumie gelegt; bei Tutanchamun fanden sich zwischen den Leinenbinden 143 Stück. Diese Amulette setzten die Sprüche des Totenbuchs, die bei der Einbalsamierung und Bestattung zu rezitieren waren, bildlich um und vollzogen damit magisch den Spruch.

Die unversehrte Ausstattung der Mumie Tutanchamuns veranschaulicht in einzigartiger Weise die religiösen Vorstellungen und Bestattungsbräuche, die dem König die Herrschaft im Jenseits sichern sollten. In welcher Vielseitigkeit Gold und Edelsteine für die Unsterblichkeit des Pharaos und seine Repräsentation vor den Göttern verwendet wurden, kommt nirgends eindrucksvoller zur Gel-

Fundort Tal der Könige

Das Grab Tutanchamuns lieferte der Welt die größte Sensation, die ihr eine archäologische Entdeckung je bereitet hat: ein ägyptisches Königsgrab mit vollständiger Ausstattung. Der märchenhafte Grabschatz machte einen jungen König, dessen kurzes Leben in die politisch gefährdete Zeit am Ende der 18. Dynastie fiel, zum berühmtesten Pharao.

Es war nicht nur Glück, das Howard Carter im November 1922 auf die erste Schwelle der unter Felsgeröll und Überbauung verborgenen Treppe zu Tutanchamuns »Wohnung für die Ewigkeit« stoßen ließ. Sechs Jahre lang hatte er geradezu verbohrt nach diesem Grab im Tal der Könige gesucht, das der Amerikaner Theodore Davis 1907 mit einer fast leeren Kammer schon gefunden zu haben glaubte. Doch für Carter war diese Kammer nicht das Grab, das unter den bisher entdeckten Ruhestätten der Könige des Neuen Reiches noch fehlte.

Nach fünf erfolglosen Kampagnen zeigte sich Carters Auftraggeber, Lord Carnarvon, entmutigt. Angesichts der schwierigen Wirtschaftslage in den Nachkriegsjahren sah er sich außerstande, die Suchaktion weiterhin zu finanzieren.

Aber Carter war nicht bereit zu resignieren. Seine Beharrlichkeit imponierte dem Lord und bewog ihn, Carter eine »letzte Chance« einzuräumen. Bereits vier Tage nach Beginn der unwiderruflich letzten Grabungssaison konnte Carter an Carnarvon telegrafieren: »Habe endlich wunderbare Entdeckung im Tal gemacht. Ein Grab mit unbeschädigten Siegeln…«

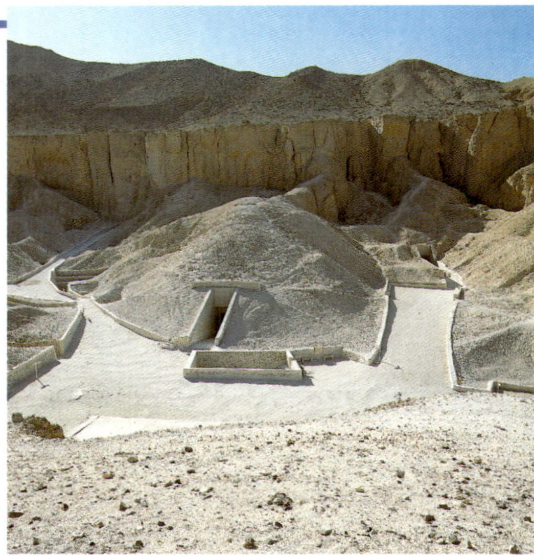

△ Das Tutanchamun-Grab vor dem Grab Ramses' VI.

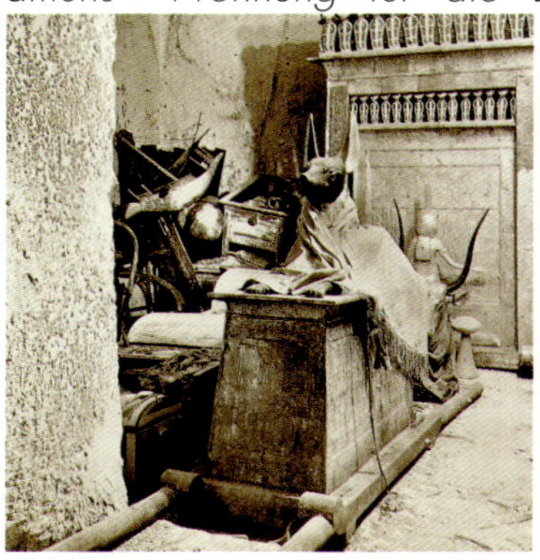

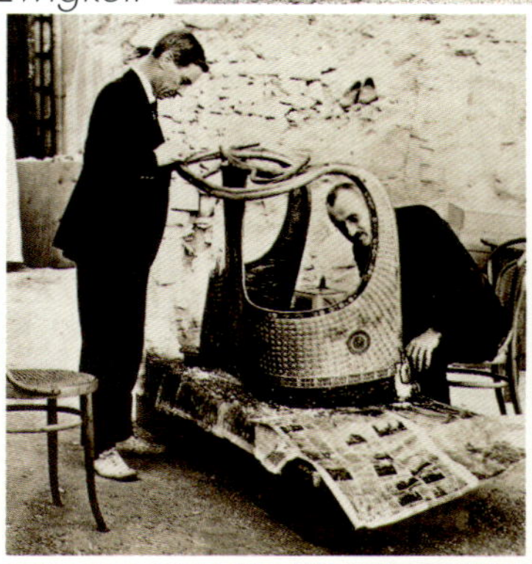

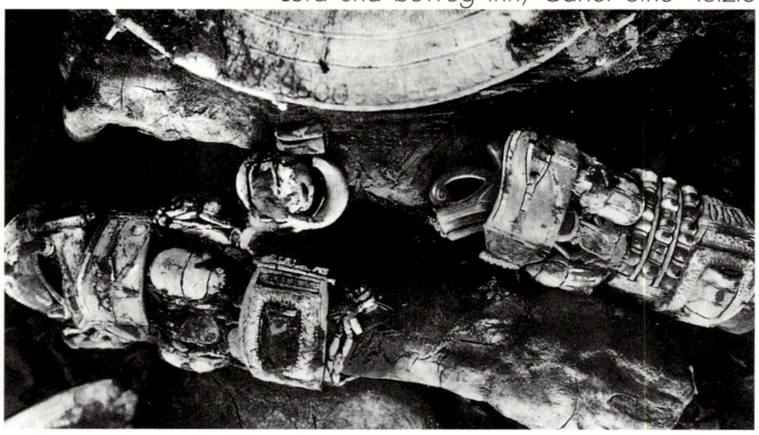

△ Die Mumie des Königs trug dreizehn Armreife

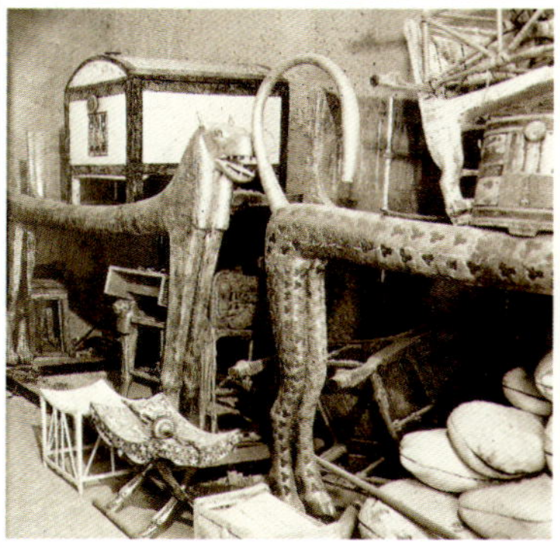

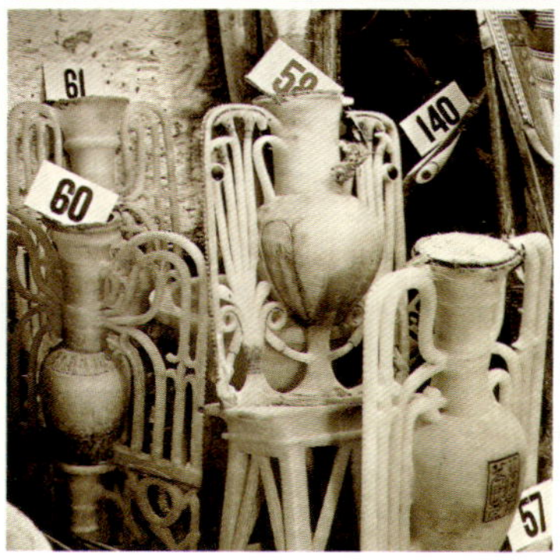

◁ Der Grabschatz Tuanchamuns und seine Bergung

tung als im Grabschatz Tutanchamuns mit seinen Tausenden von Gegenständen.

Drei blattgoldüberzogene Holzschreine, ein äußerer Sarkophag aus gelbem Quarzit, zwei vergoldete Holzsärge und ein Sarg aus massivem Gold (369) umgaben die Mumie. Der aus Gold getriebene, ziselierte und farbig eingelegte innere Sarg ist mit seinen rund 110 Kilogramm Gewicht das größte und schwerste Goldobjekt, das in Ägypten gefunden wurde. Der Sarg hat die mumienförmige Gestalt des Totengottes Osiris, des Gottes, der wiederauferstanden ist und dessen Schicksal der verstorbene König nachvollziehen möchte. Er trägt das gestreifte Königskopftuch mit Uräus und Geierkopf über der Stirn, den Götterbart und in den gekreuzten Händen Zepter und Wedel. Eine doppelte Kette aus Gold- und Fayenceperlen liegt auf dem breiten Halskragen, den Einlagen aus Lapislazuli, Karneol und Türkis verzieren. Über Brust, Schultern und Arme breiten die Schutzgottheiten in Gestalt von Geier und Kobra ihre Schwingen, ausgeführt in Cloisonné mit farbigen Stein- und Glaseinlagen. Den unteren Teil des Körpers schützen Isis und Nephthys, die Schwestern des Osiris. Ihre geflügelten Gestalten sind einziseliert, ebenso die schützenden Inschriften, die um die Mitte des Sarges laufen.

Ein Meisterwerk der Goldschmiedekunst ist die aus starkem Goldblech getriebene Maske (371–373), die Haupt und Schultern des mumifizierten Königs bedeckte. Obwohl idealisiert, vermittelt sie ein Porträt des jungen Tutanchamun. Das gestreifte Königskopftuch und der geflochtene Götterbart sind mit blauem Glas ausgelegt. Geier und Kobra am Stirnband wurden aus Gold voll gegossen. Der Geierschnabel ist aus Glas, der Kopf der

Kobra aus dunkelblauer Fayence. Die goldgefaßten Schlangenaugen sind mit rot pigmentierten Quarzscheiben, ihr Brustschild mit Lapislazuli, Quarz, Karneol und türkisfarbenem Glas eingelegt.

Die Augen der Maske bestehen aus Glas mit Pupillen aus Obsidian. Einlagen aus Glas bilden die Augenumrandungen, Schminkstriche und Augenbrauen.

Ein breiter Halskragen, mit Endstücken in Form von Falkenköpfen, vervollständigt die königliche Tracht. Die Reihen von Röhrenperlen aus Lapislazuli, Quarz und grünem Feldspat säumt am unteren Rand ein Streifen mit tropfenförmigen Perlen in Cloisonné-Technik.

Auf der Rückseite der Goldmaske und auf den Teilen des Goldsargs, die mit der Maske Berührung hatten, ist der Spruch 151 des Totenbuchs eingraviert: *Dein rechtes Auge ist die Nachtbarke, dein linkes Auge ist die Tagesbarke, und deine Augenbrauen sind die Götterneunheit. Dein Scheitel ist Anubis* (Totengott), *dein Hinterkopf ist Horus* (Sohn des Osiris), *deine Finger sind Thot* (Gott der Weisheit), *deine Haarlocke ist Ptah-sokar* (Gott der Nekropole).

Unter der goldenen Maske lag der Stirndiadem (6) auf dem Haupt der Mumie. Wahrscheinlich hat ihn Tutanchamun auch im Leben getragen. Dafür spricht, daß die Kronengöttinnen, Geier und Kobra, abnehmbar sind und somit also auch an anderen Diademen des Königs befestigt werden konnten. Man fand sie zwischen den Mumienbinden, auf dem rechten und linken

368 *Sargkammer mit dem Sarkophag Tutanchamuns*

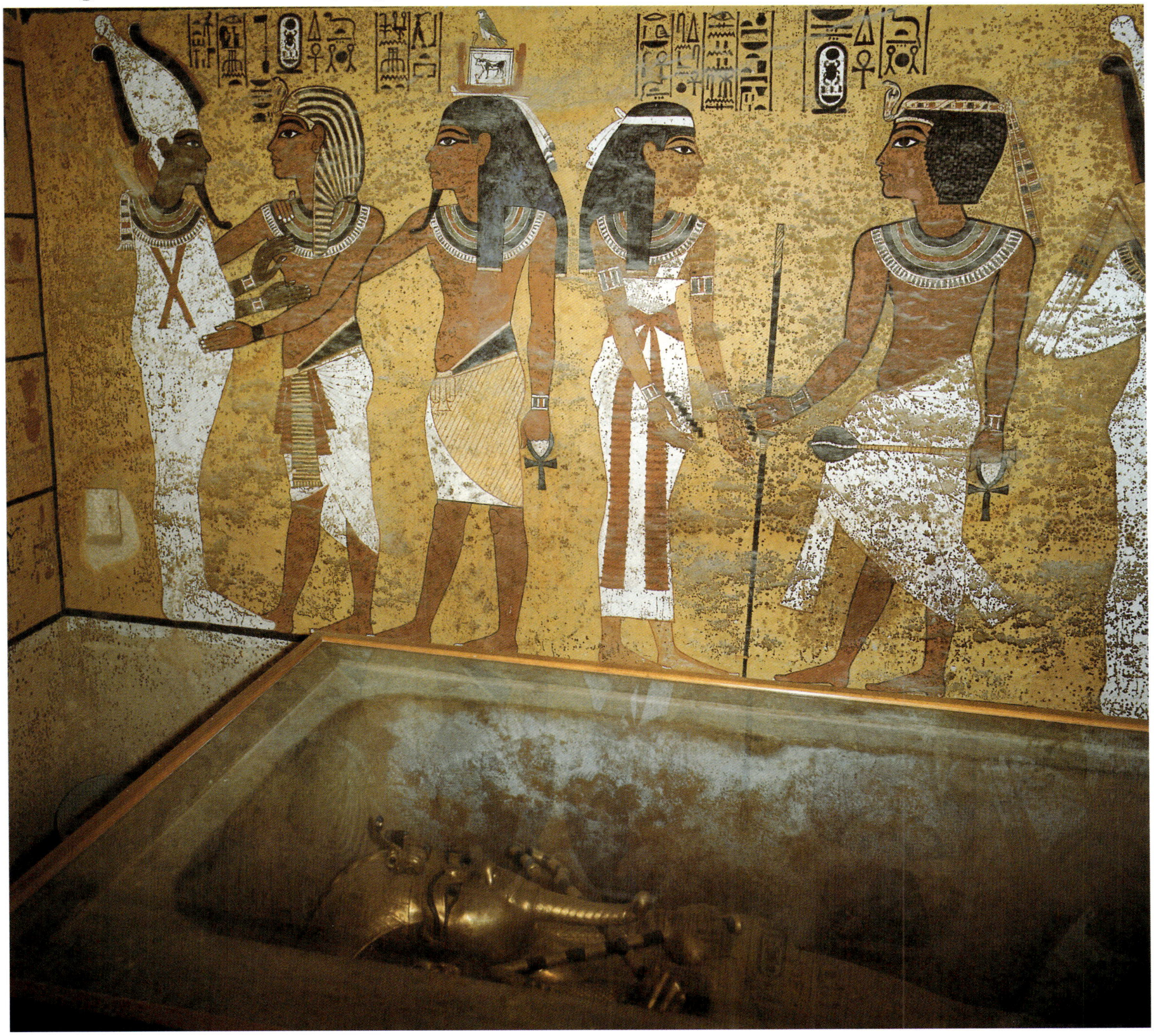

Oberschenkel. Der Reif ist eine Weiterentwicklung der schlichten, am Hinterkopf geknoteten Kopfbänder des Alten Reiches. Seine Außenseite bedeckt ein Ornament aus goldgefaßten Karneolscheiben, die von Nägeln mit goldenen Köpfen gehalten werden; Zwickel und Bänder aus hell- und dunkelblauem Glas bilden den Grund. Der Ausdruck des goldenen Geierkopfs mit Obsidianaugen ist von bannender Kraft, seine plastische Gestaltung meisterhaft. Die Kobra windet sich über das Haupt des Pharaos. Kopf und Brustschild verzieren Einlagen aus Lapislazuli, Karneol, Fayence und Glas. Vom Knotenverschluß am Hinterkopf hängen zwei lange Schleifenenden mit zwei sich aufbäumenden Uräen aus Goldblech herab.

In Spruch 85 des Totenbuchs heißt es: *Gestalt anzunehmen als lebendiger Ba* und in Spruch 89: *Damit der Ba wieder seinen Körper berührt.* Mit dem Wort Ba bezeichneten die Ägypter die im Körper zu Lebzeiten inkarnierte und im Tode frei werdende Seele. Die Verklärungsriten des Totenbuchs sollten bewirken, daß der Verstorbene sein Grab mit ausgebreiteten Falkenschwingen verlassen, sich überall frei bewegen und wieder zu seiner Mumie zurückkehren konnte. Ein solcher »Seelenvogel« lag zwischen Leinenbinden auf der königlichen Mumie (370). Der ins Profil gewendete Kopf, ein wunderbar feines Bildnis Tutanchamuns als Kind, trägt Stirnband, Uräus und Königsbart. Ein breiter Perlenhalskragen verdeckt den Ansatz des Vogelkörpers. In den Fängen hält der Vogel Sonnenscheiben aus Karneol, vom Unendlichkeitsring umschlossen.

Nicht weniger als sieben große Kragen bedeckten, von den Leinenbinden umhüllt, Brust und Schulter der Mumie. Sie alle sind von gleicher Art: geflügelte Wesen, deren ausgebreitete Schwingen sich fast zum Kreis schließen. Falke, Geier und Kobra sollten so den toten König umfangen, ihn »unter ihre Fittiche nehmen« und ihm magischen Schutz gewähren. Vier der Kragen sind als zerbrechlicher Totenschmuck aus dünnem Goldblech geschnitten und ziseliert (374–375), die drei anderen in Zellentechnik gearbeitet und flexibel aus einer Vielzahl von Segmenten zusammengesetzt; Golddrähte, durch

369 *Goldener Sarg Tutanchamuns*

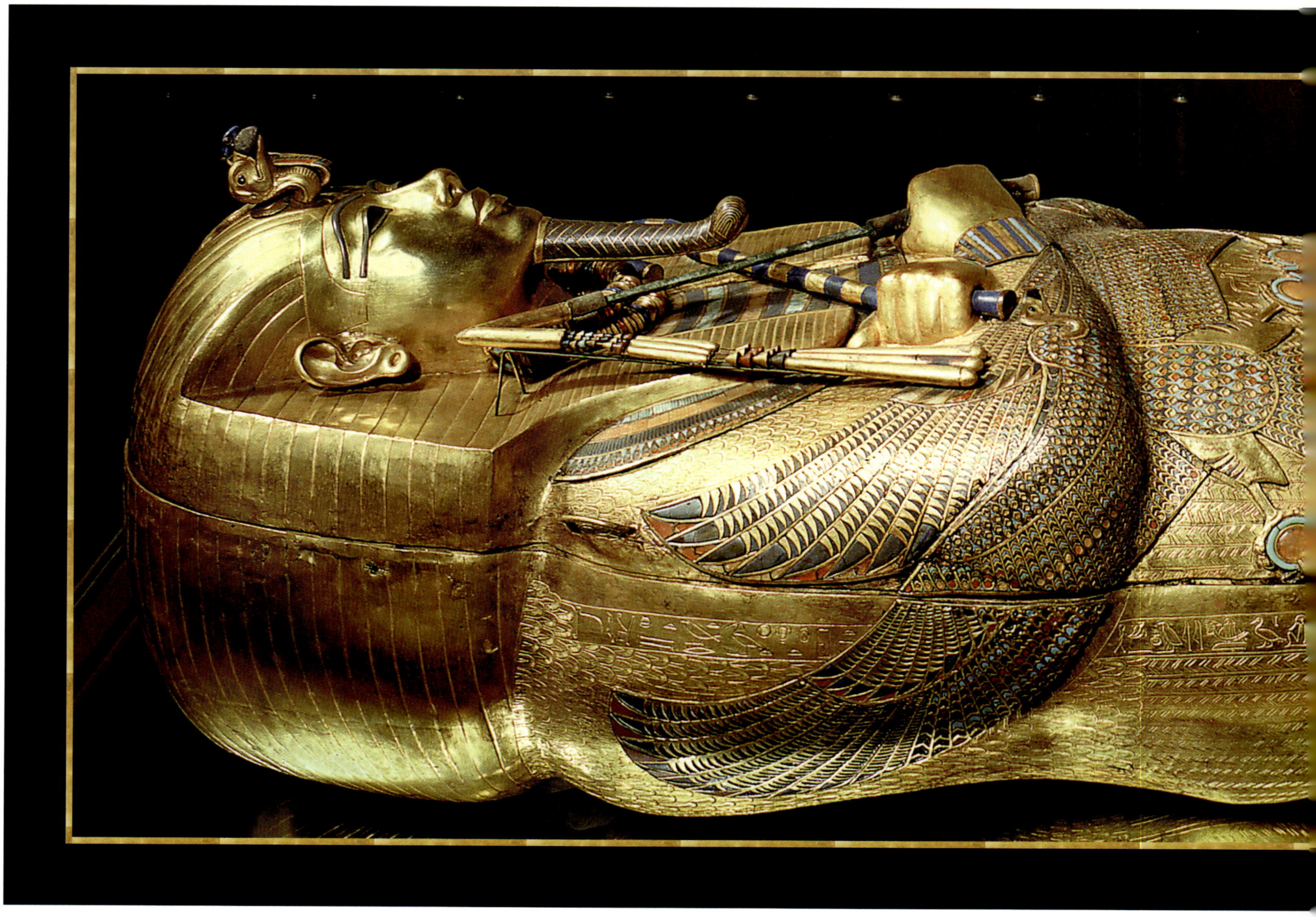

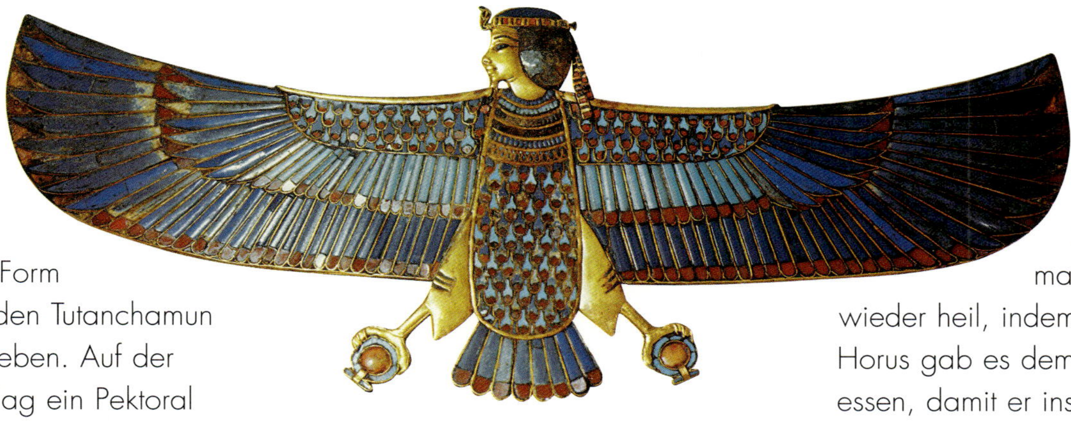

370 *Seelenvogel Tutanchamuns*

angelötete Ösen gezogen, verbinden die Teile miteinander (376–377).

Pektorale verschiedenartigster Form und Funktion wurden Tutanchamun mit ins Grab gegeben. Auf der Brust der Mumie lag ein Pektoral mit dem Horus- oder Udjat-Auge (378). Das Udjat-Auge versinnbildlicht die Unzerstörbarkeit des Körpers und bietet damit Hilfe zur Wiedergeburt. Aus einem menschlichen Auge und Merkmalen des Falkenauges zusammengesetzt, gehört es dem Himmelsgott Horus in seinen beiden Erscheinungsformen der Menschen- und Falkengestalt. Der Mythos erzählt, daß Horus sein Auge verlor, als er mit Seth kämpfte, um den Tod seines Vaters Osiris zu rächen und dem Brudermörder das usurpierte Königsamt streitig zu machen. Seth riß das Auge in Stücke; aber Thot, der Gott der Weisheit und Magie, fand die Teile, setzte sie zusammen und machte das Auge wieder heil, indem er darauf spie. Horus gab es dem toten Osiris zu essen, damit er ins Leben zurückkehrte.

Im Totenschmuck ist das Udjat-Auge ein Amulett mit der Kraft, den Verstorbenen gleich Osiris wieder zum Leben zu erwecken. Es gibt rechte und linke Udjat-Augen. Das rechte Auge des Himmelsgottes ist die Sonne, das linke der Mond. Als Verkörperung der lebenspendenden Sonne ist das rechte Udjat-Auge das magisch wirkungsvollere und gebräuchlichere. Es erscheint auch in diesem Pektoral, geschützt von der Uräusschlange mit der unterägyptischen Krone und dem Geier mit der Atef-Krone, dem Symbol der Herrschaft

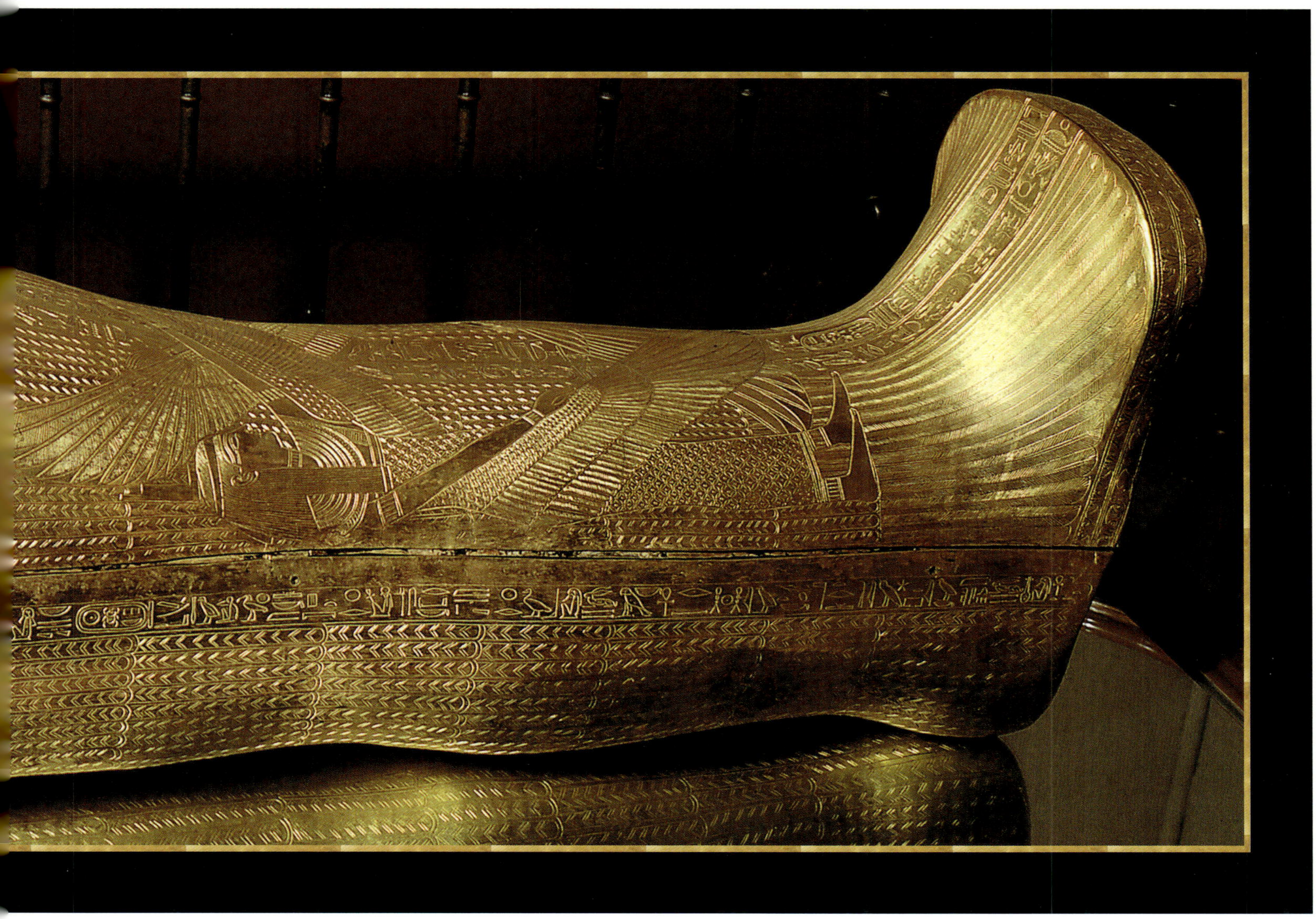

über ganz Ägypten. Die rahmenlose Brusttafel in Cloisonné-Technik hängt an einer dreireihigen Kette aus goldenen und farbigen Perlen. Das Gegengewicht im Nacken besteht aus Hieroglyphen, die »Wiedergeburt« und »Dauer« verheißen.

Das Pektoral mit der »Sonne im östlichen Horizont« (379) zeigt ebenfalls eine Komposition ohne Umrahmung. Auf einem Streifen Lapislazuli, dem Wasser der Unterwelt, fährt die Barke des Sonnengottes in Gestalt eines Skarabäus, der die Hieroglyphe »Horizont« mit der das Zeichen »Fest« mit der Hieroglyphe »Dauer« unter einer Karneolscheibe. Geier mit ausgebreiteten Schwingen sind zu Schulterstücken gebogen. Zwei aufgerichtete Uräen an Ketten bilden den Verschluß.

Die Metamorphosen des Sonnenkreislaufs versinnbildlicht ein anderes Pektoral mit großem Skarabäus (15). Der Architekturrahmen mit Erdebene, seitlichen Himmelsstützen und am Firmament schwebender Flügelsonne ist als Abbild der Welt zu verstehen. Gleich dem geflügelten Skarabäus, dem jugendlichen Sonnengott, möchte

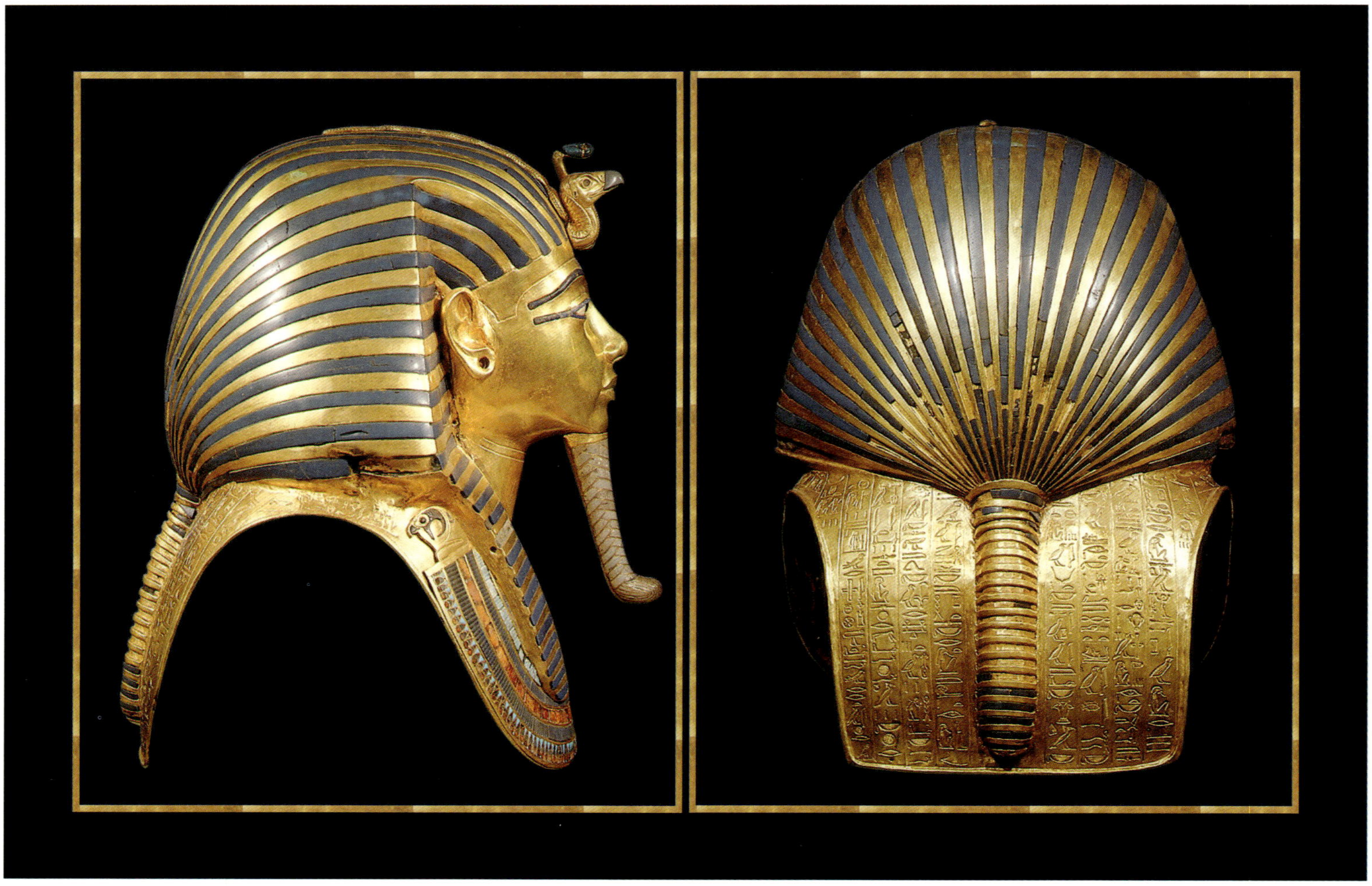

371–373 *Goldmaske Tutanchamuns*

aufgehenden Sonne vor sich herschiebt. Der Käfer ist aus Lapislazuli, die Sonnenscheibe aus hellrotem Karneol; sie wird von der Uräusschlange, der Tochter des Sonnengottes, während der Himmelsreise geschützt. Den Käfer flankieren Uräen, mit Sonnenscheiben auf dem Haupt und am Schwanzende die Hieroglyphen »Vollkommenheit«, »Leben« und »Dauer«.

Die beiden nach oben sich leicht verjüngenden Bänder zeigen ähnliche Motive: zweimal Lapislazuli-Skarabäen mit goldener Sonnenscheibe, jeweils gefolgt von einem Uräenpaar, das Karneol-Sonnen als Bekrönung und die Hieroglyphe »Leben« zwischen sich hat; darüber der König jeden Morgen verjüngt wiedergeboren der Tiefe der Erde, der Unterwelt, entsteigen, sich am Tageshimmel in einen Falken verwandeln und des Nachts mit ihm die Unterwelt durchqueren. So wird der Königsring mit seinem Namen beziehungsvoll zwischen den Skarabäus und die Sonne mit Falkenflügeln gesetzt. Isis und Nephthys bannen die Gefahren der Wiedergeburt. Die Perlengewänder der Göttinnen, in feinster Zellentechnik eingelegt, geben den sternenübersäten Nachthimmel wieder. Auf das unterweltliche Reich ihres Bruders Osiris spielt die Rückseite des Pektorals an. In die Flachseite des Skarabäus ist der Spruch des Totenbuchs eingraviert,

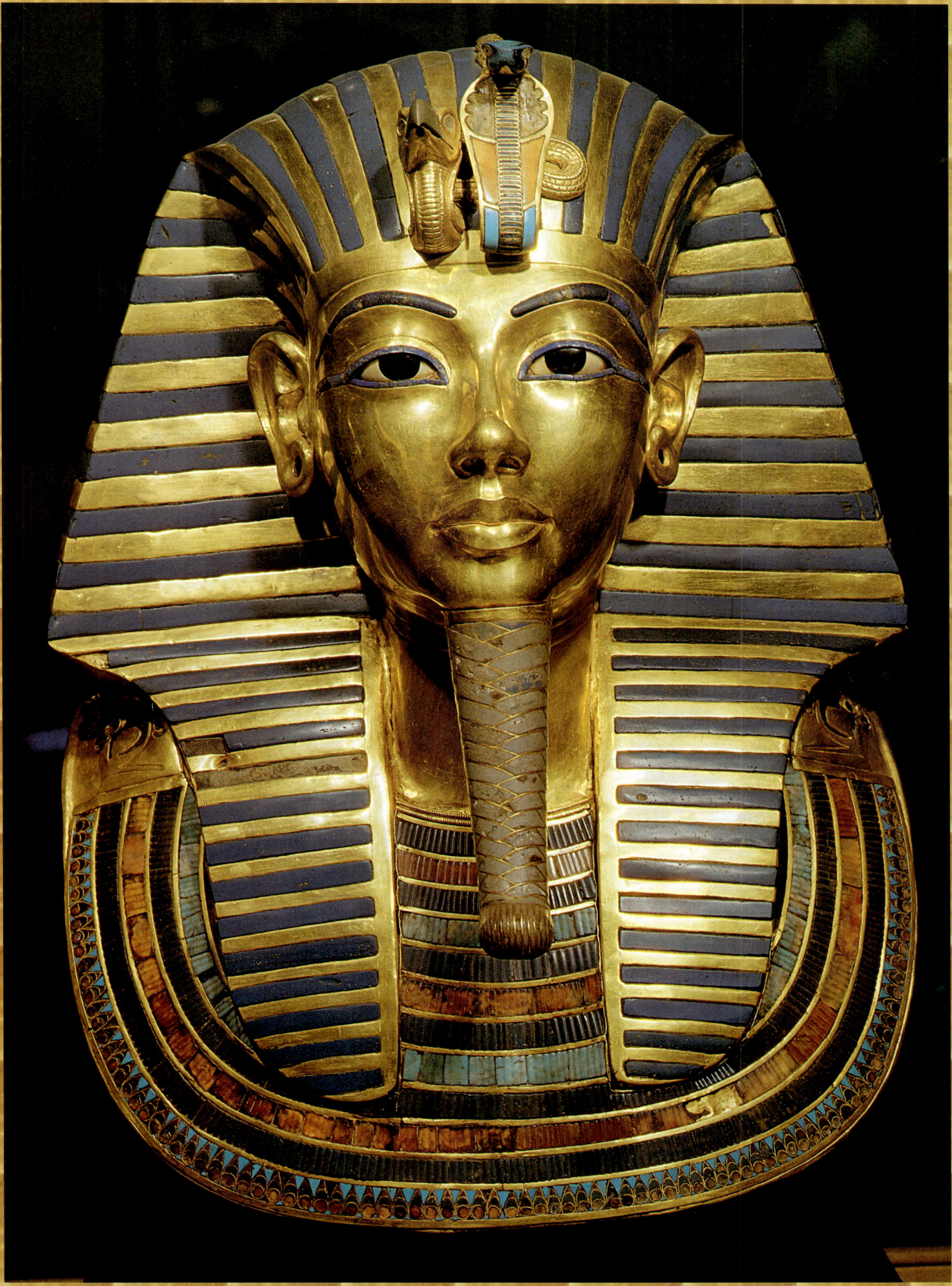

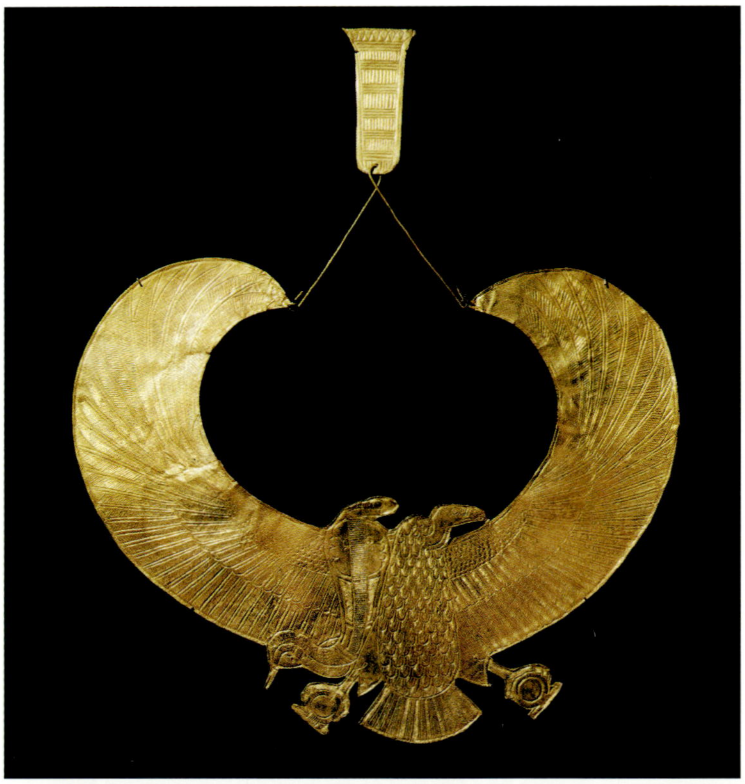

der das Herz beschwört, vor dem Totengericht nicht gegen den Verstorbenen auszusagen. Nur der Gerechtfertigte kann in den Kreislauf der Wiedergeburten eingehen. Bemerkenswerterweise wird Aton, der Sonnengott der Amarnazeit, angerufen. Das Pektoral muß also zu Beginn der Regierung Tutanchamuns entstanden sein.

Vielschichtige Motive der Wandlung zeigt das »Rebus-Pektoral« (383). Das Mischwesen aus Skarabäus und Falke, Erscheinungsformen des Sonnengottes, ist eine bildliche Umsetzung des Spruchs der Pyramidentexte: Er fliegt als Vogel und läßt sich nieder als Käfer. Seine Vorderbeine und Flügelspitzen tragen die Himmelsbarke mit dem linken, also dem Mond gleichgesetzten Udjat-Auge, geschützt von zwei Uräusschlangen. Darüber schweben Mondsichel und -scheibe als Phasen der Wandlung. Das Relief auf der Mondscheibe stellt den Aufstieg des Königs zum Himmel dar. Dort begrüßen ihn der falken-

374–375 *Brustschmuck mit den beiden Kronengöttinnen*

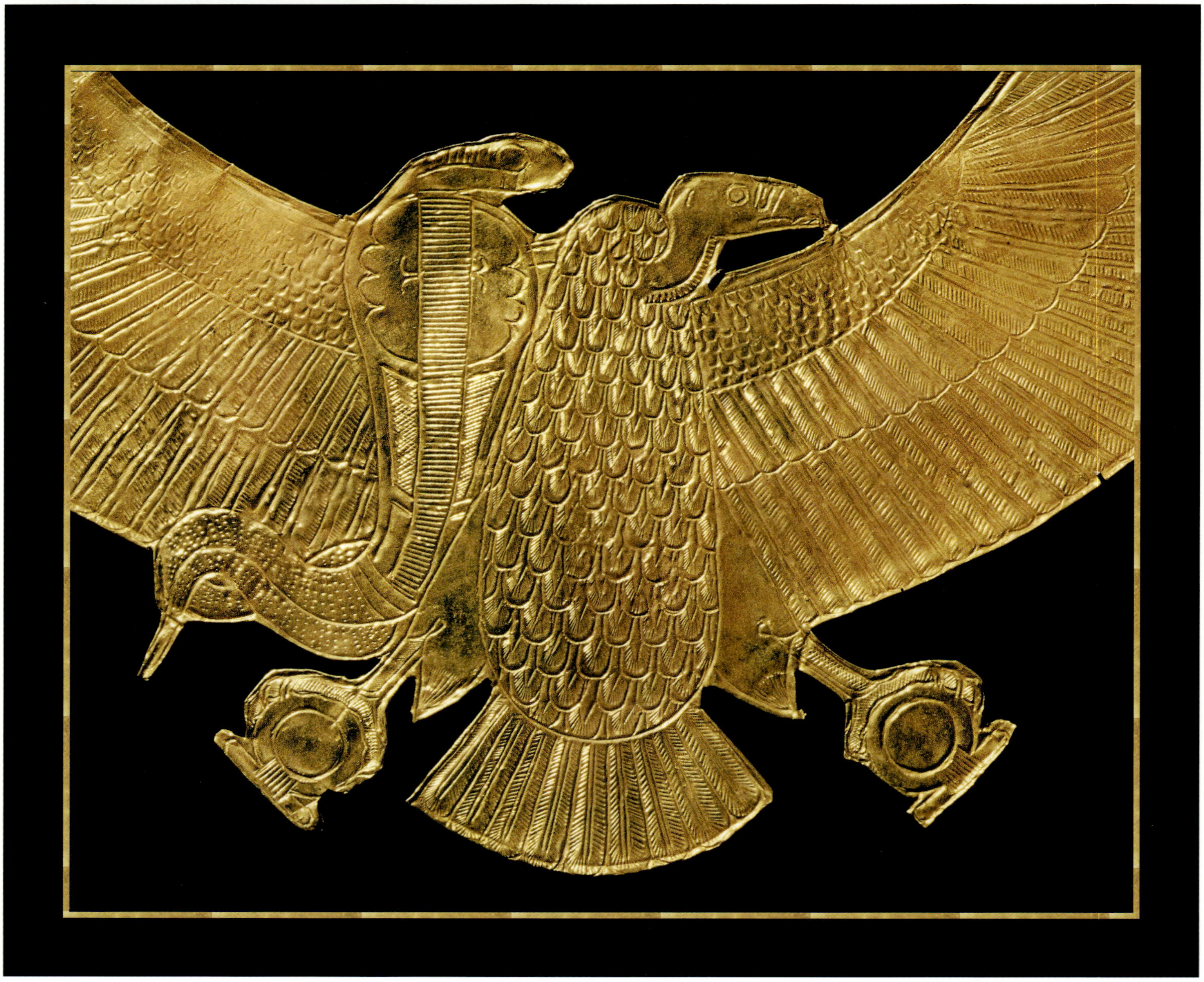

köpfige Sonnengott Re-Harachte und der ibisköpfige Gott Thot, jener mit der Sonnenscheibe, dieser mit Mondsichel und -scheibe, die auch den König bekrönen.

Die Mischgestalt des Sonnengottes hält außer dem Schen-Ring eine Lilie und Lotosblüten in den Fängen. Den unteren Abschluß des Brustschmucks bilden in leuchtenden Farben eingelegte Kompositblüten, die mit stilisierten Margeriten abwechseln.

Ein großer Anhänger in Cloisonné-Technik (23–24) enthält hieroglyphische Elemente des Thronnamens Tutanchamuns Neb-cheperu-Re, »Herr der Wandlungen ist Re«. Über dem Korbzeichen (»Herr«) erhebt sich auf drei Pluralstrichen der Käfer (»Wandlungen«) und schiebt mit den Vorderbeinen die aufgehende Sonne (»Re«). Der Skarabäus ist aus dunklem Lapislazuli geschnitten, als Sonnenscheibe figuriert ein leuchtender Karneol, die Falkenschwingen sind in weichen Farbabstufungen mit Strei-

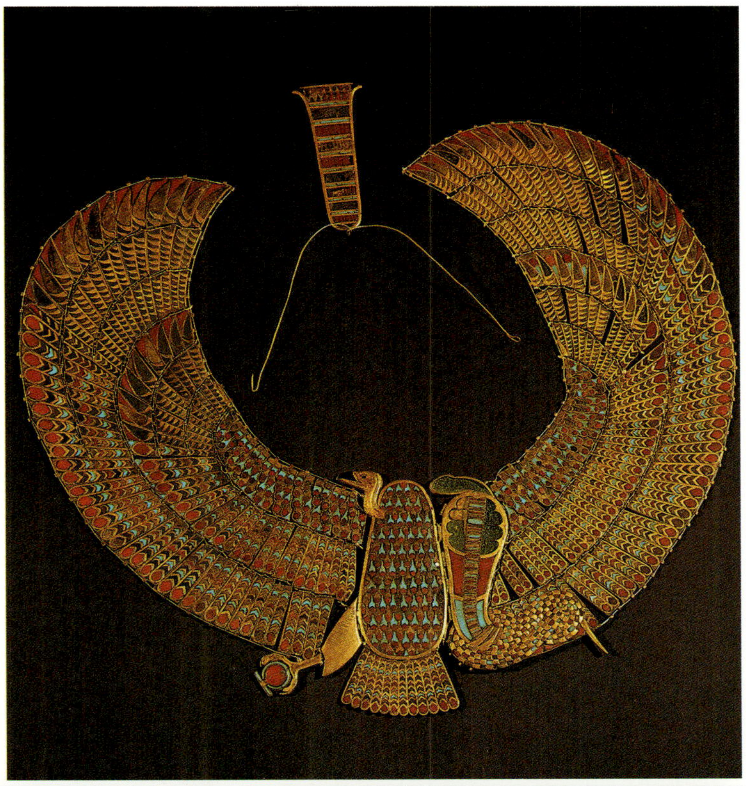

376–377 *Brustschmuck mit den beiden Kronengöttinnen*

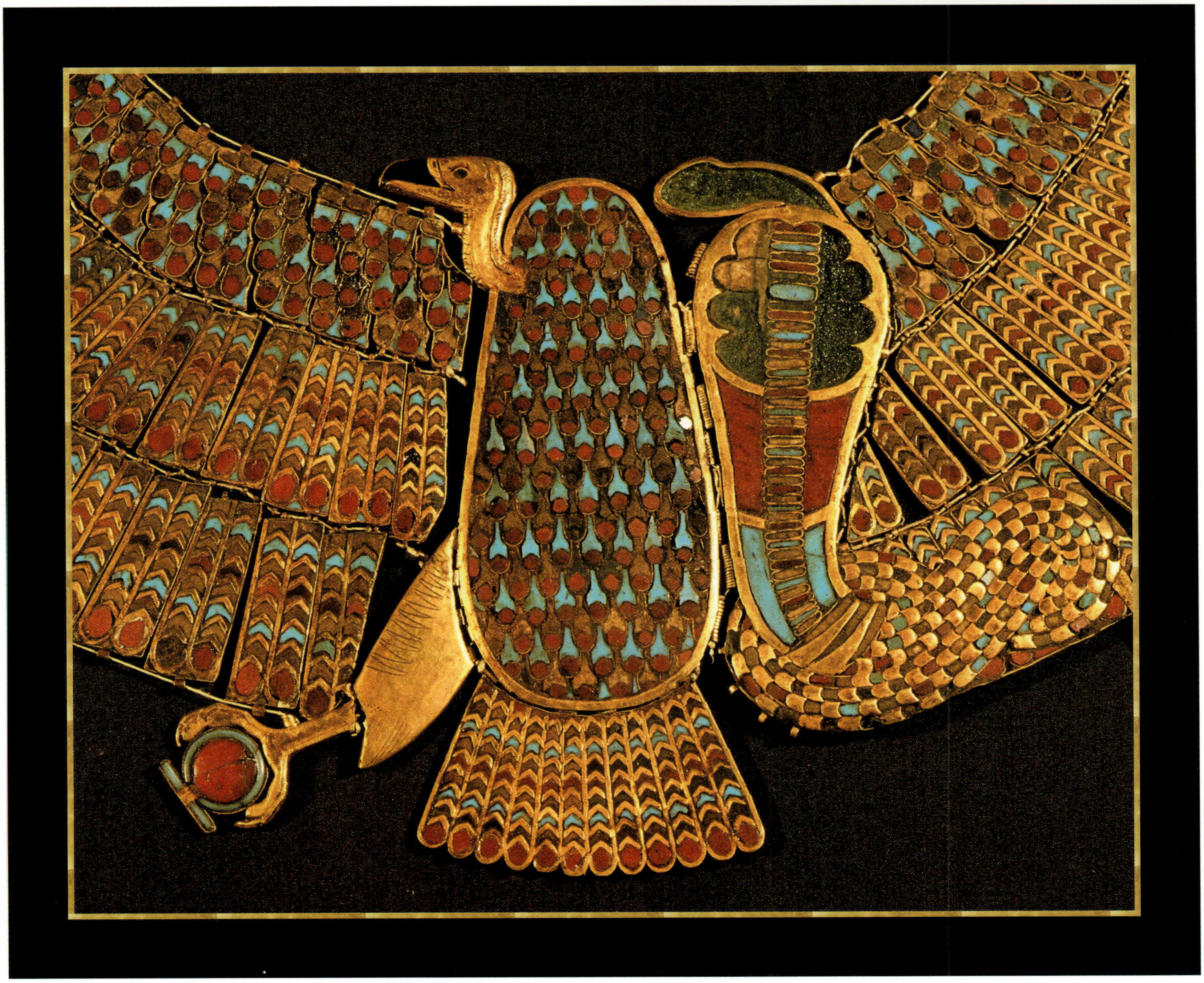

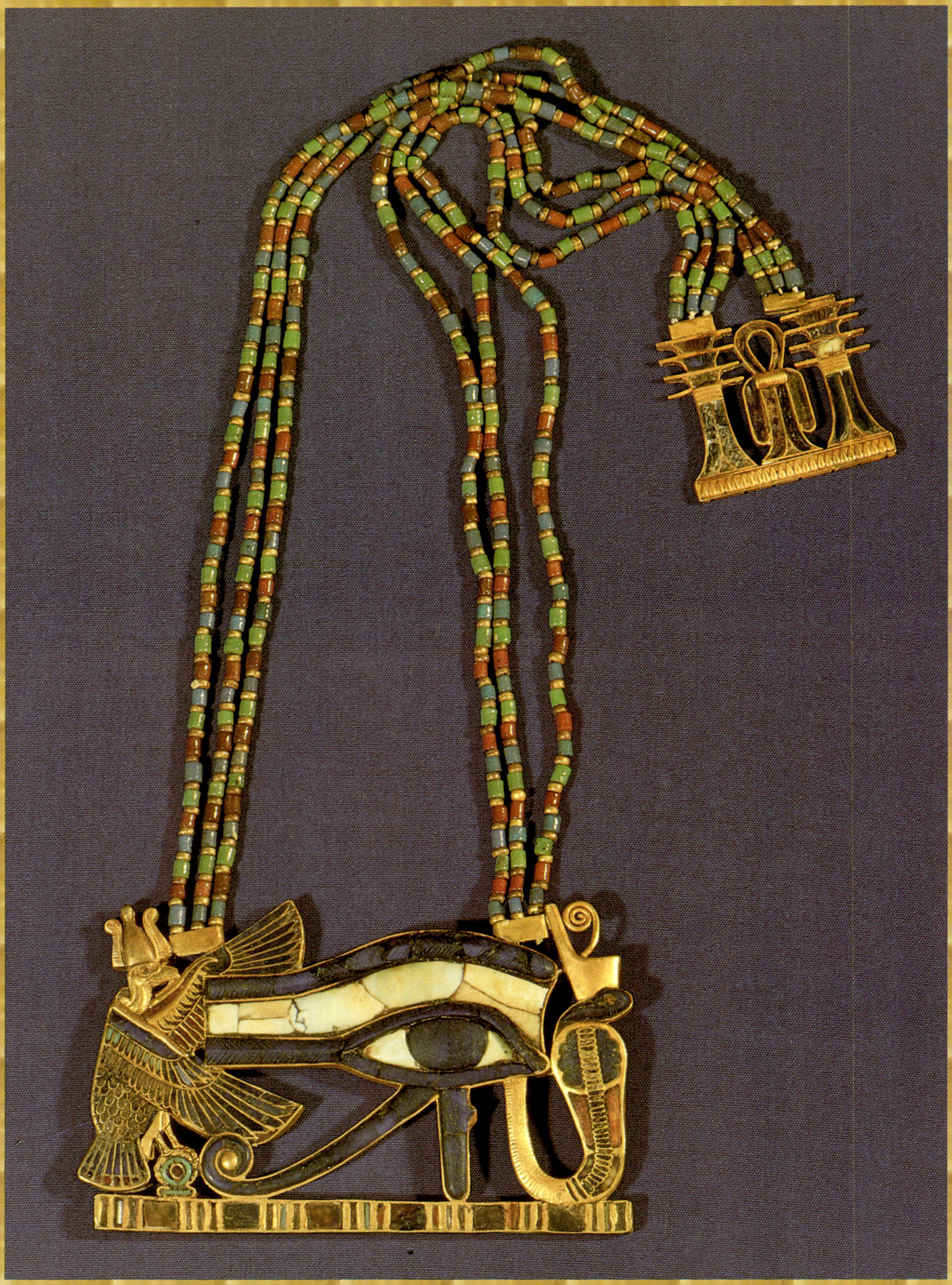

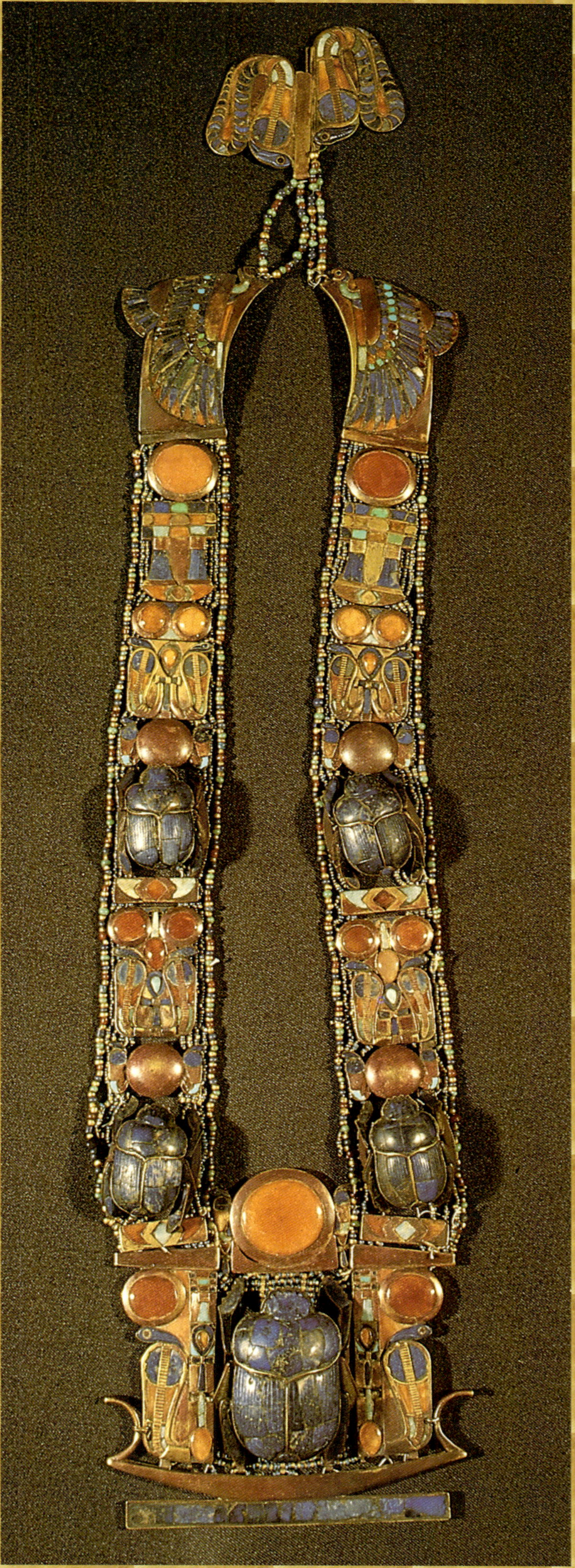
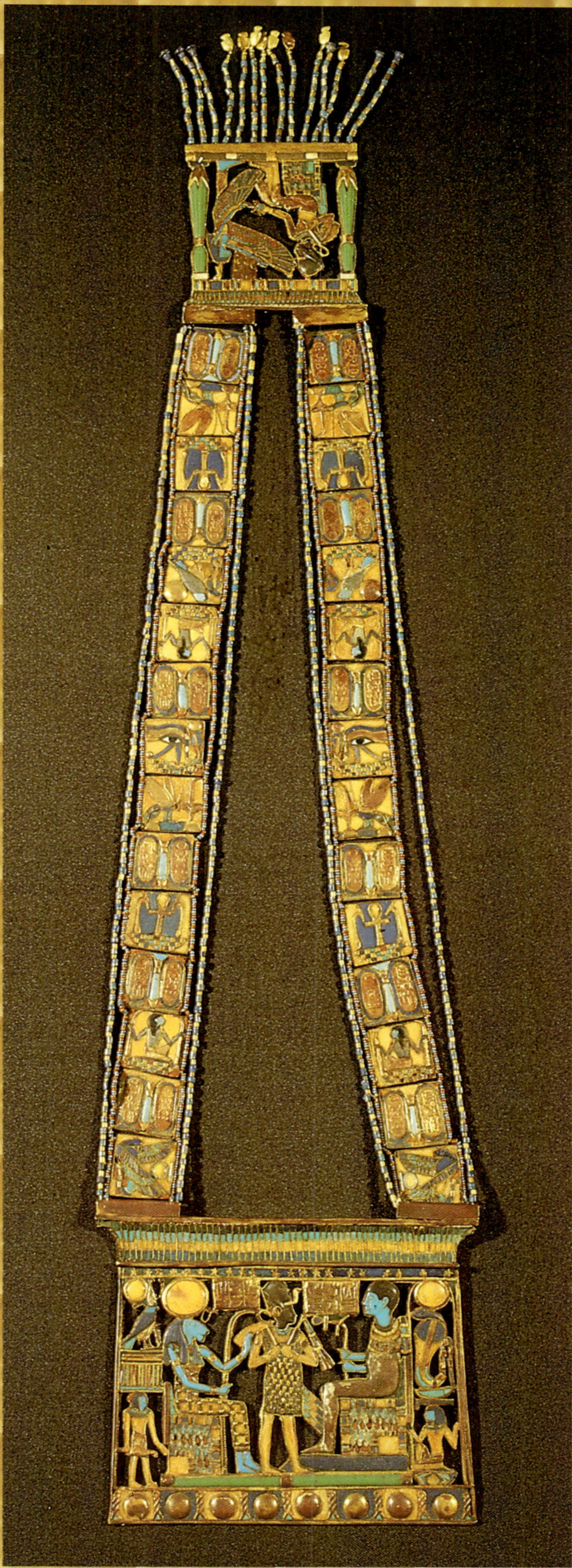

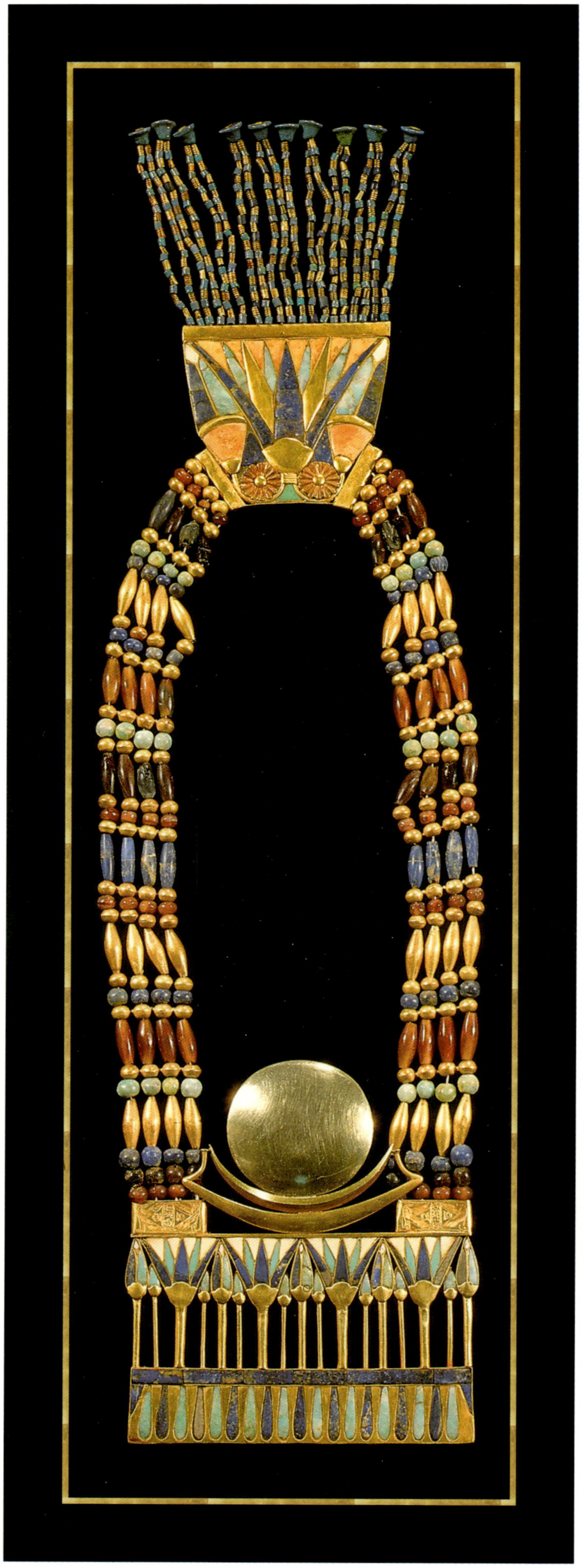

Seite 178: 378 Pektoral mit Udjat-Auge
Seite 179: 379–380 Pektoral mit der »Sonne im östlichen Horizont« und Krönungspektoral Tutanchamuns

fen aus Türkis, grünem Feldspat, Lapislazuli, Calcit und rotem Karneol eingelegt. Auf der goldenen Rückseite sind die Motive der Vorderseite eingraviert.

Das Geierpektoral (388–389) aus der »Schatzkammer« des Grabes gehörte vermutlich zum persönlichen Schmuck des Königs und wurde von ihm zu Lebzeiten getragen. Der Geier hat die Flügel schützend ausgebreitet; in den ausgestreckten Flügeln hält er den Ewigkeitsring mit Sonnenscheibe. Lapislazuli und Karneol füllen die Zellen des Federmusters. Außergewöhnlich ist der vollplastische goldene Geierkopf auf dem flachen Vogelkörper. Dem Antlitz des Trägers zugewandt, trägt er die hohe Atef-Krone, das Zeichen der Herrschaft über ganz Ägypten.

Das massiv aus Gold gegossene Figürchen eines hockenden Königs (5), mit plissiertem Schurz, der sogenannten Blauen Krone, Krummstab und Geißel als Insignien und einer mehrfarbigen Perlenkette um den Hals, besitzt im Nacken eine Öse, durch die bei der Auffindung eine lange Goldkette gezogen war. In ein Tuch gehüllt, lag dieser Schmuck in einem vergoldeten Behältnis, das außerdem zwei ineinandergeschachtelte Miniatursärge enthielt; der innere wies den Namen der Königin Teje auf und barg eine Haarlocke. Howard Carter sah in der Goldstatuette ein Bildnis von Tejes Gemahl Amenophis III., denn Statuette und Locke hielt er für Erb-

381 Pektoral mit Mondbarke
382 Skarabäenarmband
383 Rebus-Pektoral Tutanchamuns

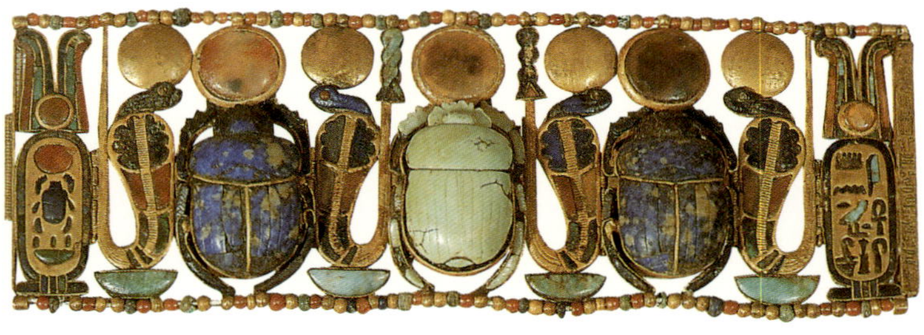

stücke, die man dem letzten Nachkommen der direkten Linie des thebanischen Königshauses mit ins Grab gegeben habe. An mehreren Objekten aus Tutanchamuns Grabschatz finden sich allerdings mit seinem Namen versehene Darstellungen in gleicher Tracht und Haltung. Die Körperhaltung des in vollem Ornat am Boden kauernden Kindkönigs erscheint als kindliches Niederhocken,

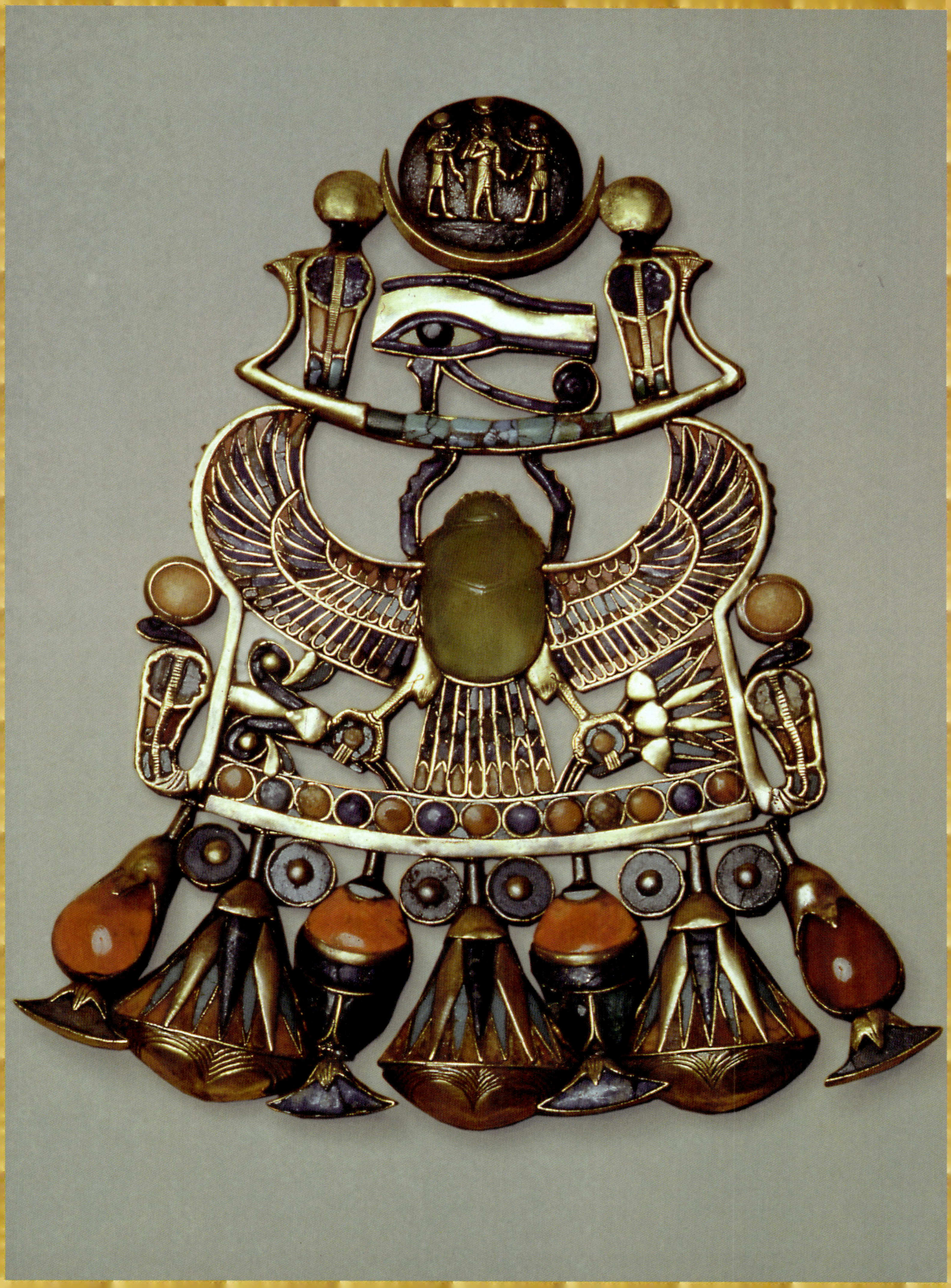

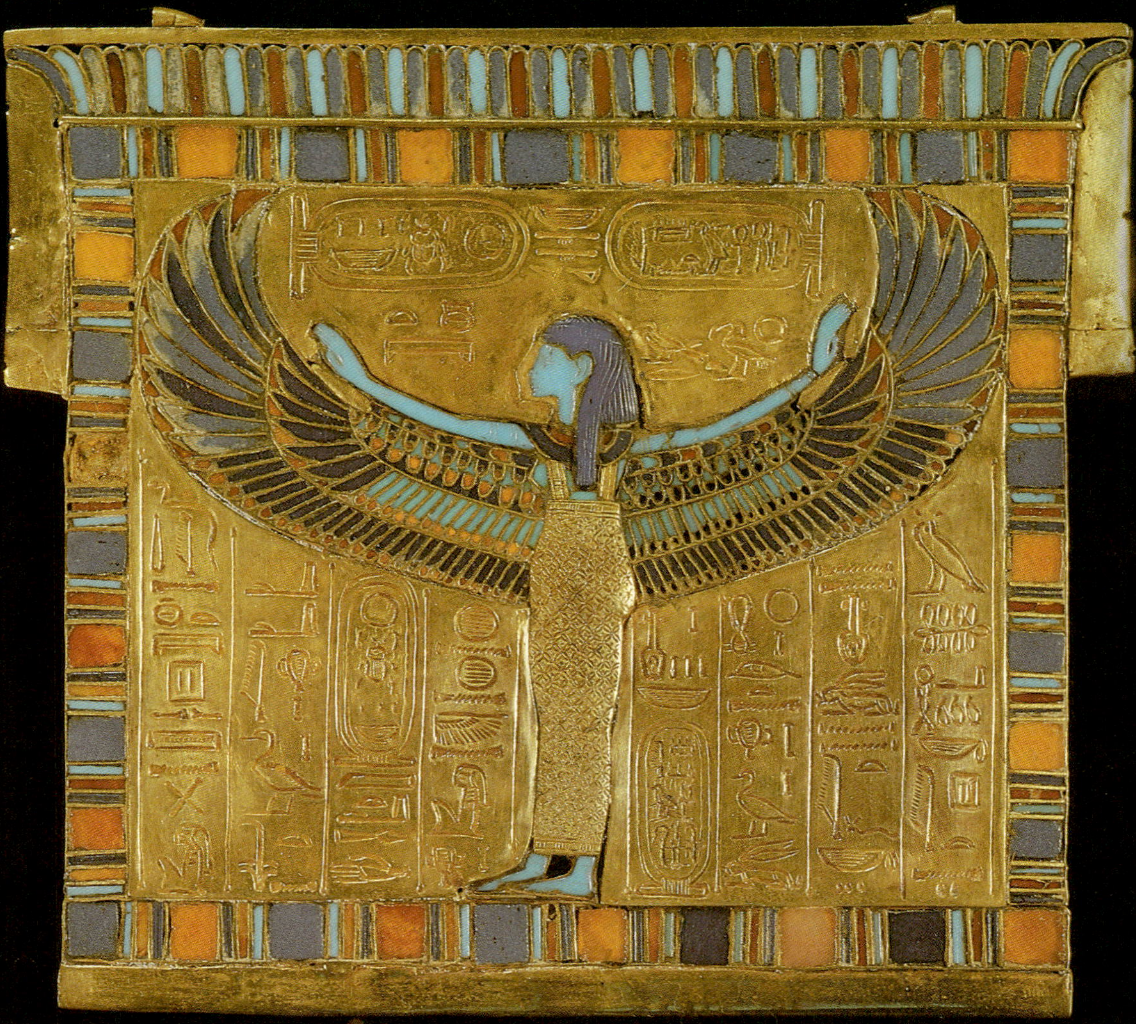

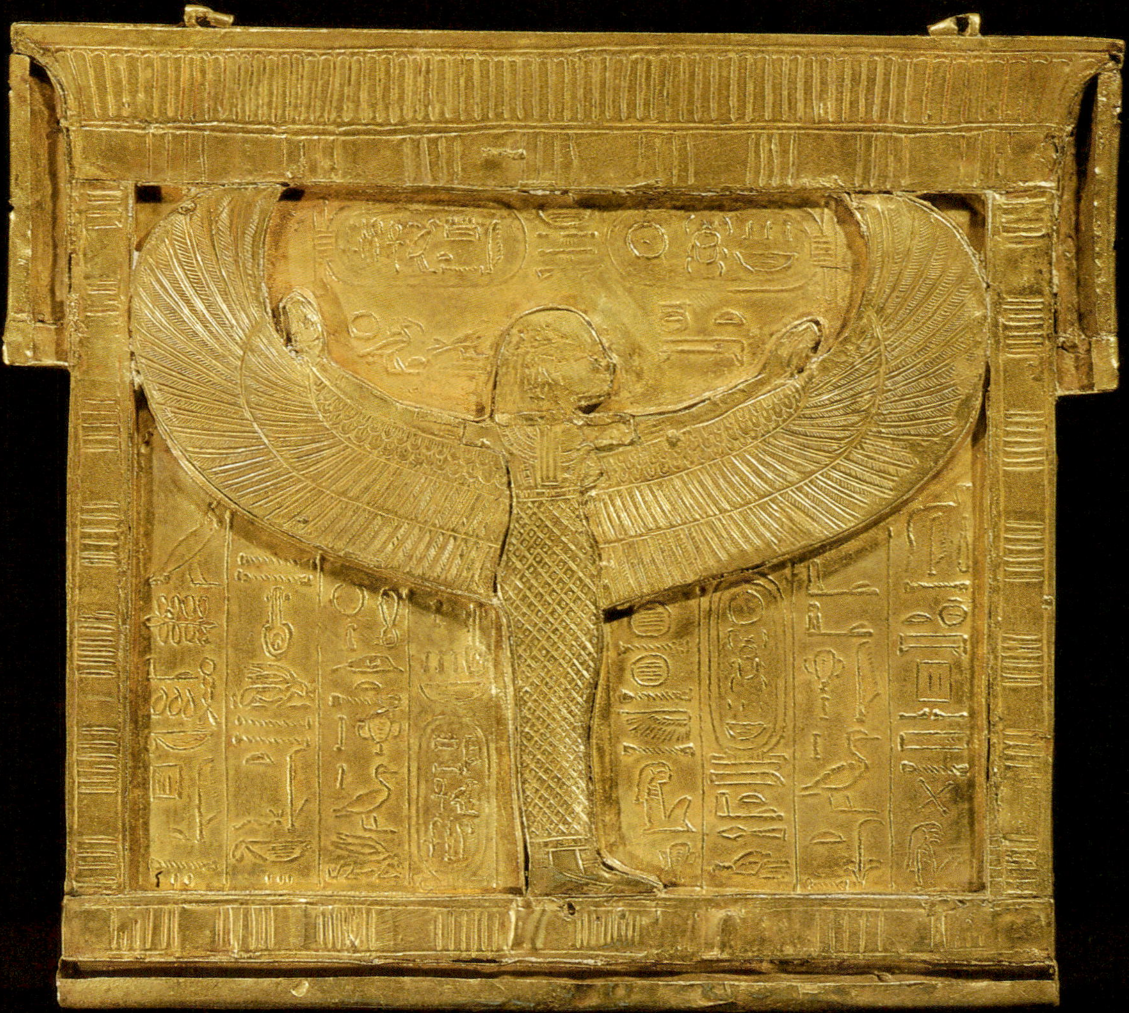

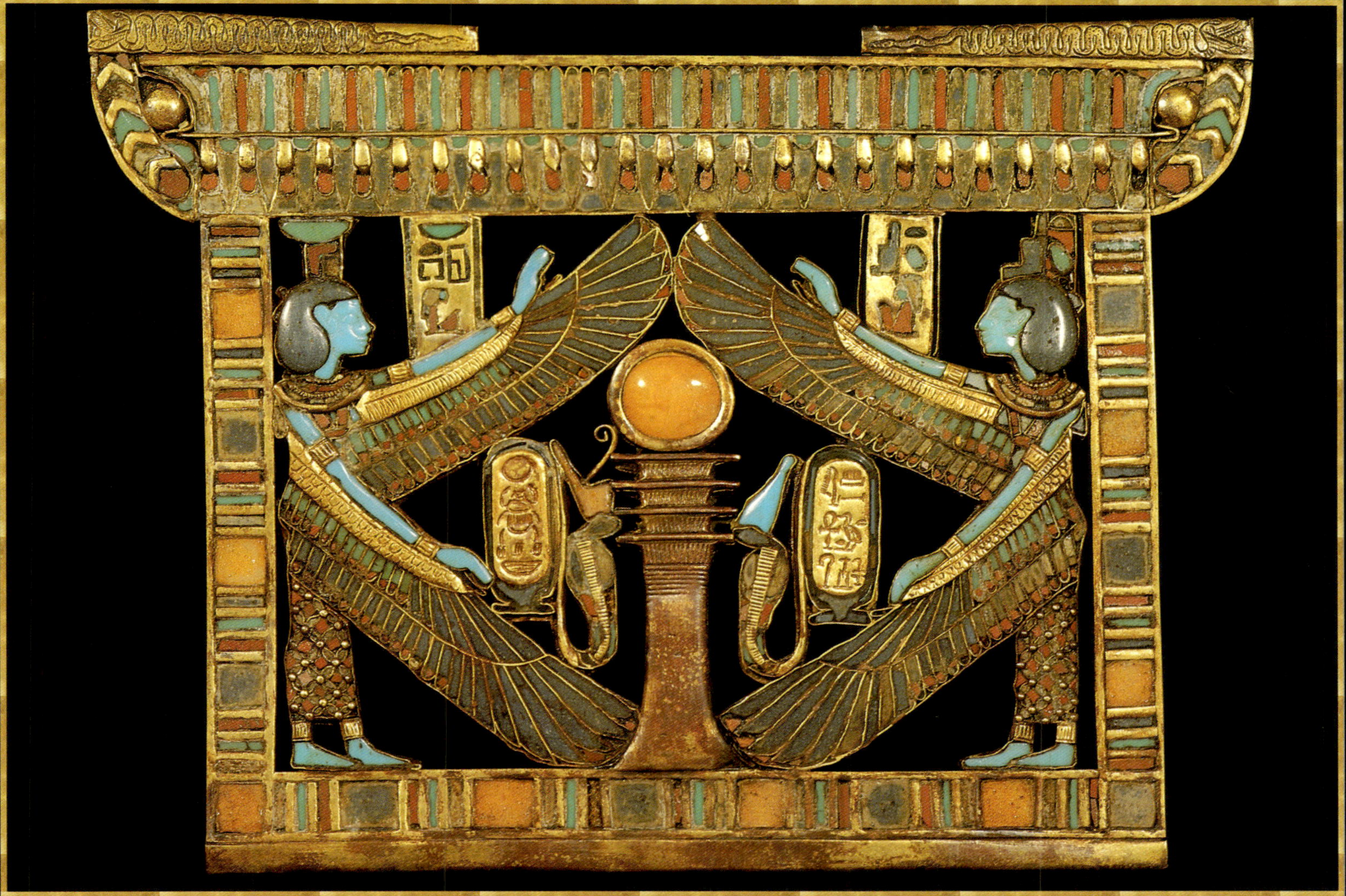

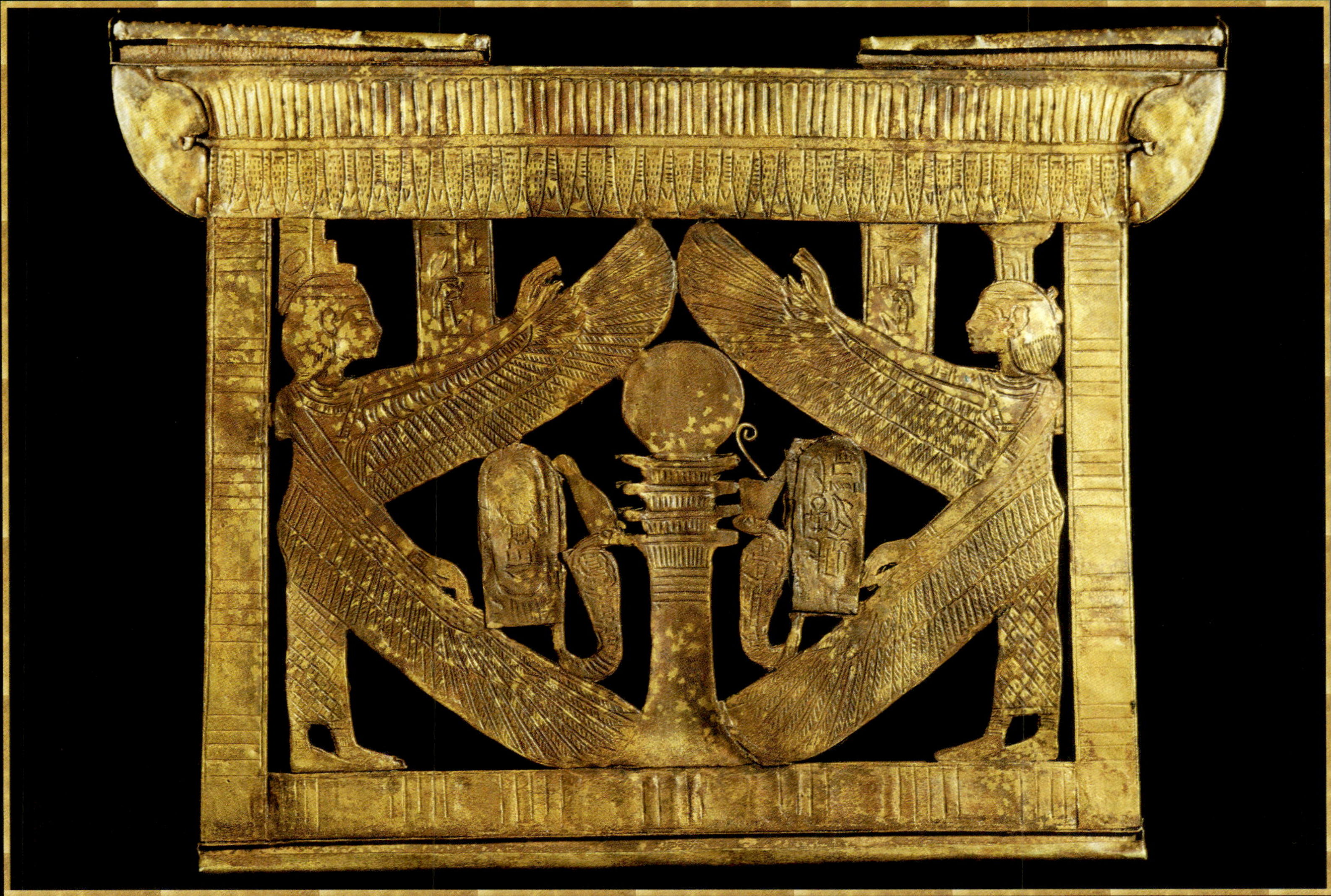

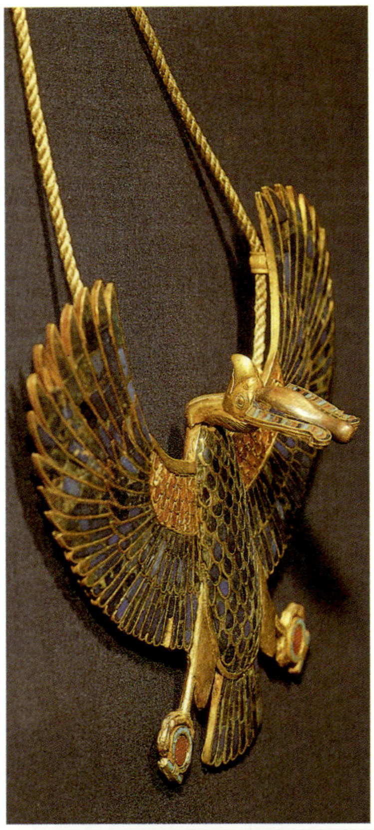

Seite 182: 384–385 Pektoral mit der Himmelsgöttin Nut, die ihre Flügelarme schützend ausbreitet
Seite 183: 386–387 Djed-Pfeiler-Pektoral mit Isis und Nephthys

wie es der jugendliche Gott Nefertem auf der Lotosblüte, das »Sonnenkind«, bei seinem allmorgendlichen Wiederauftauchen darbietet. So mag auch dieses Miniaturbildwerk ein Symbol der alltäglichen Wiederauferstehung darstellen und als Amulett gedient haben.

Eine königsringförmige Truhe verwahrte zusammen mit Armbändern und Ohrringen das Pektoral, das Tutanchamun wahrscheinlich bei der Krönung getragen hat (380). Die Brusttafel hat die Form einer Kapelle; ihre Basis ist mit acht Gruppen von Ewigkeits-Hieroglyphen besetzt, der Streifen Himmel mit goldenen Sternen und die Hohlkehle bilden den oberen Abschluß. In der Mitte der König mit Blauer Krone und knielangem Krönungsmantel, Zepter und Wedel in den Fäusten. Er steht zwischen zwei thronenden Gottheiten von Memphis: rechts der Gott Ptah, der ihm »Leben, Macht und Wohlergehen« verleiht; links die Göttin Sachmet mit einer Palmrispe in der Hand, die ihm »Jahre der Ewigkeit« gewährt.

388–389 Geierpektoral Tutanchamuns

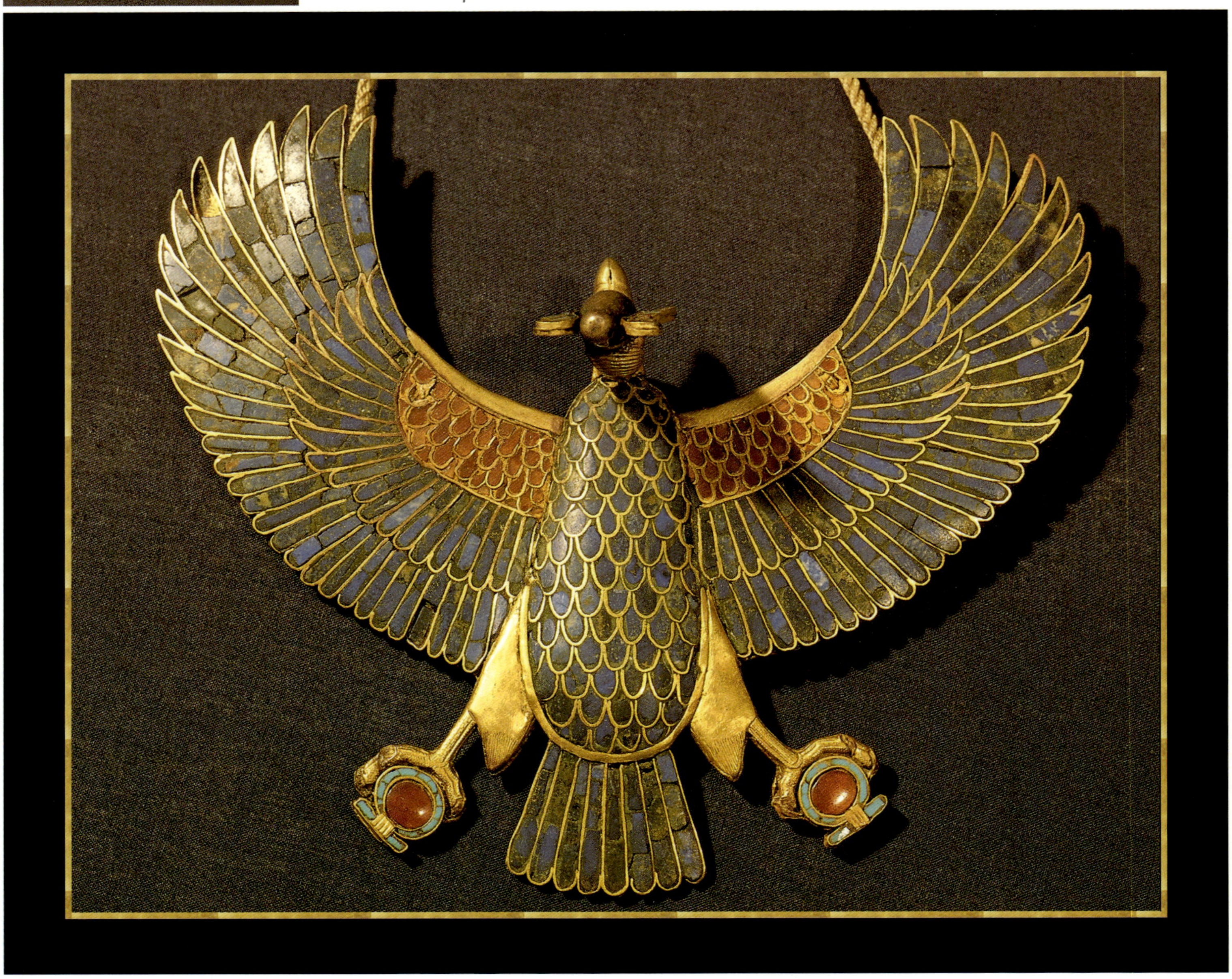

Hinter Sachmet erscheint der Ka des Königs, eine kleine stehende Figur Tutanchamuns, bekrönt von der Palastfassade, auf der der Horusfalke mit Doppelkrone und Sonnenscheibe sitzt. Hinter dem Gott Ptah kniet Heh, der Gott der endlosen Zeitläufte und hält zwei Palmrispen, Zeichen für »Millionen Jahre«.

Die breite Kette wird beiderseits von goldenen und blauen Perlen eingefaßt; sie enthält die königlichen Namensringe und Teile der Königstitulatur sowie Wünsche für eine lange Regierung, Glück und Wohlergehen. Das Gegengewicht hat wie das Pektoral selbst die Form einer Kapelle; grüne Papyrussäulen tragen hier die Hohlkehle. In der Kapelle thront der König vor Ma´at, der schützend die Flügel breitenden Göttin der Gerechtigkeit, und nimmt von ihr das Zeichen »Leben« in Empfang. Am unteren Rand hängen Perlenstränge; die acht mittleren mit goldenen Fischanhängern, Nilbarschen als Symbol der Fruchtbarkeit.

Ein besonders aufwendig gearbeiteter Schmuck ist das von Tutanchamun bei der Krönung getragene Mieder (391). Diese Art Mieder erscheint als Teil des königlichen Ornats oder des Prunkgewandes von Göttern auf zahlreichen Darstellungen. Im Original erhalten ist nur das Mieder Tutanchamuns mit der Darstellung des Krönungsrituals. Sein Brust- und Rückenteil wurden getrennt gefertigt; Scharnierbänder, zwei seitliche und zwei auf den Schultern, dienten als Verschluß.

Das eigentliche Mieder bilden zwei rechteckige Teile mit Federmuster, bei diesem Kleidungsstück der übliche Dekor. Schuppenförmige Glieder aus hell- und dunkelblauem Glas, mit kleinen Winkeln aus Gold und Dreiecken aus rotem Glas eingelegt, sind mosaikartig aneinandergefügt und auf Drähte gezogen, die einmal das Schuppenplättchen, dann wieder seinen »Stiel« durchlaufen. Für die obere Reihe wurden halbe Glieder verwendet, in Goldzellen eingelegt und mit Ösen versehen, um

390 *Falkenpektoral Tutanchamuns*

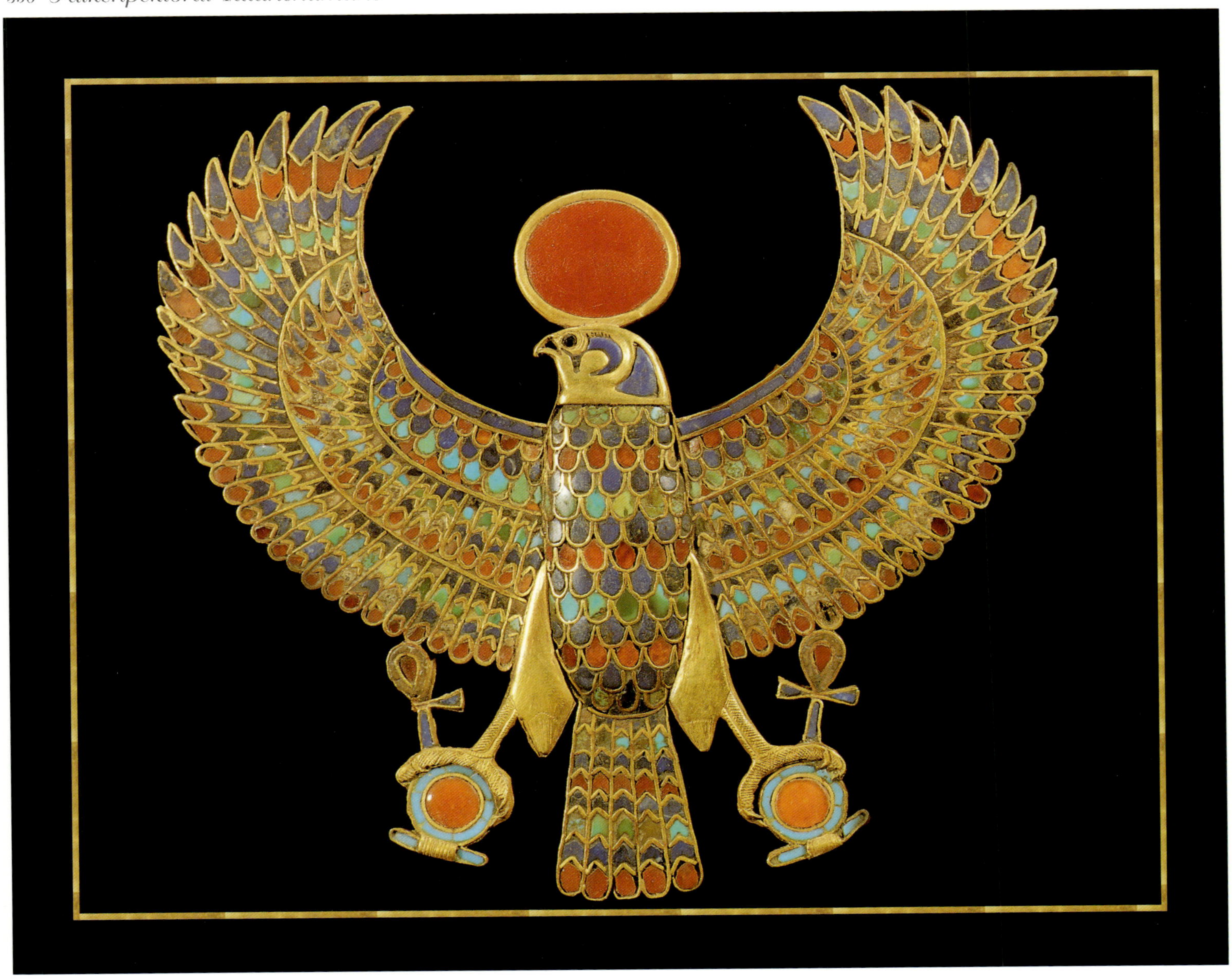

sie mit einem Draht an der entsprechend ausgestatteten Einfassung aufhängen zu können. Unten besteht die letzte Reihe aus goldenen Gliederhälften mit Ösen. Die beiden Einfassungen setzen sich aus länglichen Zellen zusammen, die mit Gold und buntem Glas eingelegt sind, abwechselnd viereckige Plättchen und Gruppen von Stiften. Zwischen den Ösen sind Perlen eingefügt, so daß die Bänder wie von Perlenketten gesäumt erscheinen. Die vom oberen Band ausgehenden Träger des Mieders sind in gleicher Art ausgeführt; ihre Einla-

391 Tutanchamuns bei der Krönung getragenes Mieder

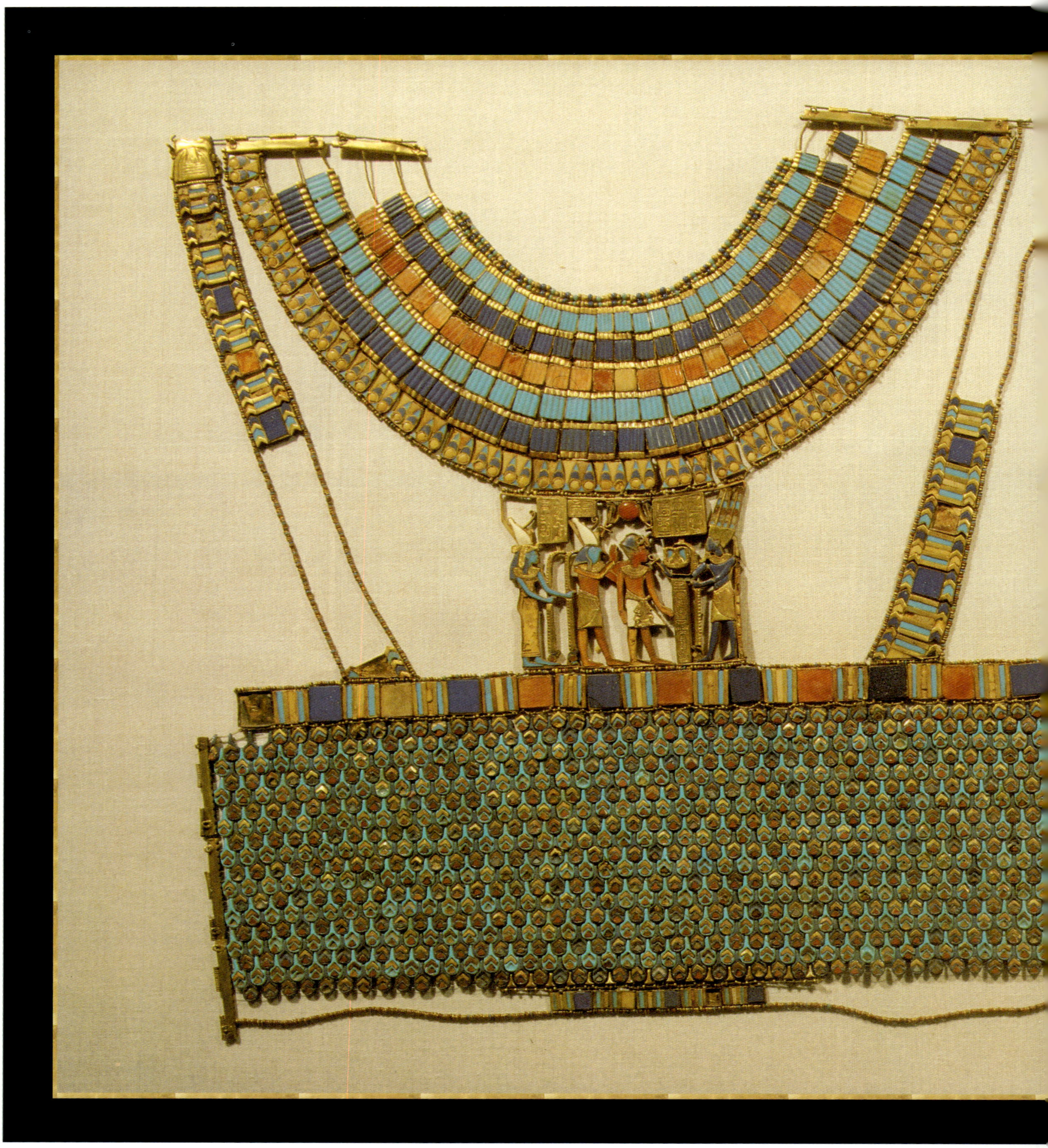

gen weisen zusätzlich beiderseits Zeilen ineinandergeschobener Winkel auf.

Zwischen den Trägern hängt auf Brust und Rücken je ein breiter Halskragen. Er besteht aus fünf Reihen von viereckigen Zellen, die mit hellblauem, dunkelblauem und rotem Glas eingelegt sind. Die geriefelten Glasplättchen sehen aus wie senkrecht gesetzte Röhrenperlen und die Kappen an ihren Enden wie Goldperlenreihen.

Oben ist der Kragen von zwei Reihen bunter Perlen eingefaßt, unten von tropfenförmigen Anhängern in Cloisonné-Technik. Auf der Brust hängt zwischen Kragen und Mieder ein Pektoral, eine Komposition in durchbrochener

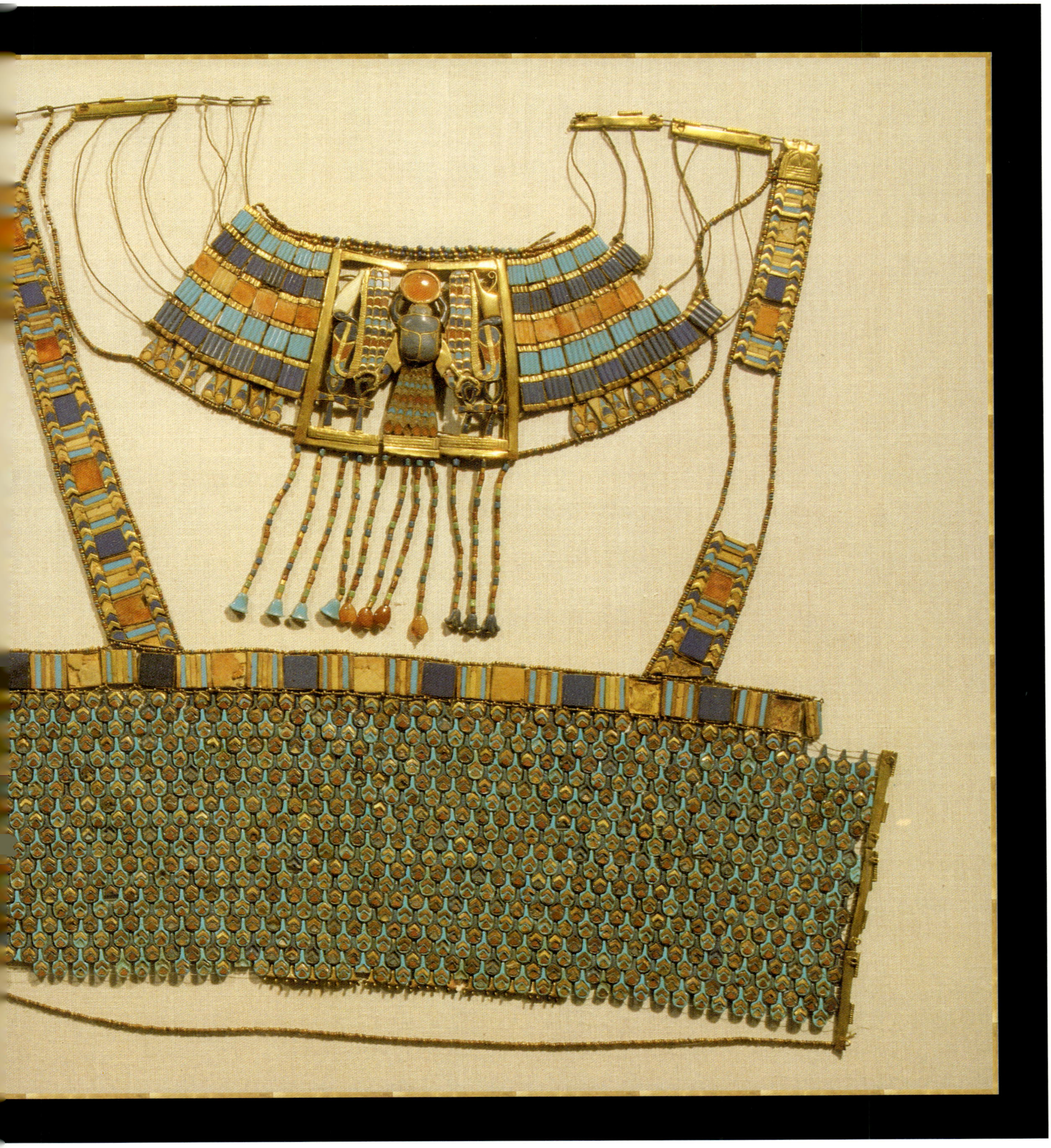

Zellenarbeit, die mit Glas, Elfenbein und getriebenem, graviertem Gold eingelegt ist. In der Mitte steht Tutanchamun, mit Blauer Krone, breitem goldenen Halskragen und reich verziertem Schurz, unter der roten Sonnenscheibe, die von zwei Uräen mit Lebenszeichen beschirmt wird. Amun-Re von Theben hält mit der einen Hand dem König das Lebenszeichen an die Nase, in der anderen trägt er eine Jahresrispe mit dem Zeichen des Krönungsfestes. Der Schöpfergott Atum von Heliopolis, mit Falkenkopf und Doppelkrone, und seine Gefährtin Jusaas, mit Geierhaube und Doppelkrone, die zwei Jahresrispen darbringt, führen den König vor Amun. Die Jahresrispen in den Händen der Gottheiten sind mit der Kaulquappe, dem Zeichen für »eine Million«, versehen, auf daß die Krönung immer wieder neu vollzogen werde. junge König Ohrschmuck getragen hat – eine Sitte, die in der frühen 18. Dynastie am ägyptischen Hof in Mode gekommen war. Die abgebildeten Exemplare (396–398) sind nach dem gleichen Schema gearbeitet. Zwei geriefelte Röhrchen mit Boutons als Abschluß wurden durch das Ohrläppchen gesteckt und ineinandergeschoben. Ein verbindendes Schmuckglied hält den Ring mit Gehänge. Bei einem Exemplar (397) dient ein granuliertes Schellenglied als Verbindung und wird der Ring aus Perlen gebildet. Rotgoldene Hohlkugelperlen mit heller Granulation alternieren mit glatten Harzperlen gleicher Größe, getrennt durch Scheiben aus dunkelblauer Fayence. Unter der mittleren Goldperle ist ein Steg mit granulierten Spiralmustern angelötet. Daran hängen sieben kurze Perlenstränge aus Gold, Karneol und blauem Glas, die abwechselnd in goldenen Granatäpfeln und Tropfenperlen enden.

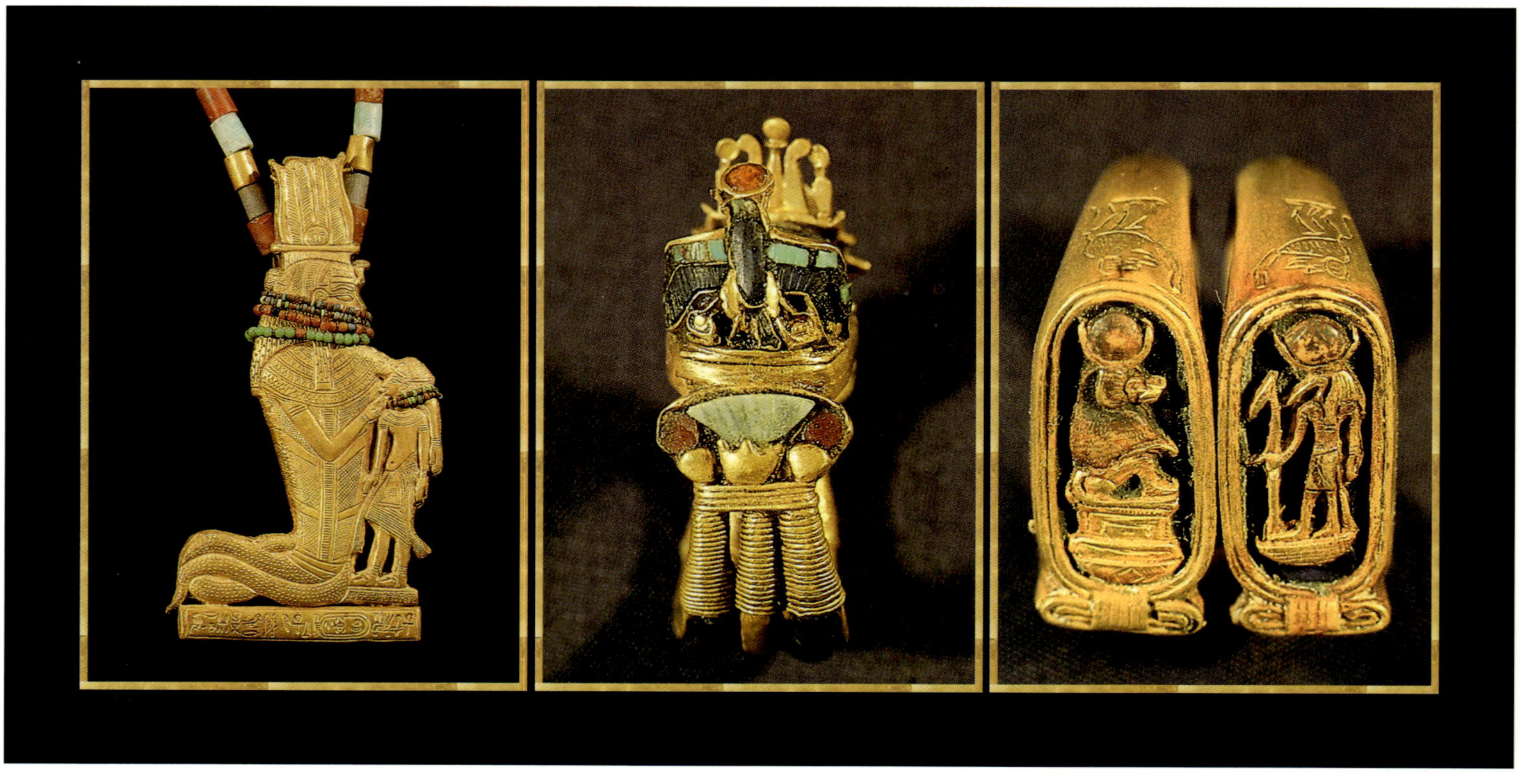

392–394 *Amulett mit Nekropolengöttin, reich verzierter Fingerring und doppelter Fingerring*

Tutanchamun, hier als Sohn des Sonnengottes gekrönt, wird in der Darstellung auf der Rückseite dem Sonnengott gleichgesetzt. Elemente seines Thronnamens, wie Käfer und Sonne, verschmelzen mit den göttlichen Erscheinungsformen Skarabäus und Falke zur Einheit. In den unteren Rand der trapezförmigen Tafel sind Perlenstränge gehängt; die äußeren enden in Papyrusdolden und Lilien, den Wappenpflanzen Ägyptens.

Warum die Mumie Tutanchamuns ohne Ohrringe bestattet wurde, wissen wir nicht. Gebrauchsspuren an den in Truhen gefundenen Ohrgehängen und die durchbohrten Ohrläppchen der Mumie bezeugen, daß der

Bei einem anderen Ohrschmuck (398) dient ein Falke mit gespreizten Schwingen als Bindeglied zwischen Halterung und Ring. Der außen mit einem gekerbten Golddraht verzierte Goldring umschließt die aus Karneol geschnittene winzige Figur des jungen Herrschers mit goldenem Zepter und Uräus, die zwischen zwei sonnenscheibenbekrönten Uräusschlangen

395 *Skarabäenpektoral Tutanchamuns*
396–398 *Ohrringe Tutanchamuns*

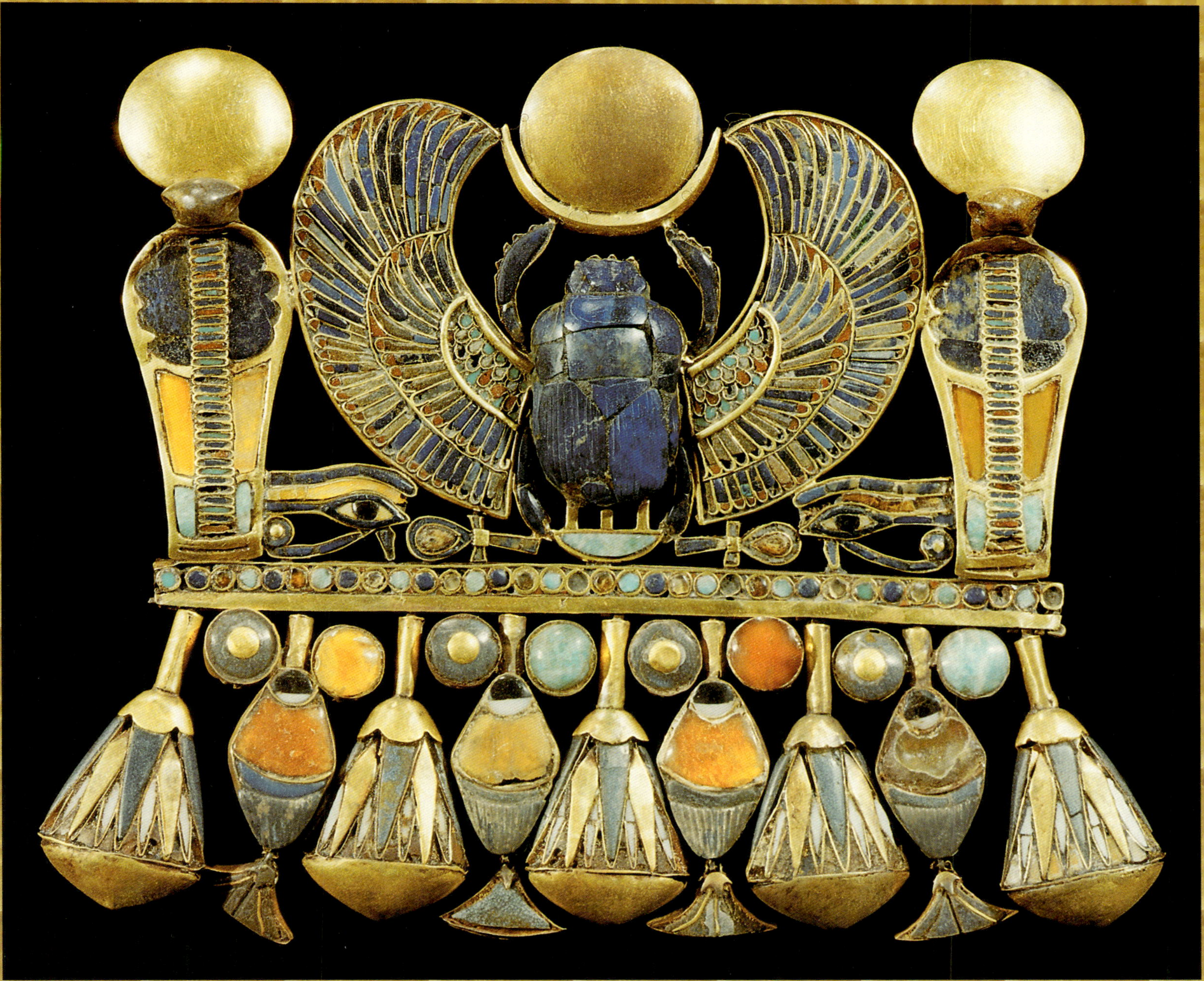
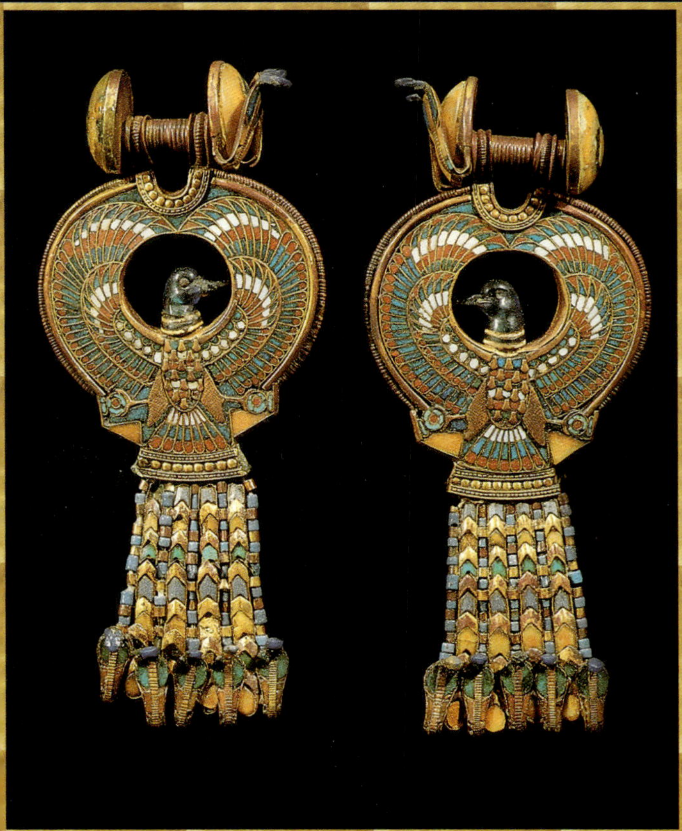
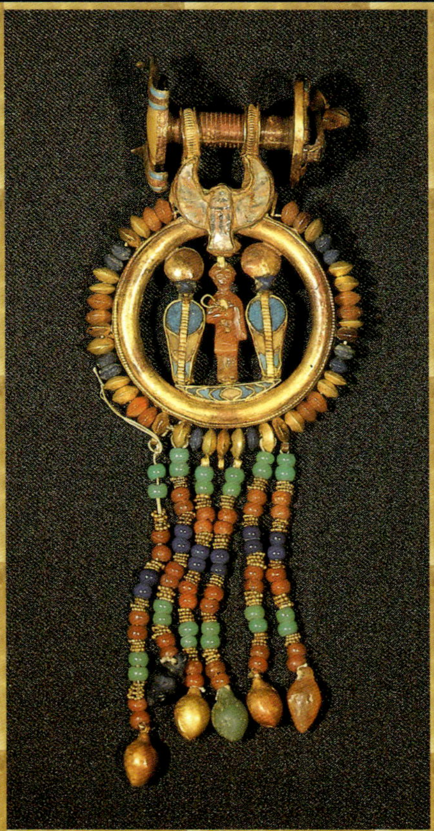
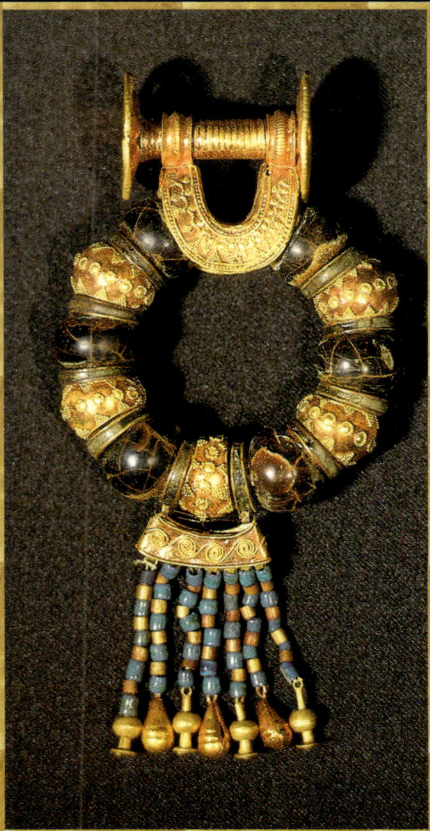

auf dem Zeichen »Jubiläumsfest« steht. Um den Ring liegt eine Kette aus farbigen und goldenen Scheibenperlen. Das Gehänge bilden bunte Perlenstränge mit granulierten Goldscheiben als Einsprengseln und herzförmigen Anhängern.

Der tote König trug sieben Armbänder am rechten Unterarm, sechs am linken; weitere waren in die Mumienbinden eingewickelt oder fanden sich andernorts im Grab. Auffallend viele Stücke dieser Kollektion zeigen als Motiv den Skarabäus, zum Beispiel ein Armband (12), das hieroglyphische Elemente des Namens Tutanchamuns enthält. Ein großer Skarabäus *(cheper)*, aus Lapislazuli in Goldzellen eingelegt, steht auf dem mit hellblauem Glas eingelegten Korb *(neb)* und hält mit den Vorderbeinen den Königsring mit dem Thronnamen Neb-cheperu-Re. Das Perlenarmband ist mit Scharnieren außen an den Beinen des Käfers befestigt. Längliche Perlen aus Gold, Electrum, Lapislazuli und Alabaster, runde Glas- und Karneolperlen sowie glatte oder granulierte goldene Ringe sind in symmetrischer Anordnung zwischen schmalen Goldstegen aufgereiht und von Goldperlensträngen eingefaßt.

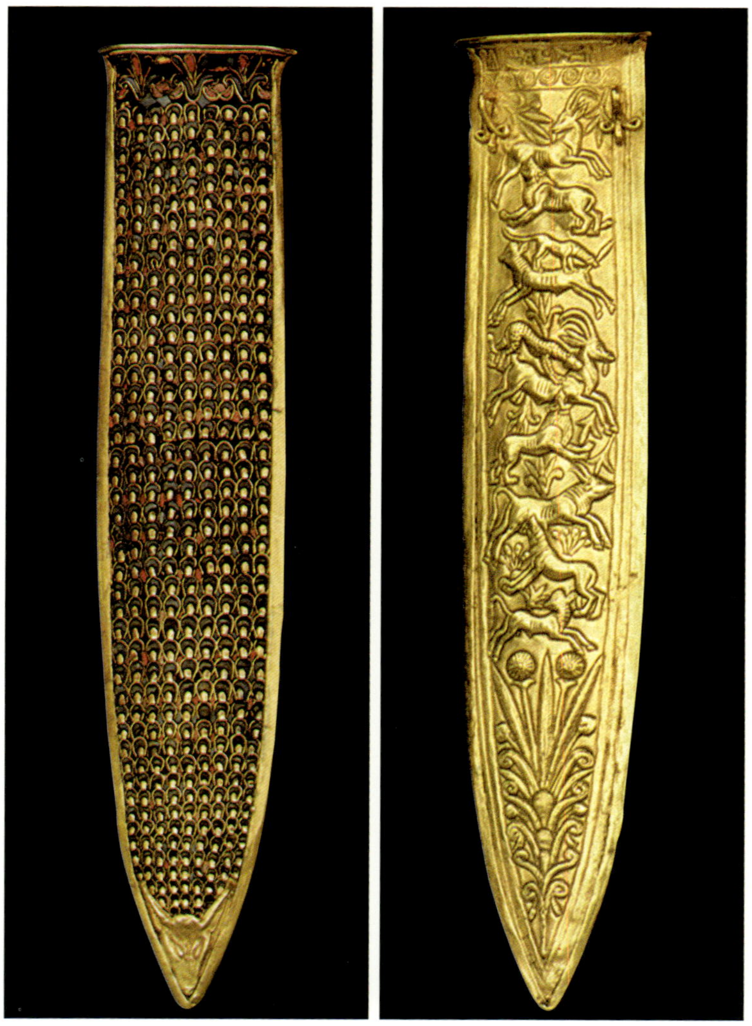

Offenbar von der Nekropolenpolizei überrascht, ließen die ins Grab Tutanchamuns eingedrungenen Diebe bei ihrer Flucht ein Tuch mit schweren Goldringen zurück. Neben einfachen Siegelringen enthielt es auch doppelte Ringe. Die an den Innenseiten zusammengelöteten Kartuschen eines solchen Doppelrings zeigen in Gold auf dunkelblauem Grund einander zugewandt zwei Erscheinungsformen des Gottes Thot: links als Pavian auf einem Sockel hockend, rechts in menschlicher Gestalt mit Ibiskopf und ein Zepter in der Rechten. Beide Gestalten tragen Mondscheibe und -sichel als Krone. Unter den Kartuschen ist ein anbetender Pavian in die Ringbügel eingraviert. Einige der fünfzehn Ringe aus dem Grab Tutanchamuns zeigen dreidimensionale Motive auf der Ringplatte. Besonders fein ausgearbeitet sind sie bei einem Ring mit dreiteiligem Bügel (393). Der vollplastische Skarabäus aus Lapislazuli trägt die von zwei Uräen flankierte Atef-Krone und schiebt die Mondbarke vor sich her. Hinter ihm breitet der aufsteigende Horusfalke schützend seine Flügel aus. An die goldene Basis sind Lotosblüten und Mohnknospen in Zellenarbeit angelötet; ihre Stengel bilden die Ansätze der Ringbügel. Auf der Innenseite ist der Thronname Tutanchamuns mit dem Zusatz *geliebt von Thot* eingraviert.

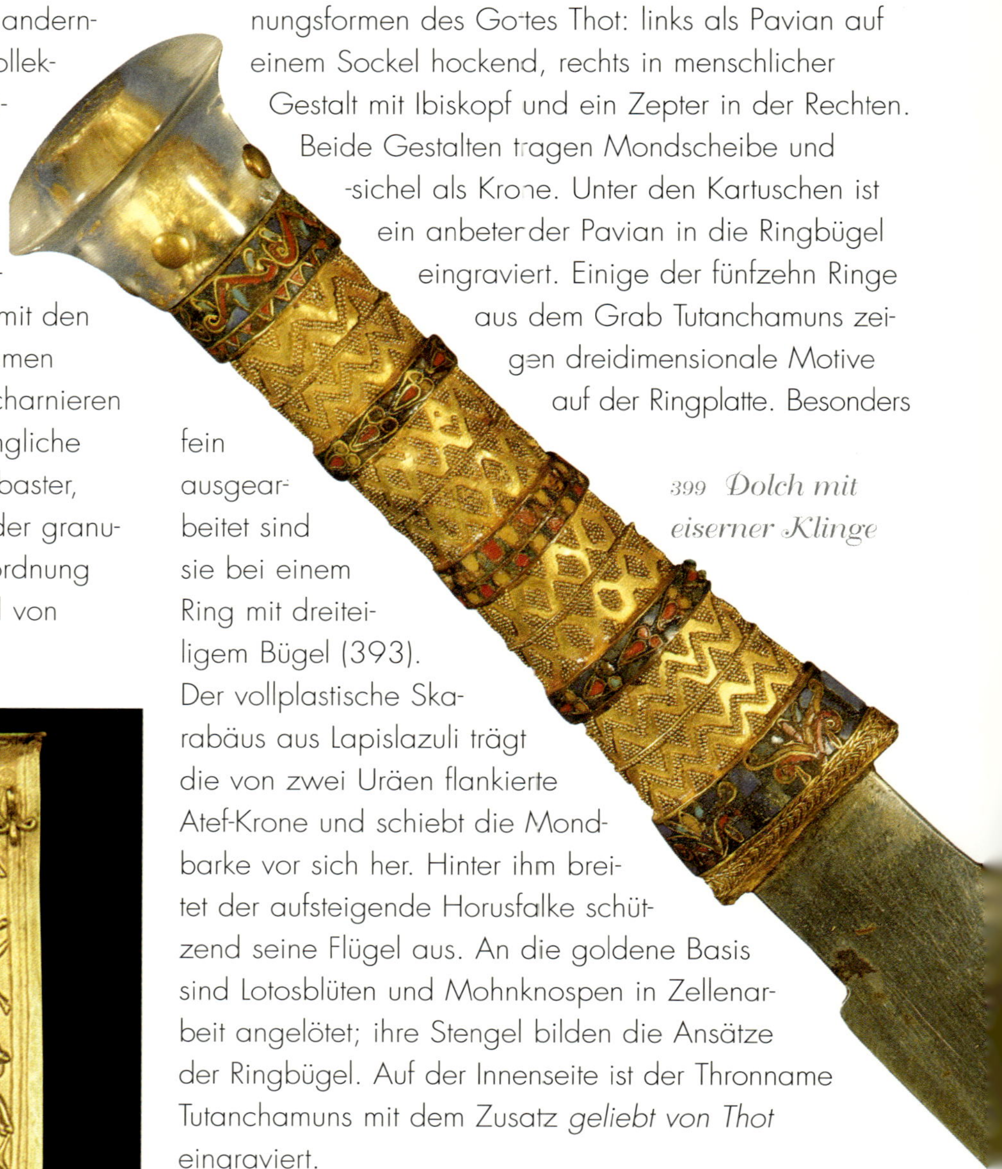

399 *Dolch mit eiserner Klinge*

Die Mumie Tutanchamuns wurde mit zwei Dolchen bestattet, einem mit eiserner Klinge (399), der andere mit einer Klinge aus gehärtetem Gold. Dessen Dolchscheide (401) ist auf der Vorderseite mit einem Federmuster in Cloisonné-Technik verziert, die Rückseite (400) mit in Goldblech getriebenem und ziseliertem Reliefdekor. Den Rand säumt eine Inschriftzeile, die den König preist als *Der Große Gott, starker Arm, mit Leben beschenkt.* Unter einem Spiralband folgen Jagdszenen:

400–401 *Scheide des Dolchs mit goldener Klinge*
402 *Geierpektoral Tutanchamuns*
403 *Skarabäenpektoral mit Isis und Nephthys*

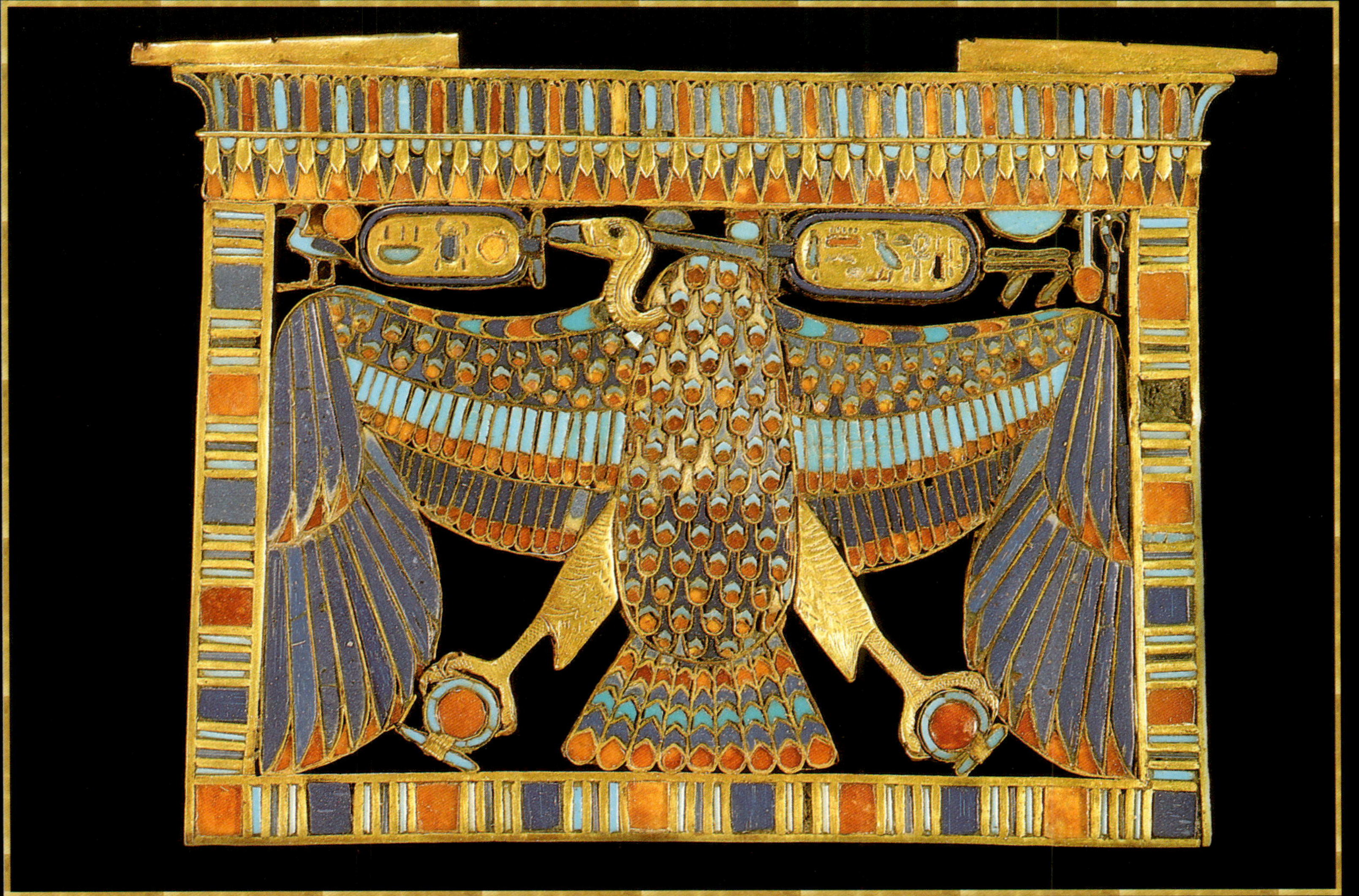

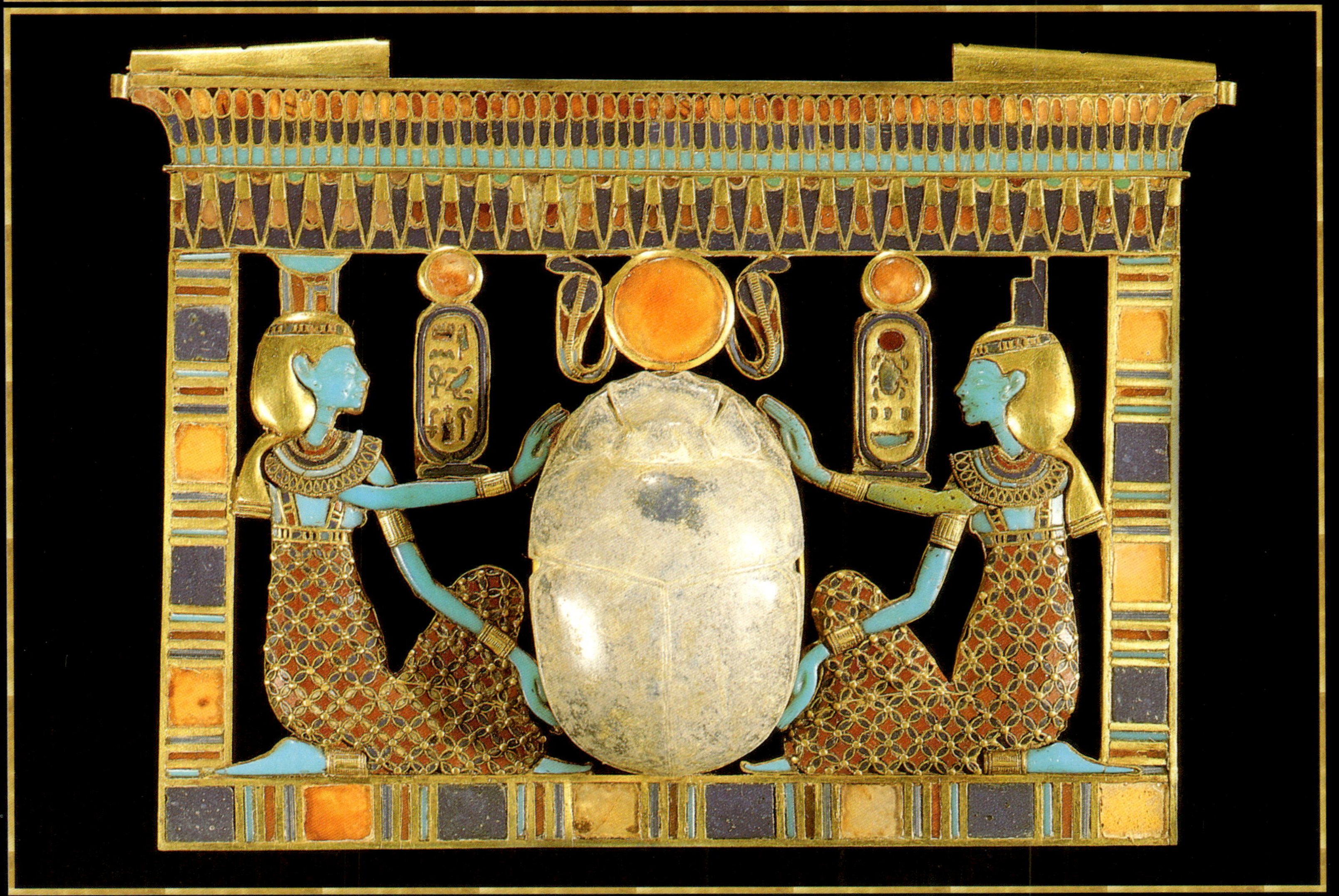

Der fliehende Steinbock wird vom Löwen angefallen; ein Hund ist dem Stierkalb auf den Rücken gesprungen und hat sich am Schwanz festgebissen; Leopard und Löwe fallen gemeinsam über einen Steinbock her; ein Hund schlägt die Zähne in einen Stier, während das Kalb mit rückwärts gewendetem Kopf davonspringt. Stilisierte Pflanzen füllen die Zwischenräume und die Spitze der Scheide. Motive und Techniken dieser außergewöhnlichen Goldschmiedearbeit sprechen für vorderasiatische oder ägäische Herkunft oder für ein Werk fremder Goldschmiede im Dienst des Pharaos.

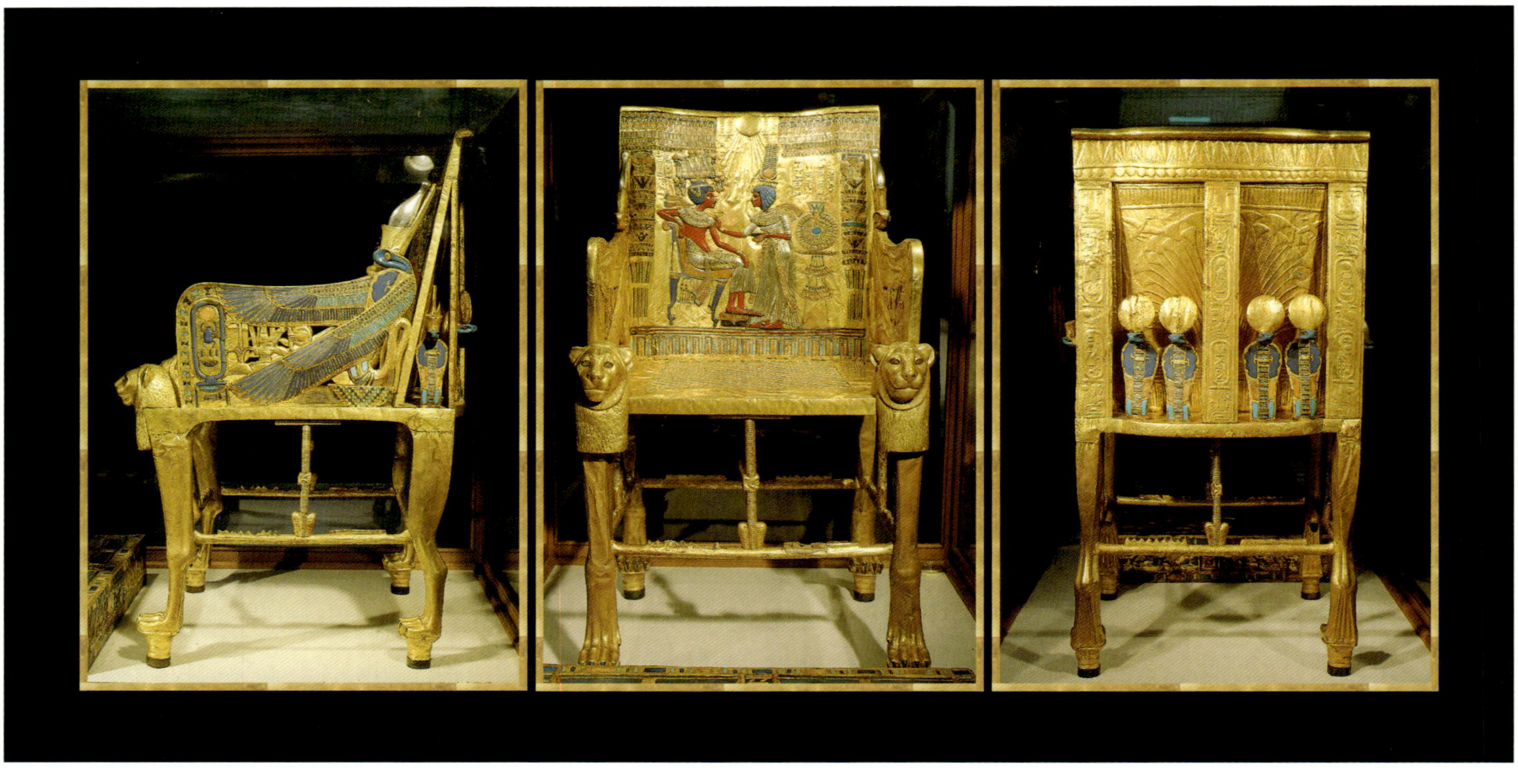

404–406 Thronsessel Tutanchamuns

Besonderheiten im Schmuck Tutanchamuns

Einzelne Gegenstände aus dem Grabschatz zeigen noch den charakteristischen Stil der Amarnazeit, sind geprägt von der Anmut, Ausdruckskraft und Farbigkeit der Kunst um Echnaton und Nofretete. Ganz in dieser Tradition stehen die Goldreliefs des Statuenschreins (407) mit intimen Szenen voller Schmelz und sinnlichem Reiz, die gleichwohl eine verschlüsselte Bedeutung besitzen und durch ihren Symbolgehalt an dem permanenten Regenerationsritus teilhaben. In der verwandten Szene auf der Rückenlehne des Thronsessels (405) erscheint die Aton-Sonne über dem Königspaar und spendet ihm mit ihren Strahlen Leben und Wohlergehen; für die Inschriften auf der Rückseite sind noch die alten Namen Tutanchaton und Anches-en-pa-Aton verwendet. Falls solche Werke nicht aus der Kindheit oder den frühen Regierungsjahren des Königs stammen, sind sie Werkstätten zu verdanken, die weiterhin im Stil der Amarnazeit arbeiteten. Der Schmuck in seiner Gescmtheit entstand jedoch nach der Wiederherstellung des alten Götterglaubens und wurde von Goldschmieden geschaffen, die sich auf den traditionsgebundenen Formenkanon der Restaurationsepoche umgestellt hatten.

Auffallend oft erscheint der Skarabäus im Schmuck Tutanchamuns. Als Teil seines Thronnamens, in immer neuen Variationen auftretend, symbolisiert und garantiert er die Wiedergeburt des verstorbenen Königs, der aus der Unterwelt – neugeboren wie die Morgensonne – zum Himmel aufsteigen möchte.

Außer der reichlichen Verwendung von Skarabäen gibt es noch andere Neuerungen bei der Gestaltung des Schmucks. Viele der Pektorale hängen nun nicht mehr an Ketten, sondern an üppig ornamentierten breiten Bändern mit Gegengewichten in den mannigfaltigsten Formen. Etliche Schmuckstücke (379, 383, 397–398) sind aus Rotgold – einer Erfindung der Amarnazeit: Der Goldschmelze ist Kupfer beigemischt worden, das oxidiert und dadurch das Gold dunkler färbt.

Bis auf wenige Ausnahmen wirkt der Schmuck Tutanchamuns überladen; so gut wie nie wird die Feinheit und Ausgewogenheit der Formen und Farben in den Meisterwerken der Goldschmiedekunst zur Zeit der 12. Dynastie erreicht. Die eigentliche Bedeutung des

Fundes besteht darin, daß er uns das nahezu vollständige Inventar eines Königsgrabes einer bedeutenden Epoche ägyptischer Geschichte beschert hat.

Die Ramessidenzeit

Am Ende der Amarnazeit befand sich das Pharaonenreich in einer schweren Krise. Sie führte zur Machtübernahme des Militärs in Gestalt des Generals Haremhab, der nach seiner Thronbesteigung einen Offizier namens Paramessu zum Nachfolger bestimmte. Dieser begründete als Ramses I. die 19. Dynastie, deren Glanzzeit mit den Namen Sethos' I. und Ramses' II. verbunden ist.

Während es nach außen darum ging, das Reich Thutmosis' III. wieder aufzubauen, galt es im Inneren, die durch den Umsturz Echnatons erzürnten Götter durch ein gewaltiges Tempelbauprogramm zu versöhnen. So eindrucksvoll sich die Bauleistungen dieser Zeit darstellen, Zeugnisse der Goldschmiedekunst aus der 19. und 20. Dynastie sind höchst selten, da der Inhalt der Gräber den Grabräubern zum Opfer gefallen ist.

407 *Das junge Königspaar im Papyrusdickicht*

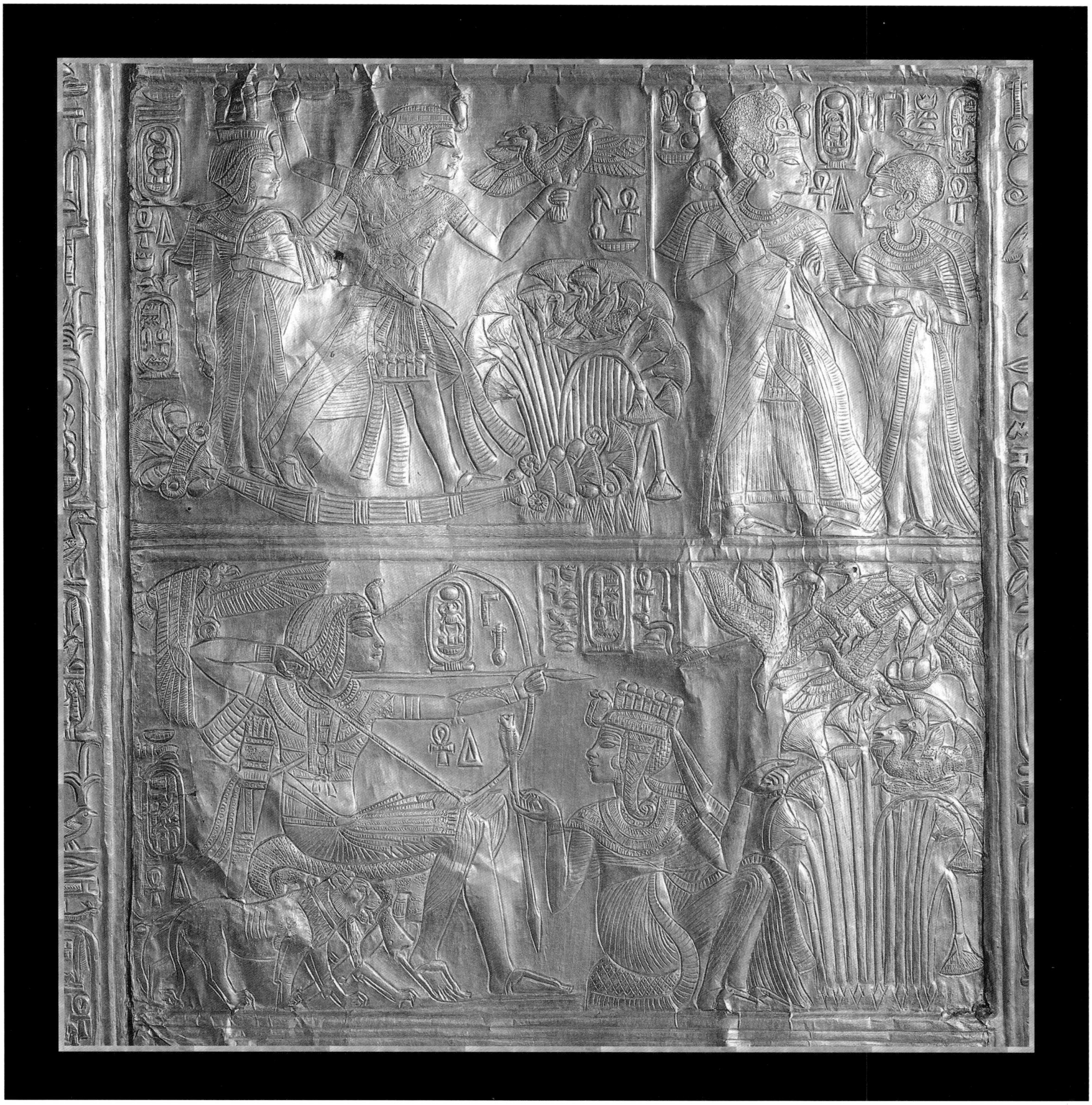

Der Schatzfund von Zagazig

Beim Bau einer Eisenbahnlinie im östlichen Delta wurden 1906 im Tell Basta bei Zagazig, dem antiken Bubastis, silberne und goldene Gefäße entdeckt. Einige Objekte des Fundes gelangten über den Antikenhandel in die Museen von Berlin und New York; die größeren Stücke konnten aber für das Ägyptische Museum in Kairo gerettet werden. Noch im gleichen Jahr stießen die Arbeiter unweit der alten Fundstelle auf einen zweiten Hort, der dank der Wachsamkeit des Antikendienstes vollständig nach Kairo kam. Der Schatz stammt vermutlich aus dem Tempel von Bubastis und dürfte während der Wirren am Ende der Ramessidenzeit versteckt worden sein.

Zu dem ersten Fund gehört eine Gruppe von drei Gefäßen aus Gold und Silber mit der Inschrift *Atumemtoneb, Königlicher Kellermeister, rein an Händen,* unter ihnen eine Silbervase (408–409) mit einem goldenen Henkel in der Form eines sich aufrichtenden Ziegenbocks. Die hohle Tierfigur ist in zwei Hälften gegossen und zusammengelötet; Hörner, Ohren und Nasenring sind angelötet. Während der aus Reihen von Winkeln bestehende Dekor des Gefäßbauches in getriebener Arbeit ausgeführt ist, tragen die Schulter und der hohe zylindrische Hals eingravierte und gepunzte Verzierungen. Das obere Band zeigt durch Palmetten getrennte Tierkampfgruppen und einen geflügelten Greif – Motive, die ebenso wie das des Henkels fremdländischen Einfluß verraten. Darunter sind Szenen in den Marschen des Deltas dargestellt.

Prunkstück des zweiten Schatzfundes von Zagazig ist ein Paar Armreife Ramses' II. (411), vielleicht ein Geschenk des Königs, das eine Kultstatue schmückte. Die beiden Reife aus massivem Gold sind je aus zwei Hälften gefertigt, die ein Scharnier und ein Stiftverschluß miteinander verbindet. Auf der ausschwingenden oberen Seite bildet ein gewölbtes Stück Lapislazuli den Körper einer Ente, versehen mit zwei nach hinten gewendeten vollplastischen Köpfen und einem gefächerten Schwanz aus Gold. Die Goldblechstreifen, von denen der Stein oben und unten gefaßt wird, und seine Umrandung sind üppig mit Granulation sowie glattem, geperltem und gedrehtem Draht verziert. Zwischen den Vogelköpfen und dem Scharnier ist der Königsring mit dem Namen Ramses' II. in das Goldblech getrieben.

Schmuckfunde im Serapeum von Saqqara

Das Serapeum war rund 1400 Jahre lang – seit der Zeit Amenophis' III. – die Begräbnisstätte der heiligen Apisstiere. Sie wurden dort mumifiziert in Särgen beigesetzt, immer neue Galerien waren dafür angelegt worden. 1851 begann Auguste Mariette, die aus dem Fels gehauenen unterirdischen Apisgrüfte freizulegen. Er fand mehrere hundert Meter lange Galerien, deren Fußböden und Decken einst mit feinem Kalkstein verkleidet waren. In den Kammern zur Rechten und Linken standen 24 riesige Särge aus poliertem roten und schwarzen Granit

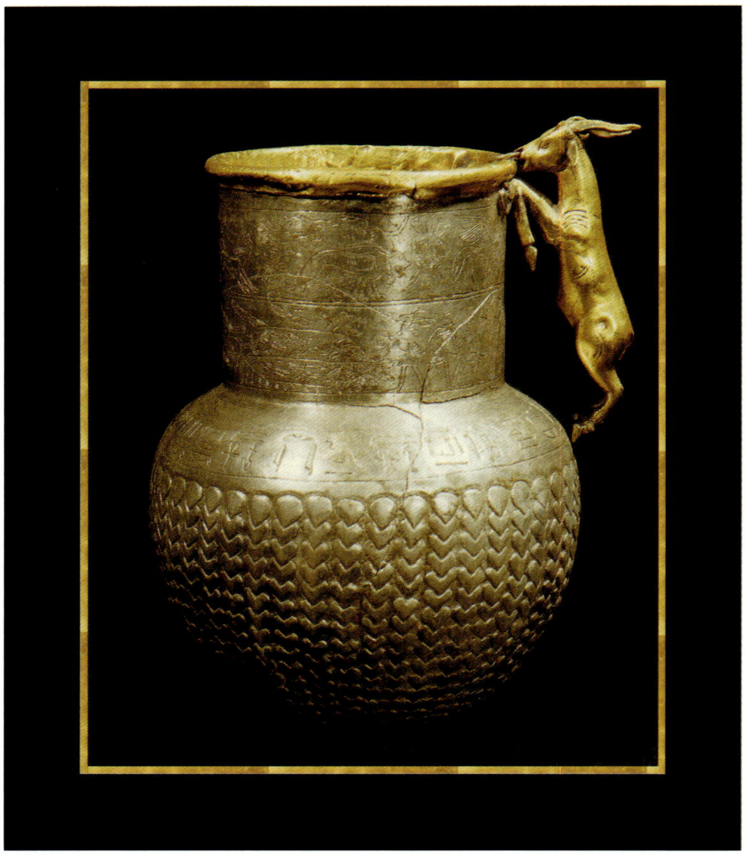

408–409 *Silbergefäß mit goldenem Ziegenhenkel und eingravierter Dekoration*

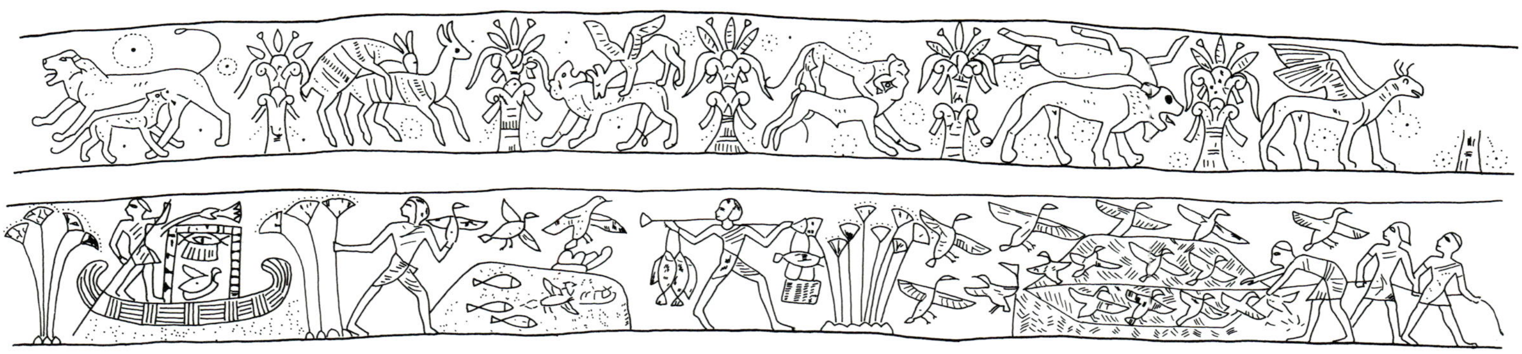

aus dem 7. bis 1. Jahrhundert v. Chr. – alle ausgeplündert (108).

1852, bei seiner zweiten Kampagne, stieß Mariette unter den Felsbrocken einer eingestürzten älteren Galerie auf einen tief in den Boden eingelassenen Holzsarg mit der unberührten Mumie des Prinzen Chaemwese, eines Sohnes Ramses' II., der Hoherpriester des Ptah von Memphis war. Das Gesicht bedeckte eine Goldmaske, um den Hals lagen zwei goldene Ketten mit Amuletten aus grünem Feldspat und rotem Jaspis. Ein goldener Falke mit ausgebreiteten Flügeln, in Zellentechnik gearbeitet, schützte die Brust. Chaemwese hatte die Galerie für die Beisetzung von 28 Apisstieren anlegen und sich selbst in ihrer Nähe bestatten lassen. In einem unberührten Apisgrab mit zwei Stierbestattungen waren auf dem Sand des Bodens noch die Fußabdrücke der

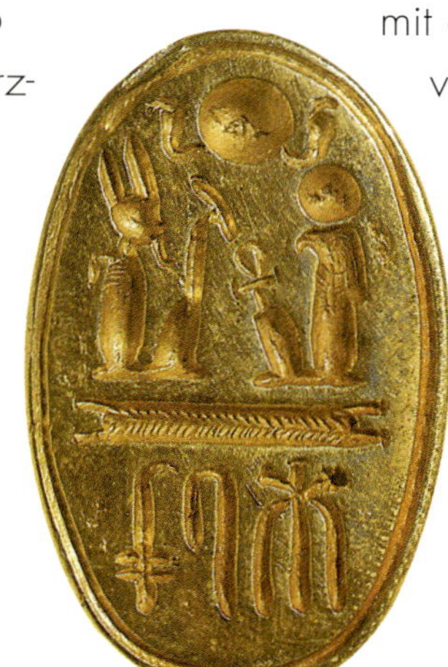

410 Siegelring Ramses' II.

neben anderen Beigaben, ein Pektoral mit dem Ringnamen Ramses' II. (414). Der rechteckige silberne Rahmen, mit einer Hohlkehle als oberem Abschluß, ist mit verschiedenfarbigem Glas und blauer Fayence ausgelegt, die Innenfläche dicht gefüllt mit Motiven: Zwei Djed-Pfeiler flankieren das Götterpaar beider Kronen, die Uräusschlange von Unterägypten mit geringeltem Schwanz und den Geier von Oberägypten, dessen Flügelkranz mit den Spitzen den waagrechten Königsring berührt. In silberner und blauer Einfassung ist darin der Thronname Ramses' II. auf Goldgrund eingelassen. Zwischen dem Namensring und den Köpfen der Kronengöttinnen breitet ein Falke mit Widderkopf seine Schwingen aus. Falke und Geier halten die Ringe der Ewigkeit in den Fängen. Die Farbwirkung der Vorderseite ist dunkel, da die meisten Einlagen entweder zersetzt oder herausgefallen sind. In

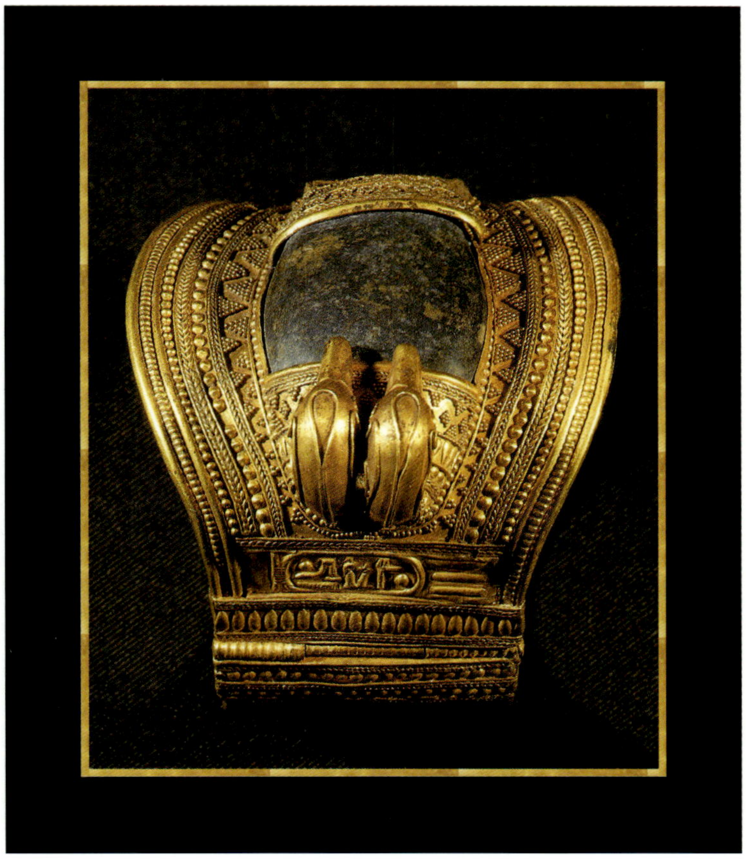

411 Armreif Ramses' II. mit einem Medaillon in Form einer doppelköpfigen Ente und üppiger Granulation

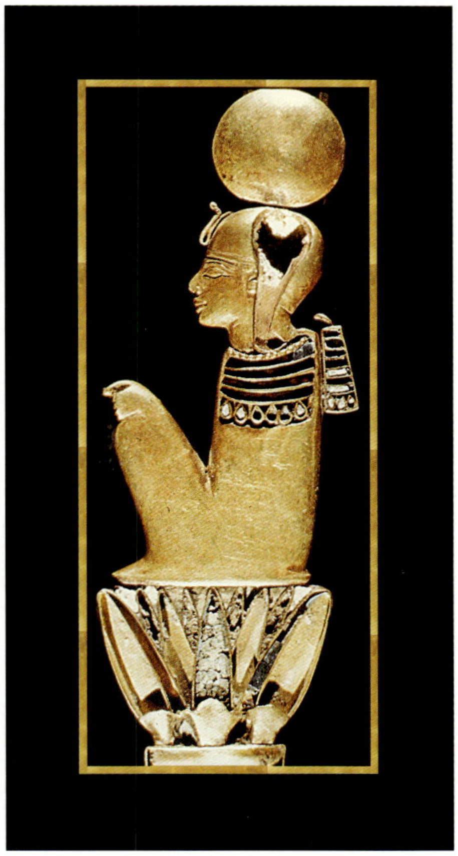

412 Ramses II. als jugendlicher Sonnengott auf Lotusblüte hockend

Priester sichtbar, die hier einen heiligen Stier vor 3000 Jahren beigesetzt hatten. Die Reliefs an den Wänden zeigen Ramses II. und Chaemwese beim Totenopfer vor Apis-Osiris.

Zwei schwarze bemalte Holzsärge enthielten Grabbeigaben. Im ersten fand man Amulette aus Karneol und Serpentin sowie eine Menge Goldplättchen; im zweiten,

die silberne Rückseite sind die Motive der Vorderseite eingraviert; der Falke trägt hier anstelle des Widderkopfs einen Menschenkopf mit kurzem Bart.

Demselben Apisgrab entstammt ein fein gearbeitetes Falkenpektoral mit Widderkopf, waagerecht ausgebreiteten Schwingen und Ewigkeitsringen in den gespreizten Fängen (413). Der nach oben blickende Widderkopf ist an den Falkenkörper angelötet. Die Federn waren in Zellentechnik mit Lapislazuli, Türkis und Tupfen von Karneol eingelegt; nur Spuren davon sind noch vorhanden. Die goldene Rückseite zeigt die Details der Vorderseite in Ziselierarbeit.

Ein goldener Anhänger unbekannter Herkunft ist ein Bildnis Ramses' II. als jugendlicher Sonnengott, aus der geöffneten Lotosblüte aufsteigend (412). Die mit den Händen auf den Knien hockende Figur ist stark stilisiert, nur der Kopf ausgearbeitet. Sie wurde in zwei Hälften aus Goldblech getrieben, hinterfüllt und zusammengelötet. Die Uräusschlange an der Stirn und die Sonnenscheibe auf dem Haupt sind gesondert gearbeitet und angelötet. Eine Vertiefung vom Scheitel bis zum Hals hielt die Jugendlocke. Der Halskragen mit dem Gegengewicht im Nacken und die Lotosblüte sind in Zellentechnik aufgelötet und waren mit farbigen Einlagen aus Glas gefüllt, die zum größten Teil fehlen.

Ein massiv gegossener Ring aus Electrum (410) trägt auf der ovalen Ringplatte in scharf eingetieften, mit reichen und feinen Details ausgeführten Hieroglyphen die Inschrift *Geliebt von Amun-Re, Ramessu*. Bis auf einen kleinen Kratzer am oberen Rand der Siegelplatte, der auf die Materialentnahme für die Analyse zurückgeht, ist der Ring vollkommen erhalten und zeigt keinerlei Abnützungsspuren. Das läßt vermuten, daß er einst zur Grabausstattung des Königs gehörte. Das Grab Ramses' II. im Tal der Könige ist schon bald nach der Beisetzung geplündert worden. Die Mumie des Königs wurde um 1000 v. Chr. auf Veranlassung des Hohenpriesters Pinodjem in neue Binden gewickelt und in das Versteck der Königsmumien bei Deir el-Bahari umgebettet. Als man sie nach der Entdeckung im Jahre 1886 untersuchte, wurden keine Schmuckstücke mehr an ihr gefunden. Der Siegelring ist also wohl schon bei den Grabräubereien der 20. Dynastie der Mumie des Königs entrissen worden.

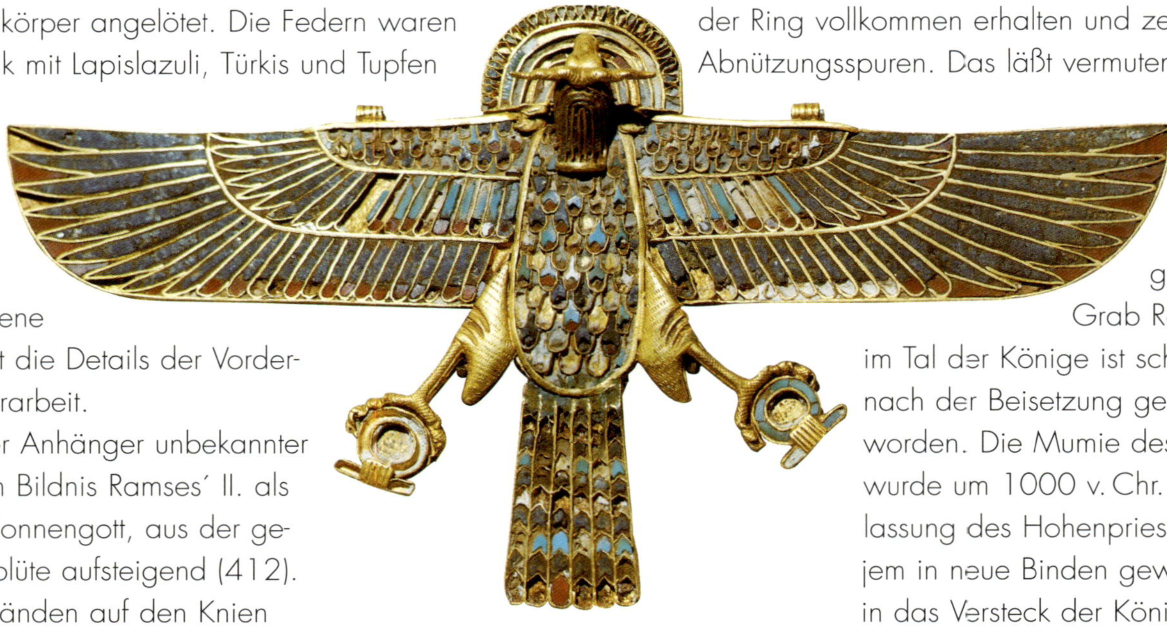

413 Falkenpektoral mit Widderkopf

Nefertari, die Lieblingsfrau Ramses' II., trägt in mehreren Darstellungen ihres Grabes im Tal der Königinnen die Geierhaube, den Kopfschmuck einer »Großen Königlichen Gemahlin« oder Göttin (415). Reale Exemplare einer solchen Haube sind nicht erhalten; sie muß jedoch aus glatten oder eingelegten Goldelementen bestanden haben, die so aufgezogen waren, daß sie eine flexible Kopfbedeckung bildeten. Die Perücke umhüllend, hat die Geierhaube einen flachen Kronenaufsatz, auf dem häufig eine Sonnenscheibe sowie zwei hohe Federn aus Gold stehen.

Schmuck Sethos' II. und der Königin Ta-usret

Ta-usret, die Gemahlin Sethos' II., übernahm nach dessen Tod die Regentschaft für den minderjährigen Thronfolger und regierte nach seinem frühen Tod noch etwa zwei Jahre als Alleinherrscherin, bis General Sethnacht, der Gründer der 20. Dynastie, den Thron bestieg. Wie Hatschepsut hatte Ta-usret eine Königstitulatur angenommen und sich als regierender Pharao im Tal der Könige ein Felsgrab vorbereiten lassen.

Im Jahre 1908 entdeckte Edward Ayrton, der für den Amerikaner Theodore M. Davis ausgrub, im Tal der Könige ein kleines Schachtgrab; es war mit verhärtetem

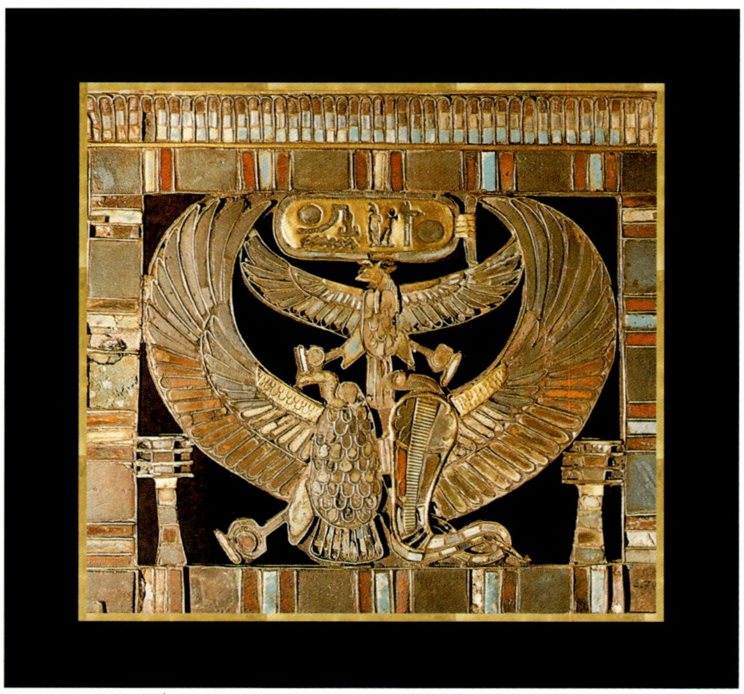

414 Pektoral mit dem Namen Ramses' II.
415 Nefertari mit der goldenen Geierhaube

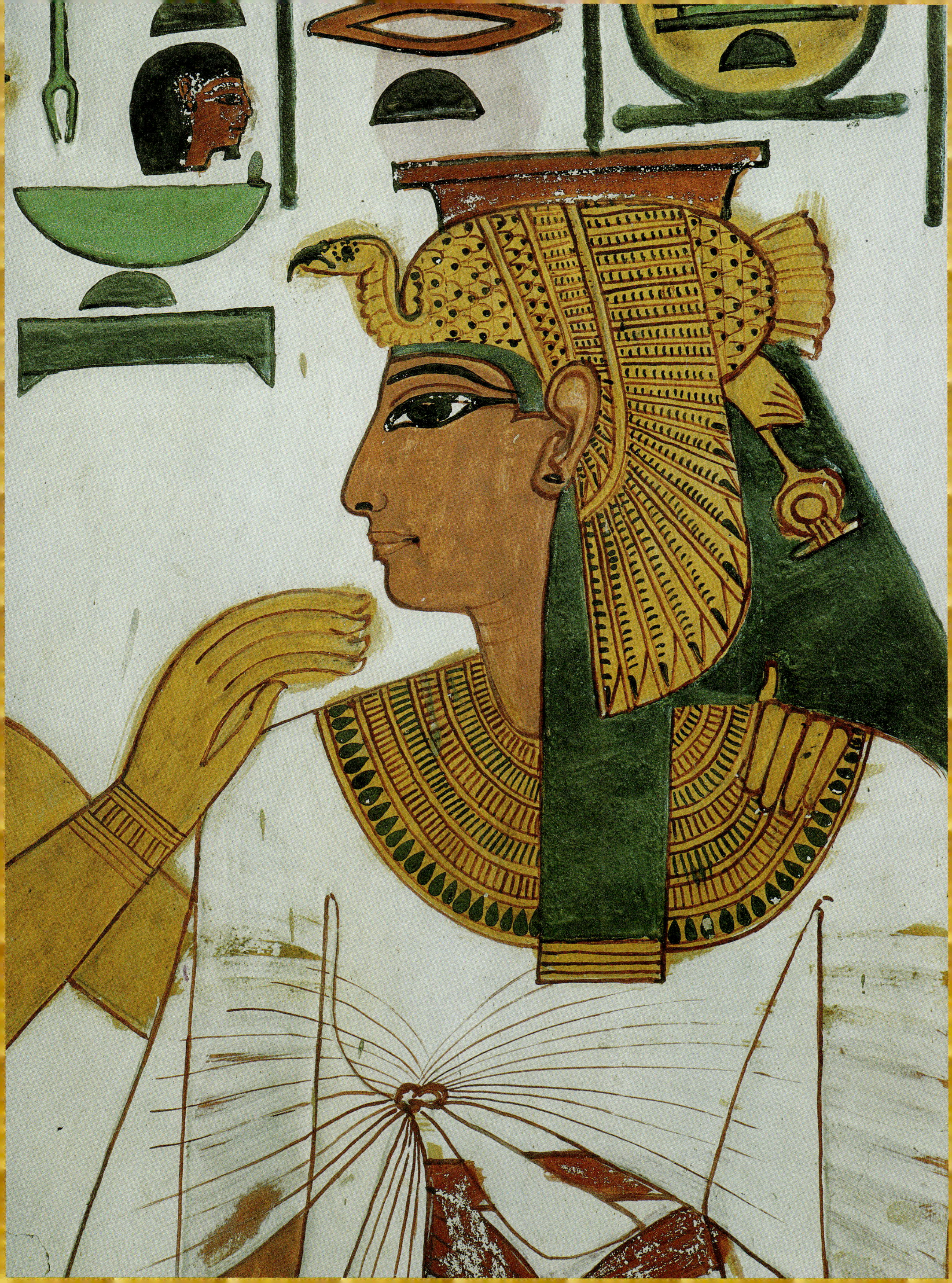

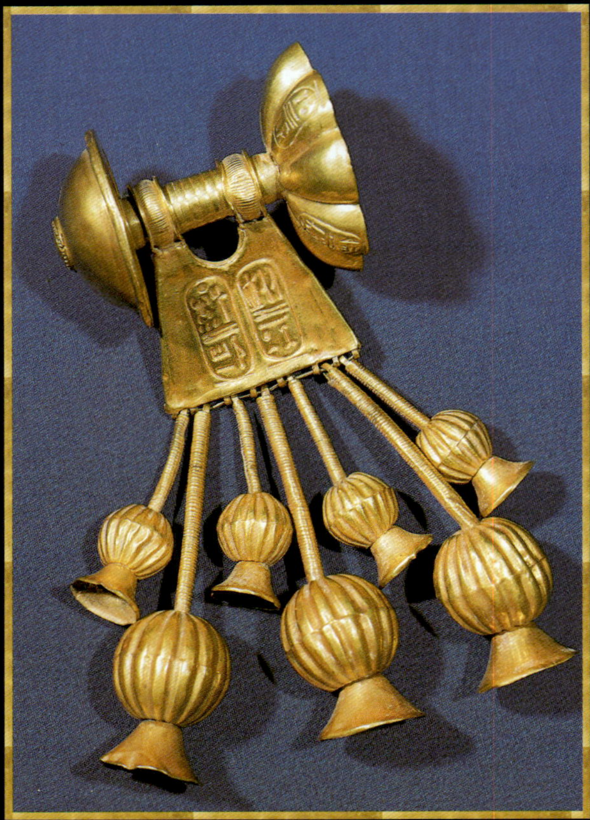

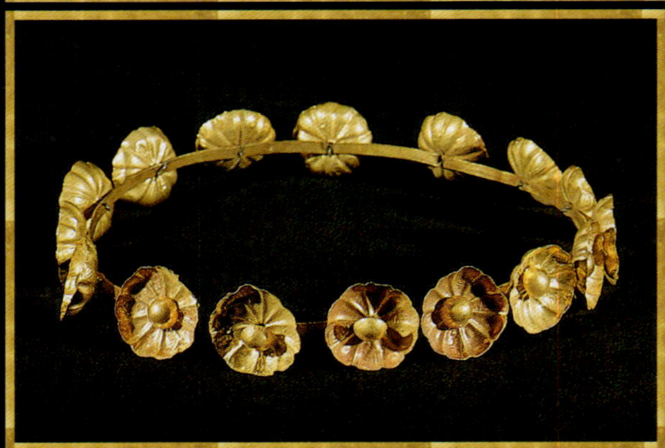

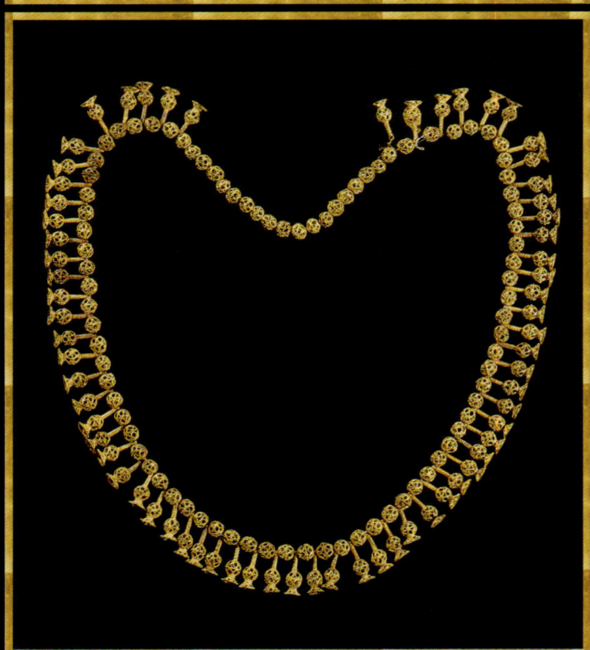

Schlamm gefüllt, der vermutlich in den Schacht gespült wurde, nachdem Diebe das Grab im Altertum geöffnet hatten. In der Nähe eines zerfallenen Miniatursarges kam eine Anzahl Schmuckstücke zutage, darunter einige, die mit dem Namen Sethos' II. und seiner Gemahlin Ta-usret beschriftet sind. Ungeklärt blieb die Frage, ob es sich hier um ein Versteck des geplünderten Grabes der Königin Ta-usret handelte oder um die Bestattung einer im Kindesalter verstorbenen Tochter des Königspaares, der die Eltern Schmuck mit ins Grab gaben.

Bei dem Blütendiadem (417) sind die Namen des Königspaares in die Innenseite der Blütenblätter ziseliert. Die sechzehn goldenen Blüten wurden in einer Form gepreßt und auf einem schmalen Goldblechstreifen kunstlos befestigt. An den halbkugeligen Blütenstempeln hat man je zwei Drähte angelötet, sie durch Bohrlöcher in der Blüte und dem Reif gesteckt und dann auf der Innenseite des Reifs auseinandergebogen.

Das Paar goldener Ohrgehänge (416) zeigt eine ähnlich konstruierte Befestigung wie die Tutanchamuns (396–398). Sie besteht aus zwei geriffelten Röhrchen, die durch das Ohrläppchen gesteckt und ineinandergeschoben werden konnten. Jedes ist an eine gewölbte Scheibe angelötet, die eine glatt, die andere in Blütenform getrieben und auf jedem zweiten Blütenblatt mit dem Namen Sethos' II. beschrieben. An den Röhrchen hängt beweglich an zwei Ringen das trapezförmige Mittelstück, wiederum mit Sethos' Namen. Unten sind an einem Golddraht die mit Ösen versehenen Stengel gerippter Samenkapseln befestigt, im Wechsel drei große und vier kleine. In den Proportionen wirken diese Ohrgehänge unausgewogen, die Goldschmiedearbeit ist ziemlich grob. So sind die Lötlinien an den halbkugelig getriebenen Kapseln gut sichtbar.

Beim Ausräumen des Grabes fand Ayrton zahlreiche einzelne Schmuckglieder, die jetzt zu zwei Halsketten aufgezogen sind; eine verwahrt das Metropolitan Museum in New York, die andere das Ägyptische Museum in Kairo (418). Perlen wechseln mit Anhängern in Kornblumenform. Beide Elemente sind aus kunstvoll miteinander verflochtenen und zusammengelöteten Drahtringen gebildet. Diese zarte Kette ist das früheste Beispiel für Filigrantechnik.

416 *Ohrgehänge Sethos' II.*
417 *Blütendiadem mit den Namen Sethos' II. und der Königin Ta-usret*
418 *Filigrankette mit Kornblumen-Anhängern*

Schmuck der 20. Dynastie

Der Sohn des Dynastiegründers Sethnacht, Ramses III., orientierte sich so eng am Vorbild Ramses' II., daß er dessen Thronnamen und Totentempel kopierte. Durch erfolgreiche Abwehrschlachten rettete dieser letzte bedeutende Herrscher des Neuen Reiches Ägypten vor der doppelten Bedrohung durch die Libyer und die Seevölker. In der Folgezeit hatten er und seine Nachfolger, die alle den Geburtsnamen Ramses trugen, immer mehr mit innenpolitischen Schwierigkeiten zu kämpfen. Eigenmächtigkeiten von Beamten häuften sich, Unfähigkeit und Korruption gefährdeten die Versorgung der Bevölkerung. Hungersnöte, Streiks, Aufruhr und Zerfall der staatlichen Ordnung waren die Folgen. Grabräuber konnten unbehelligt die thebanische Nekropole ausplündern; als es endlich zur gerichtlichen Untersuchung kam, zeigte sich die Verwaltung bis in ihre Spitze hinein korrumpiert.

Der letzte Ramesside, Ramses XI., war schließlich nur noch dem Namen nach der Herrscher Ägyptens. In der Nordhälfte des Reiches übte der Wesir und Hohepriester des Amun von Tanis namens Smendes die wirkliche Macht aus. Im oberägyptischen Theben konnte Herihor die Titel eines Vizekönigs von Kusch, Generalissimus, Wesirs und Hohenpriesters des Amun auf sich vereinen, dann sogar die Königswürde annehmen und eine neue Jahreszählung einführen.

Mit dem wirtschaftlichen und politischen Niedergang in der späten Ramessidenzeit ging ein künstlerischer Verfall einher, der am Wandschmuck der Felsgräber im Tal der Könige deutlich abzulesen ist. Auch die wenigen erhaltenen Schmuckstücke zählen nicht zu den Meisterwerken. Zu erwähnen ist ein Prunkohrgehänge mit dem Namen Ramses' XI. (419); es wurde 1859 von Mariette an der zerfallenen Mumie einer Dame des Königshauses gefunden, die in einem Sarkophag unter dem Allerheiligsten des Osiris-Tempels von Abydos begraben lag.

Das Hildesheimer Museum besitzt ein Armband des Herihor (420), das die Tradition der starren Armbänder mit Scharnier aus dem Beginn der 18. Dynastie fortführt. Mit einem Medaillon versehen, kommt dieser Typus erstmals im Schmuck Tutanchamuns vor, danach im Schatzfund aus dem Tempel von Bubastis (411). Der Reif selbst besteht aus drei Goldblechstreifen, die durch fünf senkrechte Blechstreifen miteinander verbunden werden. Auf die Bänder sind in regelmäßigen kurzen Abständen kleine Halbzylinder aus Goldblech aufgelötet und in diese vorgeformte Stücke aus glasierter Fayence geschoben, von Streifen zu Streifen gegeneinander versetzt, so daß sie ein geometrisches Muster bilden. Der gleiche Dekor faßt das Medaillon ein. Auf seiner Goldplatte ist ein in unregelmäßiger Naturgestalt belassener Türkis mit goldenen Nägeln befestigt. Wo er die Fläche nicht deckt, füllen sie Motive in Goldzellentechnik mit farbigen Einlagen. Noch erkennbar ist eine sich ringelnde Uräusschlange mit Resten von dunkelblauer Fritte im geblähten

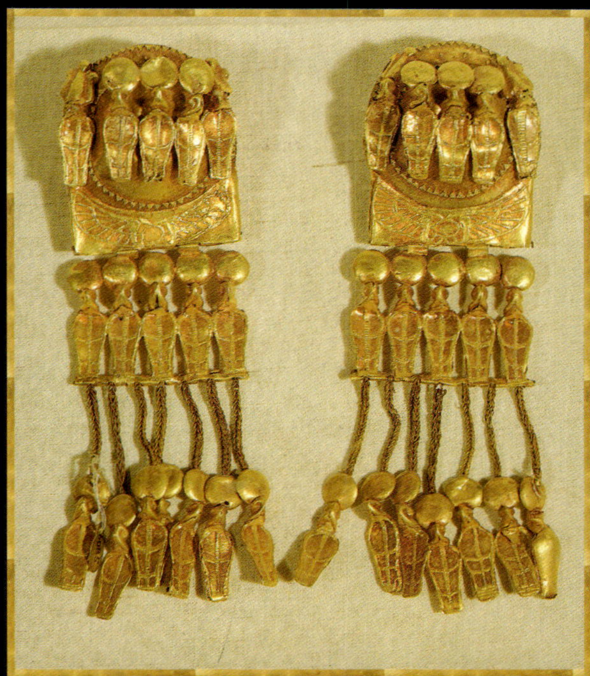

419 *Ohrgehänge mit dem Namen Ramses' XI.*

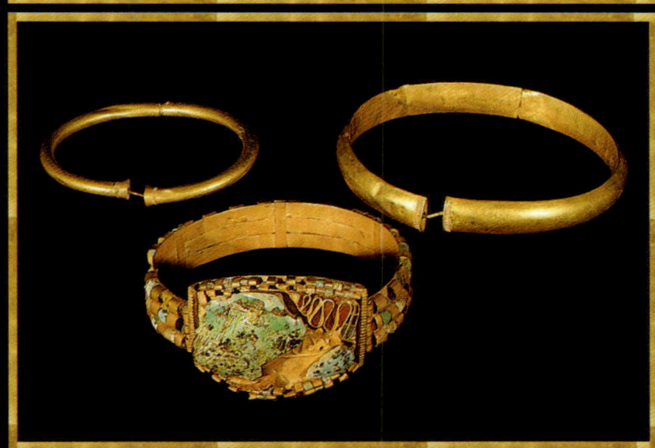

420 *Armband des Herihor*

Brustteil und mit rotem Karneol in den Windungen des Schlangenleibes, während die zerdrückte Goldfassung am anderen Rand nicht mehr sicher zu deuten ist. In die unebene goldene Rückseite sind ziemlich rohe Hieroglyphen geritzt: *Erster Prophet des Amun Re, Königs der Götter, Herihor, der Selige*. Dieses Attribut wie auch die nicht sehr stabile Konstruktion des Armbands verweisen auf seine Bestimmung als Totenschmuck.

Die Spätzeit

Das Ende der Ramessidenzeit um 1100 v. Chr. und damit das Ende des Neuen Reiches ging einher mit einem neuerlichen Zerfall der politischen Einheit sowie dem Verlust der vorderasiatischen Gebiete und Nubiens – typischen Kennzeichen der sogenannten Zwischenzeiten. Wie die ersten beiden Zwischenzeiten, die nach dem Untergang des Alten und des Mittleren Reiches Chaos, Armut und kulturellen Tiefstand mit sich gebracht hatten, war auch diese dritte Zwischenzeit eine Folge innerer Auflösungsprozesse. Zugleich aber war sie einbezogen in einen viel umfassenderen Zerfall, der die ganze orientalisch-mittelmeerische Staatenwelt während des Übergangs von der Bronzezeit zur Eisenzeit erfaßte. Nach dem Tod Ramses' XI. bestieg Smendes den Thron und begründete die 21. Dynastie. Das neue Königshaus bemühte sich, die Traditionen der Ramessidenzeit fortzuführen, auch wenn es nicht mehr in der »Ramsesstadt« residierte, sondern im zwanzig Kilometer nördlich davon gelegenen Tanis, dem Zoan der Bibel. Im Süden hatten die thebanischen Machthaber eine autonome Stellung erlangt und den »Gottesstaat des

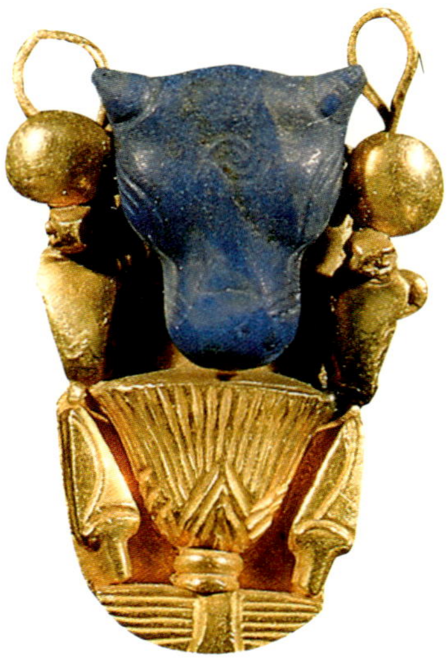

421 *Anhänger*
422 *Schlangenarmreif*

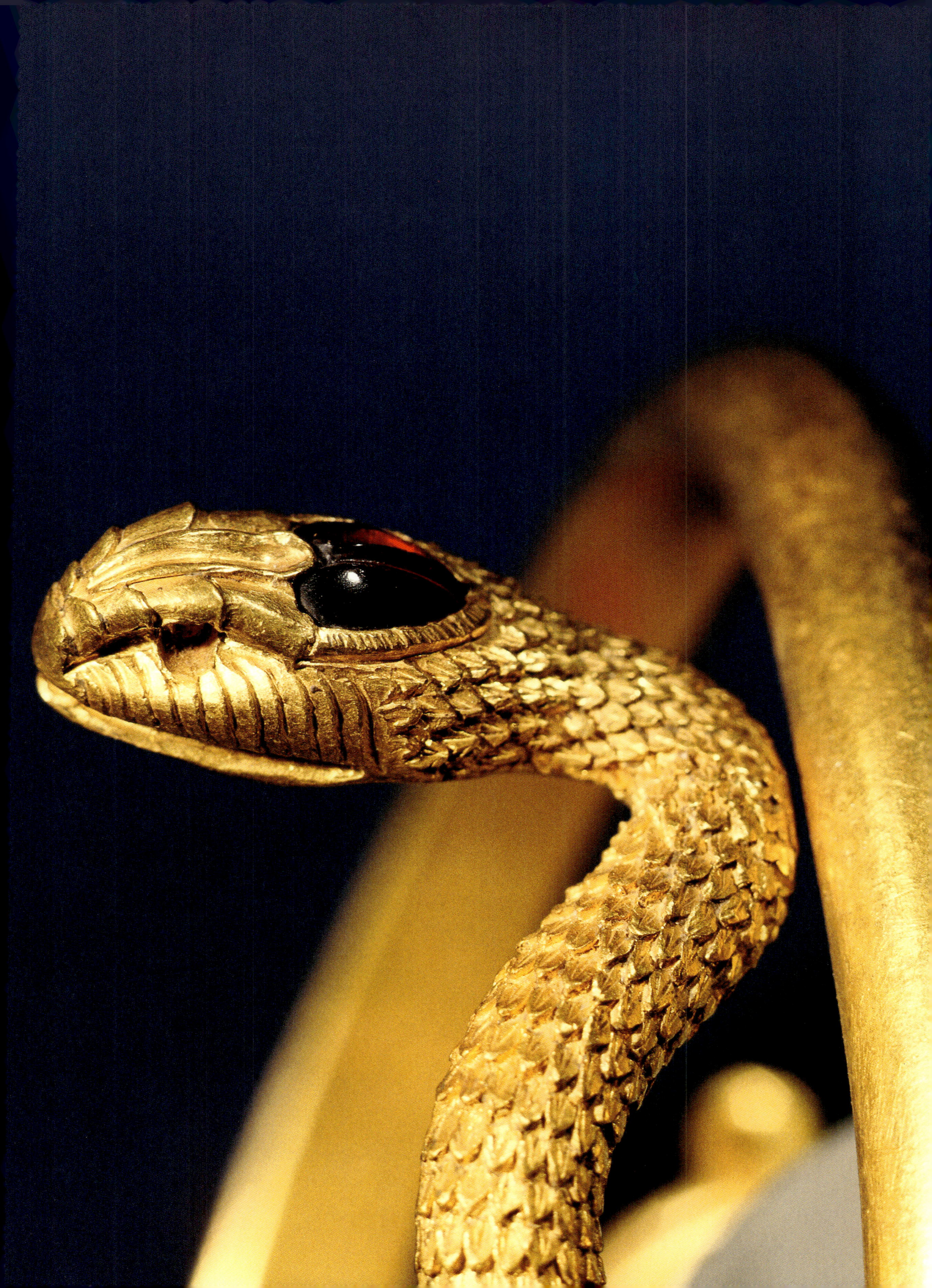

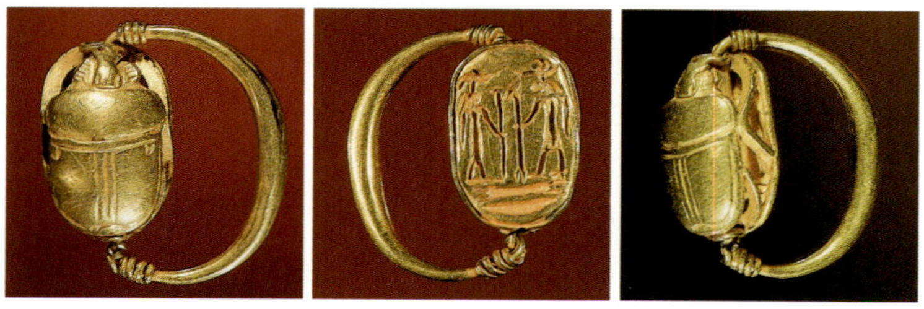

423–425 *Skarabäenring mit Götterpaar von Mendes*

Amun« errichtet, in dem der allgewaltige Götterherr durch Orakelentscheidungen alles Geschehen lenkte. Formal blieb die staatliche Einheit gewahrt. Auch in Oberägypten wurde nach den Regierungsjahren der über den Norden gebietenden Herrscher datiert, nachdem Herihor seine Jahreszählung einer »Ära der Wiedergeburt« selbst wieder aufgegeben hatte. Wenn die Hohenpriester des Amun gelegentlich den Königstitel führten, so taten sie dies offenbar mit Billigung des rechtmäßigen Pharaos. Die in Tanis und Theben herrschenden Häuser waren verwandtschaftlich verbunden, zwischen den beiden Zentren des Landes bestanden enge und freundschaftliche Beziehungen. Anders als in den früheren Zwischenzeiten blieb die innere Ordnung diesmal erhalten.

Während die Bautätigkeit dieser Zeit nur wenig in Erscheinung tritt, nimmt die Goldschmiedekunst einen erstaunlichen Aufschwung. Was die Könige in Tanis und die Hohenpriester von Theben zur Grabausrüstung in Auftrag gegeben haben, läßt keinen Zweifel daran, daß ihre Werkstätten nicht nur die beste ältere Tradition fortsetzten, sondern auch fähig waren, Schmuck neuer Art meisterhaft zu gestalten. Bestechend sind die klaren Formen der in kühlen Blau- und Grüntönen gehaltenen Cloisonné-Arbeiten. Ohrringe und Fingerringe kommen kaum noch vor. Statt dessen gibt es schwere mehrreihige Halskragen aus goldenen Scheibenperlen sowie Brustgehänge und Armbänder, von denen Kaskaden fein getriebener Blütenkelche an Kettchen herabhängen. Reichlich Verwendung finden Scharniere, die nun auch dazu dienen, Schmuckstücke mit Anhängern zu versehen. Ihren Höhepunkt erreicht die Kunst des Metallgusses.

Schmuck der Hohenpriester von Theben

Pinodjem I. trat sein Amt als Hoherpriester von Theben etwa zur Zeit der Thronbesteigung des Smendes an, erhielt dessen Tochter Henuttaui als Gemahlin und legte sich den Königstitel zu. Er wurde in einem Sarg Thutmosis' I. bestattet. Zu den Beigaben gehörte ein Pektoral (426), das als Motiv seinen Thronnamen, *Cheper-cha-Re* aufweist, flankiert von zwei Bienen, dem Wappenzeichen Oberägyptens, über dem Zeichen Gold. Bienen und Hieroglyphen sind teils aus Goldblech getrieben und fein ziseliert, teils in Zellentechnik mit Lapislazuli ausgelegt wie das Rechteckmuster des Rahmens. Die dreisträhnige Kette besteht aus winzigen geriefelten Ringen und ist behängt mit sechskantig getriebenen Blütenkelchen. Am unteren Rand der Brusttafel ist ein Gehänge aus neun Ketten mit ebensolchen Glöckchen angelötet.

Pinodjem II. sorgte dafür, daß die ausgeplünderten und schon mehrfach umgebetteten Mumien der königlichen Grabstätten in Theben mit den Resten ihrer Ausstattung in ein schwer zugängliches Felsgrab in den Kliffs oberhalb des Talkessels von Deir el-Bahari überführt wurden. In der sogenannten Cachette ließ er sich auch selbst beisetzen. Seine Mumie blieb ungestört, bis Einheimische 1871 das Versteck aufstöberten. Daraus entwendete Kostbarkeiten wurden jahrelang in Luxor angeboten, aber Mariette kam den Dieben auf die Spur und konnte den immensen Hort noch annähernd vollständig für das Museum in Kairo retten.

An der Mumie Pinodjems II. fand sich ein identisches Paar Armreife des steifen Typs (427). Der im Querschnitt nahezu runde Reif besteht aus zwei Halbreifen mit symmetrisch gestaltetem Dekor. Als Scharnier dient ein Draht, den eine Lapislazuliperle kaschiert; das eine Ende ist festgelötet, das andere in eine Öffnung gesteckt. Der Verschluß gegenüber besteht aus einer Zwinge, die in ein Loch greift und mit einem Durchsteckstift fixiert wird. Nahe dem Verschluß halten zwei kleine Ringe einen weiteren Ring, an dem zweierlei Art Ketten hängen, drei aus zylindrischen Gold-, Lapislazuli- und Karneolperlen, die beiden anderen aus geriefelten Goldringen. Die Perlenstränge enden in sechskantigen goldenen Blütenkelchen mit Steineinlagen, die Goldketten in Blüten gleicher Art aus Lapislazuli. Der Dekor des Reifs ist zwischen aufgelöteten Stegen ringförmig angeordnet und enthält ein Blütenmuster mit Lapislazuli- und Karneoleinlagen von lebhafter Farbwirkung. Der Aufbau des Armbands erinnert an einen Reif Tutanchamuns, sein Verschluß gleicht dem am Armreif Herihors (420). Die kantigen Blütenanhänger sind jedoch typisch für die 21. Dynastie und in Tanis wie in Theben Mode gewesen.

Die Königsnekropole von Tanis

Die ungeheuren Grabplünderungen im Tal der Könige während der späten Ramessidenzeit hatten zur Folge, daß die neuen Herrscher in Tanis für ihre Grabstätten einen besser gesicherten Ort wählten, den Tempelbezirk ihrer Residenzstadt. Im Tempel des »nördlichen Theben« wurde die gleiche Göttertriade verehrt, Amun, seine Gemahlin Mut und der Kindgott Chons-Neferhotep. Auch die Anlage des Heiligtums orientierte sich am großen südlichen Vorbild Karnak. Im Schutz seiner gewaltigen Umfassungsmauer errichteten die Könige der 21. und 22. Dynastie ihre »Häuser der Ewigkeit«. Der beschränkte Platz auf dem Siedlungshügel ließ jedoch keine ausgedehnten Grabanlagen zu. Oberirdische Bauten blieben nicht erhalten. Die in den Boden versenkten Kammern aus Kalksteinblöcken sind mit Steinplatten gedeckt und mit Wandreliefs ausgestattet. Das Baumaterial holte man aus der nun als Steinbruch dienenden nahen »Ramsesstadt«. Selbst Särge früherer Könige wurden usurpiert.

Angesichts der bescheidenen Ausmaße und der minderwertigen Bauweise dieser königlichen Grabstätten überrascht der Reichtum an goldenen und silbernen Beigaben. Die hohe Feuchtigkeit im Nildelta erlaubte nur die Verwendung unvergänglichen Materials für die Grabausrüstung. Auf Möbel, Truhen, Holzstatuen, Streitwagen oder Textilien, selbst auf die hölzernen Schreine um die Steinsarkophage mußte verzichtet werden, wollte man nicht den Zerfall in Kauf nehmen. Einen Ausgleich schufen kostbare Metallgefäße, wie sie in dieser Fülle nur aus den Bestattungen von Tanis bekannt sind.

In Tanis grub seit 1929 eine französische Expedition unter Leitung von Pierre Montet. Der Ausgräber hatte zuvor in Byblos neben anderen bedeutenden Entdeckungen auch eine Gruppe von Königsgräbern aus der Zeit um 1800 v. Chr. freigelegt. Einige der Funde erwiesen sich als Geschenke von Pharaonen des Mittleren Reiches an die Herrscher der phönikischen Stadt. Um weitere Erkenntnisse über die Beziehungen zwischen Vorderasien und Ägypten zu gewinnen, wandte sich Montet einem Grabungsplatz im Nordosten des Nildeltas zu, dem 400 Hektar großen Siedlungshügel von Tanis, der sich 35 Meter hoch aus der flachen Deltalandschaft erhob.

Ohne aufsehenerregende Ergebnisse verging Jahr um Jahr, wurden in der kargen Einöde unter großen Entbehrungen Gebäudereste des großen Tempels von Sand und Schutt befreit. Die Ausdauer sollte belohnt werden. In der elften Grabungskampagne im Jahre 1939 stießen die Ausgräber unter Ziegelruinen auf Blöcke einer Grababdeckung. Ein Stein fehlte, und durch dieses Grabräu-

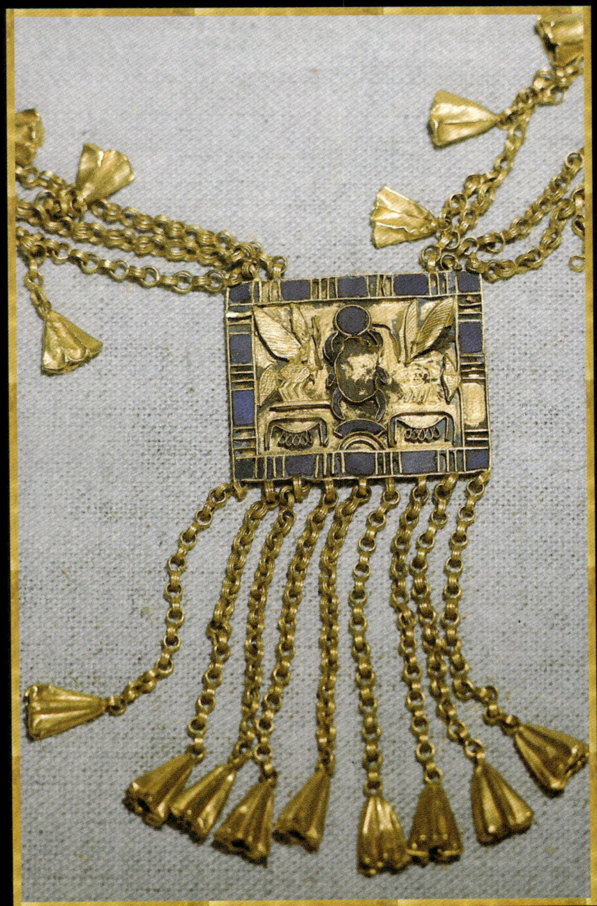

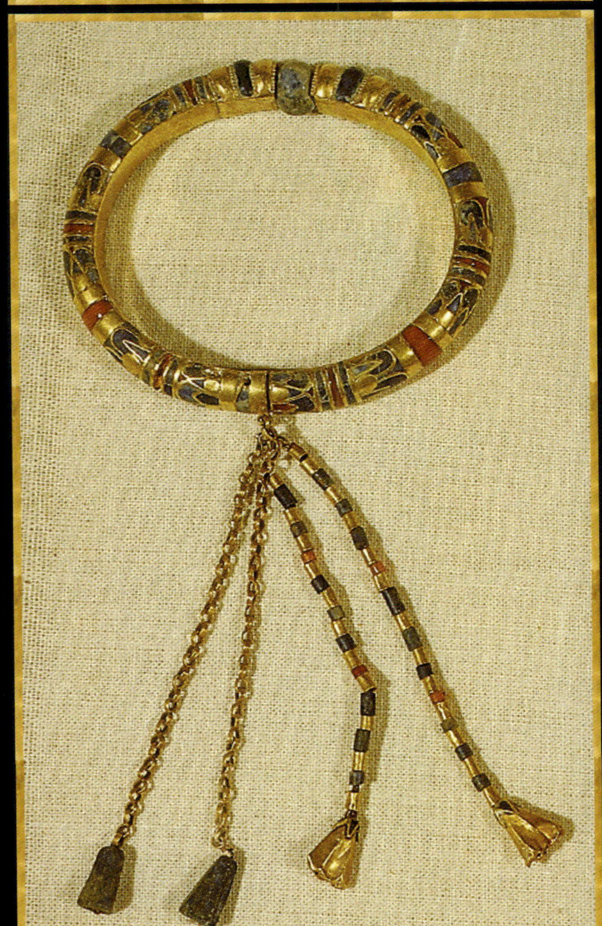

426 Pektoral des Priesterkönigs Pinodjem I.
427 Armreif Pinodjems II.

Fundort Tanis

Der riesige Siedlungshügel von San el-Hagar im Ostdelta galt wegen der vielen Inschriften Ramses' II. auf Obelisken und Architekturteilen lange Zeit als Ort der »Ramsesstadt«. Inzwischen ist Pi-Ramessu bei Kantir lokalisiert worden. Von dort holten die Könige der 21. und 22. Dynastie Baumaterial und Denkmäler für ihre Hauptstadt Tanis.

1929 nahm eine französische Expedition unter Leitung von Pierre Montet die Grabungstätigkeit in Tanis auf. Ohne aufsehenerregende Ergebnisse wurden Jahr für Jahr unter großen Entbehrungen in der trostlosen Einöde Gebäudereste von Sand und Schutt befreit. Die Ausdauer sollte belohnt werden.

Am 25. Februar 1939, während der elften Grabungskampagne, stießen die Ausgräber innerhalb der Umfassungsmauer des Amun-Tempels unter Ziegelruinen auf die Kalksteinblöcke einer Grabahdeckung. Die Nekropole der Tanitenkönige war gefunden. Nach und nach kamen in den Grüften insgesamt sechs Bestattungen von Königen und hohen Würdenträgern der 21. und 22. Dynastie zum Vorschein. Drei davon waren seit der Beisetzung unangetastet geblieben. Aber auch die geplünderten oder in der Antike umgebetteten Bestattungen waren noch mit kostbarem Mumienschmuck versehen. Vier Goldmasken, zwei silberne Särge und zwei Dutzend Edelmetallgefäße zählen zu den Schätzen aus Tanis.

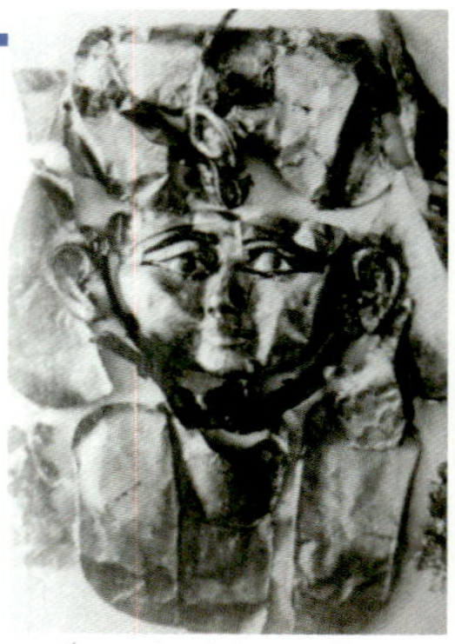

△ Die Goldmaske Amenemopes, von Grabräubern lädiert

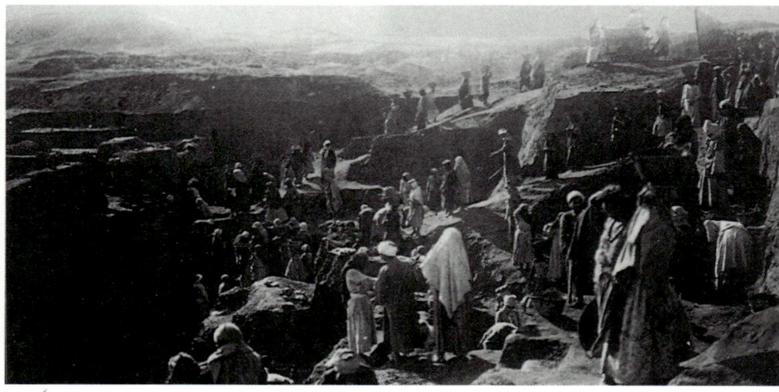

△ Der Zugang zum Grab Osorkons II. wird freigelegt

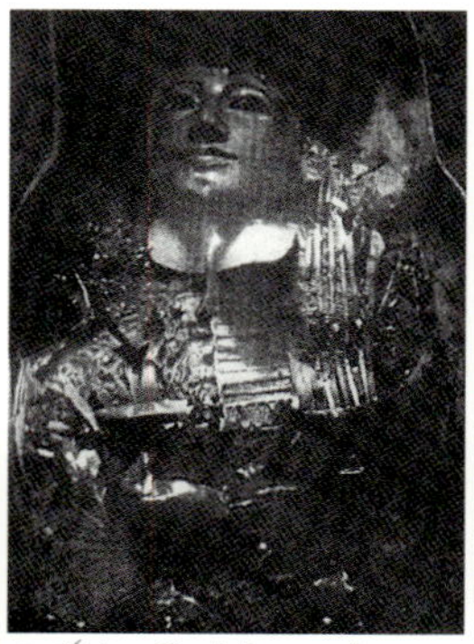

△ Die Goldmaske und der Silbersarg Scheschonqs II.

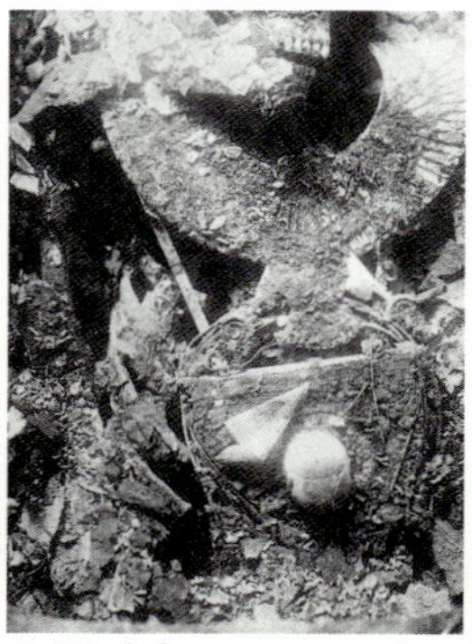

△ Halskragen und Pektoral der Mumie Scheschonqs II.

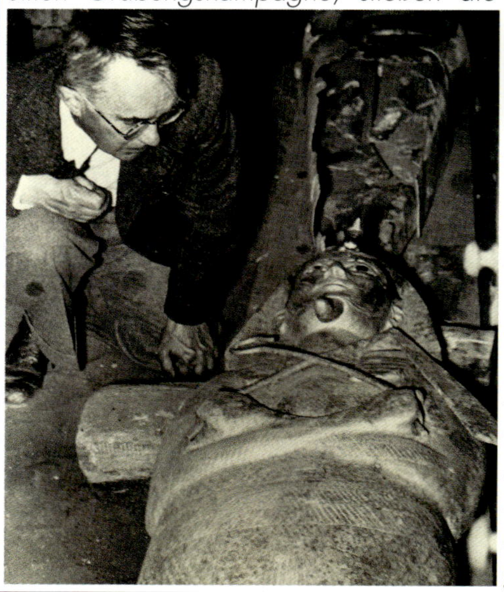

◁ Pierre Montet vor dem silbernen Sarg Psusennes' I.

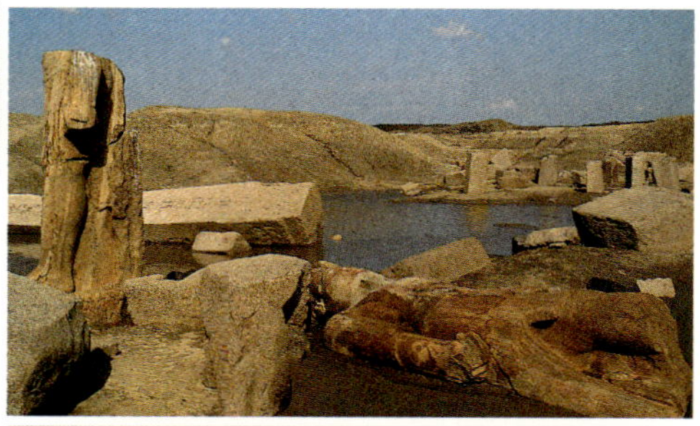

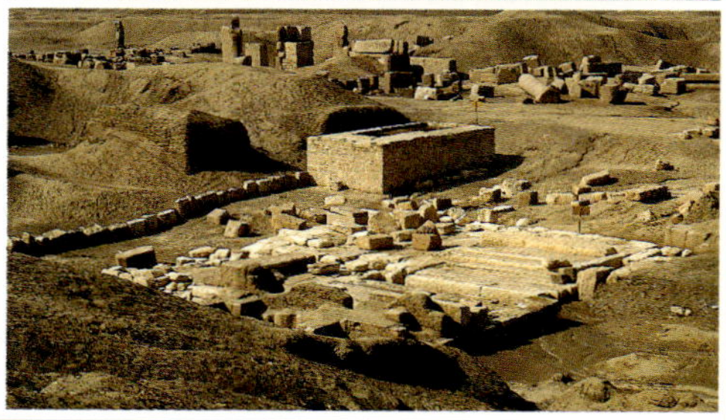

▷ Ruinen von Tanis: Amun-Tempel und Königsnekropole

berloch ließ sich einer der Archäologen in eine kleine, halb verschüttete Kammer hinunter. Im Halbdunkel entzifferte er die Inschriften auf den reliefierten Wänden: Es mußte sich um die Grabanlage Osorkons II. handeln, der als vierter König der 22. Dynastie in Tanis regierte. Von der Kammer aus führten Wandöffnungen in ein kleines Labyrinth unterirdischer Räume mit geplünderten Sarkophagen und spärlichen, in den schlammigen Ablagerungen verstreuten Gegenständen.

Die Enttäuschung darüber, daß die entdeckten Bestattungen ausgeraubt waren, verflog, als in nächster Nähe eine zweite Grabanlage ähnlicher Art zum Vorschein kam. Ihre 20 x 12 Meter große Abdeckung war unversehrt. Ein Block wurde abgenommen. Montet stieg selbst in die Kammer hinunter und las an der Wand die Namen Psusennes' I., eines Königs der 21. Dynastie. Eingeweidekrüge, Figuren und Gerät bedeckten den Boden, aber Montets Blick hing gebannt an einem silbernen Sarg mit Falkenkopf, dessen Deckel etwas verschoben war: Gold schimmerte durch den Spalt. Bei der Öffnung des Sarges in Anwesenheit König Faruks stellte sich heraus, daß nicht die Mumie des Psusennes darin lag, sondern die Scheschonqs II., eines Herrschers der 22. Dynastie, der ein Jahrhundert später in der Vorkammer des Grabes seines Vorgängers Psusennes beigesetzt worden war.

Die unberührte Grabkammer Psusennes' I.

Die Mauer zum Grabraum des Psusennes war noch vollständig von einer bemalten Stuckschicht überzogen, den Eingang verschloß ein riesiger Granitquader – Teil eines zerborstenen Obelisken. Der Block ließ sich auf den runden Bronzestangen herausrollen, auf denen man ihn einst hineingeschoben hatte. In der schmalen, tiefen Grabkammer war es so feucht, daß Wasser von den Wänden tropfte. Ihr vorderer Bereich war angefüllt mit Beigaben: ein bronzener Opfertisch, Gefäße, Geräte, Eingeweidekrüge, Hunderte von Totenstatuetten. Doch ins Auge fielen zuerst die gleißenden Goldgefäße – das Kult- und Tafelgeschirr des Königs.

Im rückwärtigen Teil der Kammer stand ein großer Sarkophag aus Rosengranit. Seine Siegel waren unversehrt. Der Deckel wurde gehoben, und es kam ein schwarzer Granitsarkophag zum Vorschein. Im Spalt zwischen den Sarkophagen lagen Waffen und Zepter, darunter ein Bronzeschwert, von dem nur das mit Goldblech verkleidete Heft erhalten geblieben war, fein ziseliert und mit einem Falkenkopf als Knauf (431). Der innere der zwei Sarkophage, die beide aus älteren Bestattungen stammten, barg einen Silbersarg (428).

Anders als die usurpierten Granitsarkophage ist der mumiengestaltige Silbersarg für Psusennes angefertigt worden. Die Gesichtszüge sind idealisiert und erinnern an Königsbildnisse der Ramessidenzeit. Der Götterbart, die auf der Brust verschränkten Arme und die beiden über Kreuz gehaltenen Insignien Krummstab und Geißel entsprechen der zu Osiris gewordenen göttlichen Gestalt des Königs. Um die Stirn liegt ein Band aus dünn gehämmertem Goldblech. Darüber erhebt sich ein goldener Uräus. Brauenbögen und Augen sind aus Glas eingesetzt. Der aus Silber getriebene Götterbart ist wie die silbernen Königsinsignien in den Händen separat gearbeitet und mit Nieten am Kinn befestigt.

Deckel und Sargwanne wurden in Treibarbeit hergestellt und vernietet. Meisterhafte Ziselierungen überziehen die Oberflächen. Ziseliert sind die Streifen des Königskopftuchs, der breite Blütenhalskragen, die Armreife, die hieroglyphischen Inschriften und die Schutzgottheiten, die den Körper mit ihren Schwingen einhüllen. Auf dem Sargboden ist es die Göttin Nut, die mit ausgebreiteten Flügelarmen den toten König umfängt. Eine Inschrift im Deckel richtet an sie die Bitte: *O meine Mutter Nut, breite deine Flügel über mir aus. Gib, daß ich sei wie die unvergänglichen und unermüdlichen Zirkumpolarsterne.*

Am 15. Februar 1940 hatte Montets Team den Eingang zum Grab Psusennes' I. entdeckt, zwei Wochen später wurde der Deckel des Silbersarges abgehoben.

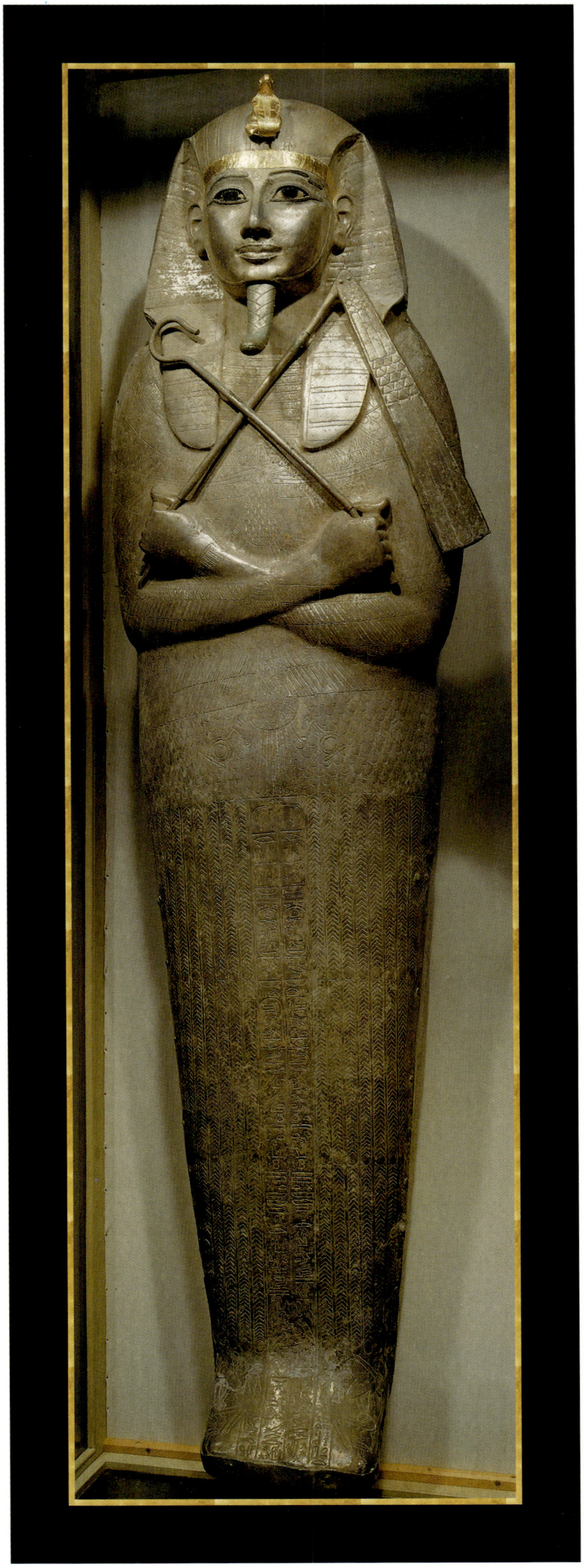

428 *Silbersarg des Königs Psusennes I.*
Seite 206–207: 429–430 *Goldmaske Psusennes' I.*

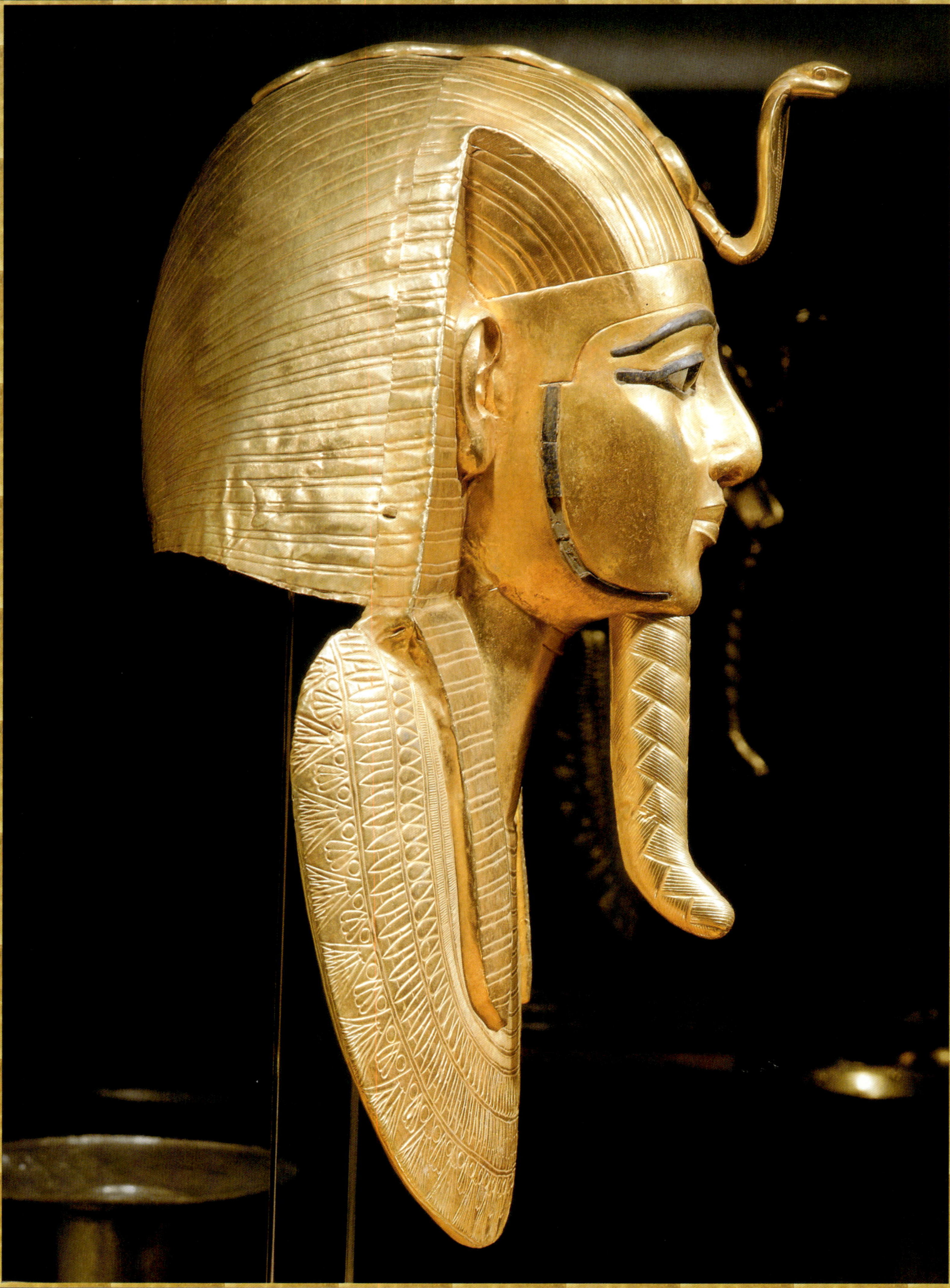

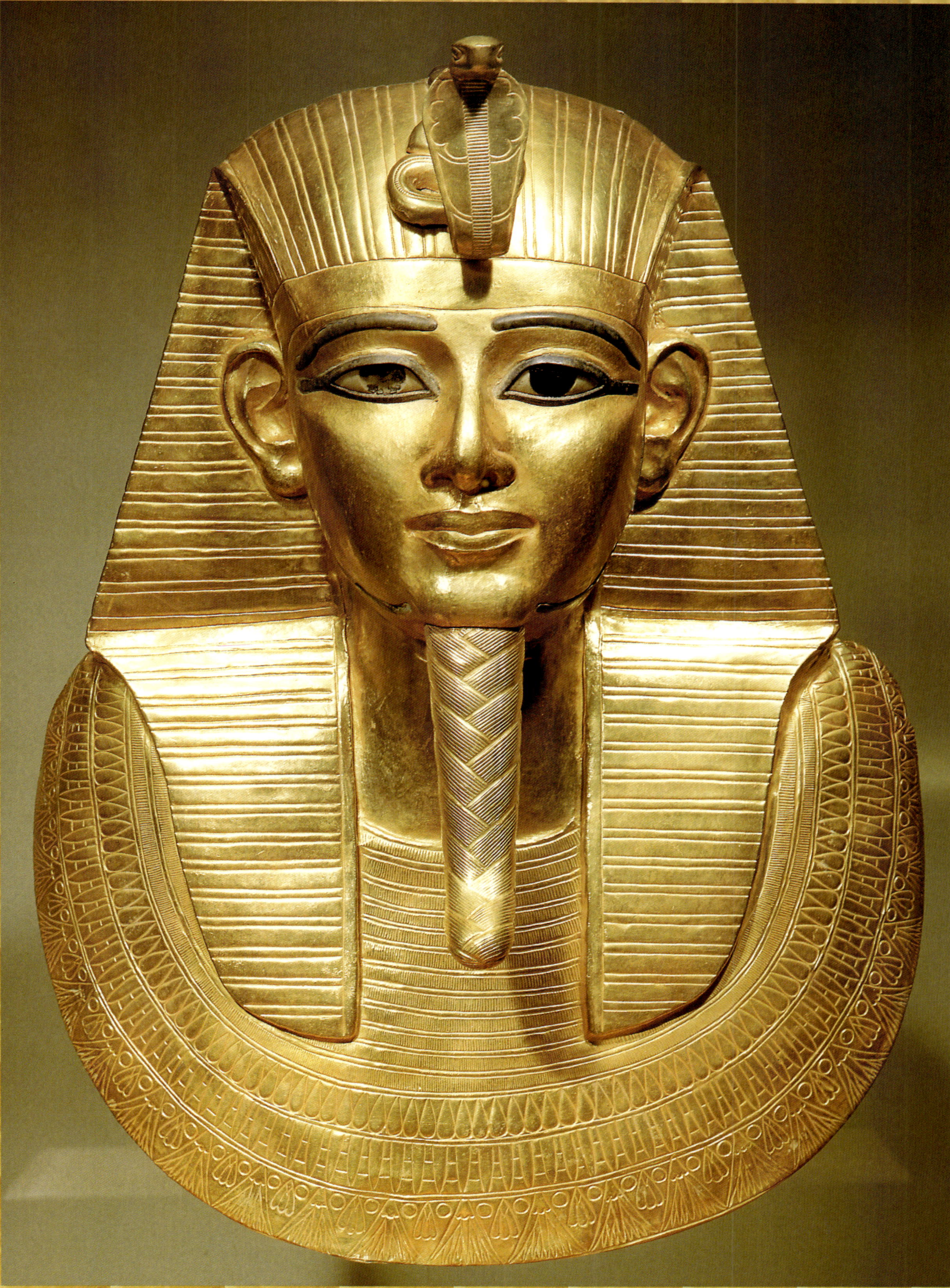

Eine Goldmaske und ein mit Götterdarstellungen und Schutzformeln ziseliertes Goldblech von über einem Meter Länge bedeckten die sterblichen Überreste des Pharaos. Von der Mumie waren nur einige Gebeine geblieben – übersät mit Schmuck: Kolliers aus Gold und Lapislazuli, drei Ehrengold-Halskragen, zerfallen in Hunderte von Scheibenperlen, sechs Pektorale mit Einlagen, zwölf Armreife am linken Arm, zehn am rechten, vier weitere an anderer Stelle, sechsunddreißig Ringe, dreißig Amulette; auch eine goldene Inzisionsplatte, Fingerhülsen, Zehenkappen und Sandalen aus Gold schützten und schmückten einstmals die königliche Mumie. Ein solcher Fund war nicht geheimzuhalten und mußte Begehrlichkeit wecken. Wachmannschaften sicherten ihn Tag und Nacht; so konnte ein Raubversuch vereitelt werden. Innerhalb weniger Wochen wurden die Schätze geborgen und am 3. Mai nach Kairo ins Ägyptische Museum überführt.

Die Goldmaske Psusennes' I. (429–430) mit dem würdevollen und zugleich entrückten Gesichtsausdruck ist die vollkommenste der vier Masken, die in Tanis entdeckt wurden. Nur sie besteht aus zwei Teilen, der vom Königskopftuch umrahmten Gesichtsmaske samt Blütenhalskragen sowie der Fortsetzung des Nemes über dem Hinterkopf. Die Teile sind an der Nahtstelle ineinandergeschachtelt und vernietet. Aus hauchdünnem Goldblech getrieben, fein ziseliert, aber nicht poliert, so daß sich das Licht auf der Oberfläche in mildem Glanz bricht, stellt diese Maske ein Meisterwerk tanitischer Goldschmiedekunst dar. Die Beherrschung des Handwerks zeigt sich auch im Uräus, der wie der Götterbart separat gearbeitet, aus drei Teilen zusammengefügt und mit umgebörtelten Stiften befestigt wurde, oder in den Einlagen aus Glas und Lapislazuli.

»Sei gegrüßt, Schöngesichtiger, Herr des Sehens ... Schöngesichtiger unter den Göttern!« So spricht »der Balsamierer« Anubis im Totenbuch (Spruch 115) zu dem für den Jenseitsweg Ausgerüsteten. Als schützende Hülle und unvergängliches Ebenbild umgab die Maske Kopf und Brust der Mumie. Ihr weich modelliertes Gesicht sollte die Züge des Königs in jugendlicher Idealisierung bewahren. Gesichtskontur, Augenpartie mit feinem Oberlidstrich, Halsfalten und insbesondere die sanft gebogene Nase sind noch der Tradition ramessidischer Porträtkunst verhaftet. Obwohl die schweren Ohrringe inzwischen aus der Mode gekommen waren, werden in Bildwerken auch jetzt noch große Durchbohrungen in den Ohrläppchen angedeutet.

Nicht allein Kopf und Leib der Mumie waren mit Gold bedeckt, auch Finger und Zehen bedurften einer unvergänglichen schützenden Hülle. Kunstvoll bandagiert, wurden sie in goldene Hülsen gesteckt, die Finger- und Zehennägel mit nachziselierter Umrandung aufweisen. Die Füße waren für den langen Weg ins Jenseits mit goldenen Sandalen ausgestattet.

Vor der Einbalsamierung des Körpers entfernten die Priester das Gehirn durch die Nasenöffnung. Ein langer Schnitt in der linken Seite des Unterleibs ermöglichte die Entnahme der Eingeweide und ihr Ersetzen durch Füllmaterial. Der Schnitt wurde mit Fäden verschlossen und mit einer Auflage aus Wachs, Fayence oder Metall belegt. Die Mumie des Psusennes erhielt eine mit getriebenen und nachziselierten Inschriften und Darstellungen versehene Inzisionsauflage aus Goldblech, die an den vier Enden perforiert und über dem Bauchschnitt auf den Mumienbinden aufgenäht wurde. Zentralmotiv ist ein Udjat-Auge, das im Kampf mit Seth verletzte Auge des Horus, das durch Thot wiederhergestellt und so zum Symbol der Unversehrtheit schlechthin wurde. Wie das Auge des Horus sollte der Leib des Pharaos von seiner Wunde genesen. Rechts und links davon stehen die vier Schutzgötter der Eingeweide, die den Verstorbenen vor Hunger und Durst bewahren sollen.

Silbersarg und Goldmaske des Psusennes tragen in feiner Ziselierung breite Halskragen. Dieser im Neuen Reich so gebräuchliche Schulterschmuck fehlte jedoch in der opulenten Schmuckausstattung der Mumie. Statt dessen fanden sich gleich drei mehrrei-

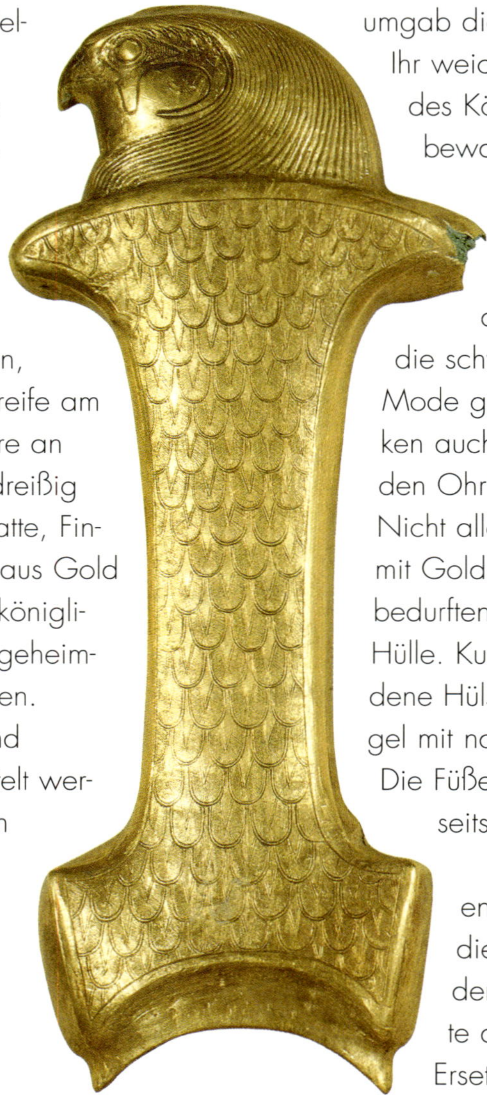

431 Schwertheft

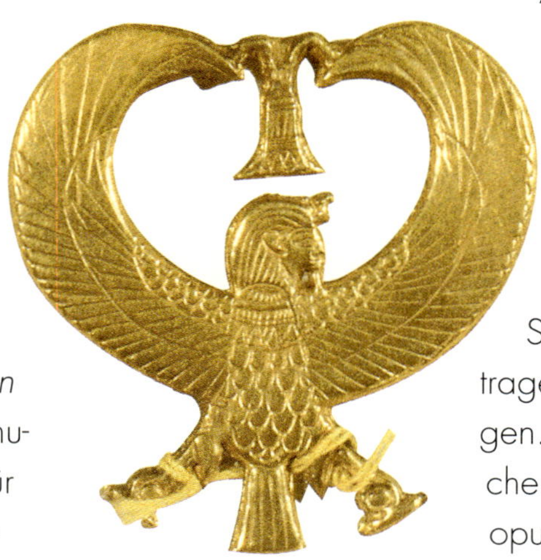

432 Ba-Vogel

hige Ehrengoldkragen. Die Verleihung des Ehrengoldes an verdiente Amtsinhaber ist häufig dargestellt, ein Relief in Tanis zeigt Psusennes bei dieser Zeremonie. Die dabei übergebenen Ehrenzeichen gleichen erstaunlich genau den ihm ins Grab mitgegebenen Exemplaren, den ersten, die gefunden wurden. Sie veranschaulichen den Wert solchen Schmucks, der seit der Ramessidenzeit zunehmend auch Götterbilder und Götterbarken zierte.

Um den Hals der Mumie lag ein über acht Kilogramm schwerer Kragen mit mehr als fünftausend goldenen Scheibenperlen (433–434). Er besteht noch aus fünf Strängen, der äußere ist nicht mehr erhalten. Die Schließen der Perlenreihen werden von einem flachen kastenförmigen Verschlußstück mit rundgebogenen Schmalseiten verdeckt. Seine sechsfach perforierten Seitenbleche kamen nach der Entdeckung abhanden.

Vorder- wie Rückseite des Verschlusses tragen unter einem geflügelten Skarabäus und von Uräenfriesen eingefaßt den Thron- und Geburtsnamen des Psusennes, auf der Vorderseite mit Lapislazuli eingelegt, rückseitig in delikater Gravur. Ein Stift fügt am unteren Rand des Verschlußstücks angelötete Ösen scharnierartig mit den Ösenaufhängern der Ketten zusammen. Von hier ergießen sich Kaskaden von Kettchen aus fein geflochtenem Golddraht, die sich immer weiter verzweigen und in blütenförmigen Anhängern aus getriebenem Goldblech mit geperlten Rändern enden.

Der geflügelte Skarabäus, Sinnbild der aufgehenden Sonne und Symbol der Wiedergeburt im alten Ägypten, begleitete den König auf dem Wege der Auferstehung. Psusennes nahm nicht weniger als vier Skarabäenanhänger in sein Grab. Von fast identischem Umriß, unterscheiden sich allein ihre Einlagen, der Dekor der Flügel und die auf der Unterseite der Käfer eingravierten Inschriften. Die dafür ausgewählten Sprüche sollen das Fortleben des Königs sichern, indem sie ihn dem Sonnengott gleichsetzen und ihn befähigen, nach Belieben im Jenseits wie auf Erden zu wandeln. *Mein Herz ist das des Re, das Herz des Re ist mein Herz,* verkündet die Inschrift des aus Granit geschnittenen Skarabäus (435). In einem goldenen Reif gefaßt, breitet er die schmalen Flügel aus. Ihre senkrecht gestreifte Fiederung besteht aus farbigen Steineinlagen zwischen aufgelöteten Stegen. Anstelle der sonst üblichen Sonnenscheibe schiebt der Skarabäus die goldene Kartusche mit dem farbig einge-

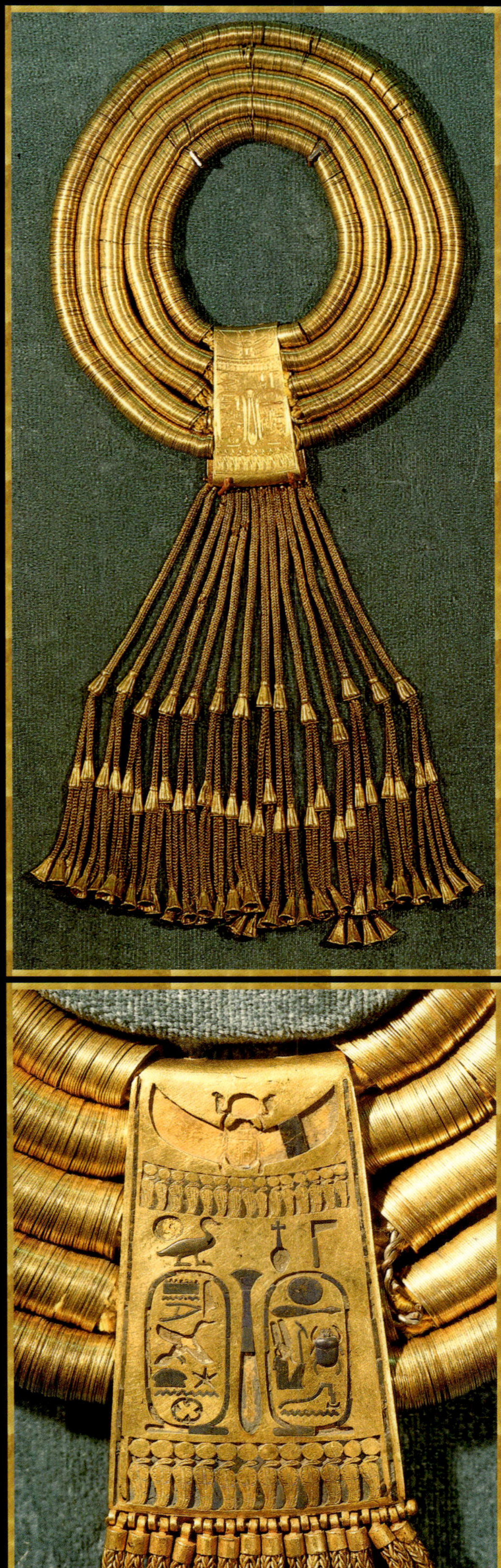

433–434 Ehrengold Psusennes' I., Rückseite und Vorderseite des Verschlusses

legten Königsnamen *Psusennes-geliebt-von-Amun* vor sich her. Am Hinterleib des Käfers sitzt ein Schen-Ring, der als Symbol zyklischer Wiederkehr die Sonnenscheibe in Form eines gewölbten Karneols umschließt. Das Skarabäenmotiv tritt seit Amenophis III. in der Schmuckkunst auf und gelangt im Grabschatz Tutanchamuns zu größter Bedeutung. In Tanis auf das Wesentliche reduziert, erfährt es eine Steigerung der künstlerischen Wirkung. Während Juwelierarbeiten der Zeit Tutanchamuns oft überladen wirken, beeindrucken hier klare Linienführung und harmonisch abgetönte Farben.

Thron- und Geburtsnamen – Sonnengott und König sind eins geworden –, Schen-Ringe garantieren den ewigen Kreislauf.

Die strenge Komposition dieser Durchbruchsarbeit in Cloisonné-Technik erhält ihren besonderen Reiz durch einen mit Scharnieren angehängten Sockelstreifen. Auf kleinstem Raum hat der Künstler hier die Unterwelt des Osiris heraufbeschworen, indem er Spruch 100 des Totenbuchs in Vignetten bannte: *Spruch, um den Verstorbenen zu vervollkommnen und ihn hinabsteigen zu lassen zur Barke des Re, mit denen, die in seinem Gefolge sind. Ich habe den Phönix (Benu) zum Osten übergefahren und Osiris nach Busiris.* Mit Thron- und Geburtsnamen bezeichnet, rudert der König rechts im Bild den Phönix zum Osten, der aufgehenden Sonne entgegen, links Osiris nach Busiris, der Heimat des Gottes im Delta.

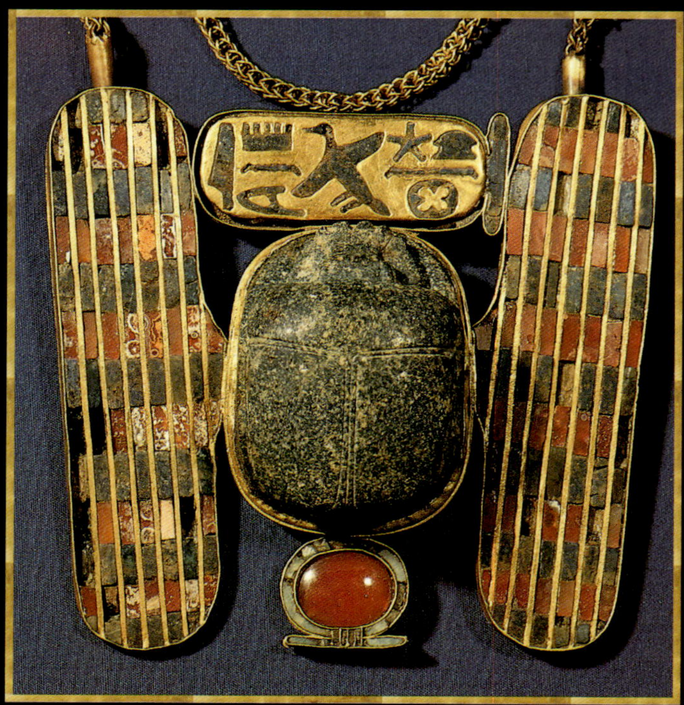

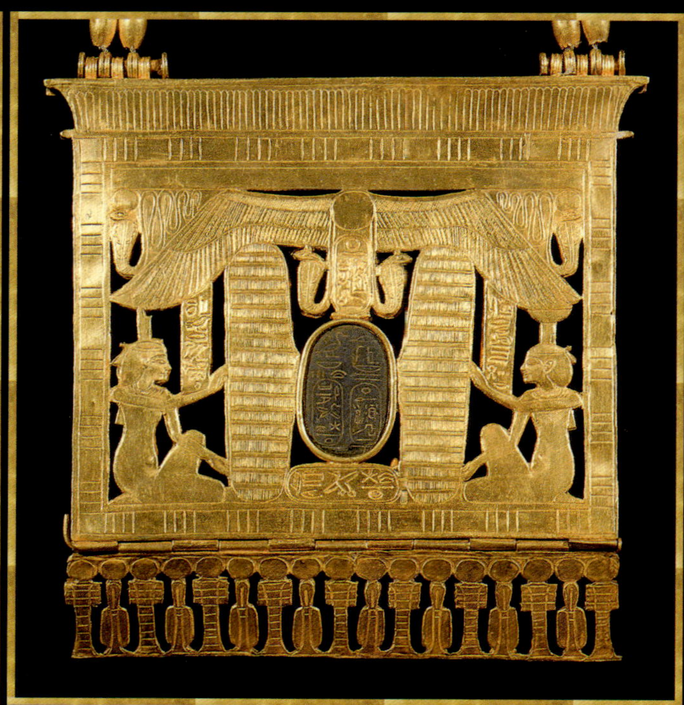

435–436 *Skarabäenanhänger Psusennes' I und Rückseite des Skarabäenpektorals mit Isis und Nephthys*

Auch in zwei schreinartig gerahmten Pektoralen versinnbildlicht der Lauf der Sonne das immer wiederkehrende Thema von Wiedergeburt und Fortleben. Der Rahmen gibt wie ein Tor den Blick auf das Geschehen frei. In dem einen Pektoral (436–437) halten Isis und Nephthys kniend die Flügel des Skarabäus, der Königsring und Flügelsonne zur Himmelshieroglyphe emporschiebt.

Das zweite Pektoral variiert das Thema: Assistiert von Uräus-Schlangen und Udjat-Augen, schützen die Osiris-Schwestern mit ausgebreiteten Flügeln die aufgehende Sonne. Über einem Djed-Pfeiler, Symbol des Osiris, steigt sie als Skarabäus aus der unterweltlichen Sphäre auf, um zur Himmelshieroglyphe emporzufliegen. Als Flügel dienen die Kartuschen des Königs mit seinem

Geflügelte Gottheiten hüllten den verstorbenen Pharao ein und behüteten ihn auf seinem Weg der Wiedergeburt. Fein ziseliert, bedeckten sie mit ihren Schwingen den Sarg, lagen als Anhänger oder Kragen auf Brust und Schultern. In der Totenausstattung Psusennes' I. traten kleine Amulette in Form von Schulterkragen an die Stelle ihrer großformatigen Vorbilder. Aus Goldblech getrieben

437 *Skarabäenpektoral mit Isis und Nephthys*

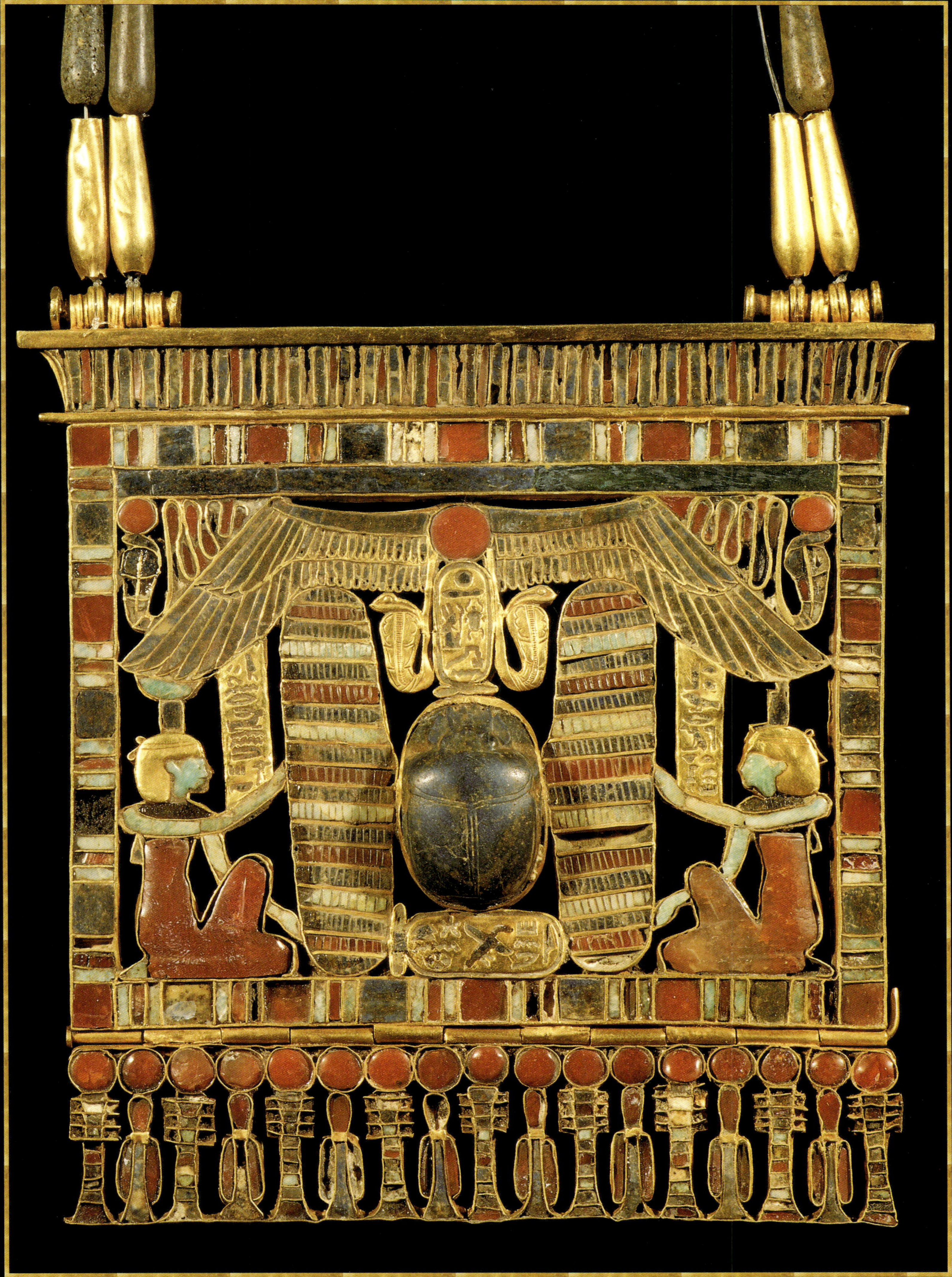

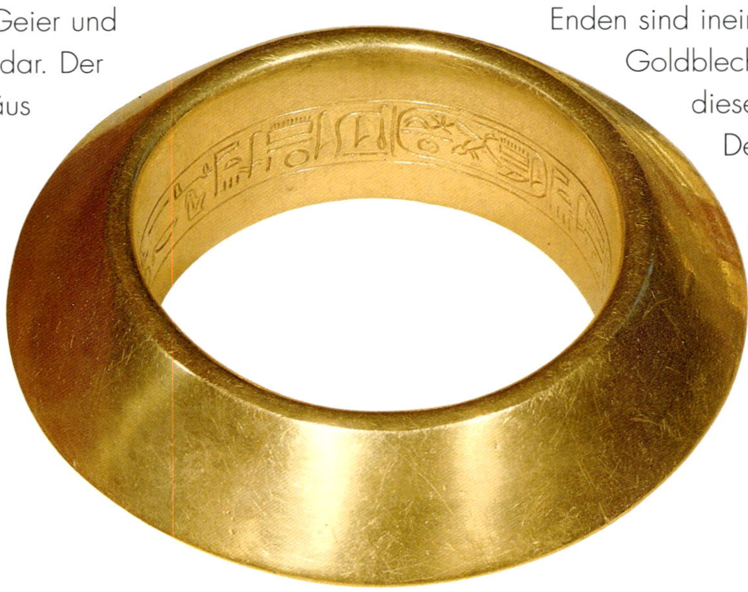

438 *Massiver Armreif Psusennes' I.*

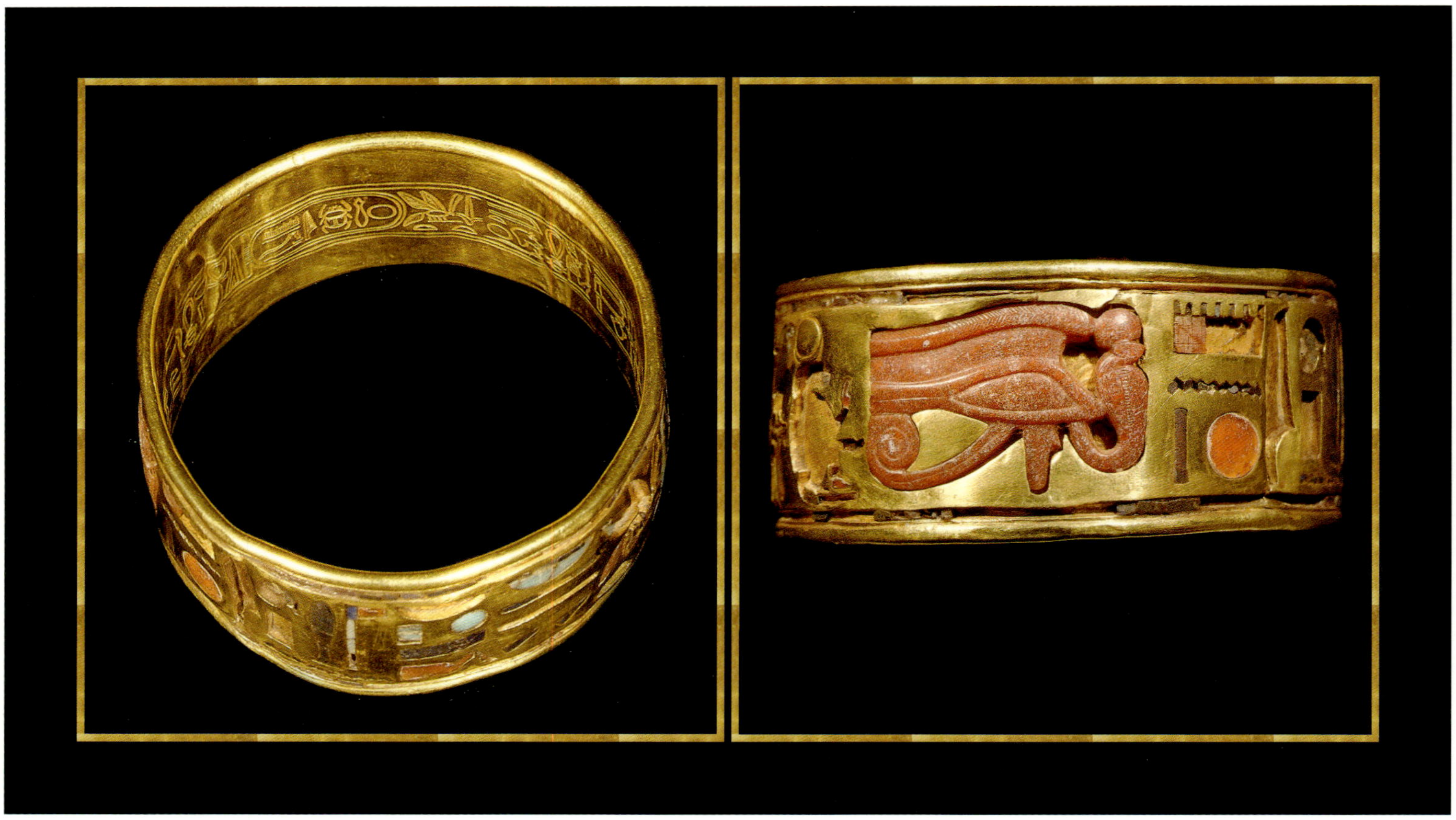

439–440 *Rebus-Armreif Psusennes' I.*

und ziseliert, stellen sie in Falkengestalt den Himmelsgott Horus-Behedeti, in Geiergestalt die Göttin Oberägyptens und in der Doppelgestalt von Geier und Schlange die Kronengöttinnen dar. Der menschenköpfige Falke mit Uräus über der Stirn (432) verkörpert den Seelenvogel, der sich ungehindert zwischen dem Körper in der verschlossenen Grabkammer und der Außenwelt bewegen kann. All diese Flügelwesen tragen Ringe der Unendlichkeit in ihren Klauen und haben wie die großen Schulterkragen Gegengewichte zwischen den Flügelspitzen. Auf der Rückseite angelötete Ösen dienten der Befestigung an gebotener Stelle auf den Mumienbinden.

Der Grabschatz umfaßt sechsundzwanzig Armreife. Bei einem der paarweise gearbeiteten und getragenen Ensembles, gleichen Typs wie der Armschmuck des Hohenpriesters Pinodjem (427), sind die Reife auf ihrer glatten Innenseite mit »Ost« beziehungsweise »West« beschriftet, was »links« und »rechts« bedeutet, doch waren sie vertauscht auf die Arme der Mumie geschoben. Jeder Reif besteht aus zwei ungleichen Teilen, die Enden sind ineinandergesteckt. Aus dünnen Goldblechen hohl hergestellt, sind diese Armreife sehr leicht. Ihr Dekor verbirgt die gelöteten Nähte. Zwei Bänder ineinandergreifender Goldspiralen auf blauem Grund säumen eine Inschrift, die, ebenfalls aus Gold in Lapislazulieinlagen, außen um den Reif läuft: *Es lebe der König von Ober- und Unterägypten, Herr der Beiden Länder, Aa-cheper-Re, der Erwählte des Amun, mit Leben beschenkt ewiglich. Der Sohn des Re, Herr der Erscheinungen, Psusennes-geliebt-von-Amun, mit Leben beschenkt wie Re ewiglich.*

Zwei schlichte Armreife, in gleicher Art unter königlichem Schmuck sonst nicht vertreten, tragen Widmungsinschriften der Königsgemahlin. Der Reif ist in zwei Hälften gearbeitet, die jeweils aus sieben aneinandergelöteten hohlen Halbringen bestehen, abwechselnd glatt und gerippt. Auf der Innenseite des dritten und fünften Ringes sind folgende Inschriften eingraviert: *König, Herr der Beiden Länder, Erster Prophet des Amun-Re-König-der-Götter, Sohn des Re, Psusennes-geliebt-von-Amun. – Gemacht (von der) Ersten, Großen Königsgemahlin Seiner Majestät, Herrin der Beiden Länder Mut-nedjmet.*

Um den linken Arm der Mumie lag ein massiver goldener Armreif (438), der mit nahezu 1,8 Kilogramm Gewicht zu schwer war, um im Leben getragen zu werden. Auf der Innenseite verläuft in feinster Gravur die Inschrift: *Rede des Amun-Re, König der Götter: »Ich verleihe dir Stärke und Tapferkeit, auf daß du die Köpfe deiner Feinde schlägst.« Der König von Ober- und Unterägypten, Aa-cheper-Re, der Erwählte des Amun, Sohn des Re, Herr der Erscheinungen, Erster Prophet des Amun-Re, König der Götter, Psusennes-geliebt-von-Amun.* Das kleinere Gegenstück vom rechten Arm trägt die gleiche Segensformel, aber ausgesprochen von Mut, Amuns Gemahlin.

Einer der zylindrischen Armreife ist nicht zweiteilig gearbeitet, sondern aus einem Stück Goldblech getrieben (439–440). Außen um den Reif läuft zwischen zwei mit Feldspat ausgelegten Rillen ohne weiteren Zierat eine Inschrift in großen, einprägsamen Hieroglyphen: *König von Ober- und Unterägypten, Herr der Beiden Länder, Herr der Stärke, Erster Prophet des Amun-Re-König-der-Götter, Psusennes-geliebt-von-Amun, mit Leben beschenkt.* Die Zeichen sind mit zugeschliffenen farbigen Steinen eingelegt. Einige setzen sich mosaikartig aus Steinen unterschiedlicher Farben zusammen, manche sind fein reliefiert. Als Zentralmotiv hebt sich ein markantes Udjat-Auge heraus, das sich zusammen mit einem Pavian als Rebus für »König« in das Epitheton des Amun-Re »König-der-Götter« einfügt.

Auf der glatten Innenseite verlaufen in entgegengesetzter Richtung zwei fein ziselierte Königstitulaturen mit gemeinsamem Anfang: *Es lebe der vollkommene Gott, mit furchtbarem Arm, mit tapferem Herzen wie Month* (der

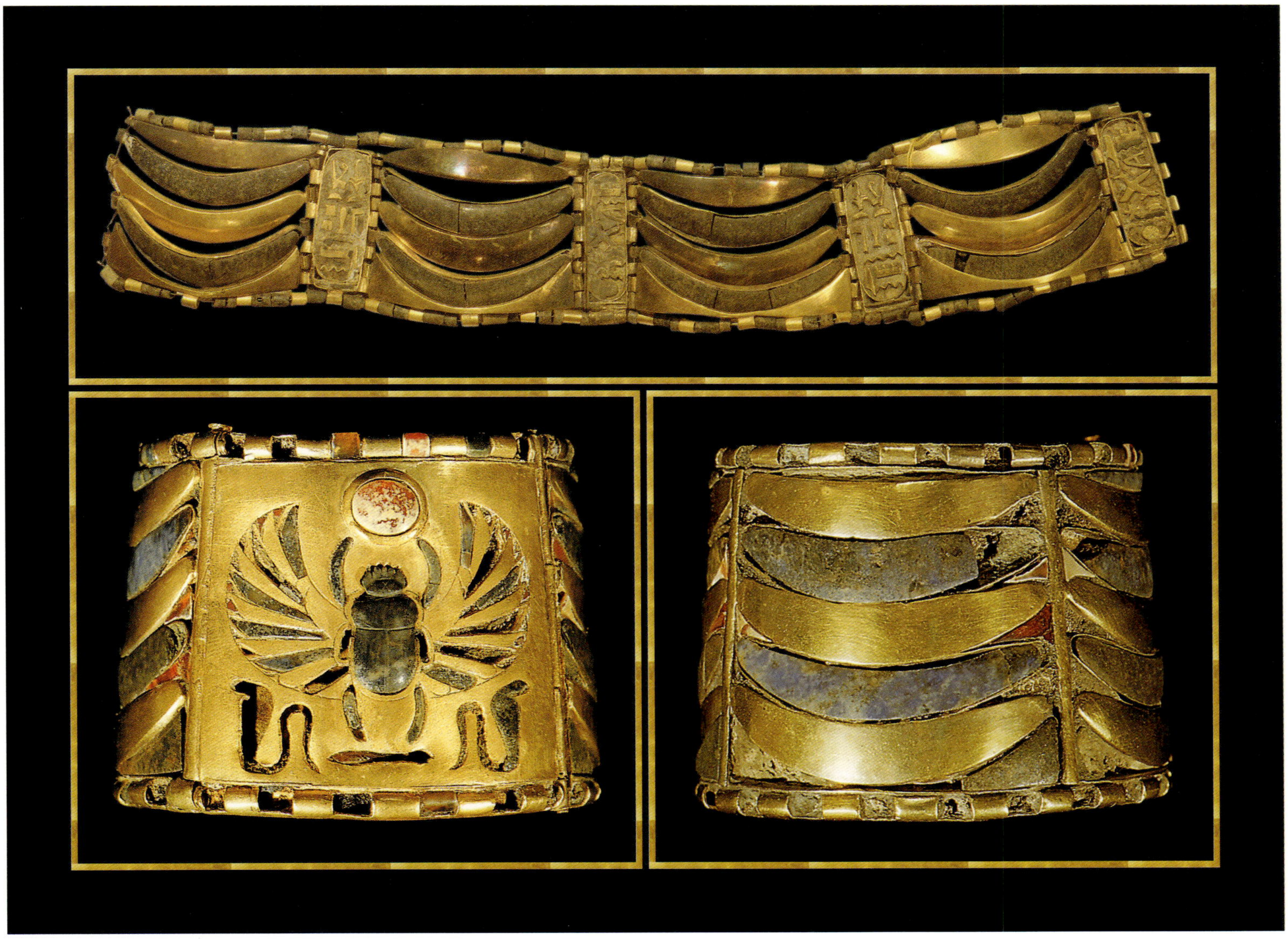

441–443 *Armband und Armreif eines Schmuckensembles Psusennes' I.*

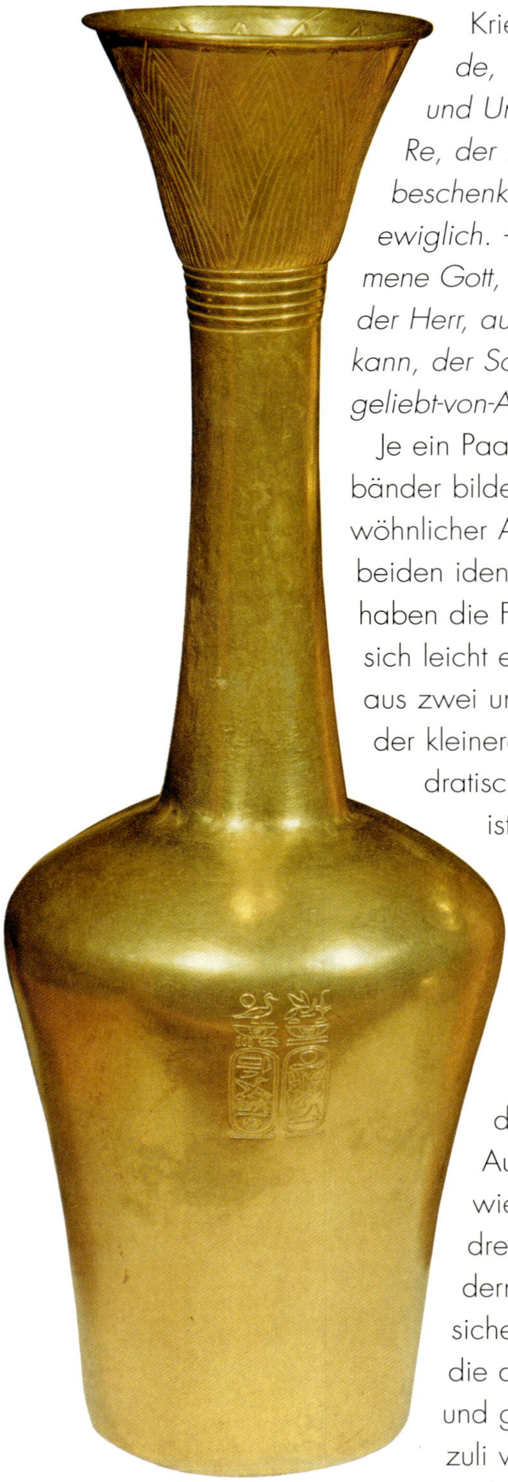

444 *Karaffe Psusennes' I.*

Kriegsgott) *zu seiner Stunde, der König von Ober- und Unterägypten Aa-cheper-Re, der Erwählte des Amun, beschenkt mit Leben wie Re ewiglich. – Es lebe der vollkommene Gott, Herrscher aller Freude, der Herr, auf den man stolz sein kann, der Sohn des Re, Psusennes-geliebt-von-Amun, der ewig lebt.*

Je ein Paar Armreife und Armbänder bilden ein Ensemble ungewöhnlicher Art (441–443). Die beiden identischen Armreife haben die Form eines nach unten sich leicht erweiternden Zylinders aus zwei ungleichen Hälften. In der kleineren, einer etwa quadratischen goldenen Platte, ist der Thronname des Königs *Aa-cheper-Re* ausgehoben, mit Lapislazuli- und Karneoleinlagen gefüllt und ziseliert. Scharniere verbinden sie mit der größeren Hälfte. Auf goldenem Grund wiederholt sich hier in drei gleich großen Feldern ein Dekor aus mondsichelförmigen Elementen, die abwechselnd aus Gold und goldgefaßtem Lapislazuli waagerecht aufgelötet sind. Röhrenperlen, ebenfalls aus Gold und Lapislazuli, bilden die Ränder des Armreifs.

Die Namensplatte ist exzentrischer Schmuck und Amulett zugleich. Im geflügelten Skarabäus mit Sonnenscheibe sind Bestandteile des Königsnamens und das Sinnbild des jugendlichen Sonnengottes verschmolzen, König und Gott eins geworden. Die weitgespreizten Flügel des Skarabäus heben sich vom goldenen Grund, dem sonnendurchfluteten Luftraum, in geometrischer Strenge ab. Meisterhaft hat der ägyptische Goldschmied die klare Komposition der Platte über die blauen und goldenen Bogenelemente der Flügel mit den bewegten blauen und goldenen Mondsichelgliedern des Reifs verbunden und sie zugleich durch den Kontrast von Strenge und Bewegung in ihrer Wirkung gesteigert. Die auf der Rückseite eingravierte Inschrift *Gemacht vom Ersten Propheten des Amun, Smendes, Sohn des Men-cheper-Re* besagt, daß der Hohepriester des Amun von Theben diesen Schmuck gestiftet hat.

In Einzelteile zerfallen, konnten zwei identische Armbänder im Kniebereich der Mumie geborgen werden. Ein jedes hat vier rechteckige goldene Platten, die Kartuschen mit lapislazuliblauem Grund tragen; zwei enthalten den Namen *Psusennes-geliebt-von-Amun,* die beiden anderen den Titel *König von Ober- und Unterägypten, Erster Prophet des Amun.* Auch die Rückseiten sind beschriftet: *König, Erster Prophet des Amun, Psusennes, Sohn von Nes-ba-neb-djed* (Smendes). Dazwischen liegen jeweils vier bewegliche mondsichelförmige Glieder, abwechselnd aus Gold und goldgefaßtem Lapislazuli. Sie greifen mit Ösen in die Scharniere am Rand der Kartuschen. Je eine Reihe röhrenförmiger Perlen aus Gold und Lapislazuli faßt den Schmuck ein. Dieser Perlensaum, die Farbgebung, vor allem aber die sonst nicht belegten Mondsichelglieder verbinden die Armbänder mit den Armreifen zu einem Ensemble.

Über die goldenen Fingerhülsen der Mumie waren nicht weniger als sechsunddreißig Ringe gestreift, weit mehr, als von einem anderen Pharao erhalten blieben. Zumeist sind es einfache Goldreifen, teils auch Ringe mit drehbaren Zierplatten, Skarabäen oder Udjat-Augen. Den rechten Daumen schmückte ein als Miniaturarmreif gestalteter Ring, aus Goldblech getrieben und in Cloisonné-Technik verziert. Wie bei den großformatigen Vorbildern ist sein Dekor in senkrecht voneinander geschiedenen Feldern angeordnet. Vier enthalten mit Lapislazuli und Kornalin ausgelegte Rhomben und Vierecke, zwei die Kartuschen Psusennes' I., deren Hieroglyphen in die Lapislazulifüllung eingeschliffen sind.

Die Formenvielfalt ägyptischer Kultgefäße ist aus Darstellungen in Tempeln und Gräbern bekannt. Bei den Gastmählern thebanischer Grabmalereien tafeln die Gäste mit wertvollem Geschirr und lassen sich mit kostbarem Gerät bedienen. Von all diesem Reichtum an Kult- und Tafelgeschirr hat sich nur ein schwacher Abglanz erhalten. Zu sehr weckten Edelmetallgefäße die Begehrlichkeit von Dieben, zu leicht konnten sie für andere Zwecke eingeschmolzen werden. Annähernd siebzig Silbergefäße und zwölf Gefäße aus Gold und Electrum sind alles, was aus den ersten beiden Jahrtausenden des

Pharaonenreiches bei archäologischen Grabungen geborgen wurde. Verglichen damit stellen die zehn in den Königsgräbern der 21. Dynastie aufgefundenen Stücke aus Gold und Electrum einen besonderen Glücksfall dar. Hinzu kommt ein Dutzend Silbergefäße. Dieser Fund wird auch von solchen späterer Zeit in El Kurru und Nuri nicht übertroffen. Mit einer Ausnahme stammen sämtliche Goldgefäße von Tanis aus dem Besitz Psusennes' I. Sechs davon waren mit weiteren Grabbeigaben vor seinem Sarkophag niedergelegt, die anderen hat der König der eines Pharaos würdigen Grabausstattung seines Gefolgsmanns Wen-djebau-en-djed beigefügt. Diese Gefäße bestechen durch klare Linienführung und Schlichtheit in Form und Dekor, typischen Kennzeichen für die tanitische Kunst. Die Künstler haben edelstes Material verwendet und Kreationen von zeitloser Schönheit geschaffen. Sie beherrschten Treibarbeit und Ziselierung, Nieten und Löten bis zur Perfektion und verstanden es, Metalle unterschiedlicher Färbung effektvoll zu kombinieren.

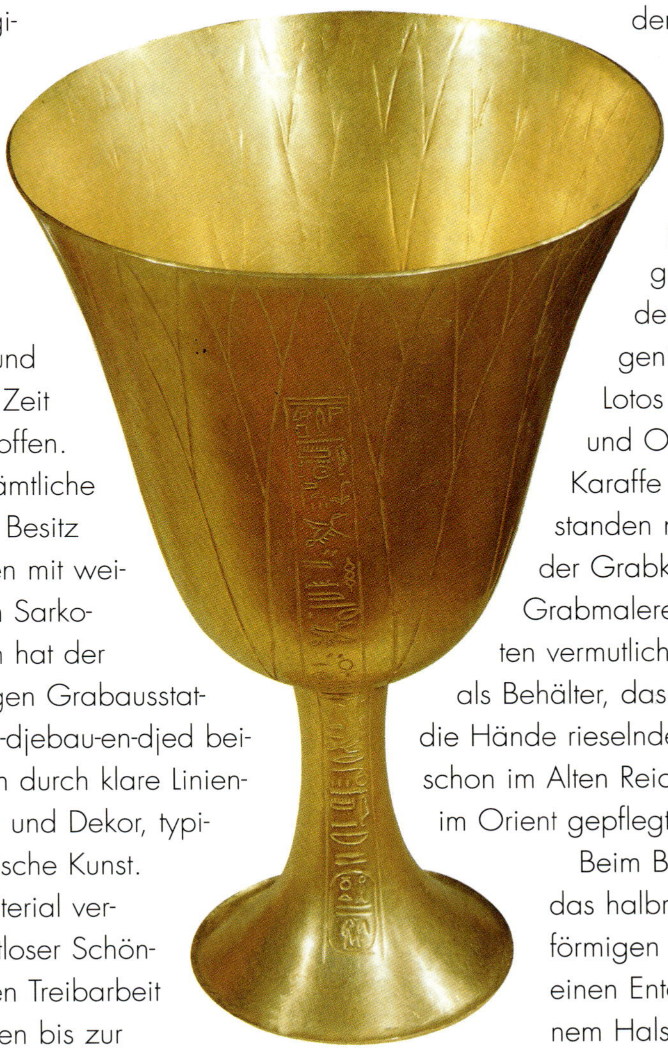

445 *Kelchbecher*

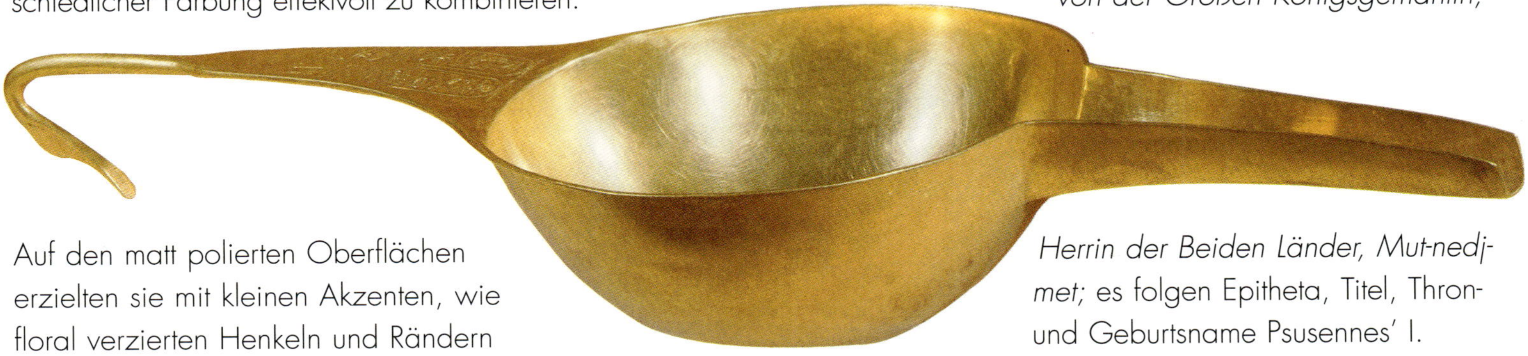

446 *Schnabelgefäß*

Auf den matt polierten Oberflächen erzielten sie mit kleinen Akzenten, wie floral verzierten Henkeln und Rändern oder sparsam angebrachten Inschriften und Einlagen, große Wirkung.

Ein besonders schönes Beispiel dafür ist die aus dünnem Goldblech getriebene Karaffe (444). Der schmale Hals öffnet sich in eine vielblättrig gestaltete Papyrusdolde, die unten mehrfach von einem Band umwunden ist. Zur Wahrung der Form werden die Blattspitzen vom Saum des gerundeten Randes aufgefangen. Der Gefäßkörper erhebt sich mit sanft eingezogener Seitenwandung über einer flachen Basis. Seine Schulter trägt, sorgfältig ziseliert, Thron- und Geburtsnamen Psusennes' I. Die in leichtem Bogen eingezogene Wandung, der ebene Boden und die ziselierten Königsnamen kehren wieder in einem Becken. An seinem Rand sitzt, mit drei runden Nieten befestigt, ein schwungvoll geformter Henkel aus einem Strauß Lotosblüten und -knospen. Die zurückgebogenen Stengel laufen in eine Palmette aus, deren Ende zur Stabilisierung festgenietet ist. So wie Papyrus und Lotos sich als Wappenpflanzen Unter- und Oberägyptens ergänzen, bilden Karaffe und Becken eine Einheit. Sie standen nebeneinander auf dem Boden der Grabkammer. Solche Gefäße sind in Grabmalereien häufig dargestellt und dienten vermutlich als Waschgeschirr, die Karaffe als Behälter, das Becken zum Auffangen des über die Hände rieselnden Wassers – ein Brauch, der schon im Alten Reich bekannt war und noch heute im Orient gepflegt wird.

Beim Bestattungsritual verwendete man das halbrunde Gefäß mit einem schnabelförmigen Ausguß (446). Der Griff läuft in einen Entenkopf mit elegant geschwungenem Hals aus und trägt in minuziöser Ziselierung eine Widmungsinschrift: *Gemacht von der Großen Königsgemahlin, Herrin der Beiden Länder, Mut-nedjmet;* es folgen Epitheta, Titel, Thron- und Geburtsname Psusennes' I.

Der Kelchbecher (445) repräsentiert einen in Keramikausführung gut belegten Gefäßtyp. Sein schlanker Kelch in Form einer stilisierten, halb geöffneten Lotosblüte und der trompetenförmige Fuß sind aus Goldblech getrieben und zusammengelötet. In feiner Ziselierung legen sich die spitz zulaufenden Blätter des blauen Lotos um den Kelch. Genauso exakt ziseliert, läuft über die Gefäßwandung eine Inschriftkolumne: *Hoherpriester des Amun-Re-König-der-Götter Pinodjem, gerechtfertigt, Sohn des Pianchi, gerechtfertigt. Königstochter, Oberste des Harems des Amun, Herrn der Beiden Länder, Henut-taui.* Dieses Trinkgefäß wurde demnach für den thebanischen Hohenpriester Pinodjem angefertigt, bevor er sich König nannte und seinen Namen in einer Kartusche schrieb. Er war mit einer Tochter von Smendes, dem Gründer der Tanitendynastie, verheiratet und hat den Kelchbecher wohl dem Nachfolger seines Schwiegervaters geschenkt, der das prächtige Gefäß mit ins Grab nahm, als eine Gabe mit tiefem Sinngehalt: Lotosblüten in der Natur öffnen sich unter den Strahlen der aufgehenden Sonne; die sich entfaltende Lotosblüte ist daher ein Symbol für den Sonnenaufgang, Wiedergeburt und Auferstehung.

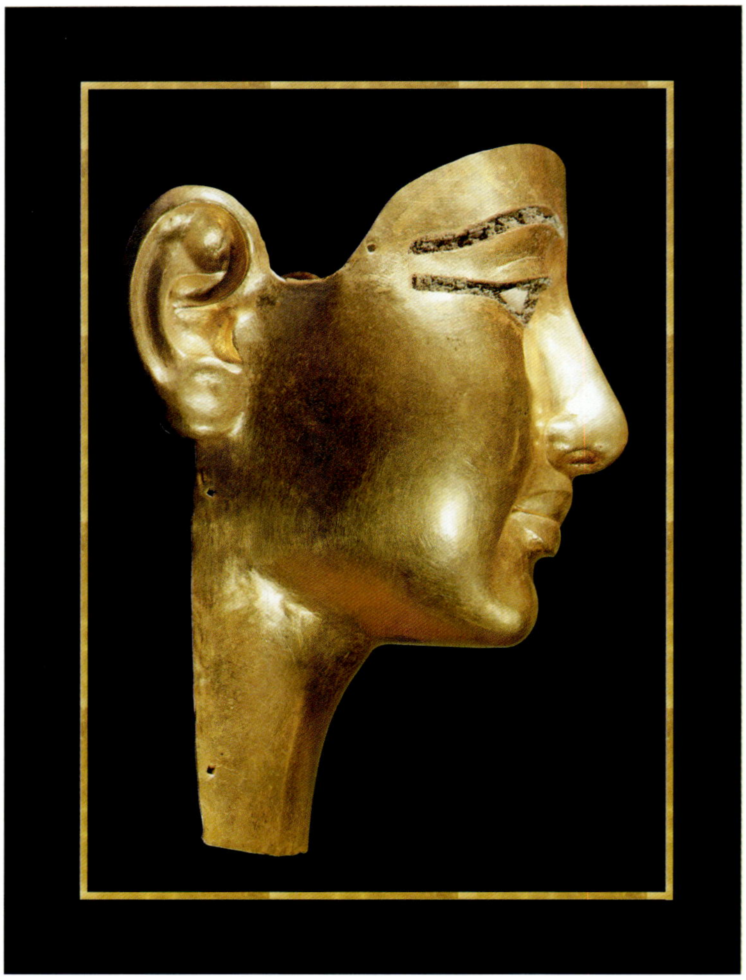

447–448 *Goldmaske des Wen-djebau-en-djed*

Die Grabkammer des Generals der Bogenschützen Wen-djebau-en-djed

Bedingt durch den Zweiten Weltkrieg, hatten die Ausgrabungen in Tanis fünf Jahre lang geruht. Für die Ausgräber eine bange Zeit, waren sie doch so gut wie sicher, daß noch Schätze darauf warteten, gehoben zu werden. Am 15. April 1945 konnten sie die Arbeit endlich wiederaufnehmen. Der Grabungsarchitekt Albert Lézine vermutete hinter dem letzten unerforschten, auffallend breiten Mauerzug im Südosten des Psusennes-Grabes, nahe der völlig ausgeraubten kleinen Grabkammer eines Generals des Königs, ein weiteres Grab und fand es, ehe ein Jahr vergangen war. Mit einer Meßlatte stieß er durch eine Mauerritze ins Leere. Ein Deckstein wurde gehoben, und zum Vorschein kam eine bemalte und beschriftete Grabkammer: die unberührte Bestattung eines Waffengefährten und Günstlings Psusennes' I., der im Grabkomplex seines Herrn beigesetzt worden war.

Der Steinsarg, ein aus Theben verschleppter Granitsarkophag der 20. Dynastie, enthielt nur noch geringe Reste des vergoldeten Holzsargs; auch der Silbersarg mit der Mumie hatte sich in dem feuchten Raum zersetzt. Geblieben und erstaunlich gut erhalten waren die Goldmaske, Schmuck und Edelmetallgefäße von hoher Qualität, in den königlichen Werkstätten hergestellte Geschenke. Aber auch Erbstücke aus der Zeit des Neuen Reiches befanden sich unter den Beigaben, so ein goldgefaßter Herzskarabäus aus Feldspat, der ursprünglich für einen Ramessidenkönig bestimmt war; er stammt wohl von einer ausgeplünderten Königsmumie und ist der einzige erhaltene Herzskarabäus der Ramessidenzeit.

Aus den Überresten der zerfallenen Särge und der Mumie leuchtete unversehrt die goldene Gesichtsmaske des Wen-djebau-en-djed hervor, ein ausdrucksvolles Antlitz mit gerader Nase, vollen Lippen und großen abstehenden Ohren (447–448). Gesicht und Hals der Maske sind aus scharfkantig ausgeschnittenem Goldblech getrieben. An den Rändern war sie auf Holz genagelt. Die Hammerspuren und der dadurch erzeugte milde Oberflächenglanz, die dunkelfarbigen Einlagen der Brauen und Augen, die um Augenlider und Nasenflügel geführten feinen Gravurlinien, der scharf konturierte Mund und die angedeutete Durchbohrung der Ohrläppchen – all diese Details zeigen, daß die Maske aus derselben Werkstatt wie die des Königs stammt. Wie diese ein idealisierendes, im Habitus der Zeit gehaltenes Porträt mit ramessidischen Anklängen, wirkt sie dennoch lebensvoller als die Maske des Psusennes, die konventioneller und stärker dem Stil des Neuen Reiches verhaftet ist. Angesichts der kleinen Zahl königlicher Goldmasken, die den Grabräubern entgangen sind – die Tutanchamuns und drei tanitische aus den Bestattungen Psusennes' I., Amenemopes und Scheschonqs II. –, und der wenigen erhaltenen Edelmetallmasken hoher Würdenträger ist diese durch Ausführung und Ausdruckskraft hervorstechende Maske ein bedeutender Fund.

Alle vier Goldmasken aus Tanis, auch die dort geborgenen Särge in Mumiengestalt, haben andeutungsweise durchbohrte Ohrläppchen für die Aufnahme von Ohrschmuck – wie andere ikonographische Details ein Relikt

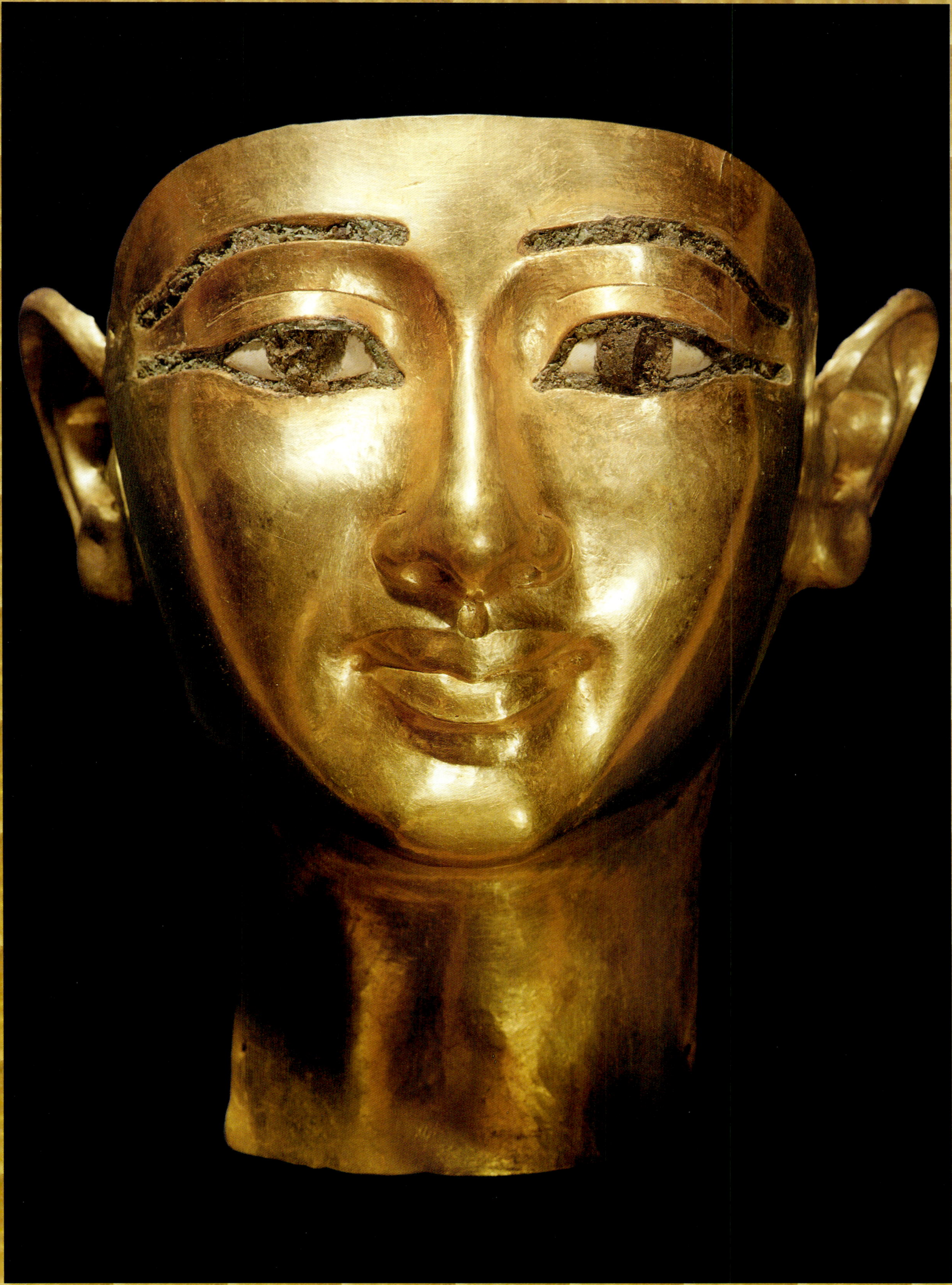

vergangener Zeiten. Schwere Ohrgehänge waren in Tanis nicht mehr Mode. Unter dem reichen Schmuck der Königsnekropole gibt es nur ein einziges Beispiel: die spiralig zusammengebogenen Ohrringe aus der Bestattung des Wen-djebau-en-djed.

Der von seinem König mit Ehrengaben überhäufte Gefolgsmann besaß drei Pektorale und über seinen goldenen Fingerhülsen fünf wertvolle Ringe. Einer davon stammt aus dem persönlichen Besitz seines Herrn, ein goldener Ring mit länglicher drehbarer Zierplatte aus grünem Stein, deren konkave Oberseite mit einem Udjat-Auge in kräftigem Relief versehen ist. Die winzige Inschrift auf der flachen Rückseite nennt den *König von Ober- und Unterägypten Psusennes*. Bei einem Ring des gleichen Typs, mit annähernd quadratischer Lapislazuliplatte und einem Udjat-Auge in zartem Hochrelief, ist an dieser Stelle der Geburtsname Ramses' IX., *Neferkare-erwählt-von-Amun*, eingraviert.

Als weitere Gabe Psusennes' I. erweist sich ein massiver Goldring. Außen um den Reif läuft die minuziös ziselierte Inschrift: *Ein Opfer, das der König Chons-dem-Großen-Neferhotep gibt, damit er Leben, Wohlergehen und Gesundheit gewähre, Chons' Majordomus, dem General und Kommandanten Wen-djebau-en-djed.*

Zahlreiche Amulette beschützten die Mumie. Neben solchen gängiger Art aus Fayence und Stein fanden sich goldene und goldverkleidete Götterfigürchen sowie kleine Idole aus Lapislazuli, offensichtlich ältere Erbstücke, die in Goldfassung und einem Miniaturschrein als Talisman an einer Kette um den Hals getragen werden konnten.

Mit diesen außergewöhnlichen Goldschmiedearbeiten besaß der Gefolgsmann des Psusennes einen Schatz, wie ihn kein Tanitenkönig sein eigen nannte, denn die anderen in Tanis gefundenen goldenen Amulette sind eher von der minderwertigen Ausführung reinen Totenschmucks. Die massiv goldenen, aufs feinste modellierten Figürchen der Göttinnen Isis und Bastet – vielleicht Ehrengaben des Königs – sowie die Lapislazulifigürchen des Gottes Ptah-Tatenen und eines Widders als Erscheinungsform des Gottes Amun mit ihren kostbaren Fassungen vermitteln dagegen den Eindruck, daß sie dem Verstorbenen schon im Leben gedient haben.

Die Edelmetallgefäße, besonders kostbare Gaben des Königs für seinen treuen General, sind auf den vergoldeten Holzsarg gestellt worden. Wie beim Grabschatz Psusennes' I. ist eine gerippte Goldschale darunter, die an eine vielblättrige geöffnete Margerite erinnert. Dreiundzwanzig Blütenblätter entfalten sich um eine mit pflanzlichen Motiven in Zellentechnik verzierte Rosette. Die separat gearbeitete und von einem kräftigen goldenen Ring umgebene Rosette ist im Zentrum mit einer Niete an der zylindrischen Standfläche der Schale befestigt. Dies erhöht ihre Stabilität wie auch der umgebörtelte Rand. An dessen Außenseite sitzt ein beweglicher Henkel aus dickem, schwungvoll gebogenem Golddraht, gehalten von zwei hohlen Ösen auf einer vierfach angenieteten Platte. Ihre Enden sind in Palmettenform ziseliert, zwischen den Henkelösen abwechselnd glatte und gekerbte Ringe zusammengelötet. Dem Henkel gegenüber ist außen auf dem Rand die Inschrift eingraviert: *Der Verwalter des Chons, der Prophet des Chons, Wen-djebau-en-djed, der Gerechtfertigte.* Rippenschalen dieses Typs sind im ganzen östlichen Mittelmeerraum verbreitet. Palmettenverzierte Henkel kommen in Syrien und auf Zypern vor, in Ägypten treten sie seit der 19. Dynastie auf.

Der König von Ober- und Unterägypten Aa-cheper-Re-erwählt-von-Amun, Sohn des Re, Psusennes-geliebt-von-Amun: Gabe als königliche Auszeichnung für den Verwalter des Chons-in-Theben-Neferhotep, Gottesdiener des Chons, General, Befehlshaber der Bogenschützen Pharaos, Oberpriester aller Götter, Wen-djebau-en-djed, gerechtfertigt im Hause des Osiris, Herrn von Mendes. Mit diesen Worten, die in feiner Gravur um mehr als die halbe Innenwandung der Schale laufen, hat Psusennes I. seinem Getreuen eine außergewöhnliche Metallarbeit gewidmet (449).

Auf dem Grund der flachen Silberschale schließt in Treibarbeit verziertes Goldblech eine Rosette in Zellentechnik ein, in deren Mitte die kreisrunde, von geperlten Rändern gesäumte Applikation mit einer Niete im Schalenboden verankert ist. Gold hat der Künstler für die Wiedergabe des Lebens und Treibens in einem Gewässer gewählt: Fein getrieben und mit lebendig ziselierter Innenzeichnung versehen, schwimmen vier nackte Mädchen zwischen Fischen und Wasserpflanzen und suchen Enten zu erhaschen. Drei Schwimmerinnen tragen Perücken in Schulterlänge, die vierte eine Kugelperücke. Ihr Schmuck besteht aus Ohr-, Arm- und Fußringen, breiten Perlenhalskragen, Hüftgürteln und gekreuzten Kaurimuschelketten. Der Reigen anmutiger Gestalten im feuchten Element versinnbildlicht den Kreislauf des Lebens und die ewige Erneuerung der aus dem Urozean hervorgegangenen Natur.

Mit sicherem Gefühl für Form und Farbe hat der Goldschmied ein Meisterwerk geschaffen. Die klare, dunkle Fläche der Silberschale bildet mit der bewegten, hellen

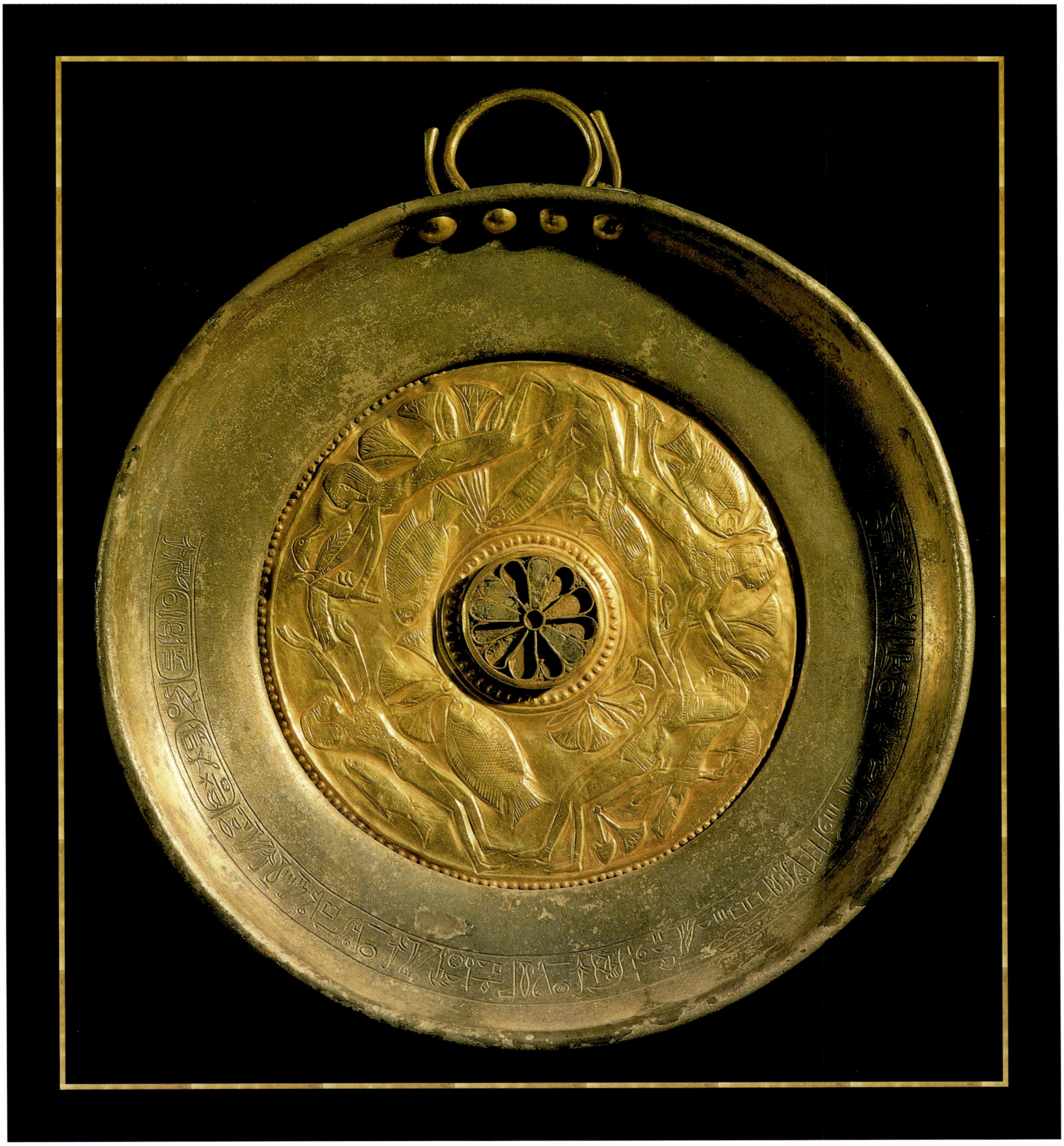

449 *Schale aus dem Grab des Wen-djebau-en-djed*

Goldapplikation einen wirkungsvollen Kontrast, den die Inschrift noch akzentuiert, indem sie den Henkelbereich ausspart und so dem goldenen Griff mit seinen vier kugeligen Nieten Spielraum läßt. Die Henkeltechnik ist die gleiche wie bei der Rippenschale. Für den Gefäßtyp gibt es ramessidische Beispiele wie eine Schale des Schatzes von Zagazig. Die Motive der Treibarbeit finden sich auf den Kachelwänden des Palastes in Qantir. Eine singuläre Gefäßform besitzt die Fußschale des Wen-djebau-en-djed, vermutlich ein Trinkgeschirr. Die Schale gleicht einer stilisierten geöffneten Blüte des weißen Lotos, der Fuß hat die Form eines umgestülpten Kelchbechers. So elegant und einfach das Gefäß dem Auge erscheint, so aufwendig ist seine Technik. Die

Blütenblätter sind abwechselnd aus Gold und Electrum getrieben und zusammengelötet. Der Fuß ist entsprechend gearbeitet, aber mit versetzten Feldern angefügt. Auf einem der goldenen Blütenblätter sind die Namen des Königspaares und ein Wunsch eingraviert: *Der König von Ober- und Unterägypten, Herr der Beiden Länder, Aa-cheper-Re, Sohn des Re, Herr der Kronen, Psusennes-geliebt-von-Amun. – Königliche Gemahlin, Herrin der Beiden Länder, Mut-nedjmet. – Leben, Wohlergehen und Gesundheit.*

450 *Wassergefäß des Königs Amenemope*

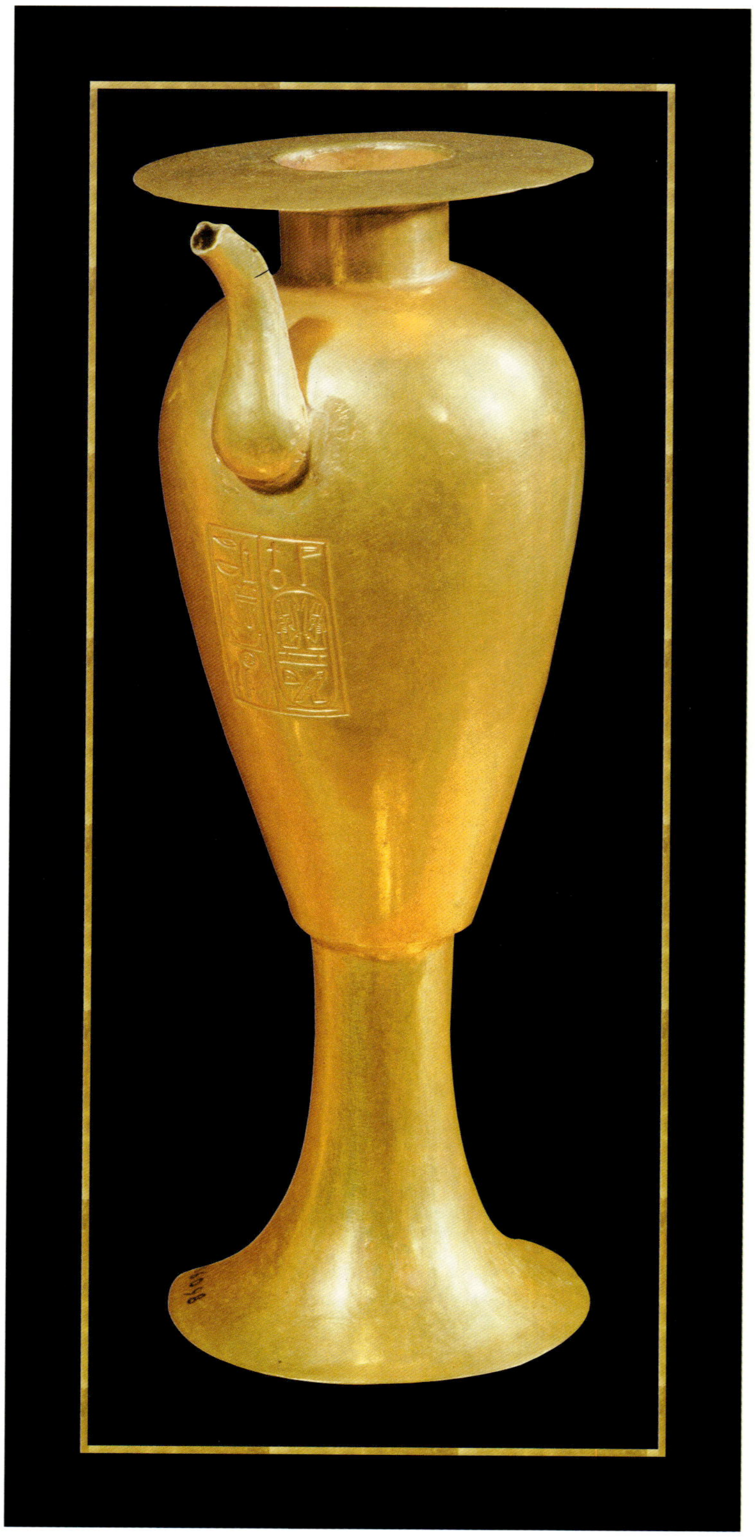

Die Zweitbestattung des Königs Amenemope

Südlich neben der Grabkammer Psusennes' I. entdeckte man unter einer bemalten Putzschicht, die noch unversehrt war, einen weiteren vermauerten Eingang. König Faruk bestand darauf, daß dieser Eingang noch kurz vor Ende der laufenden Grabungskampagne geöffnet wurde, um drohenden Grabplündereien zuvorzukommen. Er ließ für sich und sein Gefolge eine Zeltstadt vor dem Grabungsgelände errichten, die Öffnung des Sarkophags sollte in seiner Anwesenheit erfolgen. Spannung

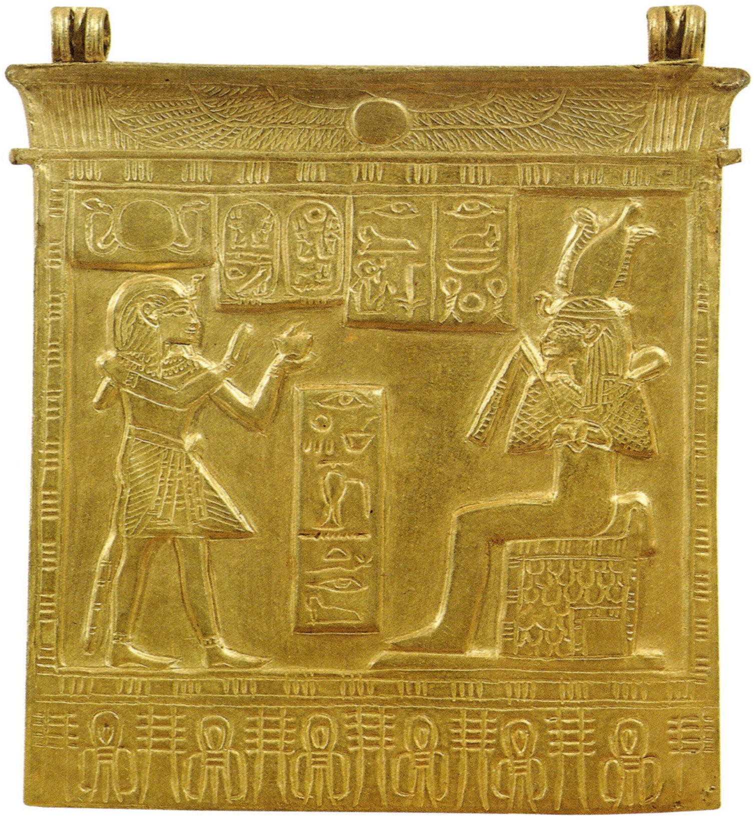

451 *Pektoral des Königs Amenemope*

und Erwartung waren groß: Das untere Bildregister auf der Stuckschicht stellte König Amenemope vor den Göttern Isis und Osiris dar, ein für diesen König bestimmtes Grab mit leerem Sarkophag lag in unmittelbare Nähe. Die Hoffnungen wurden nicht enttäuscht. In der Grabkammer, so ergaben eingehende Untersuchungen, war ursprünglich die Gemahlin Psusennes' I., Königin Mutnedjmet, bestattet worden. Sie mußte samt ihrer Grabausstattung weichen, nachdem Diebe das benachbarte Grab Amenemopes heimgesucht hatten. Die Schändung des Königsgrabes wurde offenbar rechtzeitig bemerkt und ein besser gesicherter Ort dafür gesucht. Man ließ den Namen der Mut-nedjmet auf den Wänden ihrer Grabkammer und am Sarkophag ausmeißeln und durch Kartuschen Amenemopes ersetzen. Seine Mumie wurde mitsamt dem vergoldeten Holzsarg in den Sarkophag

der Königin überführt, die gerettete Ausstattung auf dem Boden der Kammer verteilt. Kult- und Vorratsgefäße aus Metall und Keramik sind wie die zahlreichen Uschebti-Figuren ersichtlich in aller Eile vor dem Sarkophag niedergelegt worden, ehe der Grabraum verschlossen wurde und für fast dreitausend Jahre unangetastet blieb.
Als sich der schwere Deckel des Granitsarkophags in Anwesenheit König Faruks wieder hob, war der Holzsarg bis auf die in sich zusammengesunkene Goldfolie vergangen. Darunter, auf den Resten der zerfallenen Mumie, kam des Königs Maske zum Vorschein, das dünne Goldblech zerknittert und verbeult. Sie hatte offensichtlich unter den Händen der Grabräuber stark gelitten und stellt nicht mehr als einen schwachen Abglanz der Goldmaske Psusennes' I. dar. Zwischen den Mumienresten lagen zwei Pektorale, Skarabäen, Herzamulette und ein großer goldener Falke mit ausgebreiteten Flügeln in Einlegearbeit, ferner Armreife, Ringe und Stöcke. Mit den Beigaben Psusennes' I. und seines Generals Wendjebau-en-djed lassen sich diese Funde, was handwerkliche Qualität betrifft, kaum vergleichen.

Die für Tanis einzigartige Bildkomposition eines der beiden Pektorale (451) spielt auf das Ritual des königlichen Jubiläumsfestes an: Im offiziellen Festornat, mit Königskopftuch, Königsschurz, Tierschweif und Schurz, bringt der König dem in Mumiengewand und Perlenüberwurf gehüllten Gott Osiris ein Räucheropfer dar. Der Gott sitzt auf seinem Thron, hält Krummstab und Wedel und trägt die Atef-Krone. Die beigefügte Inschrift nennt ihn *Osiris, Herr der Ewigkeit;* den opfernden Pharao bezeichnet sie als *Osiris, König, User-Ma'at-Re-erwählt-von-Re, Amenemope-geliebt-von-Amun*. Die Kolumne im Mittelfeld bezieht sich auf das Geschehen: *Seinem Vater Osiris ein Räucher- und Trankopfer darbringen*. Über der Opferszene schwebt eine geflügelte Sonnenscheibe. Der Sockelstreifen ist in abwechselnder Folge mit dem Ewigkeitssymbol des Osiris und dem Knoten der Isis verziert.

Das Pektoral besteht aus zwei getriebenen und über einem Kern zusammengefügten Goldblechen. Auf der Vorderseite erscheinen Rahmen, Figuren und Inschriftblöcke in erhabenem Relief; Innenzeichnung, Hieroglyphen und Symbole sind ziseliert. Rückseitig wiederholt sich die Komposition spiegelbildlich in meist summarischer Gravur.

Das zweite Pektoral, eine ebenfalls gerahmte Durchbrucharbeit in Zellentechnik, enthält ein geläufiges Motiv: Isis und Nephthys zu beiden Seiten eines Skarabäus, der die Sonnenscheibe vor sich herschiebt.

Aus der mit wenig Sorgfalt gestalteten Grabausstattung des Amenemope sticht ein schlankes Goldgefäß hervor (450). Es ist aus fünf äußerst fein getriebenen Teilen zusammengelötet. Körper und Hals bilden hierbei eine Einheit. Der breite Tellerrand ist nach innen umgebogen und in den Hals eingefügt, die gebogene Tülle auf Höhe der Schulter angebracht. Den trompetenförmigen Untersatz verschließt eine Goldplatte. Unterhalb der Tülle befindet sich als einziger Zierat ein Rechteck mit der Besitzerinschrift: *Der vollkommene Gott, Amenemope-*

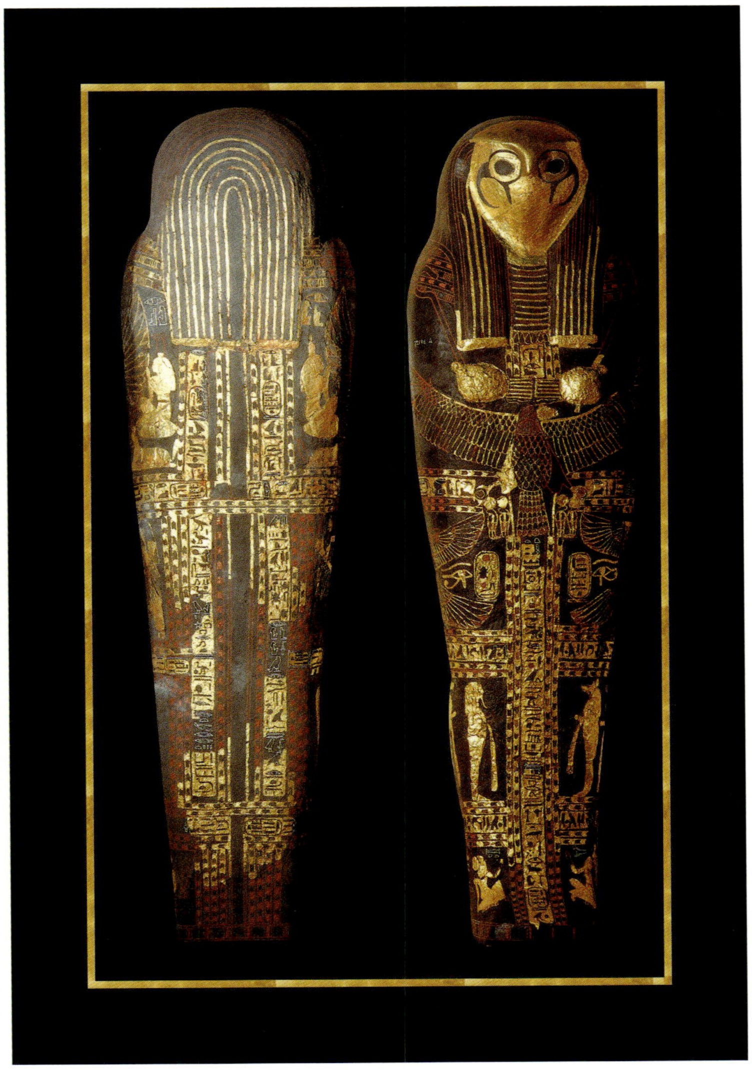

452 *Falkenköpfiger Innensarg Scheschonqs II.*

geliebt-von-Amun, geliebt von Osiris, dem Herrn von Abydos. Aus Gefäßen dieser Form wurde geweihtes Wasser zur Reinigung und Belebung gespendet. Ein fast identisches Weihwassergefäß mit dem Namen des Königs Ahmose gelangte als fünfhundert Jahre altes Erbstück in das Grab Psusennes' I.

Die Bestattung Scheschonqs II.

In der Vorkammer des Grabes Psusennes' I. war Montet am 18. März 1939 auf die erste unberührte Bestattung der Königsnekropole von Tanis gestoßen. Ein Silbersarg mit Falkenkopf lag ohne die übliche Hülle eines Steinsarkophags auf einem Podest aus Quadersteinen, zu seinen Seiten zwei zerfallene Mumien königlichen Geblüts.

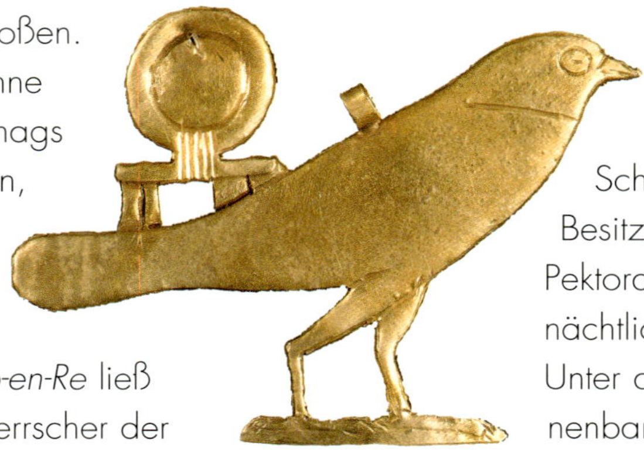

453 *Sonnenvogel*

Als Träger des eingravierten Thronnamens *Heqa-cheper-Re setep-en-Re* ließ sich Scheschonq II. ermitteln, ein Herrscher der 22. Dynastie, der von seinem Vater Osorkon I. als thebanischer Hoherpriester und Mitregent eingesetzt worden, in der tradierten Königsliste jedoch nicht verzeichnet war. Nach Psusennes II., der 945 v. Chr. starb, herrschte ein Geschlecht libyscher Stammeshäuptlinge im Pharaonenreich. Seit langem in der Deltastadt Bubastis und in Herakleopolis etabliert, hatten sie als Söldnerführer der Tanitenkönige die Macht an sich gerissen. Gründer der Bubastidendynastie war Scheschonq I., der »Schischak« der Bibel, die im 1. Buch der Könige von seinem Raubzug nach Jerusalem berichtet und schildert, welche Gold- und Silberschätze aus dem Tempel und Palast Salomos ihm dabei in die Hände fielen.

Für die Beisetzung Scheschonqs II. wurde der über hundert Jahre alte Grabkomplex des früheren Königshauses wieder geöffnet. Sie erfolgte offenbar in großer Eile. Der schwere Silbersarg wurde so hastig an seinen Platz in der Vorkammer geschafft, daß der Deckel aufsprang und zu Schaden kam. Niemand nahm sich die Zeit, ihn zu schließen; ein Leinenschleier verdeckte das Mißgeschick. Die Kanopenkrüge mit kleinen Silbersärgen für die Eingeweide, ein Kasten mit Uschebtis, Gefäße und andere Beigaben waren ohne Ordnung vor dem Sarg abgelegt. Als die Ausgräber den Sargdeckel vorsichtig hoben, blickte ihnen aus den Überresten des Inhalts die unversehrte goldene Maske des Königs entgegen. Ohne Königskopftuch und Halskragen in Gold nachzubilden, bedeckte sie nur das Gesicht, ähnlich wie die Maske des Wen-djebau-en-djed. Der innere Sarg aus dunkelblau bemalter Kartonage war fast völlig zu Staub zerfallen, aber noch erkennbar an den dünnen Goldblechauflagen von Falkengesicht, Händen, Dekor und Inschrift (452). Zerfallen war auch die in ein Netz aus Röhrenperlen in Gold und Fayence gehüllte Mumie. Zu ihrem Schmuck gehörten goldene Fingerhülsen und Sandalen, der einzige in Tanis gefundene große Halskragen in Form eines Geiers mit ausgebreiteten Flügeln, ein Ehrengold-Halskragen, dessen Kettenanhänger in glöckchenförmigen Blütenkelchen enden, Pektorale, Armreife, Ringe, Amulette und ein Schurz aus perlengefüllter Goldblechmontierung.

Zu den bedeutendsten Grabbeigaben Scheschonqs II. zählen Erbstücke aus dem Besitz des Dynastiegründers, darunter ein Pektoral in Zellentechnik (462), das den nächtlichen Lauf der Sonne versinnbildlicht. Unter dem gestirnten Himmel gleitet die Sonnenbarke auf dem wellendurchzogenen Urozean dahin. Die goldenen Sterne sind mit einem Stift in die Lapislazulifüllung des Himmelszeichens eingelassen, goldene Zickzackstege, wechselnd mit Lapislazuli, geben Wasser und Wellen wieder. An beiden Enden der Himmelshieroglyphe hockt ein goldener Königsfalke mit Doppelkrone. Links wird sie von einer Lilie gestützt, rechts von einer Papyrusstaude, den Wappenpflanzen Ober- und Unterägyptens, die aus dem Gewässer herauswachsen, während unter dem Ozean Lotosblüten und -knospen – mit Lapislazuli und Türkis eingelegt – an Scharnieren herabhängen. Sichelförmig hochgeführte Steven zieren die Barke, auf der die nächtliche Sonne ruht, eine Scheibe aus Lapislazuli in goldener Fassung.

In die sanft gewölbte Fläche sind zwei Gottheiten mit Beischrift eingeschnitten: der thronende Götterkönig Amun-Re-Harachte, die Federkrone auf dem Haupt, in den Händen Zepter und Lebenszeichen; vor ihm steht seine Tochter Ma'at, die Herrin der Weltordnung, die eine Straußenfeder, das Zeichen ihres Namens, sowie eine Sonnenscheibe auf dem Haupt trägt und preisend ihre Hände erhebt. Zwei Göttinnen, links Hathor, rechts Ma'at, beschützen mit ausgebreiteten Flügelarmen die Sonne. In den Winkeln der Flügel erscheint als Heilszeichen das Udjat-Auge über einem Korb, dem Zeichen für »alles«. Die unteren beiden Ecken des Bildfeldes enthalten zwei goldene Rechtecke mit eingraviertem Text: *Amun-Re-Harachte möge jeden Tag den Himmel überqueren, um den Großen der Meschwesch, den Großen der Großen, Scheschonq, den Gerechtfertigten, Sohn des Großen Meschwesch, Nemrot (Lamintu), zu schützen.* Demnach wurde dieses Pektoral für den späteren König Scheschonq I. zu einer Zeit angefertigt, als er noch »Oberhäuptling der Meschwesch« war, aber bereits, wie Motiv und Qualität des Schmucks zeigen, die königlichen Werkstätten für sich arbeiten lassen konnte.

454–455 *Schlangenpektoral Scheschonqs II.*
456–457 *Pektoral mit Herzskarabäus*

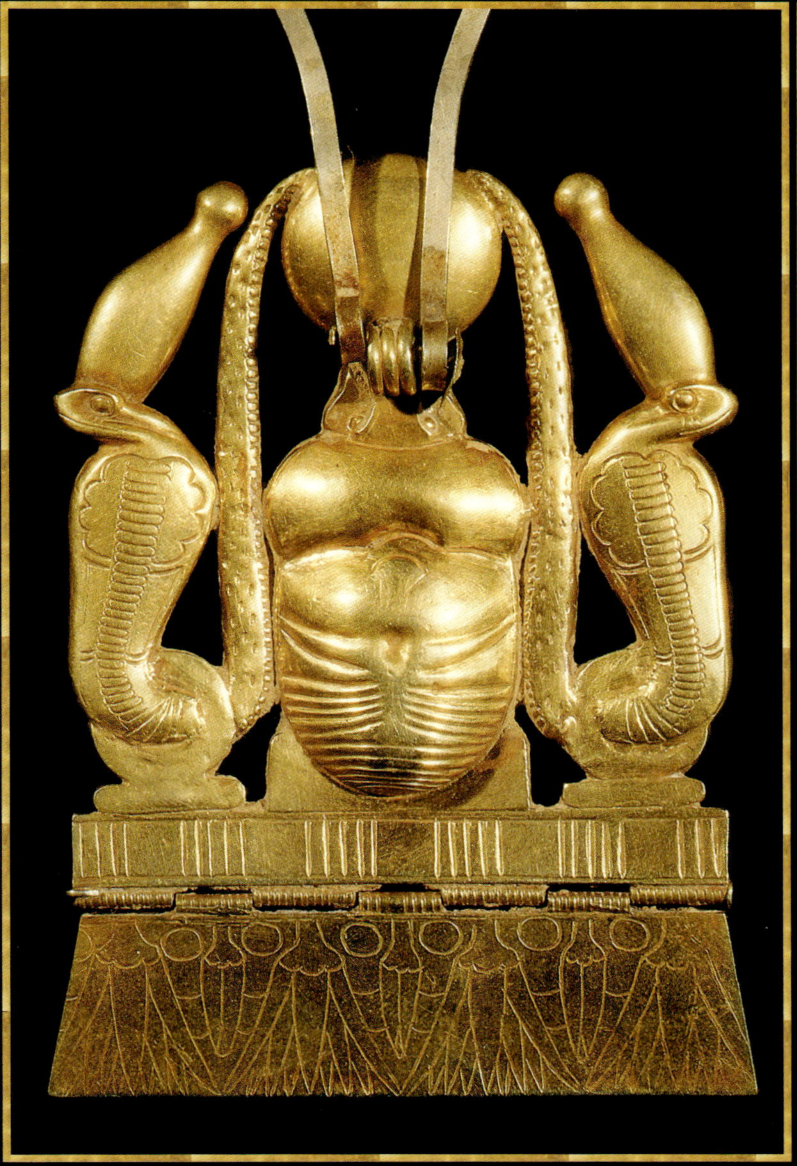
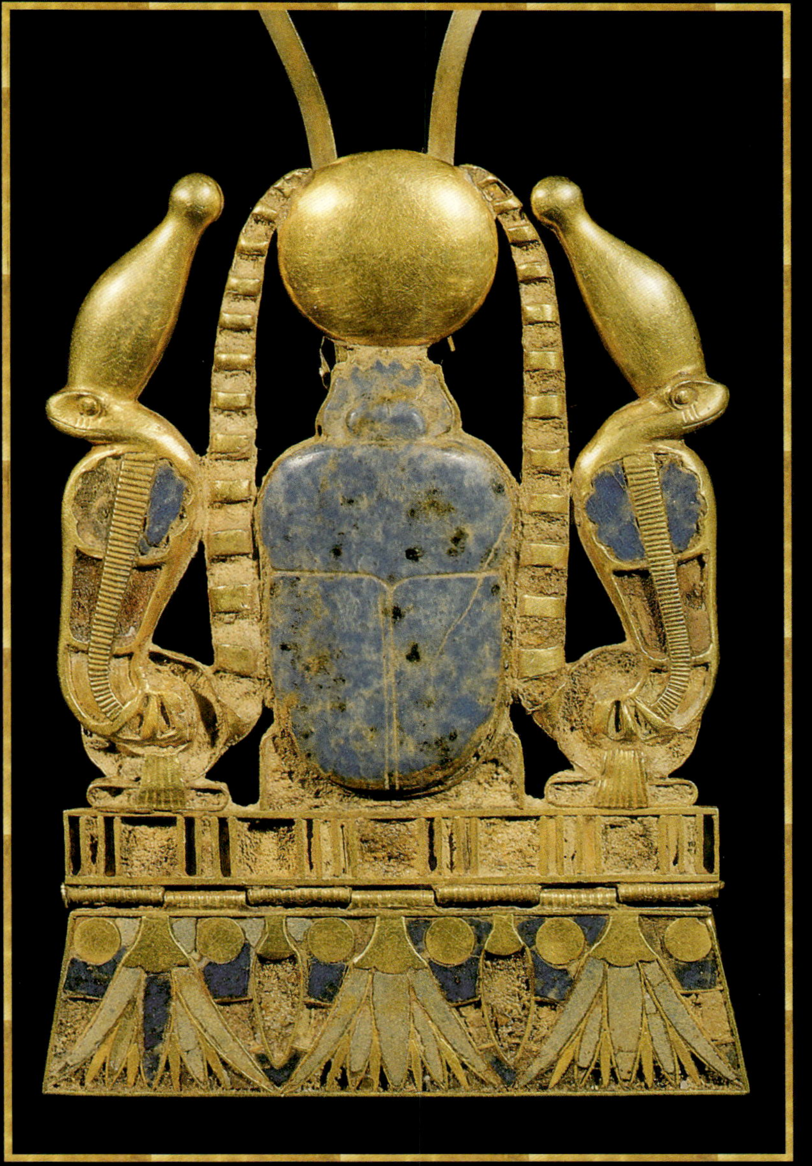
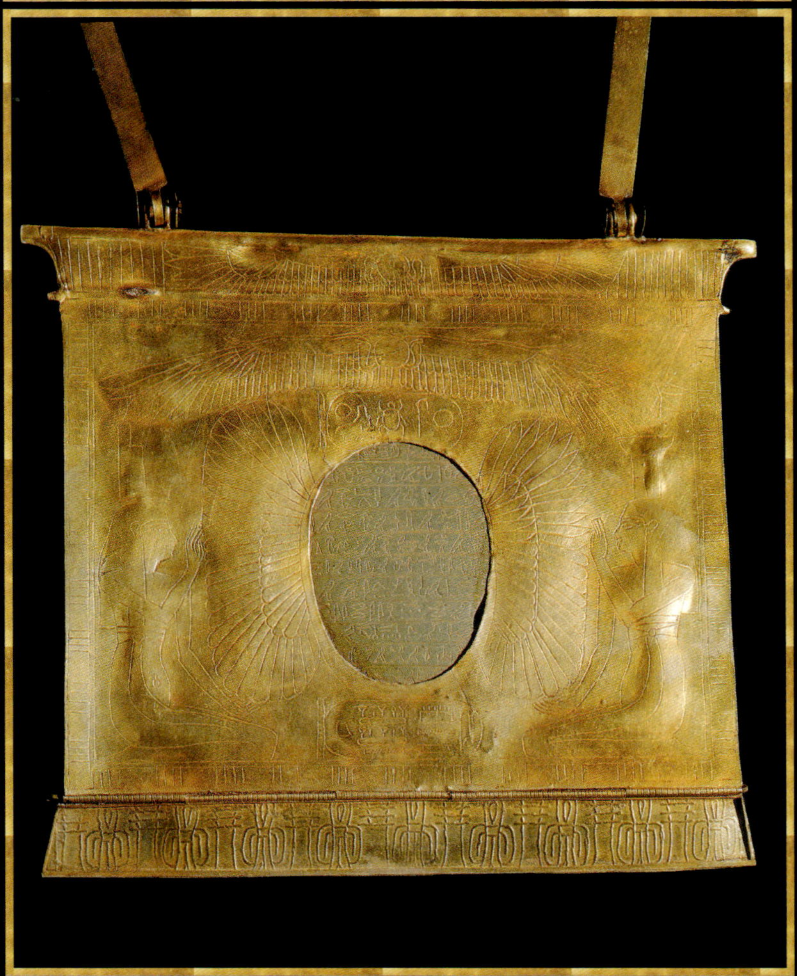
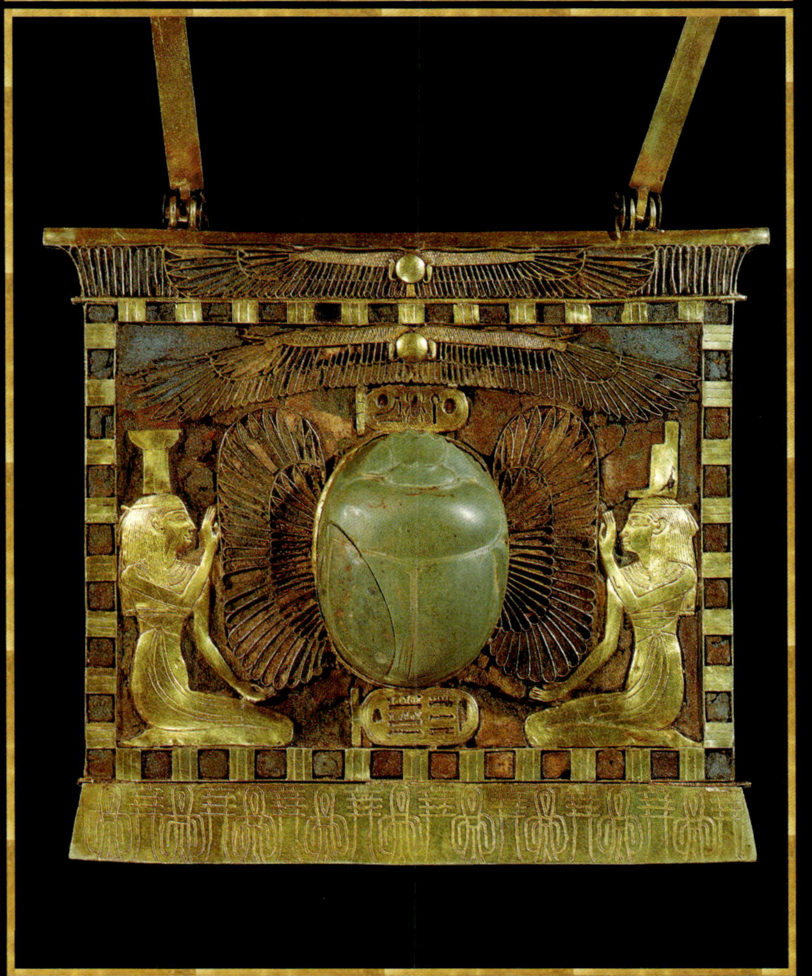

Scheschonq dürfte ihn zu Lebzeiten getragen haben. Gebrauchsspuren sind unverkennbar, ein Teil des Blütengehänges fehlt.

Ein Pektoral mit Herzskarabäus (456–457) trägt den Namen Scheschonqs II. Der aus grünem Jaspis geschnittene Skarabäus, Sinnbild der aufgehenden Sonne und der Wiedergeburt, dominiert das Bildfeld im Rahmen eines Schreines. Anstelle der Sonne schiebt er den Namensring des Königs vor sich her: Sonnengott und König sind eins geworden.

Der Skarabäus ist hier zugleich Amulett für das Herz des Toten. Auf seiner Rückseite ist jener Spruch des Totenbuches eingraviert, der das Herz beschwört, beim Totengericht nicht gegen den Verstorbenen auszusagen. Der Brustschmuck ist in Cloisonné-Technik gearbeitet und mit blauer Fayence ausgelegt. Die Schutzgöttinnen Isis und Nephthys, Kartuschen, Sonnenscheiben und alle flächigen Goldornamente wurden aus Goldblech getrieben, ziseliert und dann appliziert. Mit seinem grünen Skarabäus und den blauen Einlagen zeigt dieses Pektoral die der tanitischen Goldschmiedekunst eigene Vorliebe für kühle Farben. Typisch sind auch die Scharniere für die Halskette und die mit einem vielteiligen Scharnier angehängte Sockelleiste.

458–461 *Armreife Scheschonqs I. und seines Sohnes Nemrot*

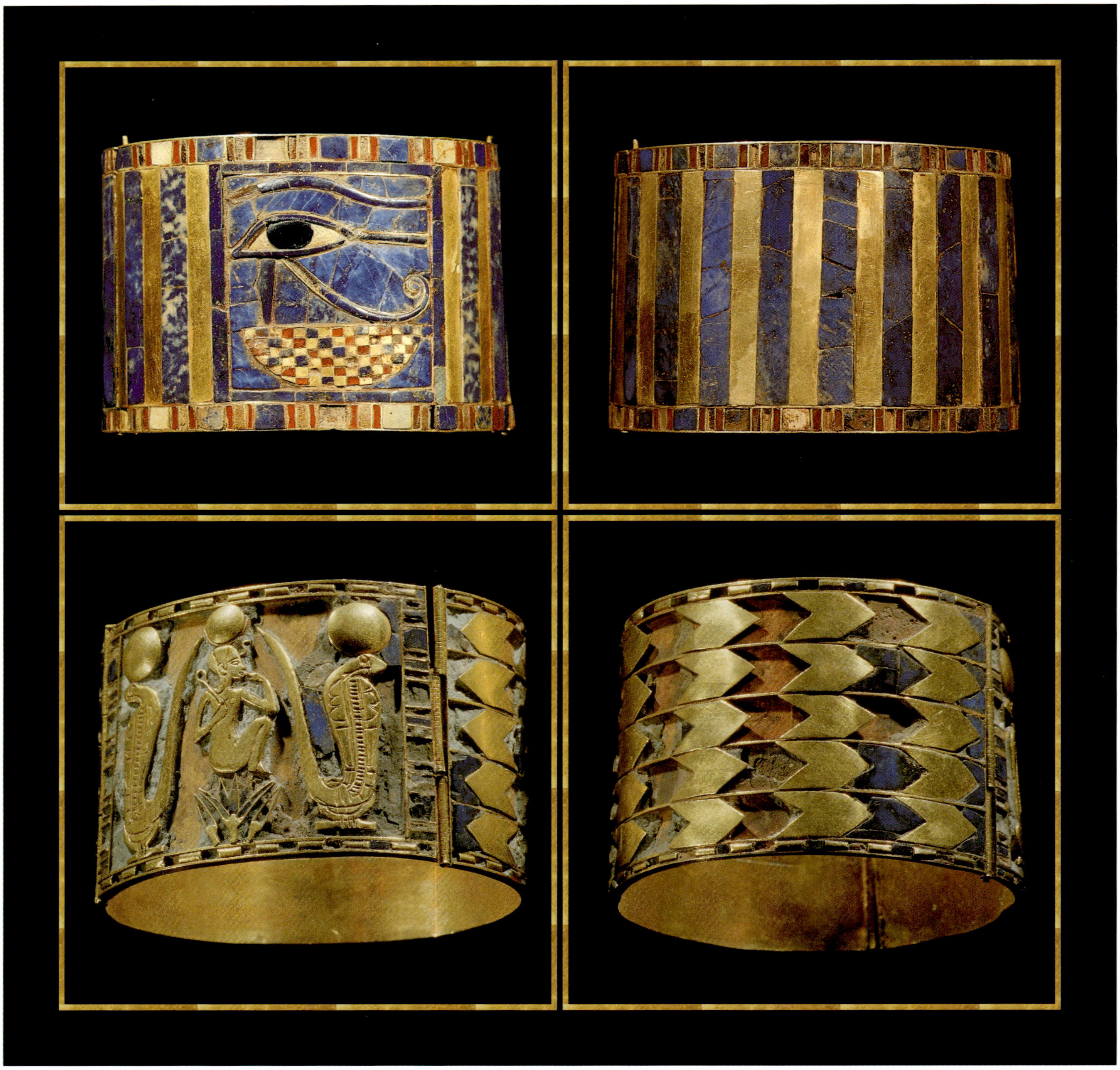

Das Schlangenpektoral (454–455) besteht aus zusammengelöteten Elementen in Cloisonné-Technik. Hier hat der Künstler ein ebenso anmutiges wie bedeutungsvolles Schmuckstück gestaltet. Die beiden Uräen mit der oberägyptischen Krone richten ihre aufgeblähten Brustschilde auf und schlängeln die Leiber schützend um einen Skarabäus, der über dem Horizontzeichen aus der Erde aufsteigend die Sonne in den Himmel emporhebt.

Diese bewegte Komposition steht in spannungsvollem Gegensatz zu dem in geometrischen Formen gehaltenen Basisstreifen und der an Scharnieren hängenden Sockelleiste mit ihrem flächig wirkenden Lotosfries.

Sonnenscheibe und Kronen sind auch auf der Rückseite des Schmucks (454) leicht gewölbt, die Bauchsegmente des Skarabäus wurden plastisch in Goldblech getrieben, die Schlangenkörper ziseliert. In Höhe des Skarabäenkopfes sind zwei Ösen angelötet und darin die umgebogenen Enden eines Goldbandes als Halskette eingehängt.

Wie eines der Pektorale, so ist auch ein Armreifpaar (458–459) Erbgut aus dem Besitz Scheschonqs I. Der leicht konisch zulaufende Reif aus dickem Goldblech wurde in zwei ungleichen Teilen gefertigt, die mit Scharnieren verbunden sind. Seine Außenseite umziehen im Wechsel senkrechte Goldstreifen und Einlagen aus Lapis-

462 *Pektoral des späteren Königs Scheschonq I.*

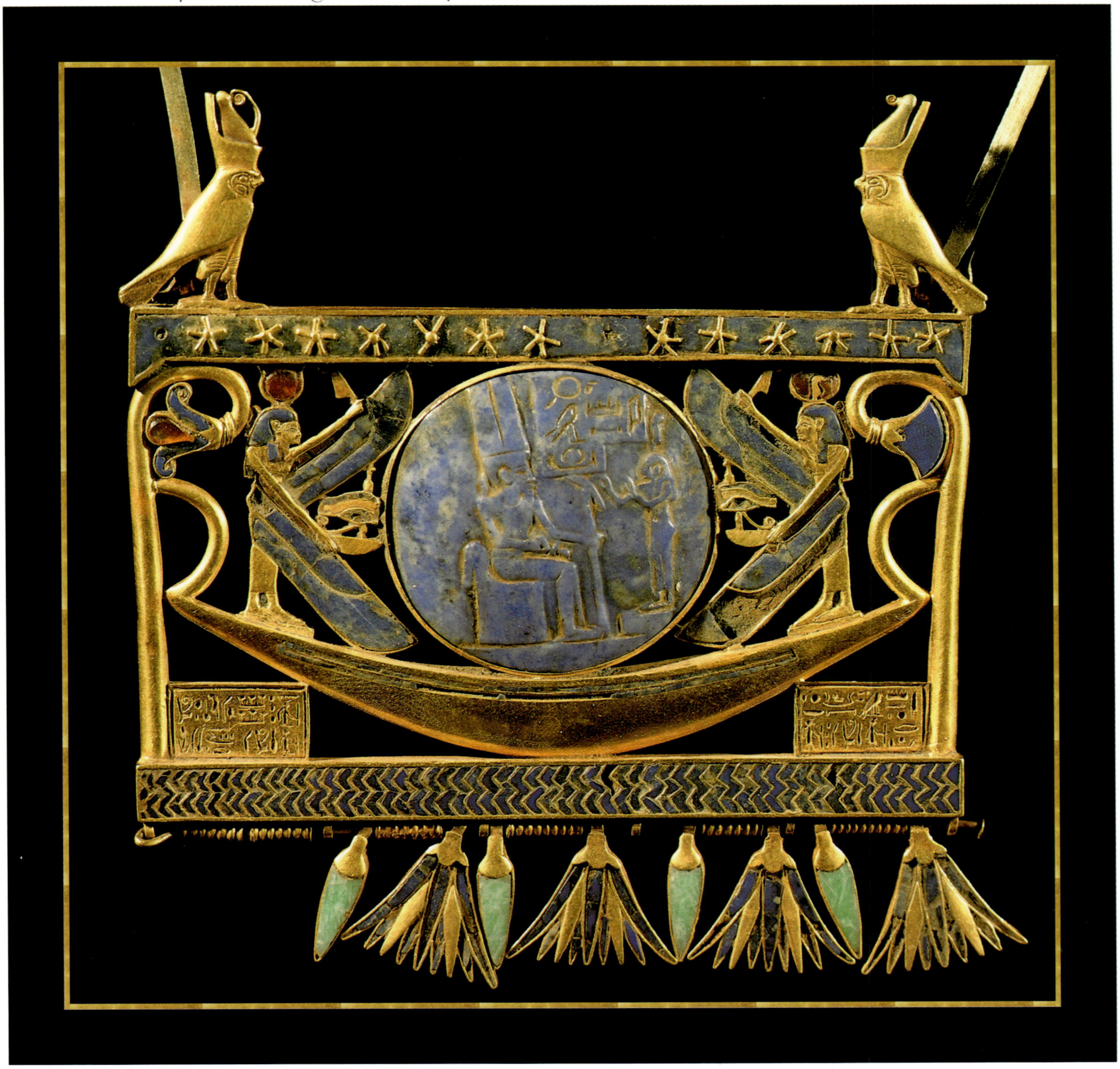

lazuli. Am kleineren Reifteil ist ein quadratisches Feld ausgespart. In Cloisonné-Technik erscheint hier auf Lapislazuligrund ein Udjat-Auge mit schwarzer Pupille und weißem Augapfel, getragen von einem Korbzeichen mit Schachbrettmuster. Die quadratischen Felder setzen sich in Gold, Rot und Blau voneinander ab, den Farben, die auch in der Farbleiterbordüre an den Reifrändern wiederkehren.

In die goldene Innenseite des Reifs, dem Udjat-Auge gegenüber, ist die Besitzerinschrift eingraviert: *König von Ober- und Unterägypten, Herr der Beiden Länder Hedj-cheper-Re, erwählt von Re, Sohn des Re, Herr der Kronen, Scheschonq, geliebt von Amun, begabt mit Leben wie Re ewiglich.*

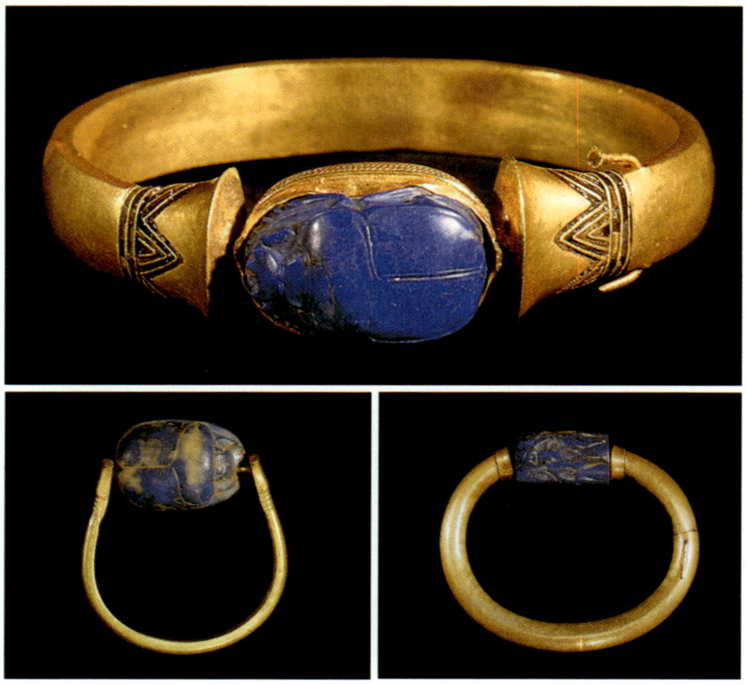

463–465 *Armreif mit Skarabäus, Skarabäenring, Armreif mit einem antiken mesopotanischen Rollsiegel*

Ein Armreifpaar, das dem Prinzen Nemrot, einem Sohn Scheschonqs I., gehörte und vermutlich aus Sais stammt, ist genauso konstruiert wie dasjenige des Vaters, der Dekor wurde jedoch weniger sorgsam ausgeführt. Auch hier trägt die kleinere der beiden ungleichen Hälften das Hauptmotiv, während die größere mit einem Winkelmuster versehen ist. Über einem aufblühenden Lotos, den zwei Knospen flankieren, hockt nackt der Kindgott Horus, mit Prinzenlocke, Stirnuräus und einem Zepter in der Linken, bekrönt von Mondsichel und Sonnenscheibe. Zwei sich aufbäumende Uräen beschützen ihn. Der Gott und die Uräen sind erhaben in Gold gearbeitet und ziseliert, ihre Sonnenscheiben leicht gewölbt. Der Lotos, die Farbleiterbordüre links und rechts der Darstellung, deren Hintergrund und das Muster der beiden Reifränder waren mit rotem und blauem Glas oder mit Fayence eingelegt. Lapislazuli ergänzte die Farbleitern und wechselte mit Gold im Dekor des großen Reifteils.

Ein Armreifpaar Scheschonqs II. (463) ist aus Goldband mit sanft gewölbter Außenseite geformt und endet in Papyrusdolden, deren geometrisch ziselierte Zeichnung mehrfarbig ausgefüllt ist. Zwischen den Dolden sitzt ein Skarabäus aus Lapislazuli in einer aus Goldblech getriebenen und um seine Standfläche gebörtelten Fassung mit Zopfmuster. Längs durchbohrt, dreht er sich über einem in den Dolden befestigten Goldstift. Der bemerkenswert fein geschnittene Skarabäus trägt auf seiner Basisfläche den Männernamen *Djed-Chons-iuef-anch,* jener des Gegenstücks den Königsnamen *Men-cheper-Re.* Die Konstruktion dieses Armreifpaars gleicht der von Siegelringen mit drehbarer Ringzier. Eine Miniaturausführung der Armreife als Fingerring (464) ergänzt das Schmuckensemble. Auch hier trägt das Amulett nicht den Namen Scheschonqs, laut Inschrift wurde es für einen Priester der frühen 22. Dynastie angefertigt.

Nur einer der sieben Armreife Scheschonqs II. wurde nicht paarweise getragen (465). Er besteht aus zwei unterschiedlich langen Segmenten einer Goldröhre. Ihre mit Goldkappen verschlossenen Enden sind mit einem Stift verbunden. Dazwischen sitzt wiederum ein drehbares Amulett: ein mesopotamischer Siegelzylinder aus Lapislazuli mit dem Tierbändigermotiv, der etwa 1400 Jahre alt war, als er in den Schmuck des Bubastidenkönigs eingearbeitet wurde.

Ein außergewöhnlicher Fund ist der Sonnenvogel vom Königsornat (453). Die aus Goldblech getriebene und fein ziselierte, mit einer Öse zum Aufhängen versehene Schwalbe trägt auf dem Rücken eine Sonnenscheibe im Schen-Ring, Symbol des unendlichen Kreislaufs. Als eines der Wesen, die die Sonne über den Himmel geleiten, zählt die Schwalbe zu den Garanten der zyklischen Erneuerung der Natur. Hockend als Nestling oder Jungtier dargestellt, repräsentiert sie die junge Morgensonne. Im Grabschatz Tutanchamuns erscheint sie, geschnitten aus Karneol, im Glutrot der aufgehenden Sonne. Nach den bislang bekannten Darstellungen befand sich dieser Sonnenvogel stets am Saum des Perlengehänges, das an einem Gürtel über dem Königsschurz getragen wurde. Im Sarg Scheschonqs II. konnte erstmalig ein solches Ornatteil geborgen werden.

466 *Göttertriade Osorkons II.*

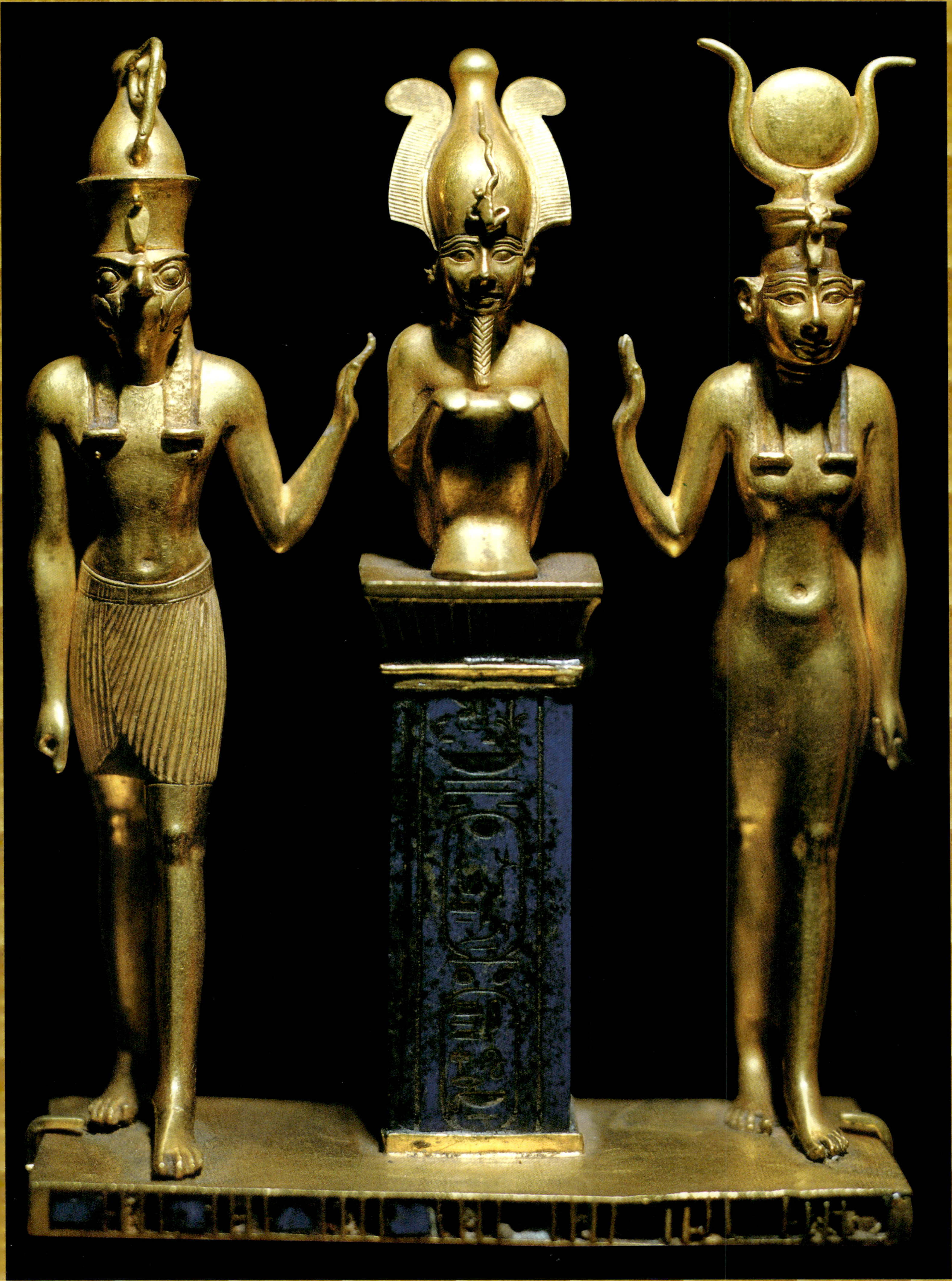

Das geplünderte Grab Osorkons II.

Die Grabanlage Osorkons II., des bedeutendsten Herrschers der 22. Dynastie, ist die erste sensationelle Entdeckung in Tanis gewesen. Montet hatte damit die lange gesuchte Königsnekropole gefunden, auch wenn ihm Grabräuber zuvorgekommen waren. In einer Vorkammer stand der steinerne Sarkophag von Osorkons Nachfolger Takelot II. Perlen, Fragmente goldener Schmuckstücke und seines Sarges aus Electrum, von den Dieben übersehene Relikte, ließen ahnen, mit welchem Reichtum die Pharaonen hier einst bestattet worden waren.

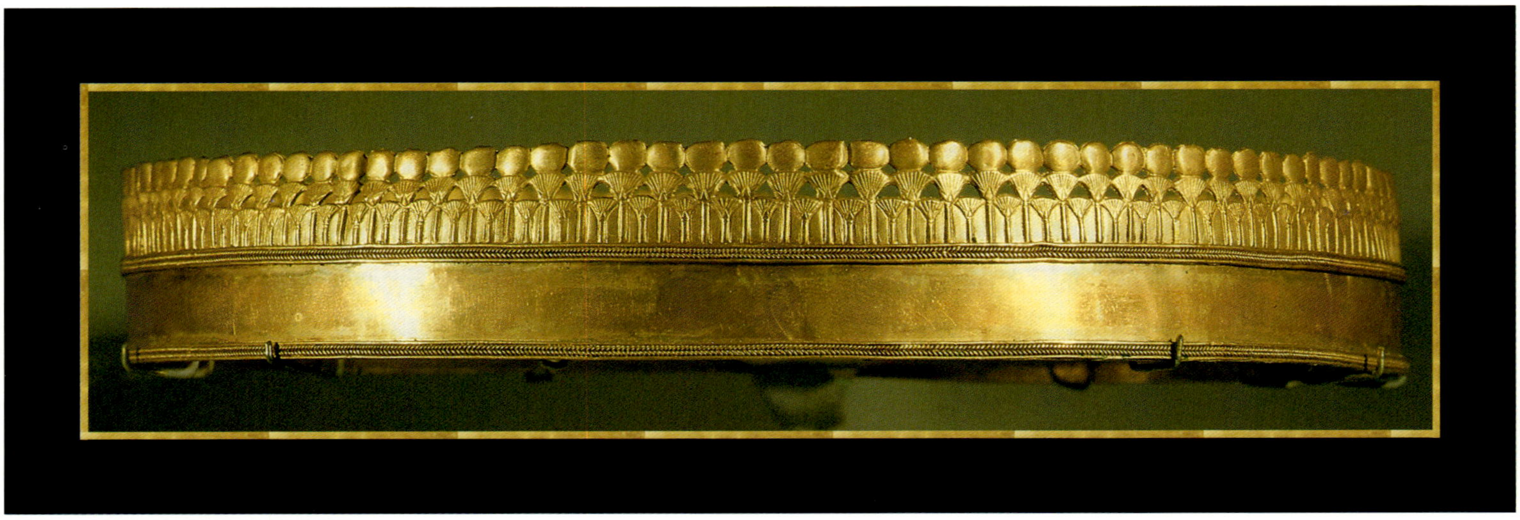

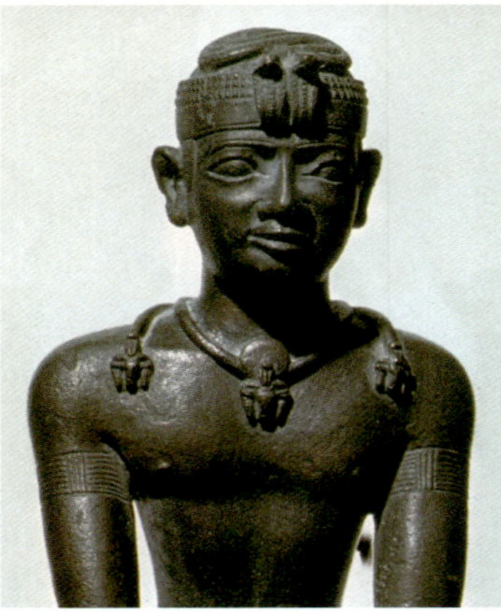

467 Goldreif mit einem Kranz Papyrusdolden
468 König Schabako mit Krone und Widderkopfhalsschmuck

Mit großen Erwartungen öffneten die Ausgräber die für den Grabherrn selbst bestimmte Kammer, denn sie hatten die Wand noch unversehrt vorgefunden, den Eingang von einer Putzschicht bedeckt und mit dem Bruchstück eines Obelisken verschlossen. Doch Kammer und Sarkophag erwiesen sich als ausgeraubt; die Grabräuber waren durch eine Seitenwand eingedrungen. Verblieben waren nur Überreste der Mumie, Eingeweidegefäße und der bronzevergoldete Zeremonialbart eines menschengestaltigen Holzsarges.

Hinter dem kolossalen Granitsarkophag Osorkons II. stand quer ein kleiner Kindersarkophag, ebenfalls aus Rosengranit. Nach der Aufschrift gehörte er dem Hohenpriester des Amun, Hornacht. Ein riesiger Granitquader blockierte den Deckel und verzögerte die Öffnung, zumal das Grab Psusennes' I. mit all seinen Schätzen nun entdeckt wurde und die Ausgräber lange beschäftigte. Erst während der letzten Grabungskampagne kehrten sie zurück und stellten fest, daß zu Füßen Osorkons ein neun- bis zwölfjähriger Knabe, wohl sein frühverstorbener Lieblingssohn, mit großem Prunk bestattet worden war. Durch ein Loch in der Wand des Sarkophags hatten die Grabräuber den Prinzen seiner goldenen Maske, des Kopf- und Halsschmucks beraubt und den Silbersarg in Teilen herausgerissen. Bei ihrem Vorhaben gestört oder von noch größeren Schätzen in der Grabkammer geblendet, ließen die Diebe noch an die vierzig Schmuckstücke zurück, darunter ein Satz Amulette, die aus Goldblech ausgeschnitten, fein ziseliert und mit Einlagen in Zellentechnik veredelt sind.

Alles, was im Grab Osorkons II. gefunden wurde, übertrifft die berühmte Göttertriade (466), die den Namen dieses Königs trägt und vermutlich aus der Beute der Plünderer stammt. Sie stellt die Familie des Osiris dar. Der verstorbene König erscheint in Gestalt des Osiris, mit Atef-Krone, Bart und Gewand des Gottes. Die Hände auf den Knien, hockt er auf einem Pfeiler, in Erwartung der Wiedergeburt wie der jugendliche Sonnengott auf der Lotosblüte. Ihm zur Seite stehen mit schützend erhobener Hand seine Schwestergemahlin Isis, bekrönt mit Kuhgehörn und Sonnenscheibe, und sein Sohn Horus mit der Doppelkrone von Ober- und Unterägypten. Modellierung und Ausdruckskraft dieser winzigen Skulpturen können sich mit Meisterwerken der Großplastik messen. Die Figuren sind im Wachsausschmelzverfahren voll aus Gold gegossen, poliert und in einigen Details ziseliert.

Den Pfeiler aus Lapislazuli schönster blauer Färbung krönt eine Hohlkehle mit Lapislazuli- und roten Glaseinlagen. In seine Vorderseite ist die Inschrift eingraviert: *Der*

König von Ober- und Unterägypten, Herr der Beiden Länder, User-Ma'at-Re, erwählt von Amun, Sohn des Re, Osorkon, geliebt von Amun.

Der Pfeiler steht in einer flachen Goldbasis, die wie die Füße von Isis und Horus auf den gemeinsamen Sockel aufgelötet ist. Ein ringsum laufender Fries aus Goldzellen hält die beiden Goldbleche des Sockels zusammen. Seine Lapislazulieinlagen, auch die der Perücken von Isis und Horus sind zum Teil herausgefallen. Hinten an den Perücken angelötete Ösen weisen darauf hin, daß die vollplastisch gestaltete Triade nicht aufgestellt, sondern aufgehängt werden sollte, möglicherweise als Schmuck einer Götterbarke oder eines Schreins.

Gold aus den Pyramidenfriedhöfen von Kusch

Die südlich von Ägypten gelegenen Nilländer – Nubien zwischen dem Ersten und Zweiten Katarakt und das weite Gebiet von Kusch, der heutige Sudan – waren seit dem Mittleren Reich ägyptisches Kolonialgebiet und der wichtigste Goldlieferant für die Pharaonen. Im Neuen Reich standen sie unter der Verwaltung eines ägyptischen Beamten, des Vizekönigs von Kusch. Mit dem Niedergang des ägyptischen Imperiums um die Jahrtausendwende, gingen diese Länder – und damit die ertragreichsten Goldminen – Ägypten verloren. Für zwei Jahrhunderte riß die Verbindung ab.

Im 8. Jahrhundert v. Chr. errichtete ein Geschlecht einheimischer Häuptlinge von Napata am Vierten Nilkatarakt ein mächtiges Königtum in Kusch. Pije eroberte die Thebais, und sein Bruder Schabako besiegte 712 v. Chr. den unterägyptischen Fürsten Bokchoris. Er wurde damit Herrscher über ein Riesenreich, das sich vom Nildelta bis in die Gegend von Khartum, am Zusammenfluß des Weißen und des Blauen Nils, erstreckte. Als Nachfolger der Pharaonen bildeten die Kuschiten die 25. Dynastie; sie regierten knapp hundert Jahre über Ägypten. Ihre Residenz blieb Napata am heiligen Berg, dem Gebel Barkal. In Ägypten herrschten sie durch die Gottesgemahlin des Amun, eine Frau stets königlicher Herkunft, die ihr Amt durch Adoption weitergab. In ihrer Hand lag außer der Verwaltung des immensen Tempelbesitzes auch die Ausübung der weltlichen Macht.

Um ihren Herrschaftsanspruch zu legitimieren, übernahmen die Kuschitenkönige nicht nur den Königsornat und die Titulatur der Pharaonen, sondern auch die ägyptische Hieroglyphenschrift und den Kult ägyptischer Gottheiten. Ihre besondere Verehrung galt dem Gott Amun und seiner Gemahlin Mut. Ihm errichtete man in Napata bedeutende Tempel. Die Kuschitenkönige entfalteten dort eine umfangreiche Bautätigkeit. Aber auch in Karnak und Luxor wurde an den Heiligtümern weitergebaut. Die Kunst blühte wieder auf. Ägyptische Götter und Formen ägyptischer Kultur breiteten sich jetzt weit nach Süden aus.

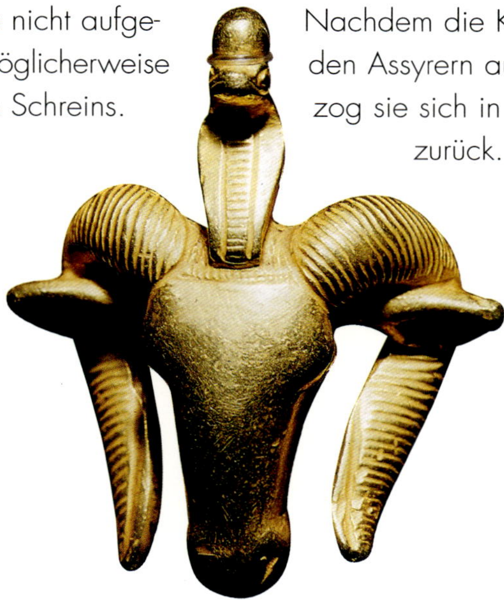

469 *Widderkopfamulett*

Nachdem die Kuschitendynastie 656 v. Chr. von den Assyrern aus Ägypten vertrieben worden war, zog sie sich in ihre Stammländer am oberen Nil zurück. Die Goldschmiedearbeiten entsprechen in ihren Motiven der ägyptischen Götterwelt, zeigen aber einheimische Stilvarianten. Wie die Residenz lagen auch die königlichen Nekropolen zunächst in der Umgebung des Gebel Barkal. Hier ließen sich die Herrscherfamilie und ihr Hofstaat in kleinen steilen Pyramiden nach ägyptischem Totenbrauch bestatten. Der älteste Friedhof befindet sich bei el-Kurru, rund 25 Kilometer südwestlich von Napata. Die spätere Nekropole von Nuri mit ihren mehr als sechzig Pyramiden liegt etwas nordöstlich auf der anderen Nilseite. Im 3. Jahrhundert v. Chr. wurden Residenz und Königsfriedhof etwa 300 Kilometer nilaufwärts nach Meroe verlegt.

Diese königlichen Nekropolen aus der Zeit vom achten vorchristlichen bis ins vierte nachchristliche Jahrhundert wurden von zwei bedeutenden amerikanischen Ägyptologen im Auftrag der Harvard University und des Museum of Fine Arts in Boston erforscht. Georges A. Reisner begann 1907 mit der Grabung und brachte sie 1916–23 gemeinsam mit seinem Schüler und Kollegen Dows Dunham zum Abschluß. Nach mühevollen und äußerst genauen Untersuchungen entdeckten die Ausgräber außerhalb der massiv aus Stein und Geröll errichteten Pyramiden in den Fels geschnittene, gut gesicherte Treppen oder Schächte, die zu den Grabkammern führten. Nur sehr wenige Gräber waren unberührt, die meisten ausgeraubt. Die Funde wurden zwischen den Museen von Khartum und Boston geteilt.

Wie Königsstatuetten aus der Kuschitenzeit (467) erkennen lassen, gehörte zum königlichen Ornat ein Brustschmuck, der unägyptisch ist: Drei Widderköpfe – der Widder ist die Tiergestalt des Gottes Amun – werden an einer Kordel so um Hals und Schultern gelegt, daß der große Widderkopf mit der Sonnenscheibe auf dem Haupt in der Mitte hängt, die beiden kleineren ohne Sonne, sind an den Bandenden befestigt und kommen rechts und links auf der Brust zu liegen. Von einem solchen Brustschmuck stammt der Widderkopf aus der Sammlung Norbert Schimmel (469). Da ohne Sonnenscheibe, war er vermutlich einer der seitlichen Anhänger. Der meisterhaft modellierte Kopf mit aufgerichteter Uräusschlange ist massiv in Gold gegossen. Die Windungen der nach vorne gebogenen kräftigen Hörner, die Ohren, Augen, Nüstern und das Band auf dem Brustschild der Schlange geben vergleichbare Stirnreife wieder. Es handelt sich also wahrscheinlich um den Kopfschmuck eines Kuschitenkönigs.

Zum Schmuck einer Königin der zweiten Hälfte des 8. Jahrhunderts v. Chr. gehörte ein Amulett aus Bergkristall mit goldenem Hathorkopf (471). Eine oben und unten abgeflachte Bergkristallkugel trägt den rundplastisch aus Goldblech getriebenen Kopf der Göttin. Ihre lange Perücke liegt rund auf der Kugel. Über der Stirn trägt sie den königlichen Uräus, eine Krone und ihr Emblem, die Sonnenscheibe mit Kuhgehörn. Hinter dem Kuhgehörn ist eine Aufhängeröse angelötet. Ein Goldstab, der durch die durchbohrte Kugel gesteckt ist, verbindet den Hathorkopf mit der goldenen Basisplatte.

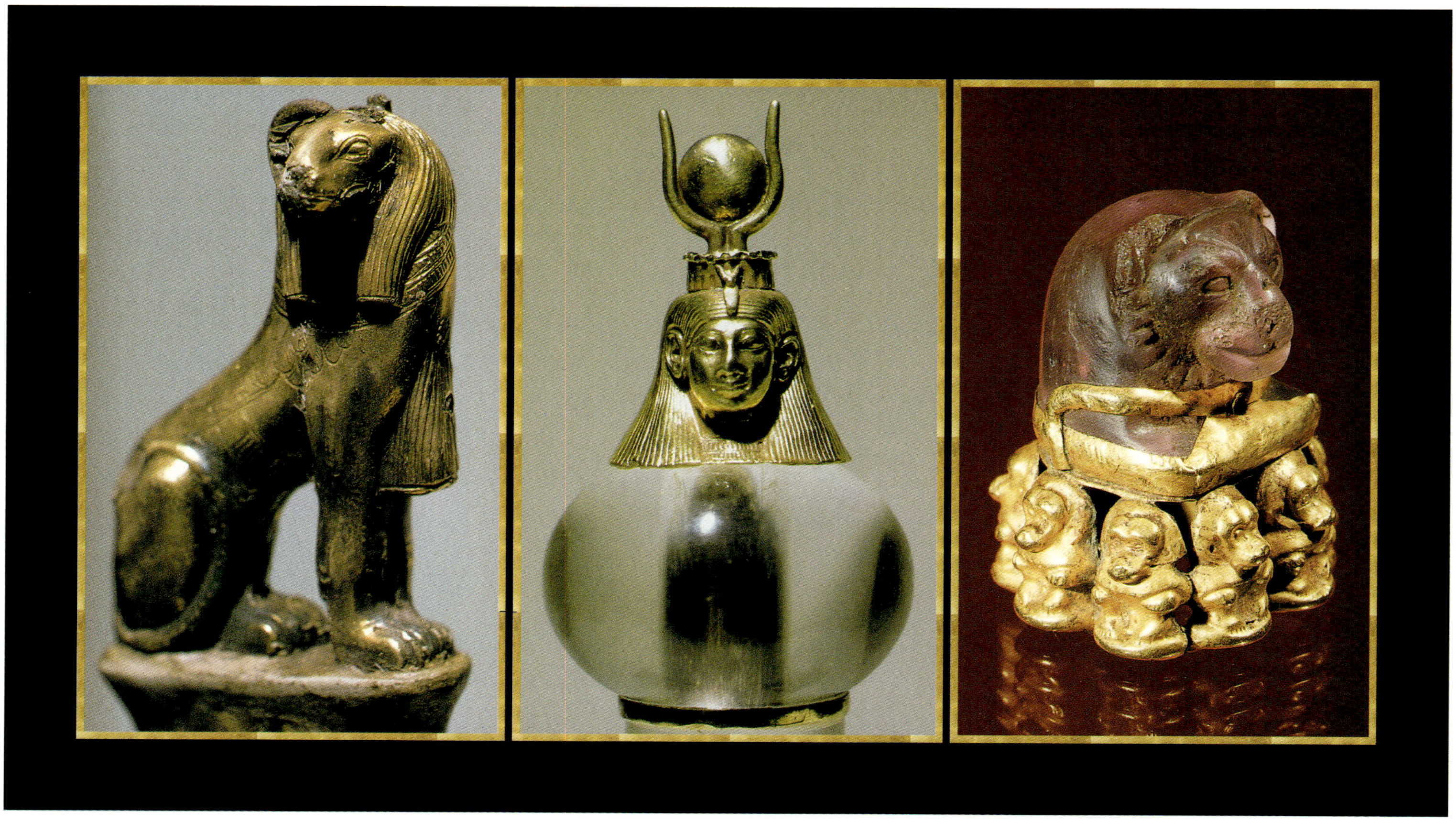

470–472 *Criosphinx, Amulett mit Hathorkopf und Stabaufsatz*

sind nachgraviert. Ihr Schwanz ringelt sich zu einem breiten Ring, der als Öse zum Durchziehen der Kordel diente.

Ein singuläres Stück ist der Goldreif im Brooklyn Museum (468). Das bekrönende Ornament des aus Goldblech ausgeschnittenen und gravierten Reifs besteht aus Papyrusstengeln und -dolden mit Sonnenscheiben. Um den oberen und unteren Rand des glatten Teils liegen je zwei Reihen zusammengedrehter Drähte. Dieser Reiftypus ist in der ägyptischen Tradition nicht zu belegen, aber Königsbildnisse der Kuschitendynastie

Aus dem gleichen Königinnengrab in el-Kurru stammt der auf einer Säule sitzende Criosphinx, ein Löwe mit Widderkopf (470). Wie an beschädigten Stellen erkennbar, ist die Figur aus einem Metallkern mit darübergelegtem Electrumblatt gearbeitet. Der Sphinx hat den Kopf zur Seite gewendet und trägt eine ausladende Perücke sowie einen breiten Halskragen; sein Rückenfell ist mit Ornamenten ziseliert. Den Säulenschaft schmückt ein Federmuster in Zellentechnik mit roten und blauen Glaseinlagen. Auf dem Kapitell sind noch Reste der Electrumauflage mit eingravierten Palmblättern zu erkennen.

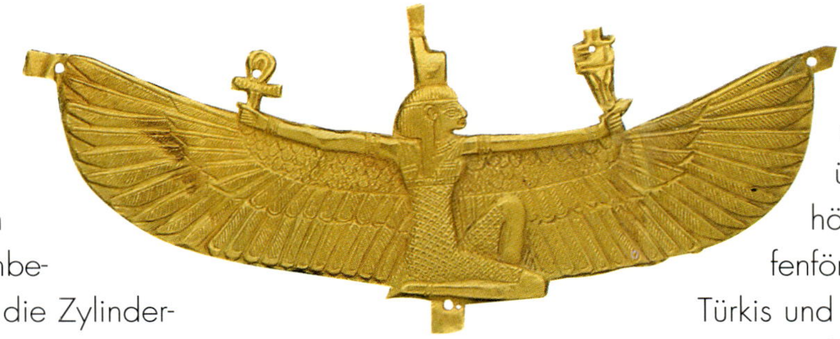

473 *Geflügelte Isis*

In Gräbern kuschitischer Könige wurden goldene Zylinder gefunden, die aus zwei Teilen bestehen, oben offen und unten geschlossen sind. Ihre Verwendung ist unbekannt, doch dürften sie wie die Zylinderamulette des Mittleren Reiches Amulettcharakter gehabt haben. Das Exemplar aus der Pyramidenbestattung des Königs Aspelta (477) ist aus zwei Streifen Goldblech gefertigt, die nach der Verzierung rund gebogen, längs zusammengelötet und miteinander verbunden wurden. Teilweise gedrehte und gekerbte Goldbänder verdecken die Nahtstelle. Der obere Teil des Zylinders gliedert sich in drei Zonen: oben ein Fries aus Uräen mit Sonnenscheiben, in der Mitte Widderköpfe, die ebenfalls Sonnenscheiben tragen, unten eine Reihe von Papyrusdolden. Im unteren Teil ist die Göttin Mut eingraviert, ihre Flügel ausbreitend und die Doppelkrone auf dem Haupt. Die hieroglyphische Beischrift nennt im Königsring den Namen Aspeltas. König Aspelta regierte, als Ägypten für das Kuschitenreich bereits verloren war. Er ließ sich in der Nekropole von Nuri eine stattliche Pyramide mit drei Grabkammern und Kapelle errichten. Zu den dort gefundenen Beigaben gehört ein Alabastron mit goldener Kappe (476). Am Hals des schlanken Gefäßes sind in zwei Königsringen die Titel *Sohn des Re, Aspelta – König von Ober- und Unterägypten, Meri-ka-Re* sowie zu beiden Seiten Schutzgöttinnen mit ausgebreiteten Flügeln eingraviert. Einzigartig ist der Verschluß: Eine Manschette aus Goldblech, verziert mit Glaseinlagen in Zellenwerk, umschließt den Gefäßhals. Von dem überstehenden flachen Deckel hängen an Goldkettchen tropfenförmige Perlen aus Karneol, Türkis und Steatit herab. Zehn der einst rund dreißig Perlen sind erhalten.

In Meroe kam unter den Fundamenten einer Mauer das aus Goldblech getriebene Mittelstück eines Perlenkragens von Aspeltas Nachfolger Aramatelko zutage. In die eine Seite (475) ist die Inschrift eingraviert: *König von Ober- und Unterägypten, Herr der Beiden Länder, Wadj-ka-Re, ewig lebend, von Harachti, dem großen Gott, Herrn des Himmels, geliebt und mit Leben beschenkt.* Die Inschrift der anderen Seite (475) lautet: *Sohn des Re, Herr des Glanzes, Aramatelko, ewig lebend, von Hathor, Herrin von Dendera, Herrin der Götter, geliebt und mit Leben beschenkt.* Auch noch hundert Jahre nach ihrer Vertreibung aus Ägypten behielten die Könige von Kusch die volle ägyptische Königstitulatur bei und führten ihr Herrschertum auf ägyptische

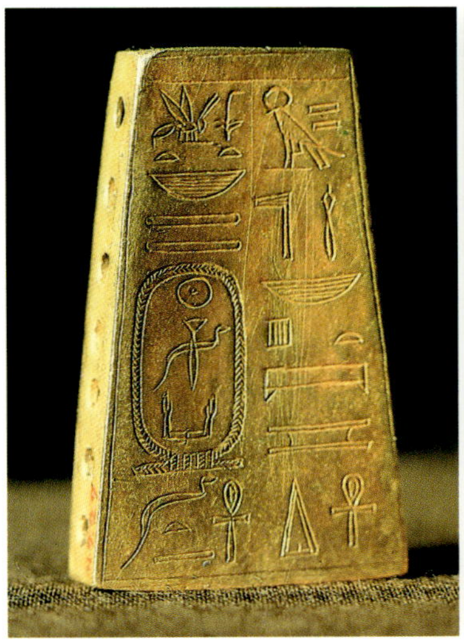

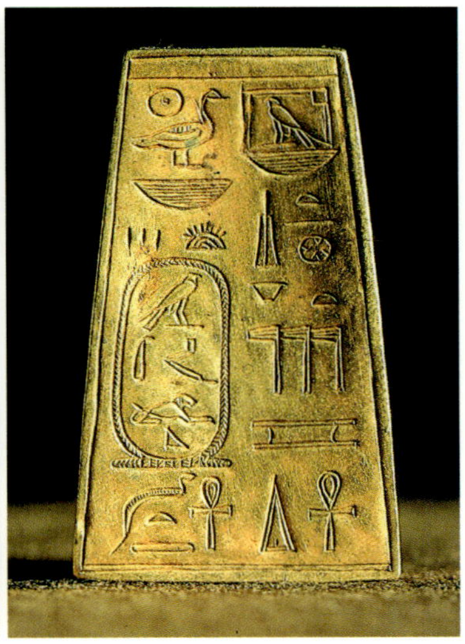

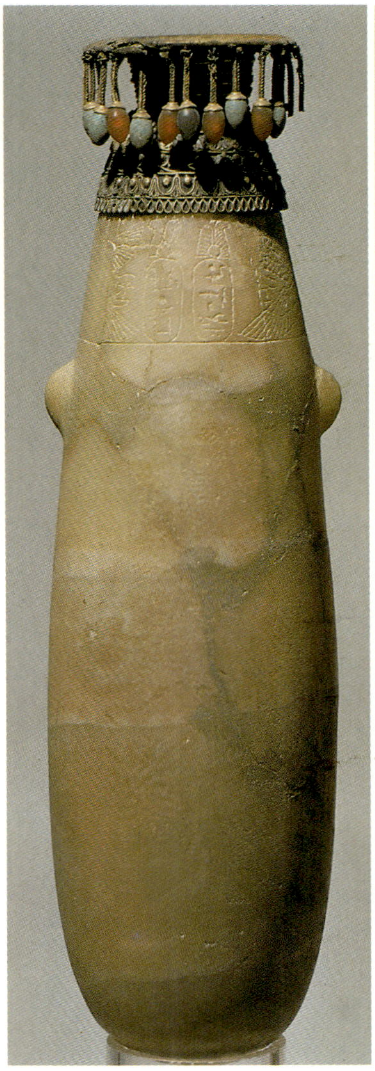

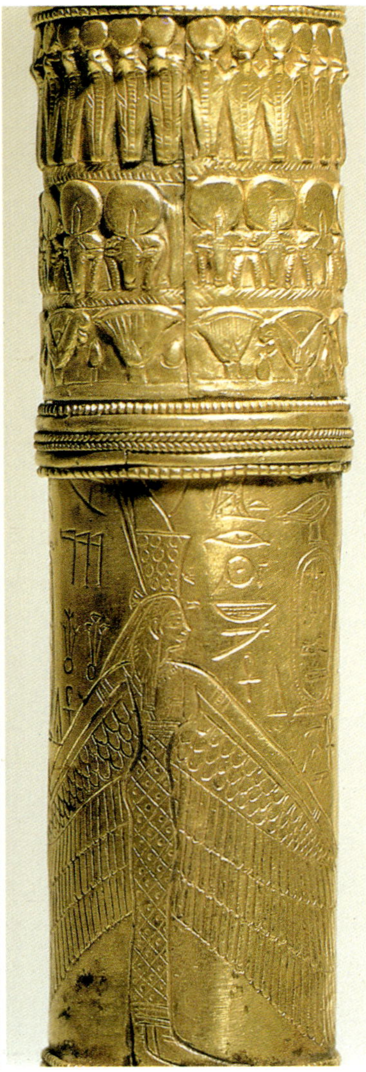

474–475 *Mittelstück eines Perlenkragens des Königs Aramatelko mit eingravierten Hieroglyphen*
476–477 *Alabastron und Zylinder des Königs Aspelta*

Gottheiten zurück. Die Hieroglyphen haben die klassische Form bewahrt.

Ein goldenes Amulett aus dem Pyramidenfriedhof von Nuri (473) stellt Isis dar. Die kniende geflügelte Göttin ist aus dünnem Goldblech geschnitten und von der Rückseite her getrieben, Details sind ziseliert. In den ausgestreckten Händen hält sie links ein Sistrum, rechts das Lebenszeichen. Ihr Attribut, der Thron, krönt das Haupt. Das Amulett wurde an fünf Stellen zum Aufnähen perforiert und war vermutlich Mumienschmuck einer Königin.

Unbekannter Herkunft ist der aus Amethyst geschnittene Löwenkopf mit acht Pavianen als Fassung (472). Die aus Goldblech getriebenen Paviane sind so zusammengelötet, daß ein röhrenförmiger Hohlraum bleibt. Ein Goldstift ist als Halterung quer durch Basis und Kopf gesteckt. Das kleine Kunstwerk diente vielleicht als Aufsatz eines Zeremonialstabes.

Saiten- und Perserzeit

Die weltpolitischen Umwälzungen, in deren Sog Ägypten hineingezogen wurde, und der damit einhergehende Wechsel zwischen einheimischen und fremden Dynastien gewährten der Kunst meist nur kurze Zeitabschnitte kontinuierlicher Entfaltung. Aber das Erbe der großen Vergangenheit blieb bis zuletzt lebendig und bot die maßgebenden Vorbilder. Die fremden Machthaber sahen sich veranlaßt, zur Legitimierung ihres Herrschaftsanspruches nicht nur das ägyptische Zeremoniell zu übernehmen, sondern auch die Bildkraft ägyptischer Kunst.

Die Goldschmiedekunst brachte weiterhin Werke von hoher Qualität hervor. Infolge der Grabplünderungen ist allerdings nur sehr wenig erhalten. Die noch vorhandenen Arbeiten weisen kaum fremde Stileinflüsse auf. Sie knüpfen an die überlieferten kanonischen Formen an und bleiben bis ans Ende der 31. Dynastie ägyptisch.

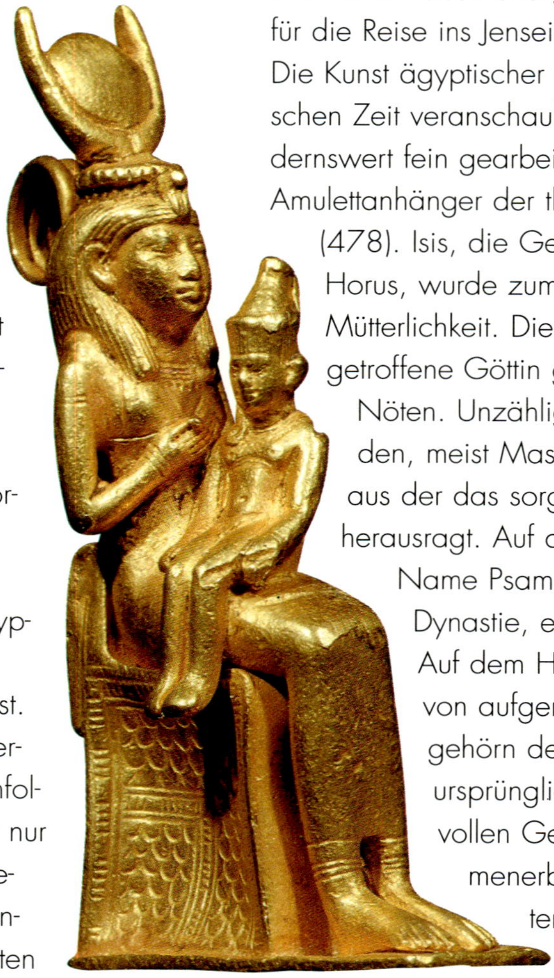

478 *Isis mit dem Horusknaben*

Eine Vorstellung vom Mumienschmuck dieser Epoche vermittelt die Grabausstattung des Admirals Hekaemsaef, der unter Amasis, einem König der Saitendynastie, sein Amt innehatte. Archäologen des Ägyptischen Antikendienstes entdeckten 1903 in 21 Meter Tiefe eines der mit Sand gefüllten Schachtgräber östlich der Unaspyramide in Saqqara die unberührte Sargkammer. In den Kalksteinsarkophag und einen farbig bemalten Holzsarg mit vergoldeter Maske eingeschachtelt, lag die Mumie Hekaemsaefs, bedeckt mit einer Goldmaske und einem daran angehängten Perlennetz. Das wie der eingearbeitete Halskragen aus Lapislazuli-, Feldspat- und Goldperlen geknüpfte Netz gibt den Sternenhimmel wieder. Unter dem Kragen mit goldenen Falkenköpfen als Verschluß kniet die Himmelsgöttin Nut und breitet ihre Flügelarme schützend über den Leib des Toten. Ihre Flügel schmückt Zellenwerk, während das unterhalb der Göttin in das Mumienkleid eingesetzte Inschriftenband und die es flankierenden vier Horussöhne, die Schutzgötter der Eingeweide, aus dünnem Goldblech ausgeschnitten und getrieben sind. Die Mumie war mit nahezu siebzig goldenen Amuletten und Schmuckstücken, goldenen Finger- und Zehenhülsen und goldenen Sohlen unter den Füßen für die Reise ins Jenseits ausgestattet.

Die Kunst ägyptischer Goldschmiede der spätdynastischen Zeit veranschaulichen zwei Beispiele: ein bewundernswert fein gearbeiteter Seelenvogel (479) und ein Amulettanhänger der thronenden Isis mit dem Horuskind (478). Isis, die Gemahlin des Osiris und Mutter des Horus, wurde zum Inbegriff der Gattentreue und Mütterlichkeit. Die von schweren Schicksalsschlägen getroffene Göttin galt beim Volk als Helferin in allen Nöten. Unzählige kleine Isisbilder wurden gefunden, meist Massenware aus Kupfer oder Bronze, aus der das sorgfältig modellierte Goldfigürchen herausragt. Auf der Unterseite der Basis ist der Name Psammetichs I., des Gründers der 26. Dynastie, eingraviert.

Auf dem Haupt trägt Isis über einem Kranz von aufgerichteten Uräusschlangen das Kuhgehörn der »Mutterkuh« mit Sonnenscheibe, ursprünglich ein Attribut der Hathor. Aus den vollen Gesichtszügen spricht noch das Formenerbe der Äthiopenzeit. Mit der Rechten greift die Göttin an die Brust, während sie mit der Linken das quer auf ihren Schoß gesetzte Kind stützt. Das Horuskind mit steif an den Körper gelegten Armen und geschlossen ausgestreckten Beinen trägt die Doppelkrone von Ober- und Unterägypten.

Sicher datierbare Darstellungen der thronenden Isis mit dem Kind, dem sie die Brust reicht, sind sonst erst aus dem letzten vorchristlichen Jahrhundert bekannt. Im koptisch gewordenen Niltal lebte dieses Urbild der stillenden Gottesmutter weiter als Jungfrau Maria mit dem Jesuskind an der Brust; als Maria Lactans ging es in die abendländische christliche Kunst ein.

Daß Ägypten immer noch reich an Gold war, bezeugen die schriftlichen Quellen. Ein Grabrelief der 30. Dynastie (480) trägt die Beischrift: Übergeben von Gold. Der Grabherr entlohnt Weberinnen für ihre in Ägypten stets hochgeschätzte Arbeit. Vornehm gekleidet blickt er von seinem Stuhl aus auf die goldenen Halskragen, die vor ihm auf einer Matte ausgebreitet liegen. Ein Schreiber des Goldes hockt am Boden und notiert, was der hinter ihm stehende Mann den fünf Frauen aushändigt. Szenen dieser Art sind schon aus dem Alten Reich bekannt (141). Am Ende der ägyptischen Geschichte werden sie noch einmal aufgegriffen und wird ein letztes Mal ägyptischer Schmuck abgebildet, bevor Alexander der Große das Land erobert und die einheimische Tradition von der griechischen verdrängt wird.

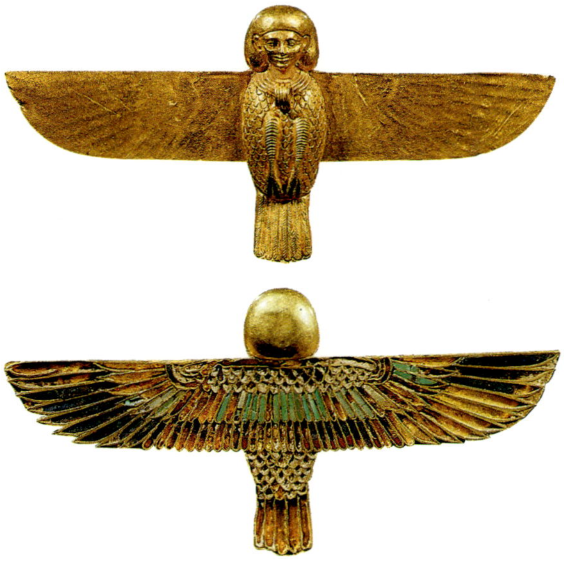

479–480 *Ba-Vogel*

Schmuck der Ptolemäerzeit

332 v. Chr. bemächtigte sich Alexander der Große nach den Siegen am Granikos und bei Issos der persischen Satrapie Ägypten und ließ sich in Memphis nach herkömmlichem Ritus zum Pharao krönen. Danach suchte er die altberühmte Orakelstätte in der Oase Siwa auf, um von Amun durch Bestätigung seiner Gottessohnschaft die Anerkennung als König von Ägypten und Weltherrscher zu erlangen.

Auf dem Weg nach Siwa gründete der Makedonenkönig an der Mittelmeerküste die Hafenstadt Alexandria. Sie entwickelte sich innerhalb weniger Jahrzehnte zum weit ausstrahlenden Zentrum griechischer Kultur, die in der nun einsetzenden Epoche des Hellenismus zur Weltkultur wurde. Nach Alexanders frühem Tod fiel Ägypten an einen seiner Generäle, den Makedonen Ptolemaios (88), der Alexandria zur Hauptstadt seines Reiches machte. Die von Ptolemaios gegründete Dynastie mit ihren fähigen und dominierenden Frauen herrschte fast 300 Jahre lang über Ägypten. Antiken Berichten zufolge überstieg die Prachtentfaltung des ptolemäischen Königshofes alles Dagewesene.

Unter dem Himmel Ägyptens, angesichts der uralten Hochkultur, bildete sich in Alexandria eine Variante der kosmopolitischen hellenistischen Kunst heraus, die spezifisch »alexandrinisch« ist. Griechische Künstler nahmen Anregungen aus der pharaonischen Kunst auf und gestalteten ägyptische Motive in griechischen Formen. In alexandrinischem Goldschmuck (76, 483) finden sich freilich kaum noch klassisch-ägyptische Elemente; er sollte dem Repräsentationsbedürfnis einer wohlhabenden hellenistischen Oberschicht dienen.

Petosiris, königlicher Schreiber und Hoherpriester des Thot, ließ sich am Ende des 4. Jahrhunderts v. Chr. sein Grab in Tuna el-Gebel mit Reliefs in einem ägyptisch-griechischen Mischstil ausstatten. Die mit Hieroglyphenbeischriften versehenen und nach traditionellem Muster aufgebauten Goldschmiedeszenen zeigen griechische Handwerker, die Objekte griechischen Typs bearbeiten.

Zu den neuen Schmuckformen, die in hellenistischer Zeit im Niltal Verbreitung fanden, gehören Ohrringe mit Antilopenköpfen (484-485), ein Motiv persischen Ursprungs, und vor allem die offenbar sehr beliebten Schlangenarmreife (422, 486-492).

481 *Belohnung mit goldenem Schmuck*

Seite 234–235: 482 *Außenwand eines Schreines*

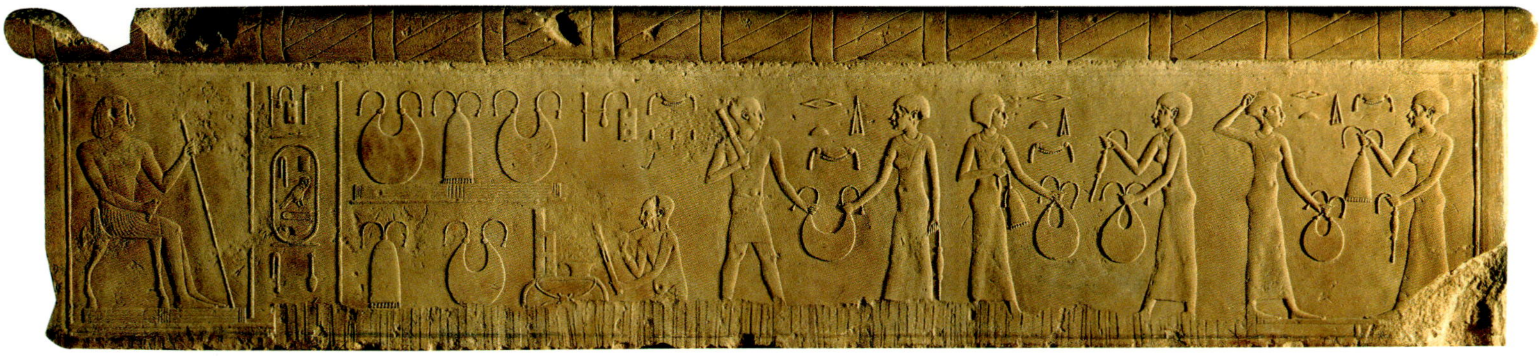

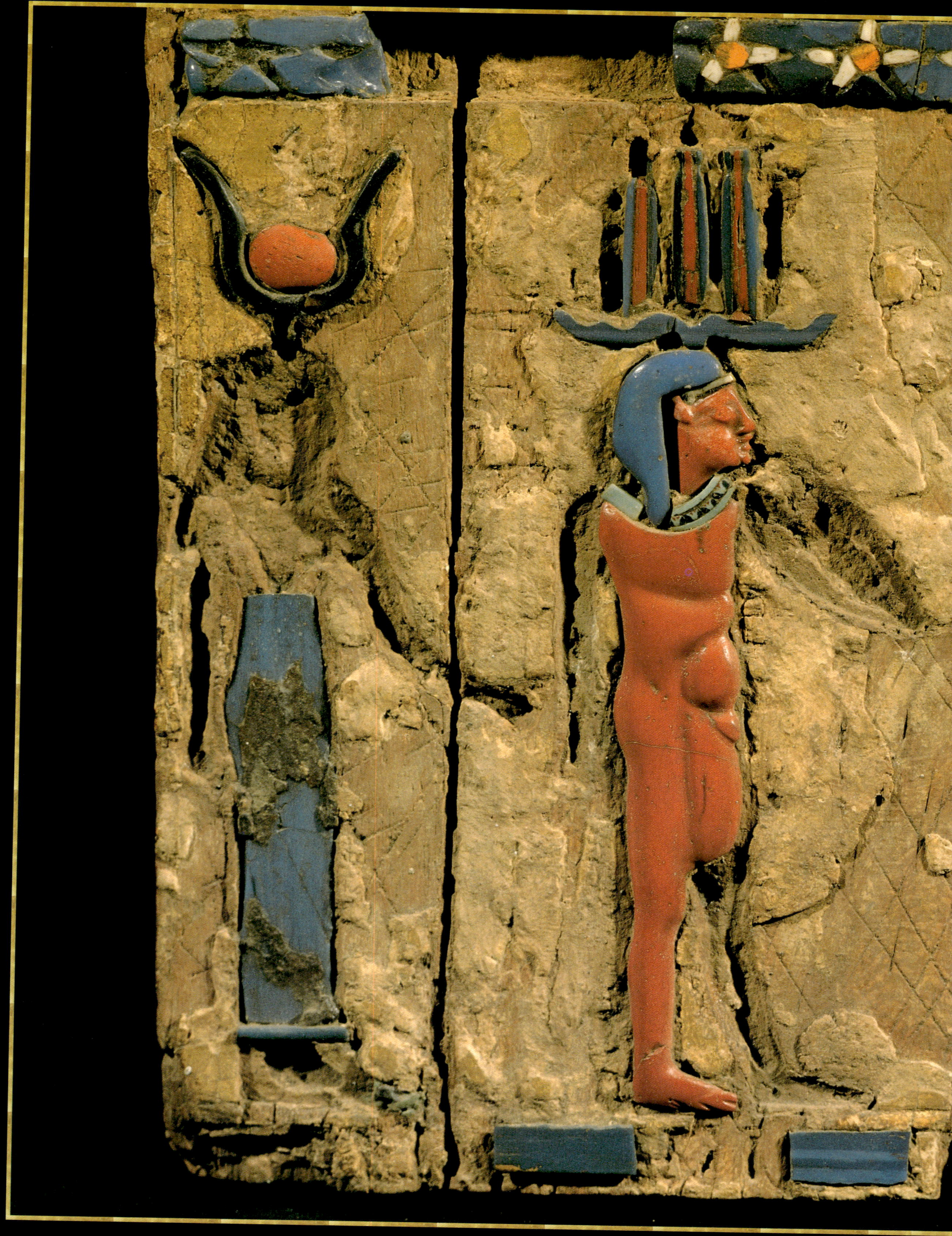

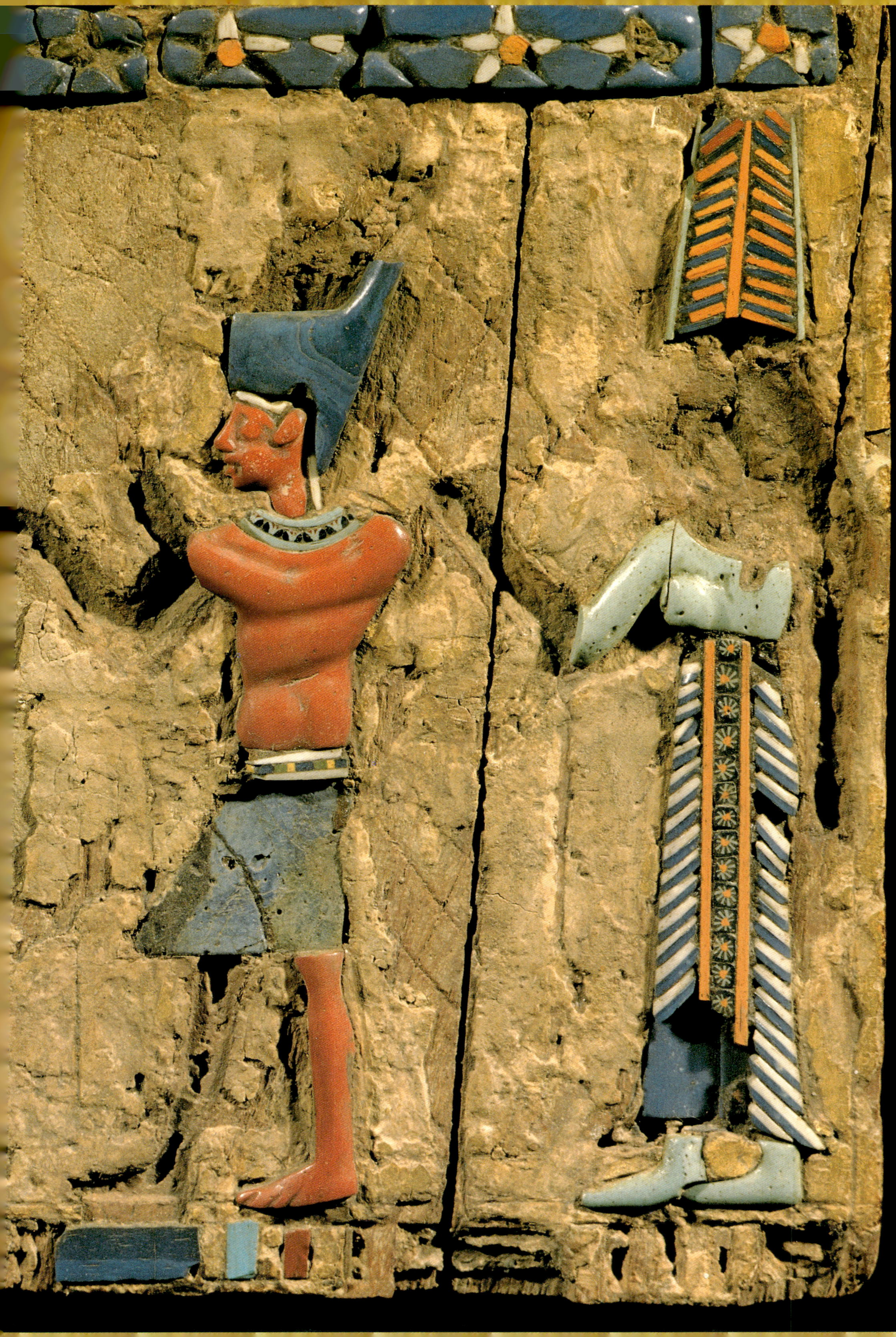

Nach ägyptischer Vorstellung nahmen die Ba-u, die Seelen der Götter, in Schlangen Gestalt an. Claudius Aelianus erzählt von den als heilig verehrten, in Wohnhäusern und Tempeln gehaltenen Nattern und Vipern. In der Ptolemäerzeit erscheinen insbesondere Serapis und Isis in Schlangengestalt; ihre Büsten können an Armreifen die Schlangenköpfe ersetzten (490). Die Schlange *Agathos* Daimon war der mit dem göttlichen Alexander verbundene Schutzgott Alexandrias.

Die Beliebtheit der Schlangenarmreife beruhte auf der ihnen zugeschriebenen übelabwehrenden Wirkung. Sie wurden stets paarweise, mit dem Schlangenkopf zum Handgelenk hin, getragen und blieben bis ins vierte nachchristliche Jahrhundert in Mode. Bei der Schlangenart der Armreife handelt es sich nicht um die Uräus-Schlange oder Kobra; sie blieb auch in dieser späten Zeit dem pharaonischen Schmuck vorbehalten.

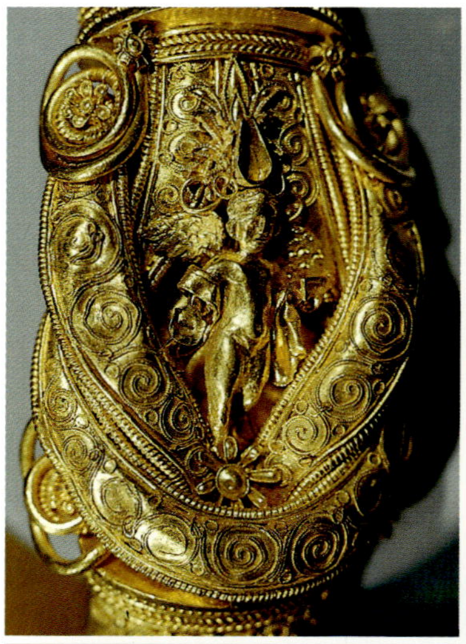

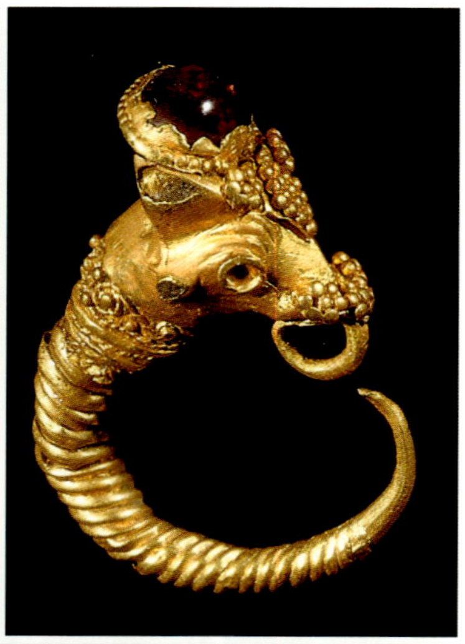

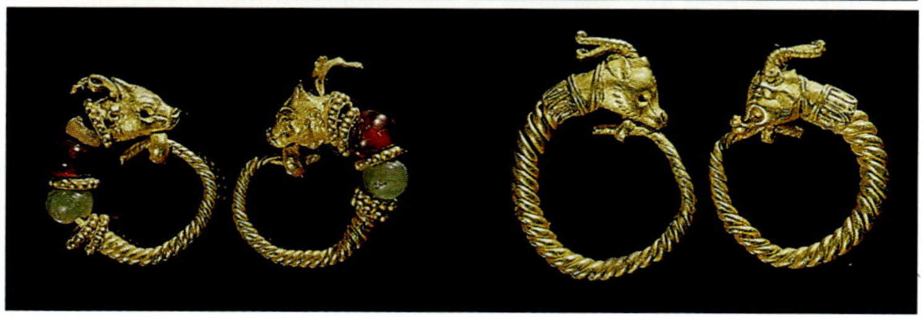

483 *Armreif mit Heraklesknoten und Erosknaben*
484–485 *Ohrringe mit Antilopenköpfen*

Der Goldschatz von Meroe

Im 3. Jahrhundert v. Chr. war die Hauptstadt des Reiches Kusch am oberen Nil von Napata nach Meroe verlegt worden. Wie in der älteren Residenz Napata wurden die königlichen Grabbauten auch in Meroe als kleine, steile Pyramiden errichtet. Die erhaltenen Goldschmiedearbeiten beruhen in ihren Motiven – wie bereits unter den kuschitischen Königen, die ihre Herrschaft im 8. und 7. Jahrhundert v. Chr. über das untere Niltal ausgedehnt und ägyptische Kultur angenommen hatten – auf ägyptischen Vorbildern. Infolge der jahrhundertelangen Trennung vom Pharaonenreich machen sich aber auch einheimisch-afrikanische Eigenheiten bemerkbar. Reliefbilder zeigen, wie sehr sich die Herrscher mit Schmuck überladen. Negroide Züge in den Gesichts- und Körperformen werden betont.

Eine neue kulturelle Epoche brach an. Anregungen des Hellenismus kamen hinzu. Angezogen vom Glanz der frühen Ptolemäer, hatte König Ergamenes I. in Alexandria griechische Bildung erfahren. Mit alexandrinischen Erzeugnissen drangen nun Motive und Formen der hellenistischen Kunst in das Kunstgewerbe des wirtschaftlich aufblühenden Reiches ein.

Über dieses sagenhafte Reich von Meroe, von dem antike griechische Schriftsteller behaupteten, es sei die Wiege der Kultur, war bis zum Beginn des 19. Jahrhunderts nur wenig bekannt. Erst nach der Eroberung des Sudans unter dem ägyptischen Vizekönig Mohammed Ali im Jahre 1821 wurde es europäischen Reisenden und Abenteurern zugänglich. Diese ägyptischen Eroberungszüge begleitete ein französischer Forschungsreisender, der Mineraloge Frédéric Cailliaud; er zeichnete die bis dahin völlig unbekannten Überreste jener alten Kultur, Tempel und Pyramiden, und veröffentlichte sie in einem mehrbändigem Werk. Der Sudan begann das Interesse von Gelehrten und Abenteurern nun stark zu erregen.

Unter den Schatzsuchern war Dr. Giuseppe Ferlini aus Bologna der erfolgreichste. Er hatte in den ägyptischen Garnisonen von Sennar und Khartum gedient. Nachdem er 1834 Abschied vom Dienst genommen hatte, folgte er, angeregt durch Cailliauds Werk, seinem archäologischen Interesse und seiner Absicht, Schätze zu sammeln. Im August 1834 kam er nach Meroe: *Ich war entschlossen, ohne einen Soldo oder mit unerhörten Schätzen beladen heimzukehren.*

Auf dem eine Wegstunde vom Nil entfernten Königsfriedhof wählte Ferlini die besterhaltene Pyramide als erstes Ziel für seine Schatzgräberei aus. Sie stand steil und völlig unbeschädigt vor ihm. Auf ihrer Ostseite war – wie bei den älteren ägyptischen Pyramiden – ein kleiner Tempel mit Tortürmen, sogenannten Pylonen, als Eingang zu einem Kultraum vorgebaut. Die Pylone und die Wände der Kultkammer waren mit Reliefs einer meroitischen Königin ausgestattet, für die das Grabmonument erbaut worden war.

486–492 *Ptolemäische Armreife*

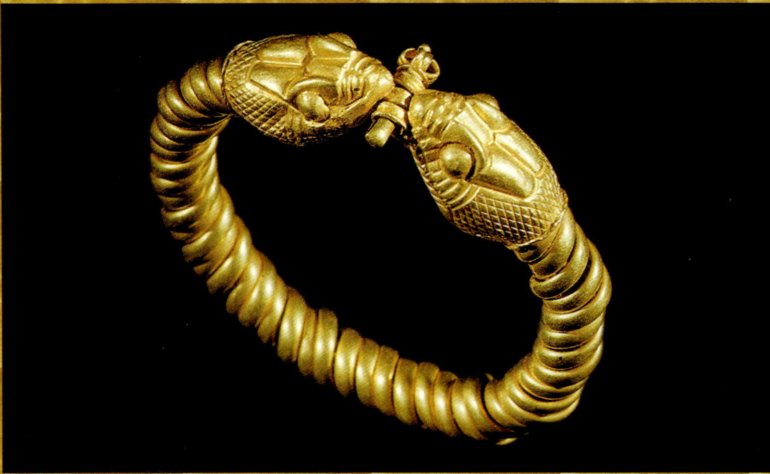
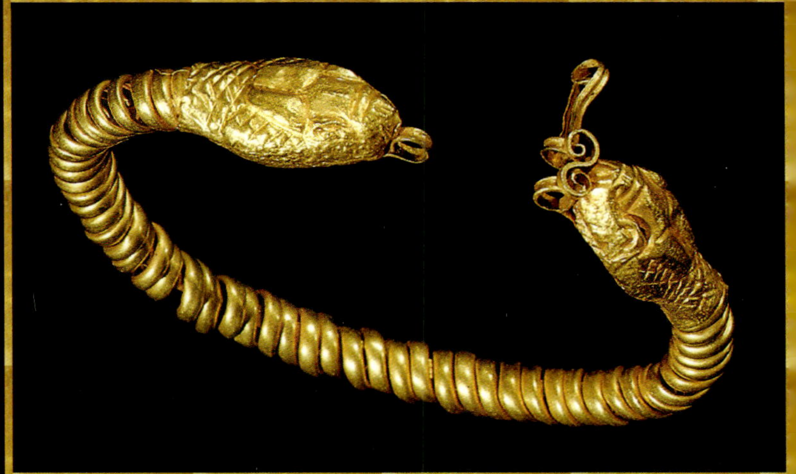
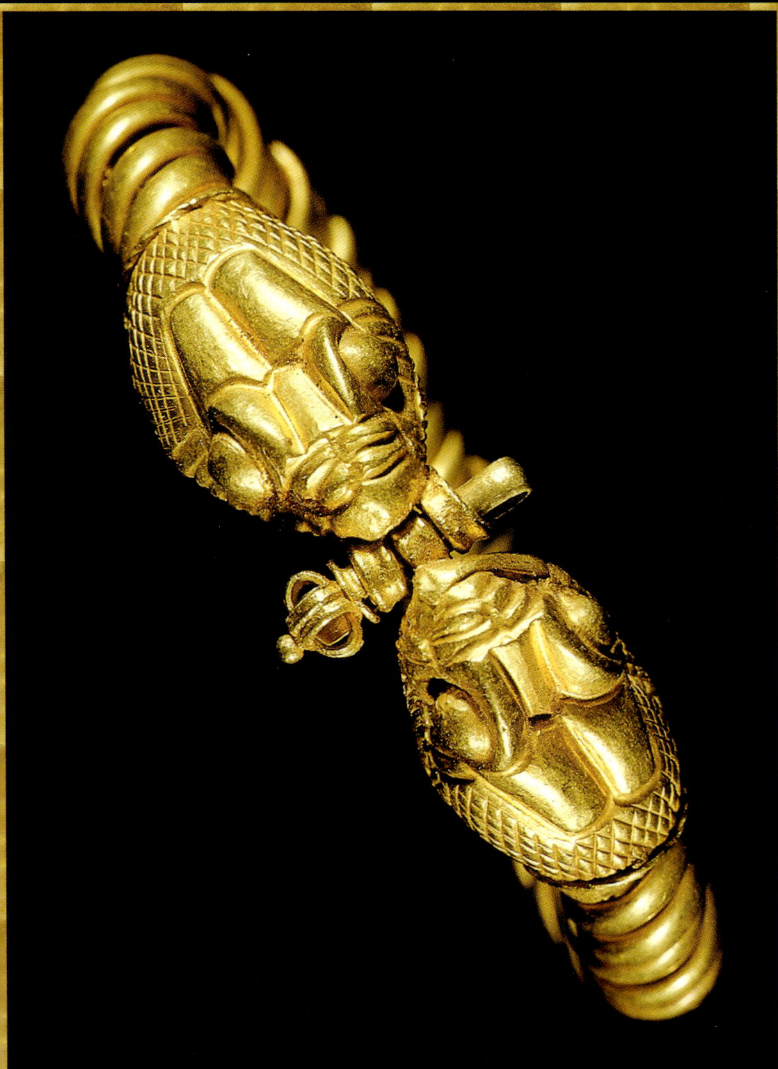
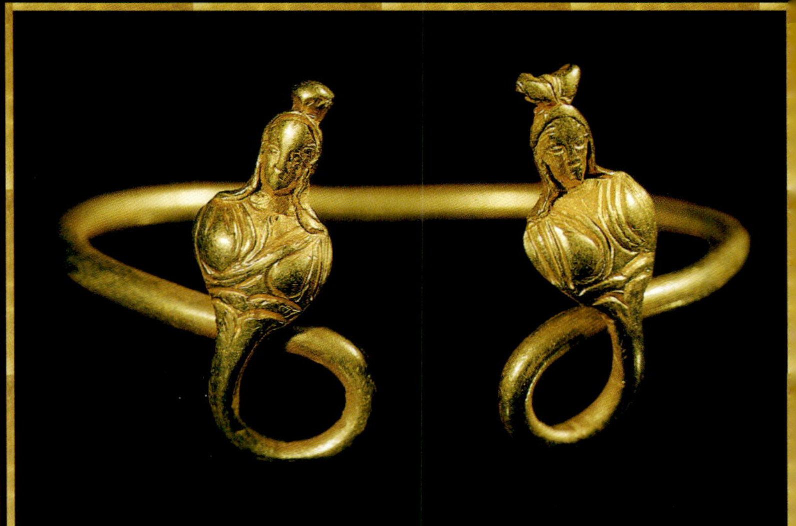
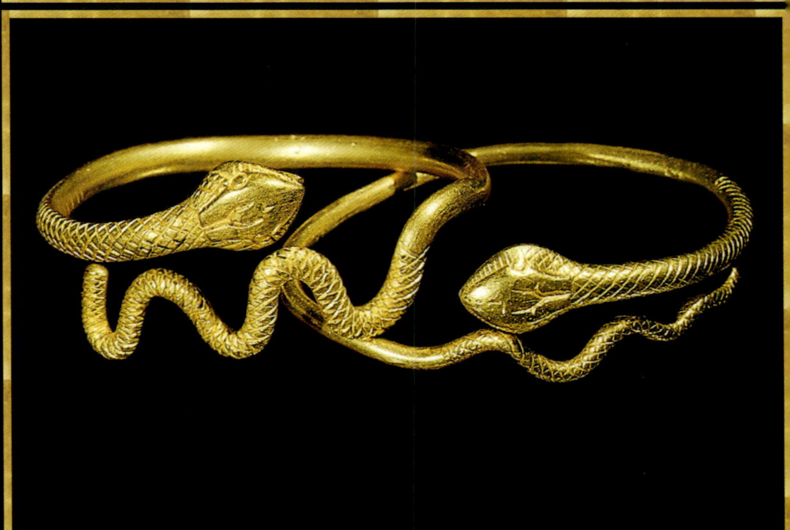
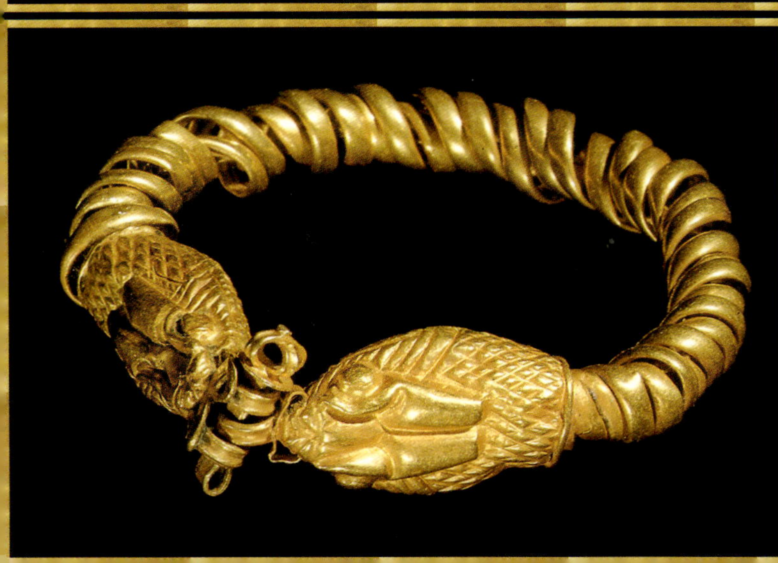
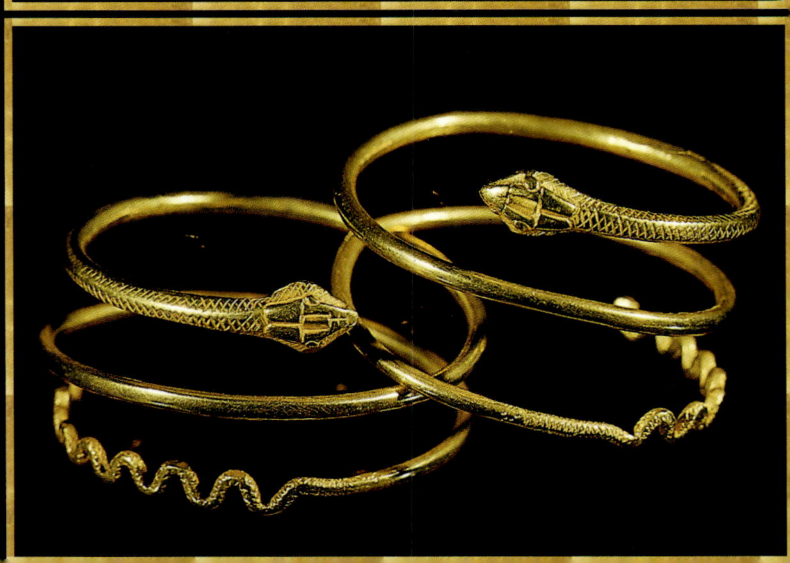

Fundort Meroe

1830 kam Giuseppe Ferlini aus Bologna als Militärarzt im Dienst der ägyptischen Besatzung in den Sudan. Als er vier Jahre später den Dienst quittierte, erbat er sich vom Militärgouverneur die Erlaubnis zu Ausgrabungen, »begierig, irgendeinen Beitrag zur Geschichte zu leisten«. Wie so viele andere damals im Niltal aktive Europäer spekulierte natürlich auch Ferlini auf Funde, die sich in Europa einträglich verkaufen ließen.

Schürfungen in Wad ban Naqa, Naqa und Musawwarat blieben ohne den erhofften Erfolg. Ebenso vergeblich war die Suche in den Stadtruinen von Meroe und bei einigen der kleinen Pyramiden des Königsfriedhofs. So beschloß Ferlini, »einen letzten Versuch bei einer der großen zu machen«.

Die Wahl fiel auf die Pyramide der Königin Amani-Shakheto, nach kurz zuvor entstandenen Zeichnungen die am besten erhaltene. Ferlini wies seine aus den umliegenden Dörfern angeheuerten Arbeiter an, die Pyramide von oben herab abzutragen. Nur wenig unterhalb der Spitze stieß man auf eine kleine Kammer und darin auf ein Bronzegefäß, das mit den sorgfältig in Tücher gewickelten Schmucksachen der Königin gefüllt war.

Nachdem Ferlini glücklich mit seinem Goldfund in Rom angelangt war, erwies es sich allerdings als unerwartet schwierig, einen Käufer dafür zu finden.

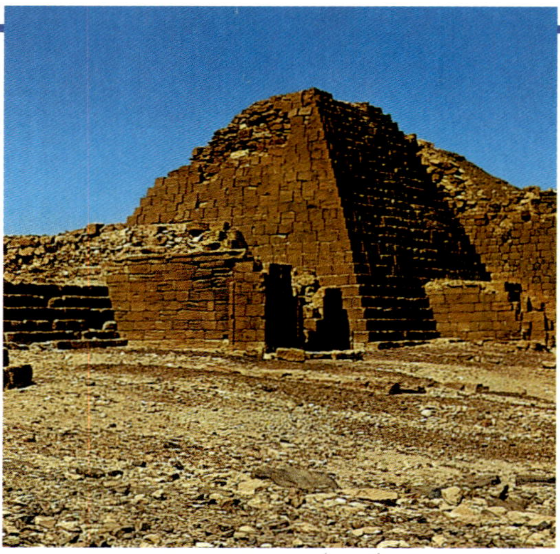

△ Die Ruine der von Ferlini abgetragenen Pyramide

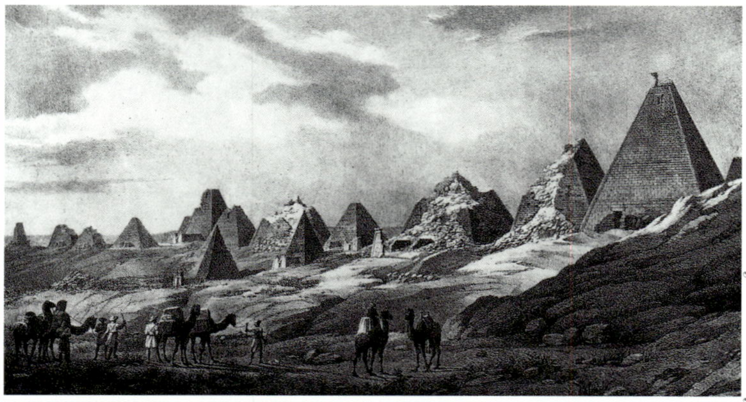

◁ Die Pyramiden von Meroe, 1821 gezeichnet von Frédéric Cailliaud. Am rechten Bildrand die Pyramide der Königin Amani-Shakheto vor dem Abbruch

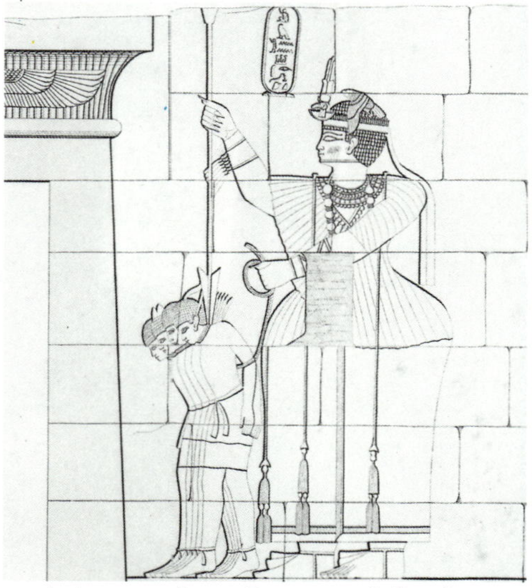

▷ Königin Amani-Shakheto, über ihre Feinde triumphierend. Relief vom Pylon des Totentempels ihrer Pyramide

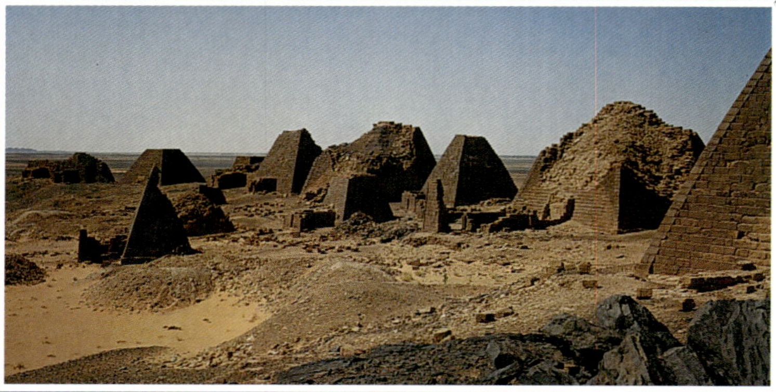

◁ Die Pyramiden von Meroe, heutiger Zustand

Ferlini ließ die Pyramide, von der Spitze her, Stein für Stein abtragen. Nur wenig unterhalb der Spitze – etwa in Höhe der Nische, die auf Cailliauds Zeichnung zu sehen ist – stießen die Arbeiter auf eine kleine Kammer. Sie enthielt ein Bett, das mit einem weißen Tuch bedeckt war. Unter dem Bett stand ein einfaches Bronzegefäß, gefüllt mit den sorgfältig in Tüchern gewickelten Schmucksachen der Königin. Über den Boden verstreut lagen Perlen, lose und noch auf Fäden aufgereiht, Verschlußstücke von Halskragen und anderes.

Der Abbruch der Pyramide ging zügig weiter. In mittlerer Höhe stieß man auf eine weitere Kammer, in der zwei schöne griechische Bronzegefäße, aber kein Schmuck mehr gefunden wurden. Nach etwas mehr als einem Monat war die ganze Pyramide bis auf den Felsboden abgetragen.

Der kostbare Goldfund hatte die Habgier der eingeborenen Arbeiter erregt. Ferlini fühlte sich seines Lebens nicht mehr sicher. Er bestieg eilends seine Barke und fuhr nordwärts nach Kairo und Alexandria und von da weiter nach Rom, wo er hoffte, seinen Goldschatz schnell zu Geld zu machen.

Aber in Rom fanden Ferlinis kostbare, auf so abenteuerliche Weise gefundene Schätze keinen Interessenten. Italienische Gelehrte, denen er sie zeigte, zweifelten an der Herkunft aus dem berühmten Meroe, andere hielten sie sogar für moderne Fälschungen. Auch ein 1837 in italienischer, ein Jahr später in französischer Sprache herausgegebener Katalog des Schmucks mit eingehender Beschreibung der Stücke und Fundumstände brachte zunächst nicht den ersehnten Erfolg. Diese Veröffentlichung muß jedoch einem bedeutenden Kenner antiker

Kunst in die Hände gekommen sein: Martin Wagner, dem Agenten für Kunstankäufe Ludwigs I. von Bayern. Als sich der König im Frühjahr 1839 auf der Rückreise von Sizilien in Rom aufhielt, besuchte er Ferlini und erwarb – seinem eigenen kunstverständigen Urteil vertrauend – etwa die Hälfte des Schmucks und die mit Reliefs verzierten Bronzeeimer griechischer Arbeit. Der Ankauf wurde im Ägyptischen Saal der »Königlichen Sammlungen« in München ausgestellt.

Der übriggebliebene Teil des Goldschmucks wurde nach London gebracht. Jedoch auch hier blieb er zunächst unverkäuflich. Im Sommer 1842 besah der deutsche Ägyptologe Richard Lepsius vor dem Aufbruch der preußischen Expedition nach Ägypten und Äthiopien eingehend den Schmuck. Er erkannte sogleich seine Bedeutung und drängte Berlin zum Ankauf für die damals noch recht unbedeutende Berliner »Ägyptische Sammlung«. Aber die zuständigen Stellen zögerten.

Am 28. Januar 1844 legte Lepsius auf seiner Expedition in Begerauije an, dem Landeplatz bei den Pyramiden von Meroe. In einem Brief am 12. März 1844 schildert er seinen ersten Besuch der Ruinen: *Wir kamen mit unserer Barke erst kurz vor Sonnenuntergang in Begerauije an, in dessen Nähe die Pyramiden von Meroe liegen ... Obgleich es schon dunkel wurde, ritt ich mit* Abeken (einem Zeichner der Expedition) *nach den Pyramiden, die eine kleine Stunde ins Land hinein auf den ersten Anhöhen der niedrigen Berge, die sich östlich entlang ziehen, liegen. Nur der Mond ... erleuchtete spärlich die mit Steinen, niedrigem Gestrüpp und Schilfbüscheln bedeckte Ebene. Nach scharfem Ritte kamen wir endlich am Fuße einer eng gescharten Pyramidenreihe an, die sich im Halbmonde ... vor uns erhob ... Halb spähend, halb tastend fand ich einige Skulpturen an den Außenwänden der Grabtempelchen und fühlte auch an den inneren Wänden Figuren und Schrift. Es fiel mir ein, daß ich in meinem Eselsacke einen Lichtstumpf hatte; den zündete ich an und untersuchte nun mehrere Vorkammern. Da traten mir sogleich die ägyptischen Götter ... entgegen, mit ihren Namen in den bekannten Hieroglyphen. Unser neuer Kawaß, der uns in der Nacht nicht hatte allein lassen wollen, war uns sogleich nachgekommen. Er kannte die Lokalität vollkommen, da er lange mit Ferlini hier gewesen und diesem bei der Durchsuchung der Pyramide geholfen hatte. Er zeigte uns den Ort der Pyramide, in welcher Ferlini 1834 den reichen Schatz an Gold und Silberringen eingemauert fand.*

493 Breites Armband mit einer Reihe Anhänger

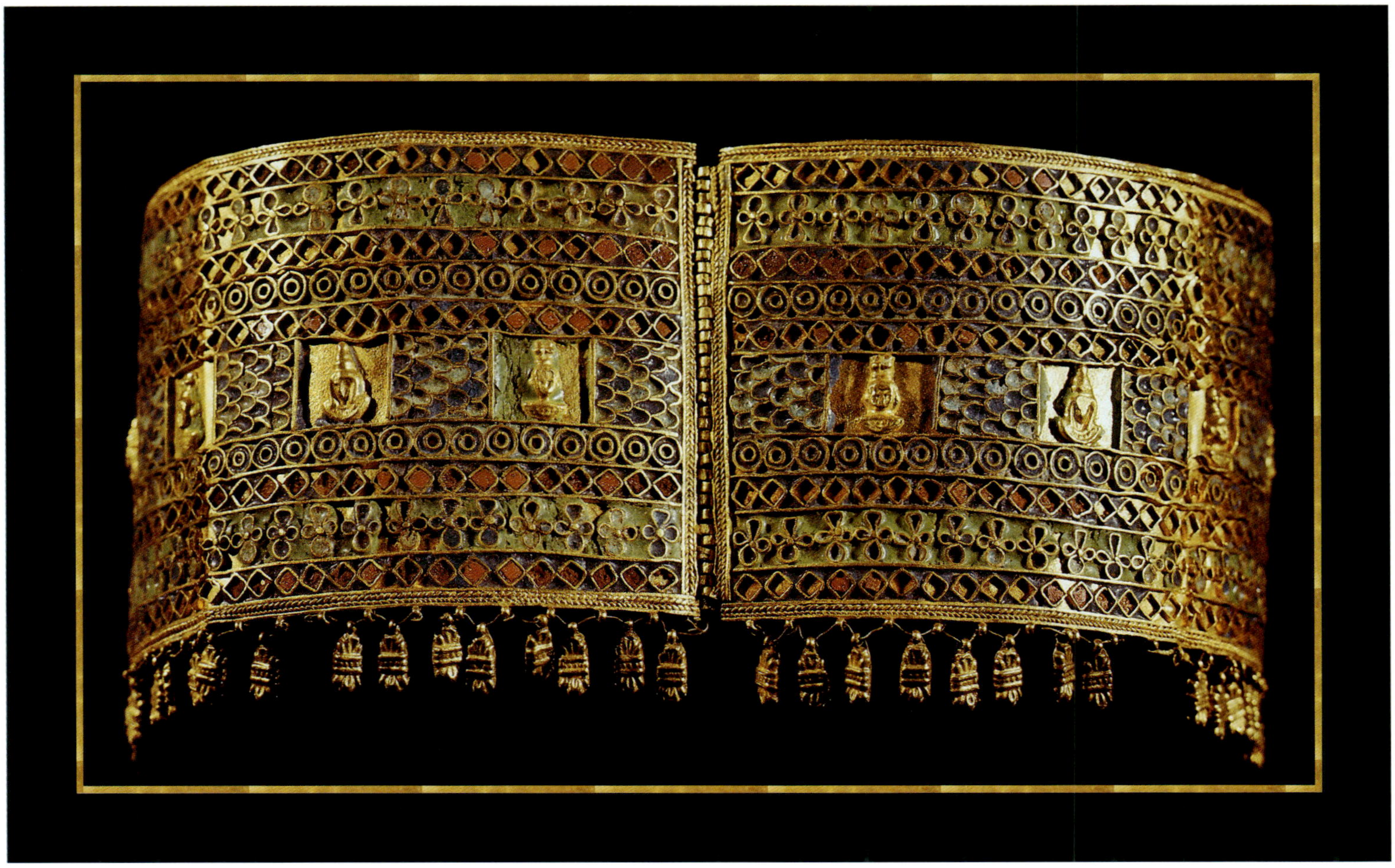

Ferlini war gerechtfertigt – die Herkunft des Schmucks bestätigt. 1844 wurde auf Empfehlung von Lepsius der restliche Teil des Fundes für Berlin angekauft. Die Berliner Stücke gingen im Zweiten Weltkrieg großenteils verloren, die in München blieben vollzählig erhalten.

Wer war diese Königin von Meroe?

Den Königsthron von Meroe hatten seit dem 2. Jahrhundert v. Chr. auch Frauen mit dem Titel *Kandake* inne. Die hieroglyphischen Inschriften zu den Reliefsdarstellungen, die den kleinen Kulttempel vor der Pyramide der Königin schmückten, nannten ihren Namen: Amani-Shakheto. Sie ist wahrscheinlich die »einäugige Kandake« römischer Kriegsberichte aus dem späten 1. Jahrhundert v. Chr. Diese Erwähnung wie auch die Formen der zahlreichen Siegelringe aus ihrem Grabschatz datieren ihre Regierung in die Zeit um 25 v. Chr.

Die in der biblischen Apostelgeschichte (8,26) genannte *Kandake im Mohrenland*, deren Kämmerer, *ein Mann aus Mohrenland und Gewaltiger, welcher gesetzt war über alle ihre Schatzkammern*, von dem Apostel Philippus zum Christentum bekehrt wurde, gehörte einer späteren Generation an.

Das Relief am rechten Pylon des Totentempels vor der Pyramide der Kandake Amani-Shakheto stellt die über ihre Feinde triumphierende Königin dar (Seite 238). Sie hält vor sich ein Bündel von Gefangenen und setzt ihnen die Lanze ins Genick. Die Herrscherin, korpulent und mit negroiden Zügen, erscheint in vollem Ornat. Um die eng anliegende Löckchenfrisur ist ein breiter Diademreif gelegt, an dem über der Stirn anstelle der Uräusschlange der Amunswidderkopf mit hoher Federkrone und einem Perlenhalskragen befestigt ist. Über dem Scheitel breitet ein ägyptischer Königsfalke schützend die Flügel – wohl ein Schmuck aus Goldblech. Vom Nacken zum Kinn ist ein schmales Band gespannt, das an der Wange zwei Uräusschlangen hält. Ein breiter Perlenkragen und eine Perlenkette zieren den Hals der Königin. Von ihren Schultern hängen an Schnüren Quasten bis zum Gewandsaum herunter.

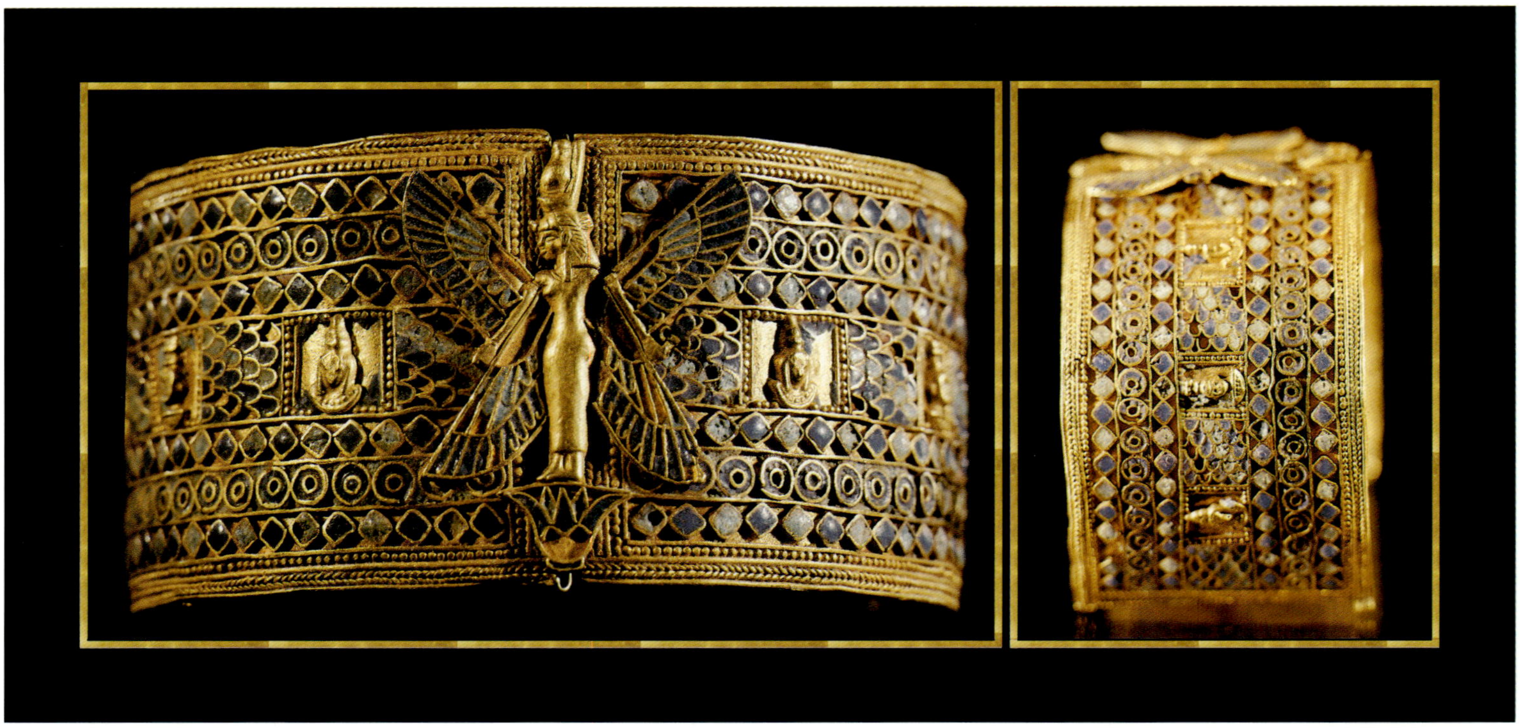

494–495 *Armband mit einer geflügelten Göttin*

Armbänder, Schildringe, Siegelringe

Der Goldschatz von Meroe bestand ursprünglich aus zehn Armbändern aus Goldzellenwerk mit farbigem Glasfluß und aufgelöteten, aus Goldblech getriebenen Götterfiguren; ferner aus neun Ringen mit reich verzierten beweglichen Schilden und mehr als sechzig Siegelringen aus Gold sowie einigen aus Silber. Dazu kommen zahlreiche Amulette, Ohrringe und Kettenglieder, darunter Skarabäen, Udjat-Augen, Hathor-Embleme und Lebenszeichen. Aus Einzelperlen des Schatzfundes sind modern zwei Schulterkragen zusammengesetzt worden. Die einzelnen Schmuckstücke lassen aufgrund ihrer verschiedenen Formen und handwerklichen Arbeit darauf schließen, daß sie in einem längeren Zeitraum geschaffen und zusammengetragen wurden. Vermutlich waren sie ein Teil des Kronschatzes der Königin.

Die zehn steifen Armbänder sind paarweise gleich ausgeführt und wurden paarweise an Unter- und Oberarmen getragen. Alle sind aus zwei gleich großen, rechteckigen, halbrund gebogenen Goldblechhälften gearbeitet, die durch ein Scharnier verbunden sind. Ein Verschluß, wie er bei ägyptischen Armbändern üblich war, fehlt. Ösen oder kleine Löcher in den vier äußeren Ecken der Armbänder dienten zum Aufnähen auf Manschetten aus Leinen oder Leder. Zeitgenössische meroitische Reliefdarstellungen bestätigen dies. Das Armbandpaar mit den herabbaumelnden Anhängern (493) dürfte am Oberarm ohne weiteren Schmuck getragen worden sind.

Die an den Armbändern wie auch die an den Schild- und Siegelringen dargestellten Gottheiten sind größtenteils rein ägyptisch, vornehmlich die Göttin Mut und ihr Gemahl, der widderköpfige Amun von Karnak und Napata. Ihre Kulte im fernen Napata und Meroe gehen auf die Zeit der ägyptischen Kolonisation der oberen Nilländer im Neuen Reich zurück. Das Armband mit Anhängern (493) überziehen symmetrisch angeordnete Ornamentstreifen. Außer den Zellen in Form von auf einer Ecke stehenden Quadraten und von zwei konzentrischen Kreisen sind jeweils in der zweiten Reihe von oben und unten kreuzförmige Gebilde eingefügt, die

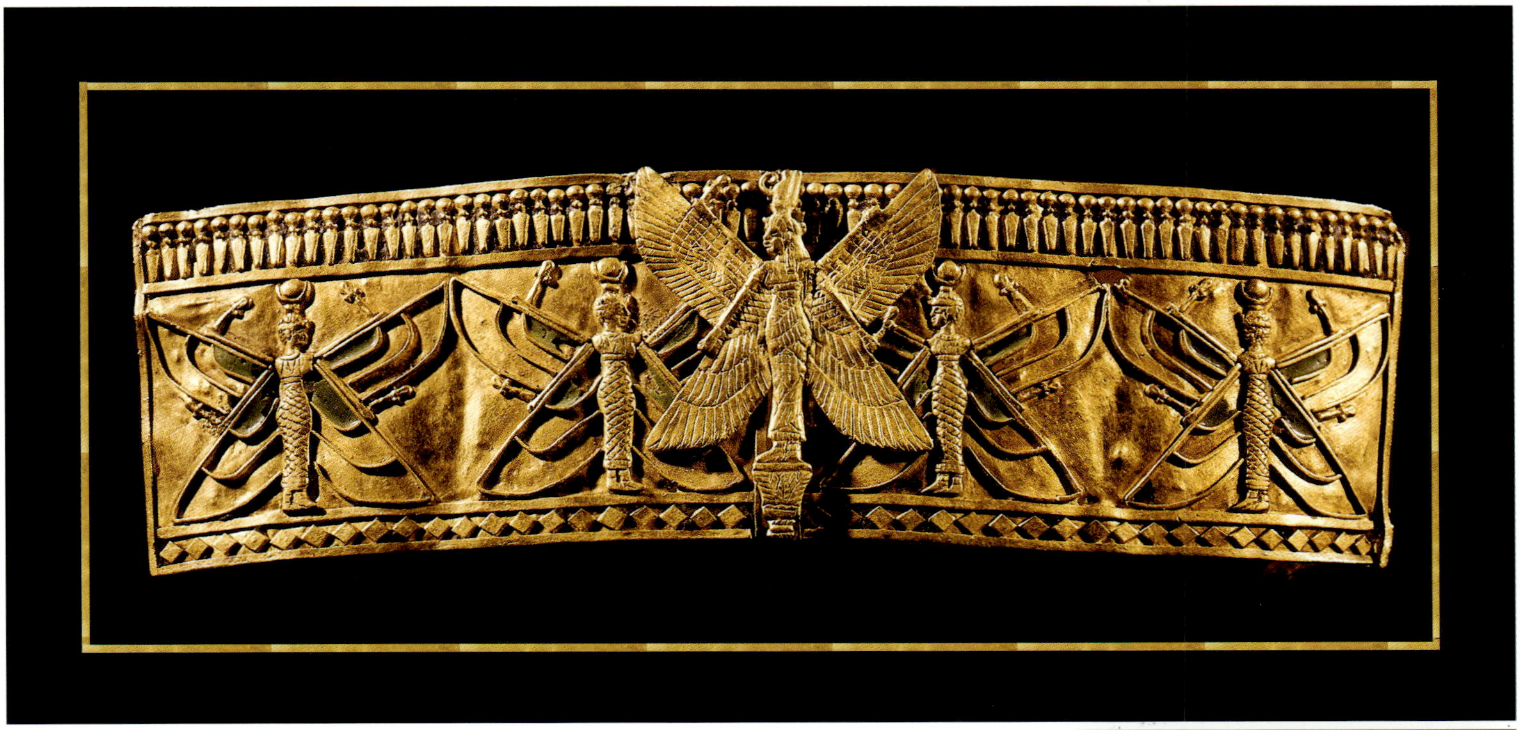

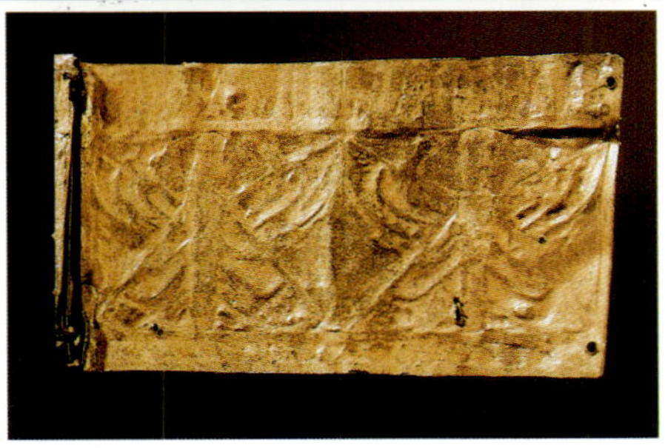

496–497 *Armband mit geflügelten Göttinnen. Außen- und Innenseite*

Die sich wiederholenden Dekorationen mit kreisförmigen, quadratischen, schuppenförmigen Ornamentreihen – zuweilen auch mit konzentrischen Kreisen – sind nach alter Technik als Stege aus schmalen Goldblechstreifen senkrecht auf das Goldband aufgelötet und mit farbigen Glasflüssen gefüllt. Seit dem 4. Jahrhundert v. Chr. hatte auch in Ägypten die leichtere Arbeit mit Glasflüssen das mühselige Zuschleifen und Einpassen von Halbedelsteinen oder opakem farbigen Glas in die Goldzellen abgelöst. Glasfluß besteht aus fein gemahlenem Glas, das, mit einem Bindemittel versetzt, in die Zellen gestrichen und erhitzt wurde, bis es zu einer festen beständigen Masse schmolz. Größere Flächen wurden mit einer dünnen Schicht flüssigen Glases, sogenanntem »Email«, unmittelbar auf den Goldgrund gestrichen. Solche Auflagen lösen sich jedoch leicht vom Untergrund.

wahrscheinlich das ägyptische Lebenszeichen darstellen. Sie sind abwechselnd mit dunkel- und hellblauem Glasfluß gefüllt. Der mittlere Streifen ist in quadratische Felder geteilt: Schuppenförmige Zellen wechseln mit aus Goldblech getriebenen Götterbüsten ab. Die Außenränder beider Armbandhälften sind mit geflochtenen Drähten eingefaßt. Vom unteren Rand hängen an einem von Ösen gehaltenen Draht amulettartige Anhänger herab. Ihre Bündelform geht vermutlich auf alexandrinisch-hellenistische Vorbilder zurück.

Ein anderes Armband (494–495) ist aus den gleichen Elementen aufgebaut, doch ist hier das Scharnier, das die beiden Reifhälften verbindet, durch die aus Gold getriebene Göttin Mut verdeckt. Die geflügelte Göttin trägt die Kronen Ober- und Unterägyptens über der Geierhaube; ihre Flügel in Zellenarbeit waren mit farbigem Glasfluß gefüllt. Sie steht auf einer Lotosblüte, die das »Urgewässer«, dem sie entsteigt, andeutet.

Auch bei dem zweiten Armbandpaar (496–497) mit verdecktem Scharnier erscheint an dieser Stelle die geflügelte Göttin Mut, auf einer Lotosblüte stehend und die ägyptische Doppelkrone auf dem Haupt. Die aus Goldblech getriebene Figur ist mit Ösen in das Scharnier eingehängt. Ihre Flügel sind in Treibarbeit modelliert, ohne die üblicherweise aufgelöteten Zellen zur Aufnahme farbigen Glasflusses. Den vier schützend ausgebreiteten Flügeln entsprechend, hat die Göttin vier Arme, je zwei schräg nach oben und schräg nach unten ausgestreckt, mit Lebenszeichen in den Händen. Auf dem breiten Mittelstreifen des Armbands sind der Mut von links und rechts je zwei ähnliche geflügelte Göttinnen zugewandt. Auf ihren kugeligen Frisuren tragen sie Mondsichel und Mondscheibe. Ihre Flügel sind mit goldenen Zellen zur Aufnahme farbigen Glasflusses ausgestattet, der jedoch verloren ist. Spuren von Glasfluß zeigen aber, daß der Grund dunkelblau zu ergänzen ist.

Ein schmaler Goldstreifen faßt das Armband ringsum ein. Den oberen Abschluß bildet ein Fries von Uräusschlangen mit Sonnenscheiben auf den Köpfen, der untere besteht aus einer Reihe auf die Spitze gestellter kleiner Quadrate aus Goldblech; ihre Zwischenräume waren ursprünglich mit farbigem Glasfluß ausgefüllt.

Erstaunlich ist das Fortleben ägyptischer Goldschmiedetradition bis in diese späte Zeit. Unverkennbar aber zeigt die meroitische Goldschmiedekunst im Umgang mit den überlieferten Formen und Techniken provinzielle und dekadente Züge. Dazu gehört auch das unbekümmerte Zusammenstellen von ägyptischen und alexandrinischen Götterfiguren und -emblemen auf demselben Armband (493–494), das sich auch an anderen Schmuckstücken aus Meroe, vor allem an den Darstellungen der Siegelringe, feststellen läßt.

Schildringe sind nur aus Meroe bekannt; in Ägypten waren sie nicht gebräuchlich. Sie bestehen aus einem schlichten goldenen Fingerreif, mit dem ein goldenes »Schild« mit einem Scharnier verbunden ist. Das Schild hat in der Regel die Form eines ägyptischen Halskragens und symbolisiert den von altersher getragenen magischen Schutz. Inmitten des Halbrunds erscheint ein dreidimensional gearbeiteter Götterkopf mit Bekrönung.

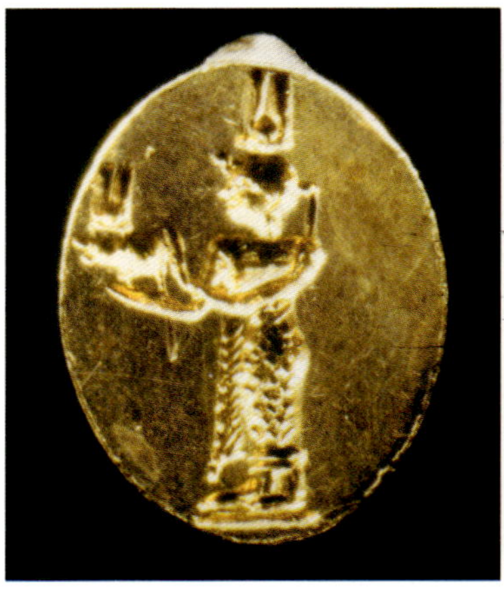

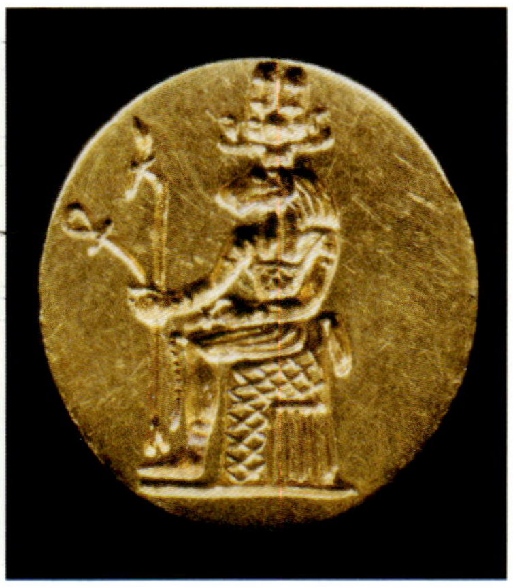

498–499 Siegelringe aus dem Grabschatz von Meroe: Königin oder Göttin mit Federdiadem und einer Krone in der Hand, thronender widderköpfiger Amun

501 Schmuckperle aus Jaspis mit einem Goldband und Udjat-Augen

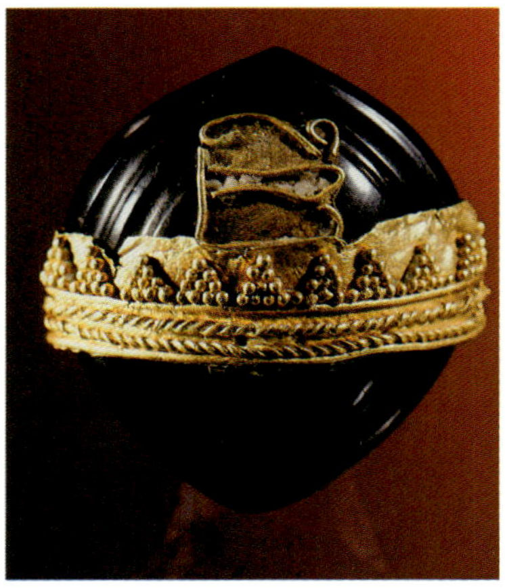

Ein in komplizierter Technik besonders kunstvoll gestaltetes Exemplar (502) zeigt den Widderkopf des Gottes Amun mit Sonnenscheibe vor einer Kapellenfassade mit abschließendem Uräenfries. Unmittelbar über der Sonnenscheibe, um deren untere Hälfte ein Uräenband gelegt ist, sitzt eine Karneolperle. Vom Widderkopf hängt eine Kette aus Goldkügelchen; sie trägt unten eine winzige, wohl löwenköpfige Götterfigur mit Sonnenscheibe und wird von einem grünen Band begleitet. Der Schmuckkragen zeigt im Wechsel Rautenmuster und Perlenreihen, die durch glatte Golddrähte gegeneinander abgesetzt sind, und schließt oben mit einem stark stilisierten Uräenfries ab.

Einer der Schildringe ohne Schmuckkragen (501) hat als zentrales Motiv eine von Uräen flankierte Sonnenscheibe, der ein Udjat-Auge eingeschrieben ist, und als Aufsatz die Hemhem-Krone, ein komplexes Gebilde aus Widdergehörn und drei kegelförmigen Kronen mit Sonnenscheiben, flankiert von Straußenfeder und Uräus. Am Sockelband hält durch Ösen geführter Golddraht eine rechteckige Platte mit Schutzzeichen. Die Einlagen aus farbigem Glasfluß sind hier in geringerem Umfang vom Goldblech abgesprungen als bei anderen Stücken.

Am unteren Rand des Schildes hängt häufig eine Reihe von Kaurimuscheln an Ösen herab (503–504). Kaurimuscheln waren schon im Mittleren und im frühen Neuen Reich an Hüftgürteln für Frauen beliebt. Der Fingerreif dieser Schildringe ist zuweilen mit Granulation verziert, einer Reihe oder einem Rautenmuster aus Goldkügelchen. Beim Tragen wurde der Ring vermutlich über den Mittelfinger gezogen, und das Schild legte sich über zwei bis drei Finger der Hand. Um sich besser der Bewegung der Finger anzupassen, sind sehr hohe Schilde durch ein Scharnier in sich nochmals beweglich. Zum Grabschatz der Königin Amani-Shakheto gehörten mehr als sechzig Siegelringe, die meisten aus Gold, einige aus Silber gegossen. In die runde oder ovale Siegelplatte sind die Darstellungen von Gottheiten und Götteremblemen sehr geschickt und sicher eingraviert (499). Griechisch-römische Einflüsse zeigen sich etwa in der Darstellung des Zeus-Amun. Die Vielfalt der Motive macht diese Siegelringe zur wichtigsten Quelle für die religiösen Vorstellungen im Reich von Meroe, die noch in so später Zeit im wesentlichen vom ägyptischen Erbe bestimmt waren.

501–504 *Schildringe aus dem Grabschatz der Königin von Meroe*

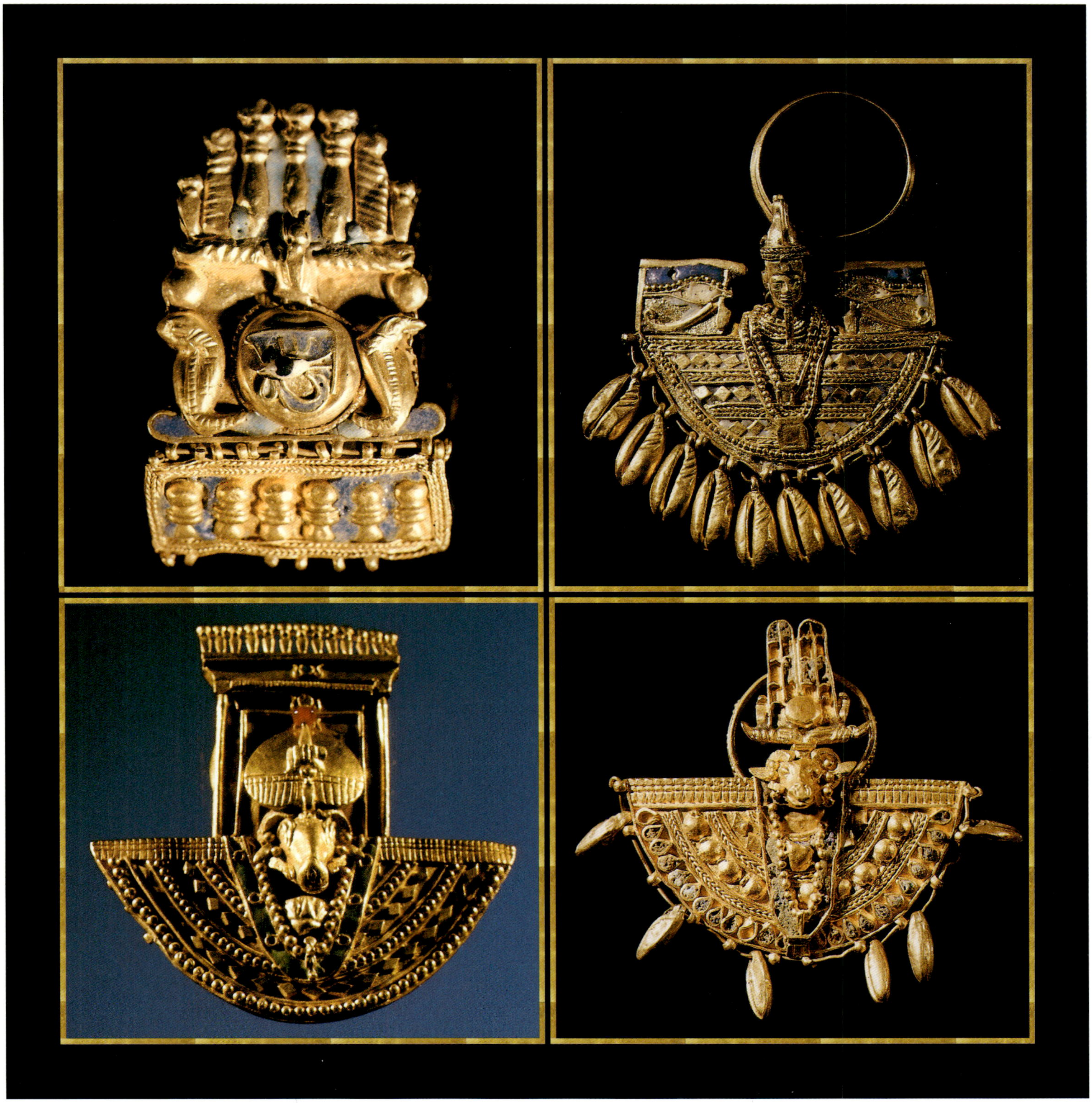

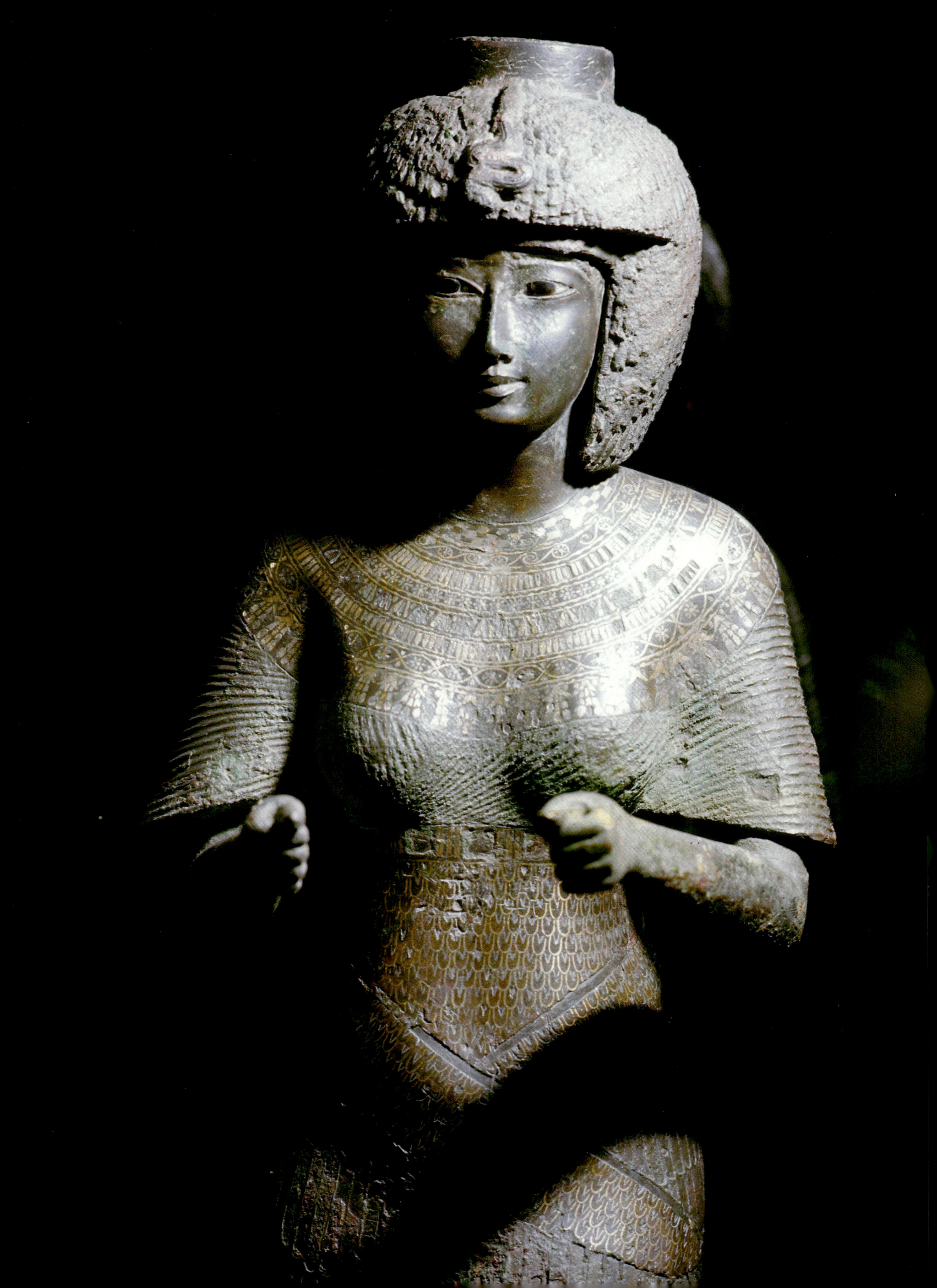

Zeittafel – Die Herrscher Ägyptens

Die Daten bis zur 1. Zwischenzeit können auch um 50 Jahre später angesetzt werden. Die Dynastie-Tabelle basiert auf Jürgen von Beckerath, Chronologie des pharaonischen Ägypten, MÄS 46, 1997.

Frühzeit

1. Dynastie	
Aha (Menes)	etwa 3032–3000
Atoti	3000–2999
Djer	2999–2952
Wadj	2952–2939
Dewen	2939–2882
Adjib	2892–2886
Semerchet	2886–2878
Qa'a	2878–2853
2. Dynastie	
Hetepsechemui	2853–2825
Nebre	2825–2810
Ninetjer	2810–2767
Wenegnebti	2767–2760
Sechemib	2760–2749
Neferkare	2749–2744
Neferkasokar	2744–2736
Hudjefa	2736–2734
Chasechemui	2734–2707

Altes Reich

3. Dynastie	
Nebka	etwa 2707–2690
Djoser	2690–2670
Huni	2663–2639
4. Dynastie	
Snefru	2639–2604
Cheops	2604–2581
Djedefre	2581–2572
Chephren	2572–2546
Bicheris	2546–2539
Mykerinos	2539–2511
Schepseskaf	2511–2506
Thamphthis	2506–2504
5. Dynastie	
Userkaf	2504–2496
Sahure	2496–2483
Neferirkare	2483–2463
Schepseskare	2463–2456
Neferefre	2456–2445
Niuserre	2445–2414
Menkauhor	2414–2405
Djedkare	2405–2367
Unas	2367–2347
6. Dynastie	
Teti	2347–2337
Userkare	2337–2335
Pepi I.	2335–2285
Nemtiemsaf I. (Merenre)	2285–2279
Pepi II.	2279–2219
Nemtiemsaf II.	2219–2218
Nitokris	2218–2216
7. Dynastie (»70 Tage«) entfällt	
8. Dynastie 17 Könige	2216–2170

Erste Zwischenzeit

9./10. Dynastie (in Herakleopolis)	
18 Könige	etwa 2170–2020

Mittleres Reich

11. Dynastie	
Mentuhotep I.	2119–?
Antef I.	?–2103
Antef II.	2103–2054
Antef III.	2054–2046
Mentuhotep II.	2046–1995
Mentuhotep III.	1995–1983
Mentuhotep IV.	1983–1976
12. Dynastie	
Amenemhet I.	1976–1947
Sesostris I.	1956–1911/10
Amenemhet II.	1914–1879/76
Sesostris II.	1882–1872
Sesostris III.	1872–1853/53
Amenemhet III.	1853–1806/05
Amenemhet IV.	1807/06–1798/97
Nefrusobek	1798/97–1794/93

Zweite Zwischenzeit

13. Dynastie 50 Könige	1794/93–1648
14. Dynastie (Kleinkönige im Delta)	?–1648
15. Dynastie (Hyksos)	1648–1539
16. Dynastie (Hyksos–Vasallen)	
17. Dynastie (in Theben) 15 (?) Könige	etwa 1645–1550

Neues Reich

18. Dynastie	
Ahmose I.	1550–1525
Amenophis I.	1525–1504
Thutmosis I.	1504–1492
Thutmosis II.	1492–1479
Hatschepsut	1479–1458/57
Thutmosis III.	1479–1425
Amenophis II.	1428–1397
Thutmosis IV.	1397–1388
Amenophis III.	1388–1351/50
Amenophis IV./Echnaton	1351–1334
Semenchkare	1337–1333
Tutanchamun	1333–1323
Eje	1323–1319
Haremhab	1319–1292
19. Dynastie	
Ramses I.	1292–1290
Sethos I.	1290–1279/78
Ramses II.	1279–1213
Merenptah	1213–1203
Amenmesse	1203–1200/1199
Sethos II.	1199–1194/93
Siptah und Ta-usret	1194/93–1186/85
20. Dynastie	
Sethnacht	1186–1183/82
Ramses III.	1183/82–1152/51
Ramses IV.	1152/51–1145/44
Ramses V.	1145/44–1142/40
Ramses VI.	1142/40–1134
Ramses VII.	1134–1126
Ramses VIII.	1126–1125
Ramses IX.	1125–1107
Ramses X.	1107–1103
Ramses XI.	1103–1070/69

Dritte Zwischenzeit

21. Dynastie	
Smendes	1170/69–1044/43
Amenemnesu	1044/43–1040/39
Psusennes I.	1044/43–994/93
Amenemope	996/95–985/84
Osochor	985/84–979/78
Siamun	979/78–960/59
Psusennes II.	960/59–946/45
22. Dynastie	
Scheschonq I.	946/45–925/24
Osorkon I.	925/24– um 890
Takelot I.	um 890–877
Scheschonq II.	um 877–875
Osorkon II.	um 875–837
Scheschonq III.	um 837–798/785 (?)
Pamai	um 785–774
Scheschonq V.	um 774–736
Oberägyptische Linie	
Harsiese	um 870–850
Takelot II.	um 841–816
Pedubastis I.	um 830–805
Iuput I.	um 816–800
Scheschonq IV.	um 800–790
Osorkon III.	um 790–762
Takelot III.	um 767–755
Rudjamun	um 755–735
Ini	um 735–730
23. Dynastie (im Delta)	
Pedubastis II. (in Tanis)	um 756–732/30
Iuput II. (in Leontopolis)	um 756–725 (?)
Osorkon IV.	um 732/30–722
24. Dynastie (in Sais)	
Tefnachte	um 740–719
Bokchoris	719–714

Spätzeit

25. Dynastie (Kuschiten)	
Pije	um 746–715
Schabako	715–700
Schebitko	700–690
Taharqo	690–664
Tanotamun	664– um 655
26. Dynastie (Saiten)	
Psammetich I.	664–610
Necho II.	610–595
Psammetich II.	595–589
Apries	589–570
Amasis	570–526
Psammetich III.	526–525
27. Dynastie (1. Perserherrschaft)	525–401
28. Dynastie	
Amyrtaios	404/401–399
29. Dynastie	
Nepherites I.	399–393
Achoris	393–380
Nepherites II.	380
30. Dynastie	
Nektanebos I.	380–362
Teos	364/362–360
Nektanebos II.	360–342
31. Dynastie (2. Perserherrschaft)	342–332
Makedonen	332–305
Ptolemäer	305–30 v. Chr.

505 *Statue der Prinzessin Karomama*

Neben Halbedelsteinen haben die alten Ägypter auch viele »unedle« Gesteine ihrer Färbung und Struktur wegen zu Schmuck und Amuletten verarbeitet. Die den einzelnen Steinarten zugeschriebenen besonderen Zauberkräfte waren auch für die altägyptische Medizin wichtig, in der häufig Edelsteine in gemahlenem Zustand als Heilmittel empfohlen werden. Griechische Alchemisten aus Alexandria vermittelten die Rezepte dem mittelalterlichen Europa, wo sie in der Medizin und den »Monatssteinen« weiterwirkten.

Nach der Erfindung des farbigen Glases wurden die farbigen Steine im Schmuck häufig durch Glas ersetzt, das ohne chemische Untersuchung von den imitierten Steinen kaum zu unterscheiden ist. Glas oder Steine – entscheidend für die Verwendung war die Farbe. Die im ägyptischen Schmuck hauptsächlich verwendeten Gesteinsarten werden im folgenden charakterisiert und ihre Abbaustellen – soweit sie bisher erforscht sind – angegeben.

Achat
durchscheinend, verschiedene Färbungen. Wadi Abu Gerida in der Ostwüste und Sinai

Alabaster
(griechisch, nach der ägyptischen Stadt Alabastron; geologisch Calcit) weiß oder gelblich, teilweise durchscheinend, oft mit goldgelben Adern. Ostwüste

Almandin
blutrote Abart des Granats

Amethyst
durchscheinend violett. Wadi el-Hudi südöstlich von Assuan, nubische Westwüste bei Abu Simbel, in der Römerzeit Gebel Abu Diyeiba am Roten Meer

Beryll
durchsichtig grün. Erst in ptolemäischer Zeit bei Sikait-Subara am Roten Meer abgebaut

Chalzedon
weißgrau, bläulich schimmernd. Wadi Saga und Wadi Gerida in der Ostwüste, Oase Bahrija und nordwestlich von Abu Simbel, im Fayum und auf dem Sinai

Chrysopras
durchscheinend apfelgrün, eine Variante des Chalzedon

Feldspat
durchscheinend grün. Gebel Migif, Wadi el-Rusheid, Wadi Nugrus, Wadi Higelig in der Ostwüste, nubische Westwüste nördlich des Tibesti-Gebirges

Granat
dunkelrot bis rötlichbraun. Assuan, Ostwüste, Sinai

Hämatit:
metallglänzend, dunkelstahlgrau. Ostwüste

Jaspis
kräftige Farben in Rot, Grün, Schwarz oder Gelb. Roter Jaspis im Wadi Saga und Wadi Abu Gerida in der Ostwüste. Grüner Jaspis im Wadi Hammamat. Brauner Jaspis in Form von Wüstenkieseln

Karneol
durchscheinend rot. In Form von Kieselsteinen in der West- und Ostwüste

Lapislazuli
dunkelblau mit gelben Eisenpyritadern. Idrisi erwähnt in seiner Erdbeschreibung von 1154 eine Mine bei der Oase el-Charga. Dem Verfasser wurden 1955 von Bischari-Jungen in Assuan große Bruchstücke dieses Halbedelsteins gezeigt. Da er seit vordynastischer Zeit in Ägypten verarbeitet wurde, ist seine Herkunft aus dem Bereich Ägyptens wahrscheinlich. Hauptquelle für Lapislazuli in der antiken Welt war Badakshan im Hindukusch-Gebirge in Afghanistan

Malachit
undurchsichtig grün. Ostwüste und Sinai. Wurde auf Schminkpaletten zu Puder zerstoßen und als Augenschminke verwendet, jedoch niemals als Schmuckstein

Obsidian
(vulkanisches Glas) schwarz. Ostwüste, wohl auch aus Kleinasien und Abessinien importiert

Olivin
blaßgrün. Nubien

Perle
aus der Perlmuschel. Echte Perlen sind – mit einer Ausnahme aus dem Beginn der 18. Dynastie – erst in der Ptolemäerzeit zu Schmuck verarbeitet worden. Perlmutter ist seit vordynastischer Zeit bekannt

Quarz
nach Feldspat das häufigste Mineral, tritt in drei Farbvarietäten auf:

weißer Quarz: Quarzgänge, häufig Gold führend. Assuan und Ostwüste

farblos klarer Bergkristall: Ost- und Westwüste, Sinai

violetter Amethystquarz: Dioritbrüche der Westwüste, Wadi el-Hudi, Ostwüste

Sarder
durchscheinend schwärzlichbraun. Kieselsteine in der West- und Ostwüste

Türkis
himmelblau bis apfelgrün. Wadi Maghara und Serabit el-Khadim im Sinai

Ägypten und Nubien

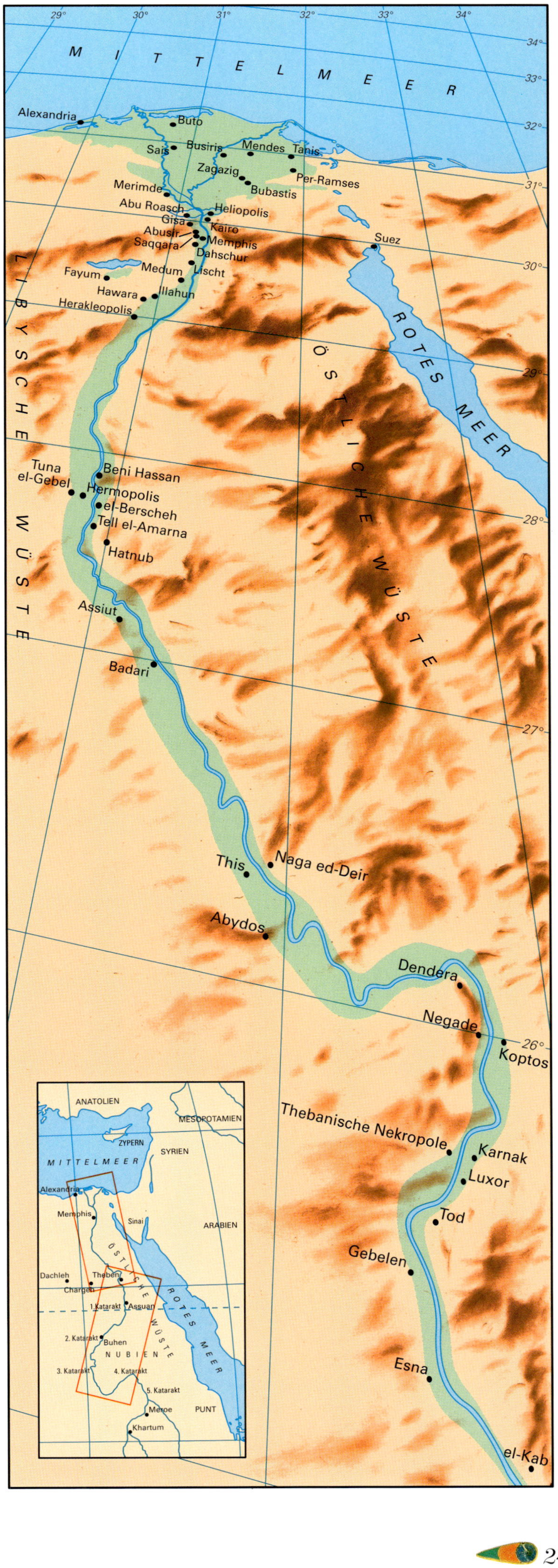

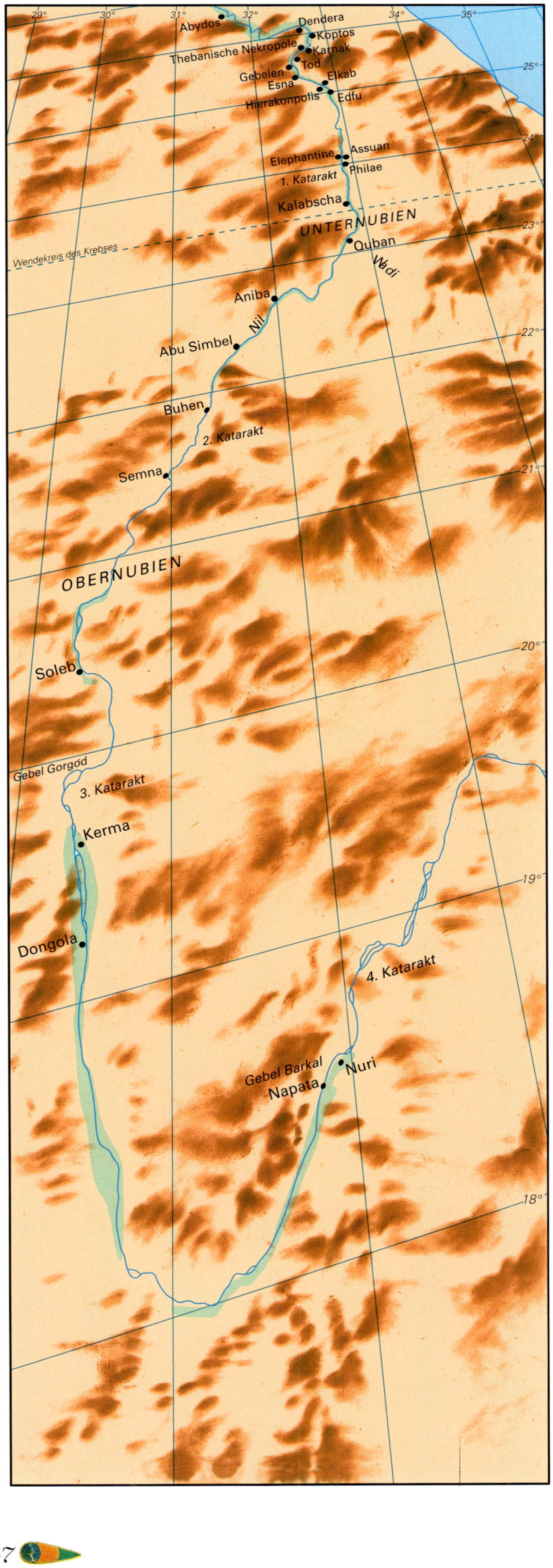

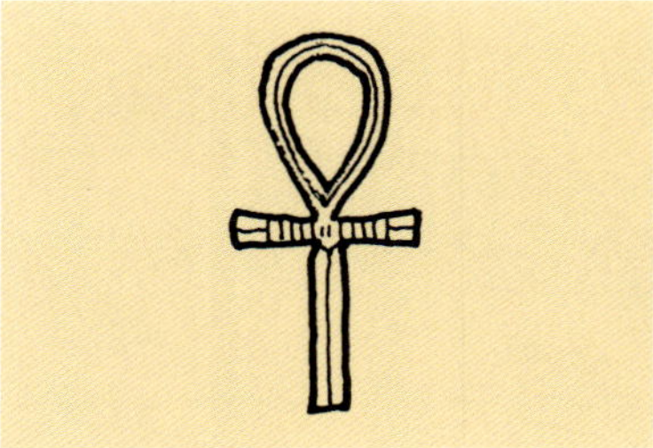

Anch-Knoten: Leben

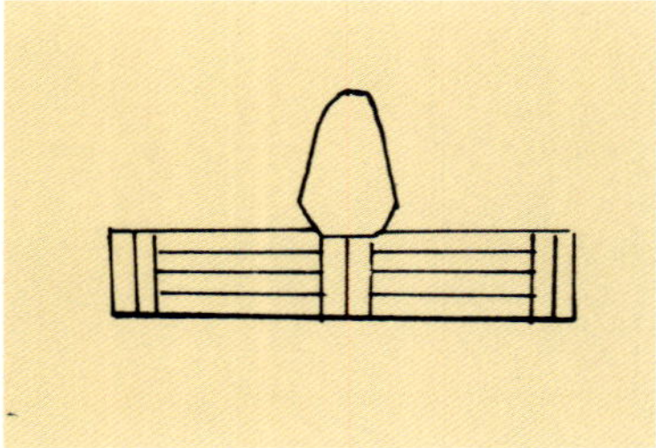

hetep: Zufriedenheit

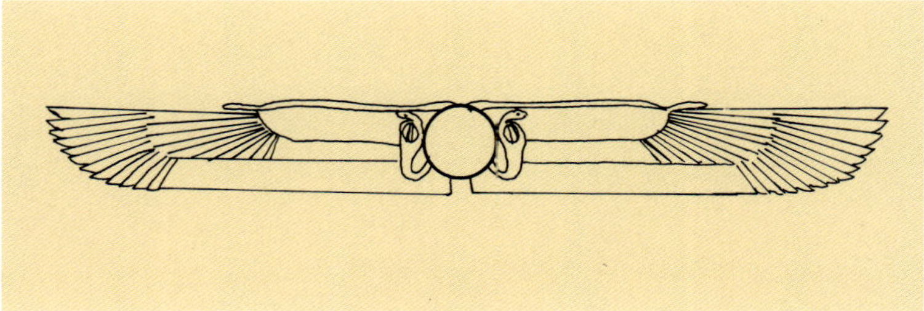

geflügelte Sonnenscheibe: Wiedergeburt des Königs

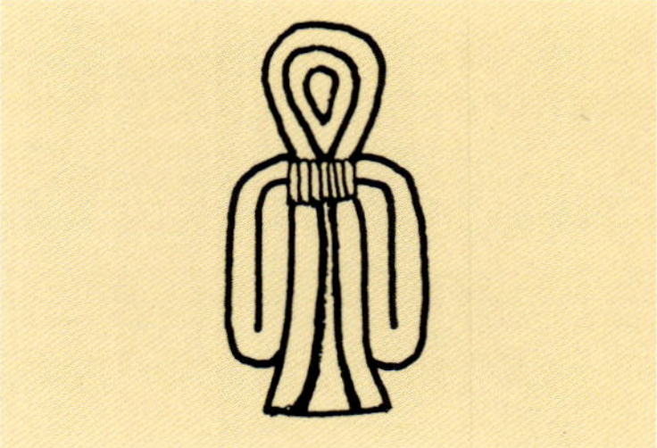

Tit-Schleife als Knoten: schützende, heilbringende Kraft

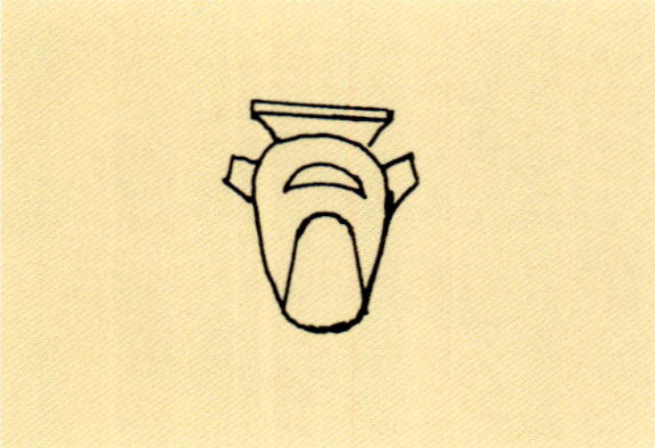

Herz: Lebenskraft

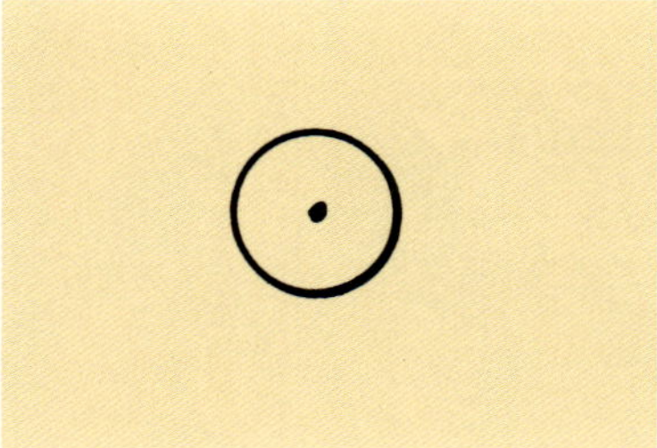

Sonnenscheibe: Symbol des Sonnengottes Re

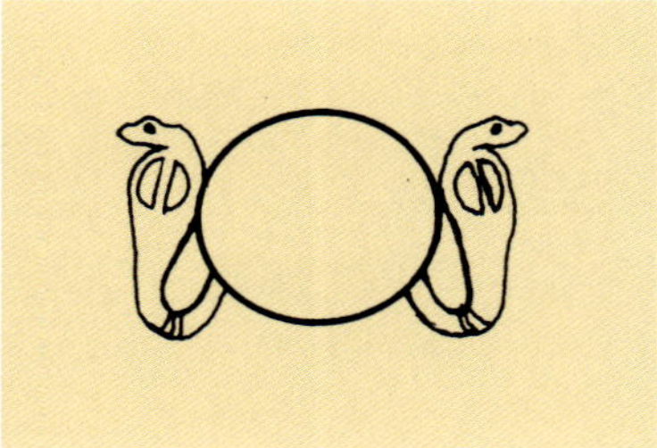

Sonnenscheibe mit Uräen: Schutz des Königs

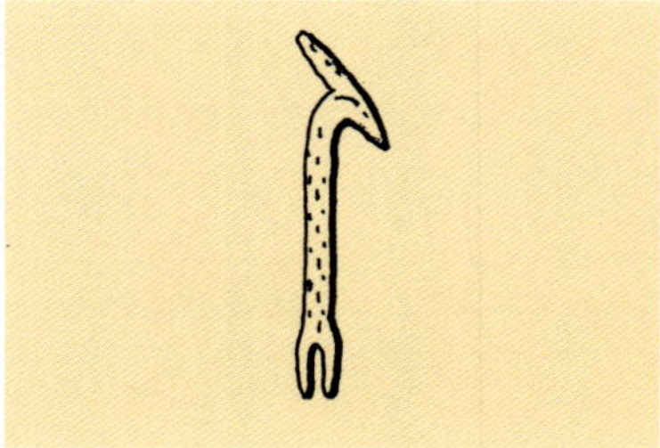

Uas-Zepter: Wohlergehen

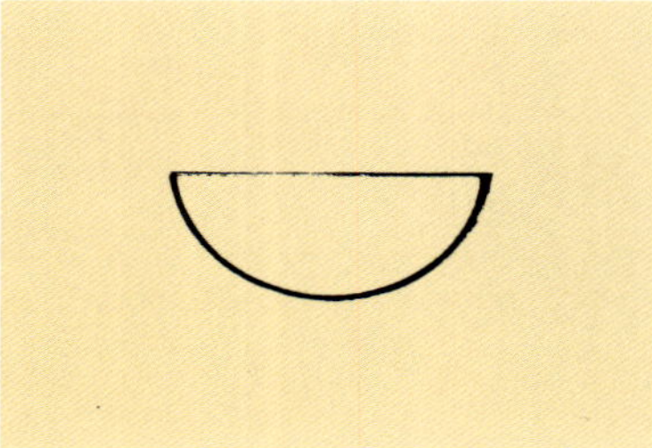

neb (Korb): Herr, alles

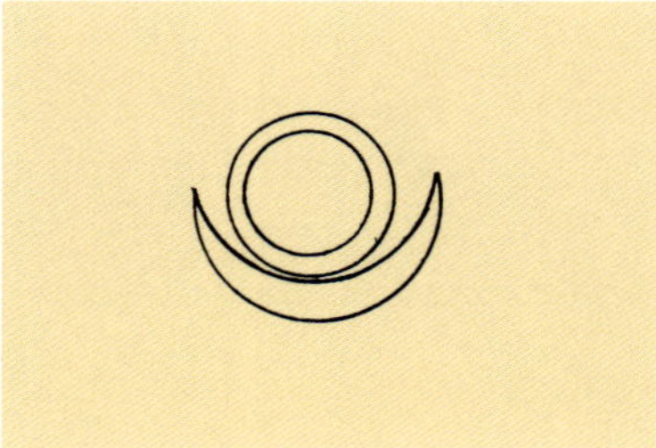

Mondsichel und -scheibe: Phasen der Wiedergeburt

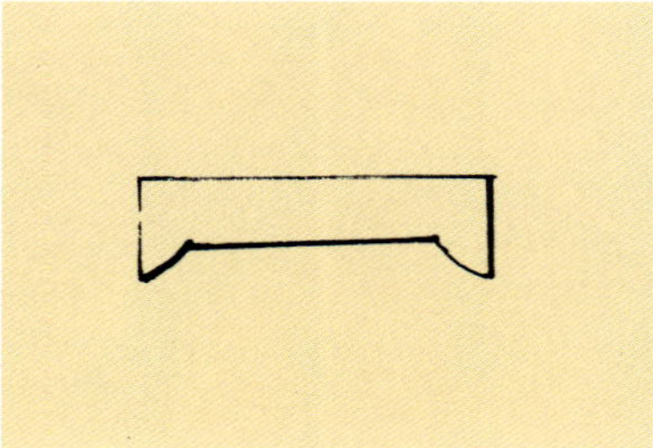

Himmel

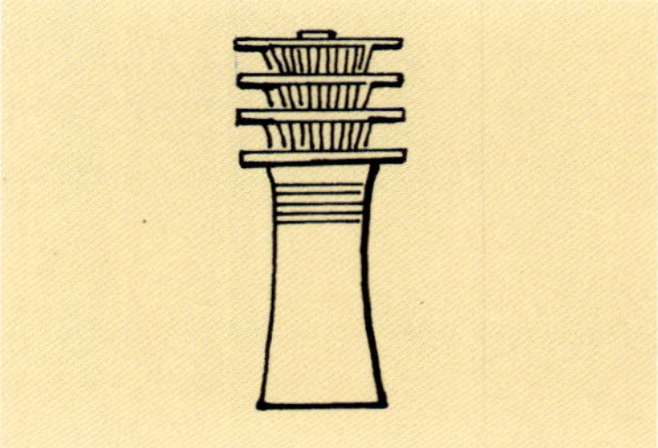

Djed-Pfeiler (Schilfbündel oder Garbenbaum): Beständigkeit, Dauer

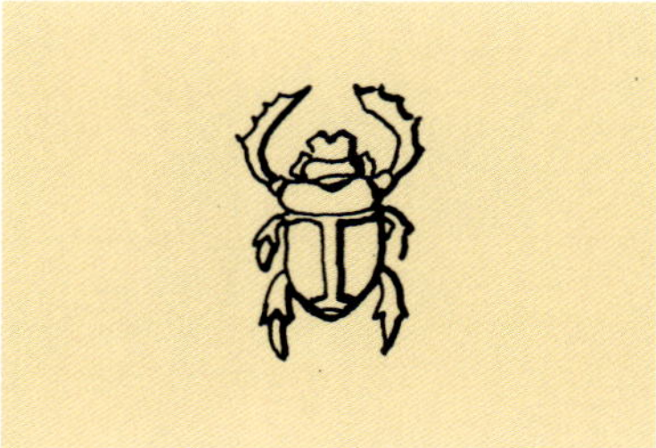

cheper (Skarabäus): werden, ständige Erneuerung

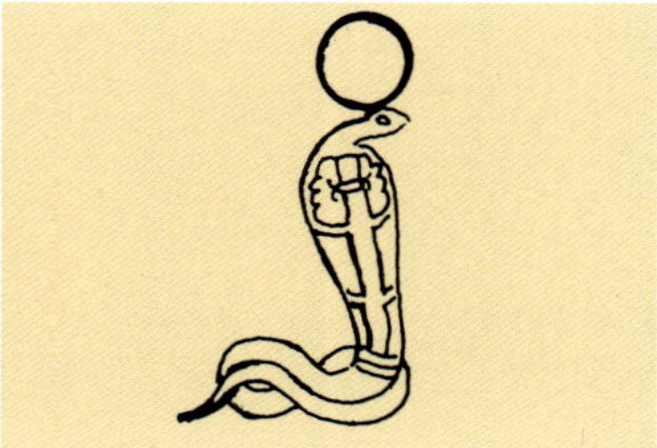

Uräusschlange: Schutzmacht des Königtums und unterägypt. Kronengöttin

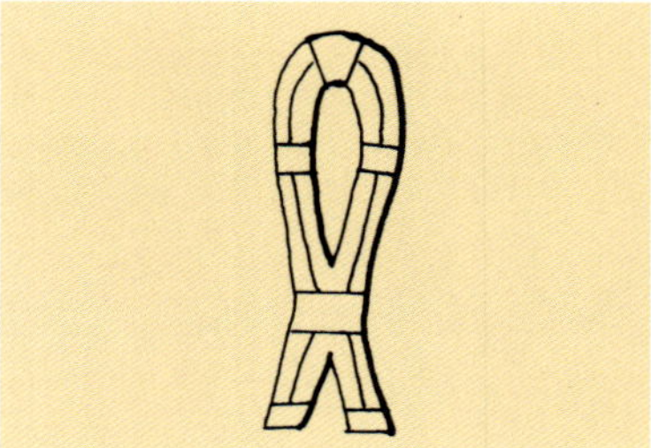

Sa-Schleife: Schutz

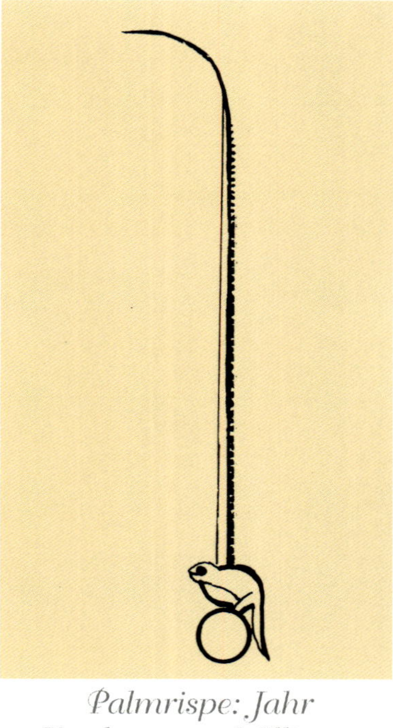

Palmrispe: Jahr
Kaulquappe: Millionen
verbunden: Millionen Jahre

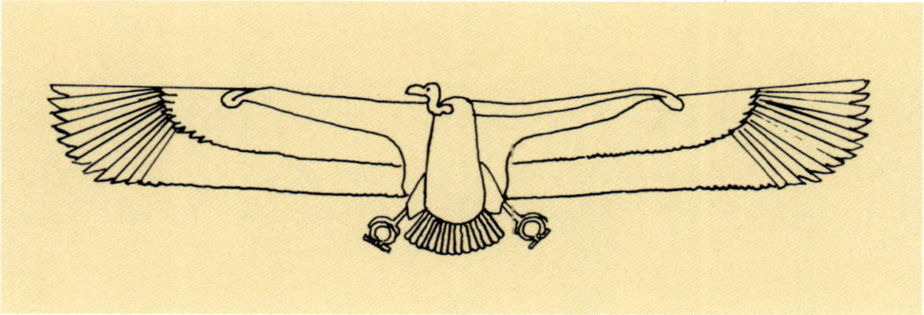

Geiergöttin Nechbet: Schutzmacht des Königtums und oberägyptische Kronengöttin

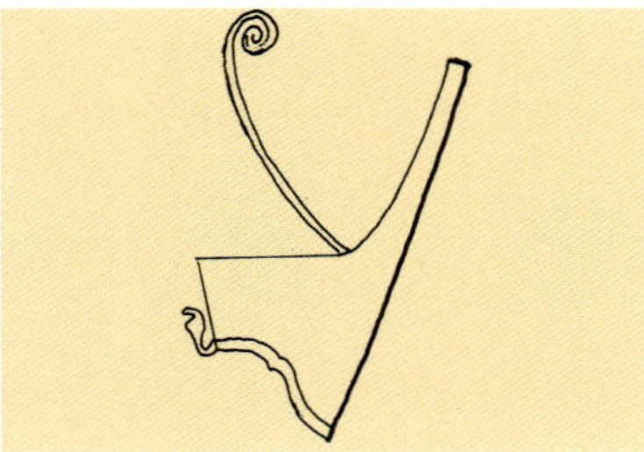

Krone von Unterägypten

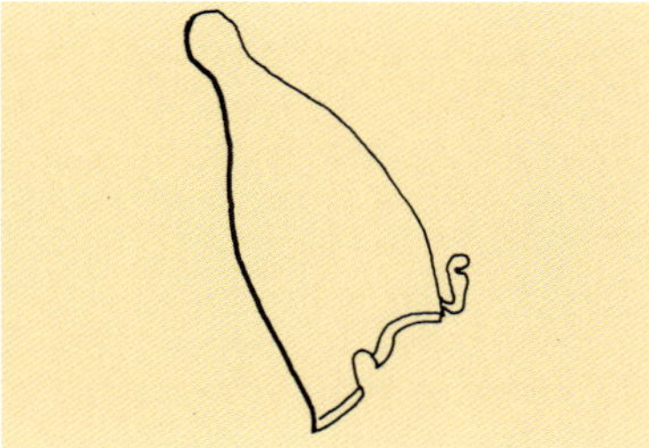

Krone von Oberägypten

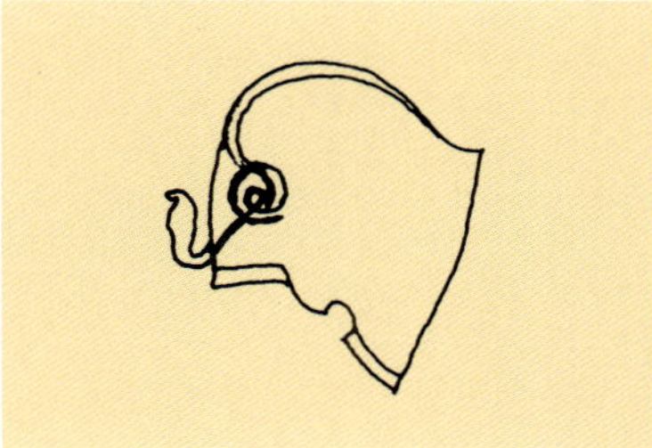

»Blaue Krone«, Kriegshelm

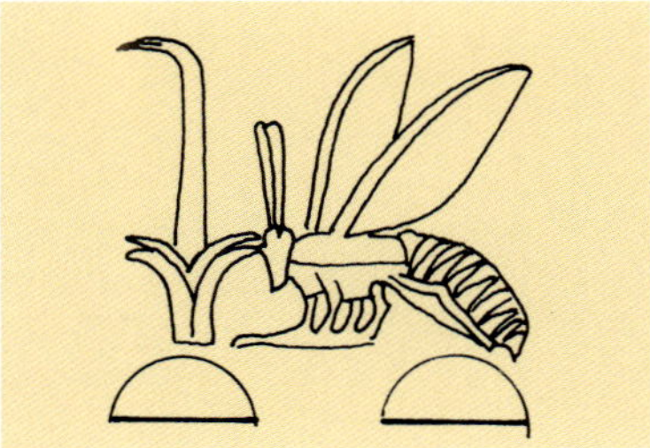

Titulatur des Königs von Ober- und Unterägypten

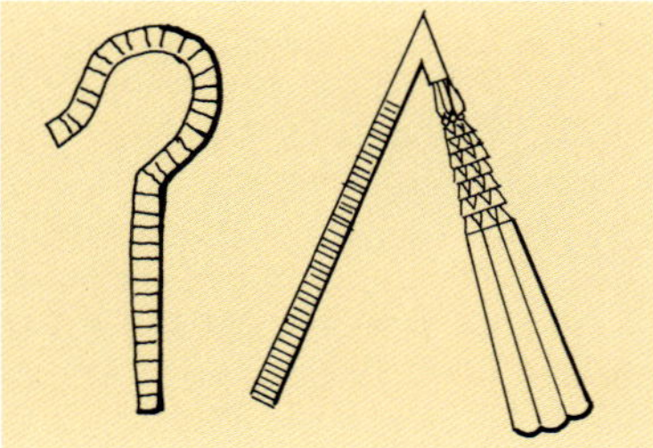

Zepter und Wedel: Macht

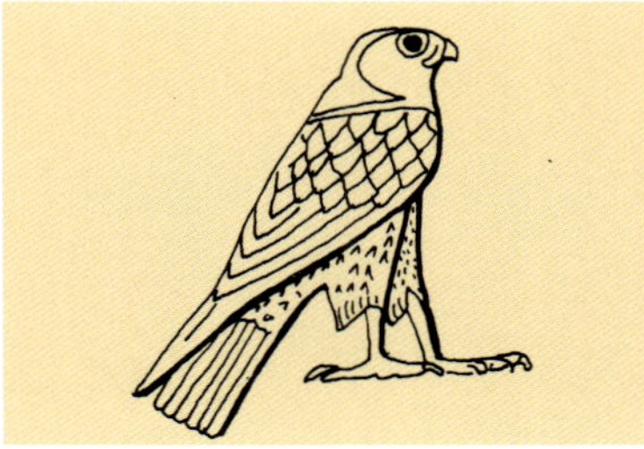

Horusfalke: Himmels- und Sonnengott und seine Verkörperung, der König

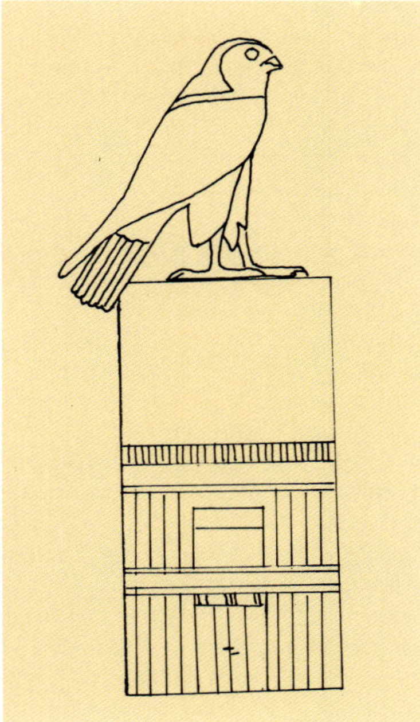

Horus über dem Tor des Palastes: Königstitel

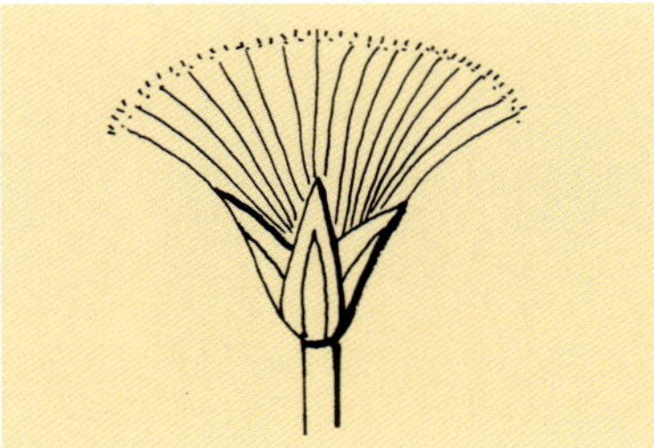

Papyrus: Wappenpflanze von Unterägypten und Symbol der Regeneration

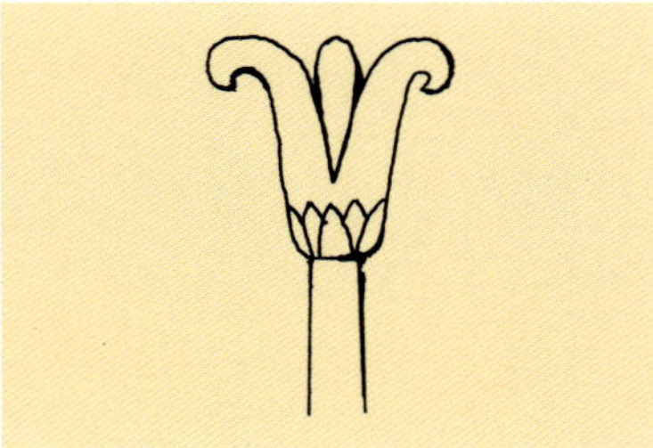

Lilie: Wappenpflanze von Oberägypten

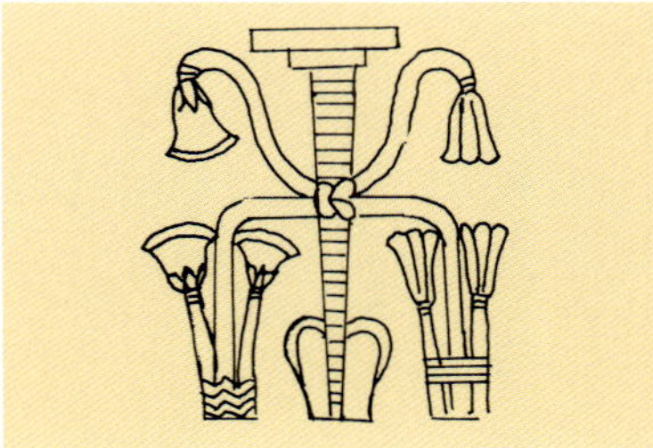

Vereinigung der beiden Länder Ober- und Unterägypten

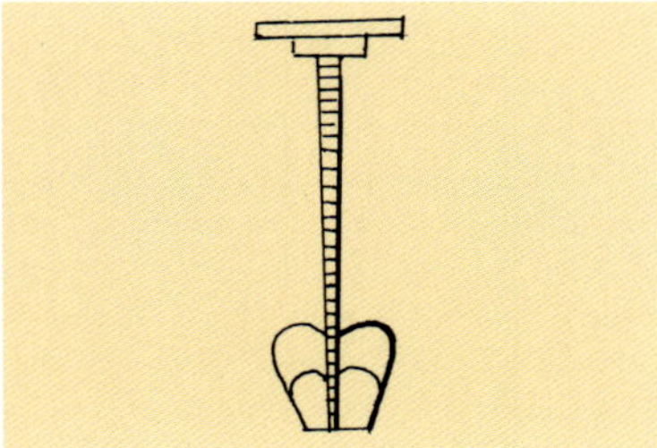

Vereinigung

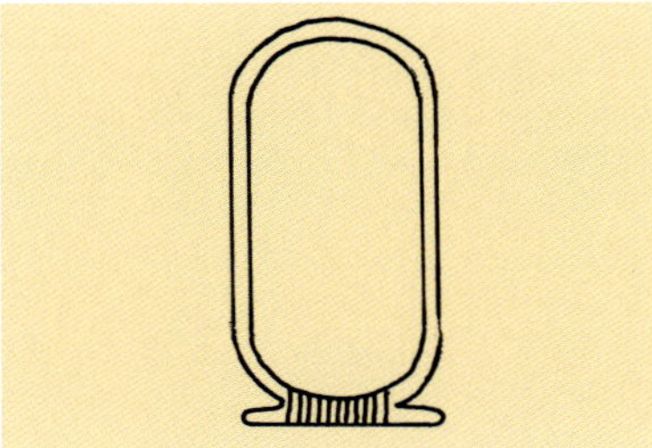

Königsring, Kartusche

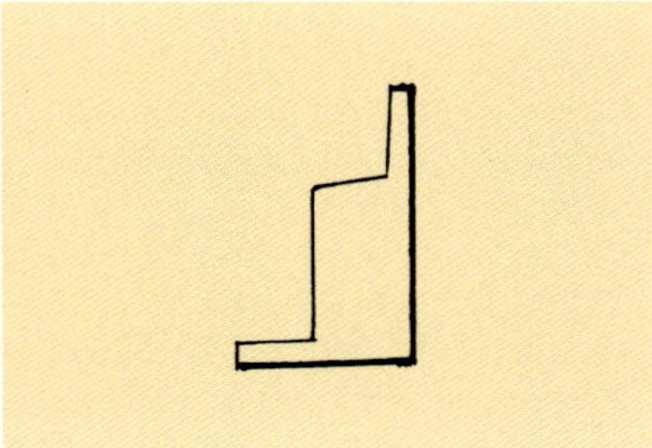

Thron: Bezeichnung der Göttin Isis; Schutz und Magie

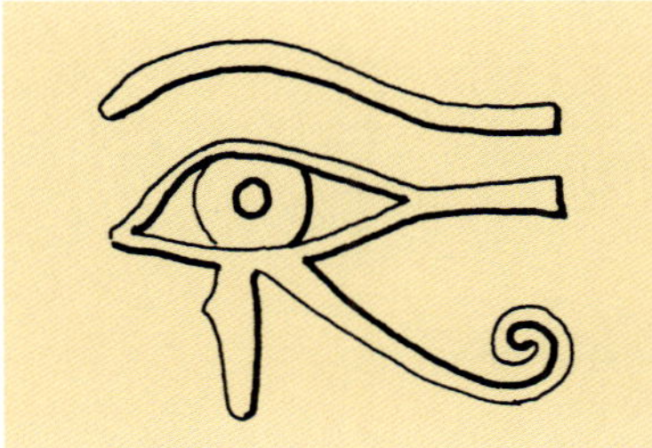

Udjat-Auge: Symbol des Himmelsgottes Horus; übelabwehrend, gesund, heilsam

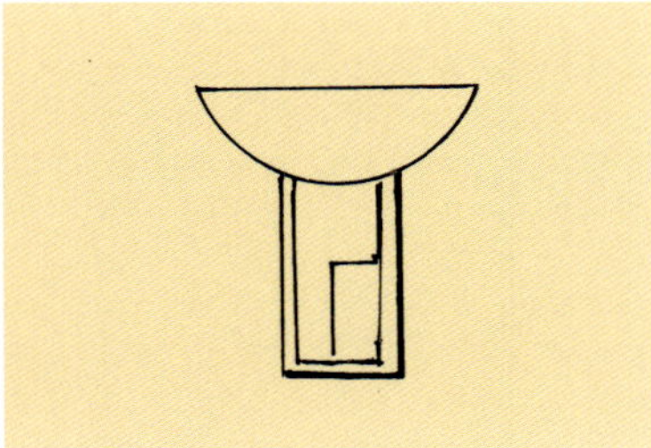

Emblem der Göttin Nephthys, Schwester des Osiris: Schutz und Magie

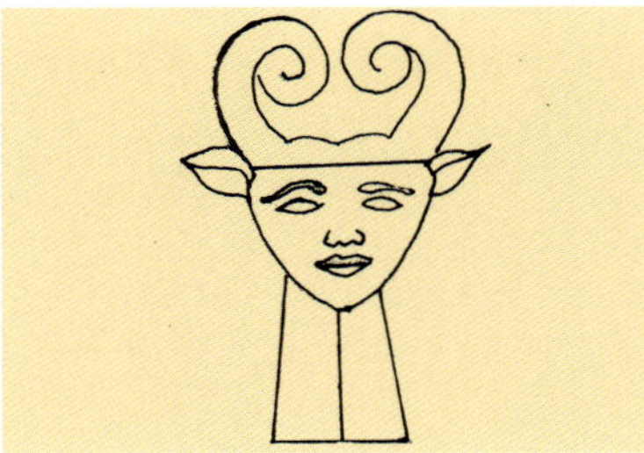

Emblem der Himmelsgöttin Bat

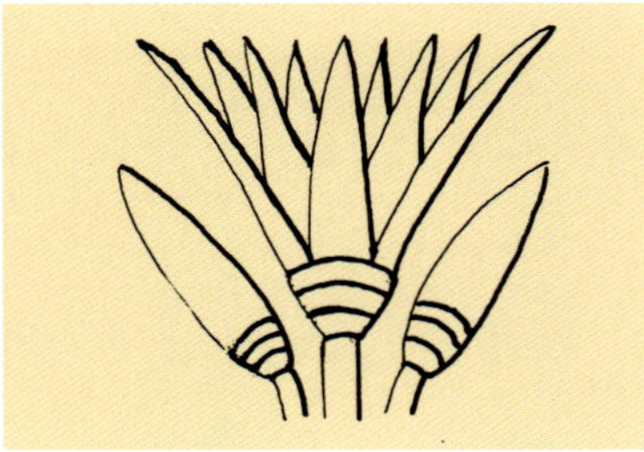

Lotosblüte und -knospen: ewige Wiedergeburt

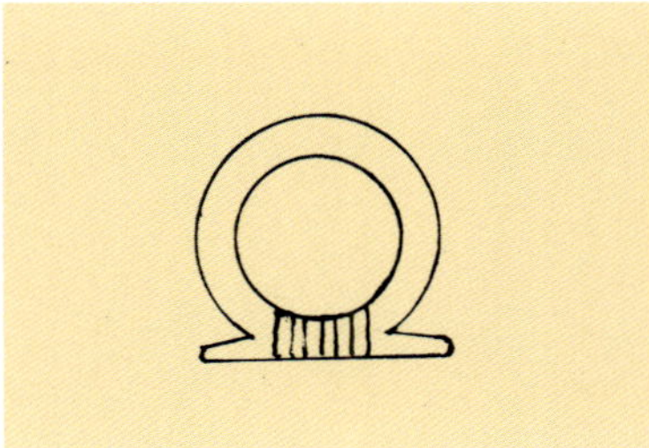

Schen-Ring (Erdkreis): Machtbereich des Pharaos; Ewigkeit, Unendlichkeit

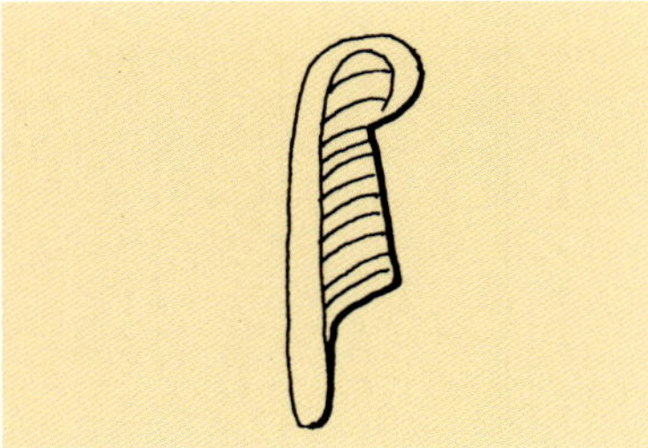

Ma'at: Wahrheit; Emblem der gleichnamigen Göttin der göttlichen Weltordnung

Aldred, Cyrill, Die Juwelen der Pharaonen, Herrsching 1972
Andrews, Carol A. R., Ancient Egyptian Jewellery, London 1990
– Catalogue of Egyptian Antiquities in the British Museum VI: Jewellery I, London 1981
Arnold, Dieter, »Goldverkleidung« in: Lexikon der Ägyptologie II, 1977, S. 754
Carter, Howard, Tutenchamun, 3 Bde., Leipzig 1924–1934
Bonhême, Marie-Ange und **Forgeau**, Annie, Pharao, Sohn der Sonne. Die Symbolik des ägyptischen Herrschers, Zürich/München 1989
Deppert-Lippitz, Barbara, Griechischer Goldschmuck. Kulturgeschichte der antiken Welt Bd. 27, Mainz 1985
Desroches-Noblecourt, Christiane, Toutankhamon. Vie et Mort d'un Pharaon, Paris 1963
Drenkhahn, Rosemarie, Die Handwerker und ihre Tätigkeiten im Alten Ägypten. Ägyptologische Abhandlungen Bd. 31, Wiesbaden 1976
– »Goldarbeiter und -schmied« in: Lexikon der Agyptologie II, 1977, 733f.
Edwards, I. E. S., Tutanchamun, Das Grab und seine Schätze, Bergisch Gladbach 1978
– Tutankhamun, His Tomb and it's Treasures. The Metropolitan Museum of Art, New York 1976
– Tutankhamun's Jewelry. The Metropolitan Museum of Art, New York 1976
Erman, Adolf, Die Märchen des Papyrus Westcar. Mitteilungen aus den Orientalischen Sammlungen Heft V, Berlin 1890, S. 36ff.
Feucht, Erika, Die Königlichen Pektorale, Motive, Sinngehalt und Zweck. Diss. München, Bamberg 1967
Feucht-Putz, Erika, Pektorale Nichtköniglicher Personen. Ägyptologische Abhandlungen Bd. 22, Wiesbaden 1971
– »Verleihung des Goldes« in: Lexikon der Ägyptologie II, 1977, S. 731ff.
– »Goldschmiedearbeiten« in: Lexikon der Ägyptologie II, 1977, S. 751ff.
Forbes, R. J., Studies in Ancient Technology VII, VIII, Leiden 1966
Ghattas, Fr. A.-M., Das Buch MK.t-hcw »Schutz des Leibes«. Diss. Göttingen 1968
Gale, N. H. und **Stos-Gale**, Z. A., Ancient Egyptian Silver, JEA 33, 1947
Goyon, George, Le Papyrus de Turin dit »Des Mines d'Or« et le Wadi Hammamat, ASAE 49, 1949, S. 337–392
– La Découverte des Trésors de Tanis, Persea 1987
Grimm, Alfred, Sonnenlauf und Vogelflug, ZÄS 116, 1989
– Das Königsornat mit dem Sonnenvogel, GM 115, 1990
Gundlach, Rolf, »Goldminen« in: Lexikon der Ägyptologie II, 1977, S. 740–751
– »Goldgewinnung« in: Lexikon der Ägyptologie II, 1977, S. 734–788
Harris, J. R., Lexicographical Studies in Ancient Egyptian Minerals. Deutsche Akademie der Wissenschaften, Berlin 1961
Helck, Wolfgang, »Goldhorusname« in: Lexikon der Ägyptologie II, 1977, S. 740
– Materialien zur Wirtschaftsgeschichte des Neuen Reiches. Abhandlungen der Akademie der Wissenschaften und der Literatur zu Mainz, 5 Bde., Wiesbaden 1961–1970
– Zur Verwaltung des Mittleren und Neuen Reiches, Leiden/Köln 1958
– Die Beziehungen Ägyptens zu Vorderasien im 3. und 2. Jahrtausend v. Chr. Ägyptologische Abhandlungen 5, 2. Aufl. 1971
Hermann, Alfred, Das Motiv der Ente mit zurückgewendetem Kopf im ägyptischen Kunstgewerbe, ZÄS, 68. Bd., 2. Heft, Leipzig 1932
Higgins, Greek and Roman Jewellery, London 1961
Hoffmann, Herbert und **Davidson**, Patricia F., Greek Gold, Jewelry from the Age of Alexander. Exhibition Catalogue, The Brooklyn Museum 1966
Hornung, Erik, Das Totenbuch der Ägypter, Zürich/München 1979
Jüngst, Hans, Zur Interpretation einiger Metallarbeiterszenen auf Wandbildern altägyptischer Gräber, GM 59, 1982, S. 15–27
Junker, Hermann, Die gesellschaftliche Stellung der ägyptischen Künstler im Alten Reich. Österreichische A. d. W. Phil.-Hist. Klasse, Sitz.Ber. 233, Bd. 1
Kaiser, Werner, Ägyptisches Museum Berlin, Staatliche Museen Preußischer Kulturbesitz, Berlin 1967
Kayser, Hans, Ägyptisches Kunsthandwerk. Bibliothek für Kunst- und Antiquitätenfreunde XXVI, Braunschweig 1969
Kerrn-Lilles, Ebba E., »Stirnband und Diademe« in: Lexikon der Ägyptologie VI
Lilyquist, Christine, The Gold Bowl naming General Djehuty, a Study of Objects and early Egyptology. In: Metropolitan Museum Journal 23. The Metropolitan Museum of Art, New York 1988
Lucas, A., Silver in Ancient Times. Journal of Egyptian Archaeology 14, 1928, S. 313–319
– Ancient Egyptian Materials and Industries, London 1962
Maryon, H., Metal working in the ancient world, AJA 53, 2, 1949
Maxwell-Hyslop, K. R., Western Asiatic Jewellery c. 3000–612 BC. Methuen's Handbooks of Archaeology, London 1971
Moesta, H., Erze und Metalle – ihre Kulturgeschichte im Experiment, Berlin/Heidelberg/New York 1983
Möller, Georg, Die Metallkunst der Alten Ägypter, Berlin 1924
Montet, Pierre, La Nécropole royale de Tanis I. Les Constructions et le Tombeau d'Osorkon II à Tanis, Paris 1947
– La Nécropole royale de Tanis II. Les Constructions et le Tombeau de Psusennes à Tanis, Paris 1951
Müller, Hans Wolfgang, Staatliche Sammlung Ägyptischer Kunst München, München 1972
– Ägyptische Kunst, Monumente alter Kulturen, Frankfurt am Main 1970
Ogden, Jack M., The so-called »Platinum« Inclusions in Egyptian Goldwork. In: Journal of Egyptian Archaeology 62, 1976, S. 138–144
Priese, Karl-Heinz, Das Gold von Meroe, Ausstellungskatalog, Berlin/München 1962
Rabi, Hassanein, The Financial System of Egypt A.H. 564–741, London, Oriental Series 25, Oxford 1972
Ramses le Grand, Ausstellungskatalog. Galeries Nationales du Grand Palais, Paris 1976
Reisner, George A., A History of the Giza Necropolis II. Completed and revized by William St. Smith. The Tomb of Hetep-heres the Mother of Cheops. Harvard University Press, Cambridge, Mass. 1955
Rosenberg, Marc, Ägyptische Einlagen in Gold und Silber, Frankfurt am Main 1905
– Geschichte der Goldschmiedekunst auf technischer Grundlage, Frankfurt am Main 1910
Saleh, Mohammed und **Hourig**, Sourouzian, Das Ägyptische Museum Kairo. Offizieller Katalog, Mainz 1986
Schäfer, Heinrich (Hrsg.), Ägyptische Goldschmiedearbeiten, unter Mitwirkung von Georg Möller und Wilhelm Schubart. Kgl. Museen zu Berlin, Mitteilungen aus der Ägyptischen Sammlung, Berlin 1910
Scheel, Bernd, Studien zum Metallhandwerk im Alten Ägypten I. Handlungen und Beischriften in den Bildprogrammen der Gräber des Alten Reiches, SAK 12, 1985, S. 117–177
– Studien zum Metallhandwerk im Alten Ägypten II. Handlungen und Beischriften in den Bildprogrammen der Gräber des Mittleren Reiches, SAK 13, 1986, S. 181–205
Schott, Erika, »Goldhaus« in: Lexikon der Ägyptologie II, 1977, S. 739f.
Segall, B., Tradition und Neuschöpfung in der frühalexandrinischen Kleinkunst. Winckelmann's-Programm 119/120, Berlin 1966
Sethe, Kurt, Altägyptische Ordensauszeichnungen, ZÄS 48, 1910
Simpson, William Kelly, The Vessels with engraved Designs and the repousse Bowl from the Tell Basta Treasure, AJA 63, 1959, S. 27–43
Smith, William Stevenson, The Art and Architecture of Ancient Egypt, London 1958
– Interconnections in the Ancient Near East. A Study of the Relationships between the Arts of Egypt, The Aegean, and Western Asia, New Haven/ London 1965
Staehelin, Elisabeth, Untersuchungen zur Ägyptischen Tracht im Alten Reich, MÄS 8, Berlin 1966
Stierlin, Henri, Das Gold der Pharaonen, Paris 1993
Stierlin, Henri und **Ziegler**, Christiane, Tanis, Vergessene Schätze der Pharaonen, München 1987
Störk, Lothar, »Gold« in: Lexikon der Ägyptologie II, 1977, S. 725–731
Sudan. Antike Königreiche am Nil. Ausstellungskatalog, München 1997
Tanis. L'Or des Pharaons. Ausstellungskatalog. Galeries Nationales du Grand Palais, Paris 1987
Vercoutter, J., The Gold of Kush, Two Gold-washing stations at Faras East. In: Kush, Journal of the Sudan Antiquity Service VII/VIII, Khartum 1959
Vernier, Emile, Bijoux er Orfèvreries. Catalogue Général des Antiquités Egyptiennes du Musée du Caire, Leipzig 1907
Vilimkova, Milada und **Abdul-Rahman**, Mohamed, Altägyptische Goldschmiedekunst, Prag 1969
Wenig, Steffen, Africa in Antiquity, The Arts of Ancient Nubia and the Sudan, 2 Bde., Brooklyn 1978
Westendorf, Wolfhart, Bemerkungen zur »Kammer der Wiedergeburt« im Tutanchamungrab, ZÄS 94, Festschrift R. Anthes II, Berlin 1967
– Altägyptische Darstellungen des Sonnenlaufs auf der abschüssigen Himmelsbahn, MÄS 10, Berlin 1966
Wilkinson, Alix, Ancient Egyptian Jewellery, London 1971
Wilsdorf, Helmut, Bergleute und Hüttenmänner im Altertum bis zum Ausgang der Römischen Republik, ihre wirtschaftliche, soziale und juristische Lage. Freiberger Forschungshefte, Beihefte der Zeitschrift »Bergakademie«, Berlin 1952
Winlock, H. E., The Treasure of Three Egyptian Princesses. The Metropolitan Museum, New York 1948
Wolf, Walter, Funde in Ägypten. Sternstunden der Archäologie. Geschichte ihrer Entdeckung, Göttingen 1966
Zabkar, Louis V., Correlation of the Transformation Spells of the Book of the Dead and the Amulets of Tutankhamun's Mummy. Mélanges offerts à Jean Vercoutter. Editions Recherche sur les Civilisations, Paris 1985, S. 375–383
Zoffilli, Ermanno, Kleidung und Schmuck im Alten Ägypten, Berlin 1992

Verzeichnis der Abbildungen

Bei Aufnahmen, die nicht von E. Thiem stammen, ist der Nachweis in Klammern angegeben. Die Bildquellen der Tableaux folgen am Ende des Verzeichnisses.

---

1 **Statuenschrein**. Holz, beschlagen mit Goldblech. Höhe 50,5 cm; Breite 26,5 cm; Tiefe 32 cm. Aus Theben, Tal der Könige, KV 62, Grab des Tutanchamun. 18. Dynastie. Kairo, Ägyptisches Museum JE 61481

2 **Hathorkopf**. Gold. Höhe 3,5 cm. Aus Memphis, Grab des Hohenpriesters und Prinzen Scheschonq. 22. Dynastie. Kairo, Ägyptisches Museum JE 86781

3 **Statuette des Tutanchamun**. Holz, vergoldet, Bronze, Glas. Höhe 58,8 cm. Aus Theben, Tal der Könige, KV 62, Grab des Tutanchamun. 18. Dynastie. Kairo, Ägyptisches Museum JE 60713

4 **Geieranhänger**. Gold, Lapislazuli (blaues Glas?), Karneol, Obsidian (für die Augen). Höhe 7,4 cm; Breite 11,7 cm. Aus Theben, Tal der Könige, KV 62, Grab des Tutanchamun. 18. Dynastie. Kairo, Ägyptisches Museum JE 61895

5 **Hockender König**. Gold. Höhe 5,4 cm, Länge der Kette 54 cm. Aus Theben, Tal der Könige, KV 62, Grab des Tutanchamun. 18. Dynastie. Kairo, Ägyptisches Museum JE 60702

6 **Kronreif**. Lapislazuli, Obsidian, Glas. Durchmesser 19 cm; Höhe des Goldbandes 2,5 cm. Aus Theben, Tal der Könige, KV 62, Grab des Tutanchamun. 18. Dynastie. Kairo, Ägyptisches Museum JE 60684

7 **Osiris-Pektoral**. Gold, Karneol, Glas. Aus Theben, Tal der Könige, KV 62, Grab des Tutanchamun. 18. Dynastie. Kairo, Ägyptisches Museum JE 61948

8 **Gegengewicht mit Figur der Ewigkeit**. Gold, Karneol, Glas. Breite 8,2 cm. Aus Theben, Tal der Könige, KV 62, Grab des Tutanchamun. 18. Dynastie. Kairo, Ägyptisches Museum JE 61462

9 **Skarabäenarmband**. Gold, Lapislazuli, Karneol, Türkis, Quarz. Durchmesser 5,4 cm. Aus Theben, Tal der Könige, KV 62, Grab des Tutanchamun. 18. Dynastie. Kairo, Ägyptisches Museum JE 62360

10–11 **Doppelgefäß**. Gold, Silber, Halbedelsteine, Glas. Höhe 16 cm; Breite 8,8 cm; Tiefe 4,3 cm. Aus Theben, Tal der Könige, KV 62, Grab des Tutanchamun. 18. Dynastie. Kairo, Ägyptisches Museum JE 61496

12 **Skarabäenarmband**. Gold, Lapislazuli, Karneol, Electrum, Quarz, Glas. Länge des Skarabäus 6,6 cm; Länge des Armbands 10,7 cm. Aus Theben, Tal der Könige, KV 62, Grab des Tutanchamun. 18. Dynastie. Kairo, Ägyptisches Museum JE 61917

13 **Verschluß oder Gegengewicht**. Gold, Silber, Lapislazuli, Calcit, Glas. Höhe 6,8 cm; Breite 6 cm. Aus Theben, Tal der Könige, KV 62, Grab des Tutanchamun. 18. Dynastie. Kairo, Ägyptisches Museum JE 61979

14 **Skarabäenpektoral**. Gold, Lapislazuli, Karneol, Türkis, Glas. Aus Theben, Tal der Könige, KV 62, Grab des Tutanchamun. 18. Dynastie. Kairo, Ägyptisches Museum JE 61885

15 **Pektoral der Metamorphosen**. Gold, grüner Feldspat (?), Karneol, Glas. Höhe 16,5 cm; Breite 24,4 cm. Aus Theben, Tal der Könige, KV 62, Grab des Tutanchamun. 18. Dynastie. Kairo, Ägyptisches Museum JE 61948

16 **Armreif**. Gold, Lapislazuli, Kornalin. Durchmesser 5,9/6,6 cm. Aus Tanis, Grab Psusennes' I. 21. Dynastie. Kairo, Ägyptisches Museum JE 85781

17 **Armreif Scheschonqs I**. Gold, Lapislazuli, Karneol, Fayence. Höhe 4,6 cm; Durchmesser 7 cm. Aus Tanis, Grab Scheschonqs II. 22. Dynastie. Kairo, Ägyptisches Museum JE 72184B

18 **Starres Armband**. Gold, Lapislazuli, Karneol, Türkis, Glas. Höhe 7,3 cm; Durchmesser 6,6 cm. Aus Theben-West, Grab der Ahhotep. 17./18. Dynastie. Kairo, Ägyptisches Museum CG 52068

19 **Armbandpaar**. Gold, Lapislazuli, Almandin, Karneol. Breite 2,5 cm; Durchmesser 5,9 cm. Aus Theben-West, Grab der »Drei Prinzessinnen«. 18. Dynastie. New York, Metropolitan Museum of Art 26.8.146 AB

20 **Emblem des Falken Gemhesu und Statuette des Gottes Atum**. Holz, vergoldet. Aus Theben, Tal der Könige, KV 62, Grab des Tutanchamun. 18. Dynastie. Kairo, Ägyptisches Museum JE 60748, 60734

21–22 **Sessel der Prinzessin Sat-Amun**. Holz, Bronze, Gold, Silber. Aus Theben, Tal der Könige, KV 42, Grab des Juja und der Tuja. 18. Dynastie. Kairo, Ägyptisches Museum CG 51113

23–24 **Anhänger mit dem Thronnamen Tutanchamuns**. Gold, Lapislazuli, Türkis, grüner Feldspat, Calcit, Karneol. Höhe 9 cm; Breite 10,5 cm. Aus Theben, Tal der Könige, KV 62, Grab des Tutanchamun. 18. Dynastie. Kairo, Ägyptisches Museum JE 61886

25 Siehe 44

26 **Sonnenaufgang am Nil**

27 **Frauenfigur**. Ton mit weißer Bemalung. Höhe 24 cm. 4. Jahrtausend v. Chr. New York, Metropolitan Museum of Art (H. W. Müller)

28 **Kette**. Fayence mit Glasur, Granat, Karneol, Bein. Länge 70 cm. Aus Tura. – **Kette**. Fayence, Bein, Stein, Karneol. Länge 5 cm. Aus Tura. – **Kette**. Stein, Straußeneischalen. Länge 47 cm. Aus Tura. – **Kette**. Fayence, Schiefer, Karneol. Länge 39 cm. Aus Tura. – **Kette**. Karneol. Länge 39 cm. Aus el-Kubanijeh. – **Armringe**. Grauer Schiefer. Durchmesser 6,5/6,6 cm. Aus Tura. – **Kette**. Quarz, Calcit, Achat, Schiefer. Länge 39cm. Aus Badari. – **Kette**. Karneol, Quarz. Länge 47 cm. Aus el-Kubanijeh. – **Kette**. Karneol, Hämatit. Länge 21 cm. Aus Tura. Prädynastische Zeit bis Frühzeit, um 3000 v. Chr. Wien, Kunsthistorisches Museum ÄS 6898, 6912, 9192, 6907, 7154, 6925, 6927, 9615, 7141, 6897

29 **Relief** im Felsgrab des Ibi in Deir el-Gebrawi. Ende Altes Reich, um 2200 v. Chr. (N. D. G. Davies, Deir el-Gebrawi, I, pl. XVII/XIV)

30 **Umm el-Qa'ab**, Grab des Dewen. 1. Dynastie (G. Dreyer)

31 **Umm el-Qa'ab**, Grab des Chasechemui. 2. Dynastie (G. Dreyer)

32 **Umm el-Qa'ab**, Grab des Qa'a. 1. Dynastie (G. Dreyer)

33 **Salbgefäß**. Brekzie, Gold. Höhe 5,2 cm; Durchmesser 9,5 cm. Aus Umm el-Qa'ab, Grab des Chasechemui. 2. Dynastie. London, British Museum (K. Flimm)

34 **Salbgefäß**. Karneol, Gold. Höhe 4,2 cm; Durchmesser 6,5 cm. Aus Umm el-Qa'ab, Grab des Chasechemui. 2. Dynastie. Kairo, Ägyptisches Museum JE 34941

35 **Salbgefäß**. Brekzie, Gold. Höhe 7,2 cm; Durchmesser 10,5 cm. Aus Umm el-Qa'ab, Grab des Chasechemui. 2. Dynastie. Kairo, Ägyptisches Museum JE 34942

36 **Messer**. Feuerstein, Gold. Länge 21,7 cm. Frühzeit. Aus Gebel-Tarif. Kairo, Ägyptisches Museum CG 14265

37–38 **Palette des Königs Narmer**. Schiefer. Höhe 64 cm; Breite 42 cm; Tiefe 2,5 cm. Dynastie 0, um 3000 v. Chr. Kairo, Ägyptisches Museum JE 32169 (J. Liepe)

39 **Grabrelief**. Kalkstein. Höhe 36 cm. Aus Saqqara. 2. Dynastie. Magazin der Altertümerverwaltung Saqqara (D. Johannes, DAI Kairo)

40 **Armband**. Gold, Türkis, Amethyst. Aus Umm el-Qa'ab, Grab des Djer. 1. Dynastie. Kairo, Ägyptisches Museum CG 52010

41 **Armband**. Gold, Türkis, Lapislazuli. Aus Umm el-Qa'ab, Grab des Djer. 1. Dynastie. Kairo, Ägyptisches Museum CG 52011

42 **Stempel der Lotosblüte** (Expedition en Egypte. Histoire Naturelle Botanique III, 2, pl. 60, 1822)

43 **Unterarm einer königlichen Frau mit den unter den Binden freigelegten vier Armbändern**. Aus Umm el-Qa'ab, Grab des Djer. 1. Dynastie. (Flinders Petrie, Royal Tombs II, Frontispiece, 1902)

44 **Armbandglieder »Horus über dem Palasttor«**. Gold und Türkis. Aus Umm el-Qa'ab, Grab des Djer. 1. Dynastie. Kairo, Ägyptisches Museum CG 52008

45 **Armband**. Gold, Lapislazuli, Türkis. Aus Umm el-Qa'ab, Grab des Djer. 1. Dynastie. Kairo, Ägyptisches Museum CG 52009

46 **»Körbchen« aus Stein**. Schiefer. Höhe 4,8 cm; Länge 22,7 cm; Breite 13,8 cm. Aus Saqqara. 2. Dynastie. Kairo, Ägyptisches Museum JE 71298

47 **Halskette**. Gold. Länge einer Muschel 1,5 cm. Aus Naga ed-Deir. Frühzeit. Kairo, Ägyptisches Museum CG 53802

48 **Steinplatte mit Relief**. Schiefer. Frühzeit. Brüssel, Musée du Cinquantenaire

49 **Amulett in Käferform**. Gold. Länge 6 cm. Aus Naga ed-Deir. Kairo, Ägyptisches Museum CG 53821

50–51 **Brusttafeln**. Gold mit Stuckfüllung. Länge der Oryxantilope 4 cm; Länge des Stiers 3,8 cm. Aus Naga ed-Deir. Frühzeit. Kairo, Ägyptisches Museum CG 53824, 53825

52 **Horusfalke** über der Hieroglyphe »Gold«

53 **Seth**, über der Hieroglyphe »Gold« hockend

54 **Sarkophag der Königin Hatschepsut**. Sandstein. Höhe 100 cm; Breite 87,5 cm; Länge 245 cm. Aus Theben, Tal der Könige, KV 20, Grab der Hatschepsut. 18. Dynastie. Kairo, Ägyptisches Museum JE 37678, 52459

55 **Reliefragment**. Aus Heliopolis. 3. Dynastie. Turin, Museo Egizio

56 **Mittlerer Sarg Tutanchamuns**. Holz, vergoldet, Glas. Länge 204 cm. Aus Theben, Tal der Könige, KV 62, Grab des Tutanchamun. 18. Dynastie. Kairo, Ägyptisches Museum JE 60670

57–59 **Wandmalereifragmente**. Aus Theben-West, TT 63, Grab des Sebekhotep. 18. Dynastie. London, British Museum EA 920–2

60 **Goldarbeiterhütten** bei der Mine von Fawachir (R. u. D. Klemm)

61 **Horusname des Königs »Schlange«**. Felsinschrift im Wadi Barramije. 1. Dynastie

62 **Reibmühle mit Einhand-Reibsteinen**. Wadi Margh. Neues Reich (R. u. D. Klemm)

63 **Nugget**. 4. Dynastie. Kairo, Ägyptisches Museum

64 **Goldmine von Barramije**. Neues Reich (R. u. D. Klemm)

65 **Goldführender Quarzgang**, in antiker Zeit teilweise abgebaut. Um Ud (R. u. D. Klemm)

66 **Goldwaschanlage** in Faras/Nubien. Vermutlich 4. Jahrhundert n. Chr. (J. Vercoutter, The Gold of Kush, 1959)

67 **Wandmalerei**. Theben-West, TT 181, Grab des Nehamun und Ipuki. 18. Dynastie

68 **Steingewichte**. Gefunden bei der nubischen Festung Semna. 12. Dynastie. Khartum, Nationalmuseum 2481

69 **Perlenkragen**. Gold, Electrum, Glas. Länge der Endstücke 9 cm. Aus Theben, Tal der Könige, KV 55, Grab des Semenchkare. 18. Dynastie. Kairo, Ägyptisches Museum CG 52674

70 **Fingerring**. Gold, Lapislazuli. Höhe 1,9 cm; Durchmesser 2,2 cm. 18. Dynastie. Privatsammlung

71 **Gürtel**. Gold, Amethyst. Länge 60 cm, Länge eines gegenständigen Pantherkopfs 5,3 cm. Aus Dahschur, Grab der Mereret. 12. Dynastie. Kairo, Ägyptisches Museum JE 30879

72 **Armband**. Gold, Lapislazuli, Karneol. 18. Dynastie. London, British Museum EA 65616

73 **Kette**. Gold. Länge der Enten 1,1 cm. 18. Dynastie. London, British Museum EA 14696

74–75 **Kette**. Gold, Karneol. Dattelförmige Anhänger wechselnd mit Eidechsen. 18. Dynastie. London, British Museum EA 3081

76 **Halsschmuck**. Gold und Karneol. Späte Ptolemäerzeit. Privatsammlung

77–82 **Kette mit Anhängern, Ohrringe, Armreife**. Gold. Ptolemäerzeit. Privatsammlung

83 **Armreif**. Gold. Ptolemäerzeit. Kairo, Ägyptisches Museum

84 **Gründungsplakette**. Gold. Länge 10,9 cm; Höhe 5,1 cm. Aus Alexandria, Serapeion. Zeit Ptolmaios' IV. Philopator (222/1–205/4). Alexandria, Museum P 10035

85 **Gründungsplakette**. Gold. Länge 17,3 cm; Höhe 5,9 cm. Aus Alexandria, Serapeion. Zeit Ptolemaios' III. Euergetes (246–222/1). Alexandria, Museum P 8357

86–87 **Goldstater**. 30. Dynastie, Zeit Nektanebos' II. (360–342). Privatsammlung

88–89 **Pentadrachme**. Zeit Ptolemaios' II. (283–246). Alexandria, Museum

90–91 **Oktodrachme**. Zeit Ptolemaios' II. (282–246). Privatsammlung

92–93 **Oktodrachme**. Zeit Ptolemaios' VI. (180–145). Privatsammlung

94–95 **Oktodrachme**. Frühzeit Ptolemaios' IV. (221–204). Privatsammlung

Verzeichnis der Abbildungen

96–97 Goldminenkarte. Papyrusfragmente. Aus Theben. Um 1200 v. Chr. Turin, Museo Egizio 1879, 1899, 1969

98 Grabplan Ramses' IV. Papyrusfragment. Höhe 24,5 cm; Länge 86 cm. 20. Dynastie. Turin, Museo Egizio 1885

99 Goldminen im Wadi el-Sid. Neues Reich (R. u. D. Klemm)

100 Tempel Sethos' I. in Kanais. 19. Dynastie (R. u. D. Klemm)

101 Siehe 1

102 Schmuckkasten im Grab Tutanchamuns (Griffith Institute, Ashmolean Museum, Oxford)

103 Tuch mit Preziosen aus dem Grab Tutanchamuns (Griffith Institute, Ashmolean Museum, Oxford)

104 Papyrus Abbott. 20. Dynastie. London, British Museum EA 10221.1

105 Sargkammer im Grab Thutmosis' III. Theben, Tal der Könige, KV 34. 18. Dynastie

106 Mastaba des Taninenchebu. Saqqara. 5. Dynastie

107 Stollen unter der Stufenpyramide des Königs Djoser in Saqqara. 25. Dynastie

108 Granitsarkophag eines Apisstiers im Serapeum von Saqqara

109 Grab des Monthemhet. Theben, Assasif, TT 34. 25./26. Dynastie

110–111 Große Galerie und Sargkammer der Cheopspyramide (Luigi Mayer, Views in Egypt, 1804)

112–113 Fragmente eines Siegelrings. Gold. Privatsammlung

114 Statuette des Gottes Amun. Gold. Höhe 17,5 cm. 22. Dynastie. New York, Metropolitan Museum of Art 26.7.1412

115 Siehe 177

116 Kopf des Falkengottes. Gold, Augen aus Obsidian. Höhe des Kopfes 10 cm. Aus dem Horus-Tempel von Hierakonpolis. 6. Dynastie. Kairo, Ägyptisches Museum JE 32158

117 Relief im Grab des Chaf-chufu in Giza. 4. Dynastie

118 Monogramm »Gold-Sonne« im Namen des Königs Djoser. Auf dem Fragment eines Götterschreins. 3. Dynastie. Turin, Museo Egizio

119 Bat-Embleme als Schurzgehänge. Fragment einer Djoser-Statue. 3. Dynastie. Kairo, Ägyptisches Museum

120 Bat-Emblem. Gold mit Resten farbiger Einlagen. Höhe 2,3 cm. Aus Abydos. Frühzeit (?). Kairo, Ägyptisches Museum JE 28169

121 Grabanlage des Königs Djoser in Saqqara

122 Kopf einer Statue des Königs Chephren. Diorit. Gesamthöhe 168 cm. Aus Giza, Taltempel des Chephren. 4. Dynastie. Kairo, Ägyptisches Museum JE 10062 (F. Teichmann)

123 Wandmalerei im Grab der Itet in Medum. 4. Dynastie

124–126 Relieffragmente im Taltempel der Knickpyramide in Dahschur. 4. Dynastie

127 Relief im Grab der Tochter des Prinzen Kawab, Meresanch III. Giza, G 7530. 4. Dynastie

128 Relief im Grab des Mereruka in Saqqara. 6. Dynastie

129 Relief im Grab des Nefer und Kahai in Saqqara. 5. Dynastie

130 Totendiadem. Kupfer, Blattgold, farbiger Stuck. Breite 11 cm. Giza. 5. Dynastie. Boston, Museum of Fine Arts 37.606 A, B

131–132 Sitzfigur der Prinzessin Nofret. Bemalter Kalkstein. Gesamthöhe 120 cm. Aus Medum, Grab des Prinzen Rahotep. 4. Dynastie. Kairo, Ägyptisches Museum CG 4

133 Siehe 117

134 Relief im Grab des Mereruka in Saqqara. 6. Dynastie

135 Prinz Bia. Grabrelief in Saqqara. 6. Dynastie

136 Perlenkragen des Imthepi. Gold, Fayence. Breite 34,5 cm. Aus Giza. 6. Dynastie. Boston, Museum of Fine Arts 13.3086

137 Truhe. Holz mit Einlagen aus Elfenbein, glasierter Fritte und Glaspaste. Höhe 19 cm. Aus Gebelen. Turin, Museo Egizio 15709

138–139 Relieffragmente aus dem Totentempel des Sahure in Abusir. 5. Dynastie

140 Relief im Grab des Ti in Saqqara. 5. Dynastie

141 Relief der Kultkammer des Achti-hotep in Saqqara. 5. Dynastie. Paris, Musée du Louvre E 1095

142 Rollsiegel. Goldblech. 4. Dynastie. Ehemals Berlin, Ägyptisches Museum

143 Polierstein. Calcit. Länge 8,9 cm. 18. Dynastie. Boston, Museum of Fine Arts 72.789

144 Pinzette. Bronze. Länge 8 cm. Neues Reich. Kairo, Ägyptisches Museum

145 Kupfermeißel mit Holzgriff. Aus Theben, Hatschepsut-Tempel in Deir el-Bahari. 18. Dynastie. Länge 13,6 cm und 15 cm. Boston, Museum of Fine Arts 05.82, 05.79

146 Relief im Grab des Ka-irer in Saqqara. 5./6. Dynastie. (DAI Kairo)

147 Relief aus dem Aufweg zur Unaspyramide in Saqqara. 5. Dynastie

148 Siehe 146

149 Siehe 147

150–151 Reliefs im Grab des Ni-anch-Chnum und Chnumhotep in Saqqara. 5. Dynastie. (DAI Kairo)

152 Siehe 147

153–155 Reliefs im Grab des Mereruka in Saqqara. 6. Dynastie

156 Zweischalige Muschel. Gold. Länge 14 cm. Länge 5,2 cm. Aus Saqqara, Pyramide des Sechemchet. 3. Dynastie. Kairo, Ägyptisches Museum JE 92656 (J. Liepe)

157 Perlenarmband. Gold. Länge 14 cm Aus Saqqara, Pyramide des Sechemchet. 3. Dynastie. Kairo, Ägyptisches Museum (H. W. Müller)

158 Stufenpyramide des Sechemchet in Saqqara. 3. Dynastie

159 Waschgeschirr. Gold. Kännchen Höhe 5,2 cm; Durchmesser 8,5 cm; Becher Höhe 2,4 cm; Durchmesser 8,2 cm. Aus Giza, G 7000 X, Grab der Hetep-heres. 4. Dynastie. Kairo, Ägyptisches Museum JE 52404/5 (J. Liepe)

160 Sessel. Holz mit Gold beschlagen. Aus Giza, G 7000 X, Grab der Hetep-heres. 4. Dynastie. Kairo, Ägyptisches Museum JE 53263

161 Siehe 164

162 Schmuckkasten. Holz mit Goldblech. Aus Giza, G 7000 X, Grab der Hetep-heres. 4. Dynastie. Kairo, Ägyptisches Museum

163 Armreife. Silber, Lapislazuli, Türkis, Karneol. Aus Giza, G 7000 X, Grab der Hetep-heres. 4. Dynastie. Kairo, Ägyptisches Museum

164–166 Tragsessel. Holz und Ebenholz mit Gold. Höhe der Rückenlehne 52 cm. Aus Giza, G 7000 X, Grab der Hetep-heres. Kairo, Ägyptisches Museum JE 52372

167–168 Schlafzelt und Bett. Holz mit Goldblech. Zelt Höhe 220 cm; Breite 250 cm. Bett Länge 178 cm. Aus Giza, G 7000 X, Grab der Hetep-heres. 4. Dynastie. Kairo, Ägyptisches Museum JE 57711, 53261

169 Relief im Totentempel des Sahure in Abusir. 5. Dynastie

170–171 Dekoration der Rückenlehne eines Sessels der Königin Hetep-heres

172 Eingangspfosten des Schlafzeltes. Kairo, Ägyptisches Museum JE 57711

173–175 Perlengürtel. Gold, Karneol, Steatit, Obsidian. Länge 90 cm; Breite 4,5 cm. Aus Saqqara, Grab des Prinzen Ptah-schepses. 5. Dynastie. Kairo, Ägyptisches Museum JE 87078

176 Halskette. Gold. Länge eines Käfers 2,7 cm. Aus Giza, Grabbezirk des Rawer. 4./5. Dynastie. Kairo, Ägyptisches Museum JE 72334

177 Totendiadem. Reif Kupfer mit Goldblech überzogen. Zierscheiben Gold mit Karneol. Länge des Bandes 56 cm; Durchmesser der mittleren Scheibe 7,8 cm. Aus Giza, Grabbezirk des Rawer. 4./5. Dynastie. Kairo, Ägyptisches Museum JE 72332

178 Amenemhet IV. vor Atum opfernd. Gold. Höhe 2,8 cm. 12. Dynastie. London, British Museum EA 599194

179 Spiegel. Silber, Gold, Obsidian, Halbedelsteine, Fayence, Electrum. Höhe 28 cm; Breite 15 cm. Aus Illahun, Grab der Sat-Hator-Iunit. 12. Dynastie. Kairo, Ägyptisches Museum JE 44920

180 Bemaltes Relief. Kalkstein. Höhe 80 cm; Breite 86 cm. Aus Theben, Grabkapelle der Ashait in Deir el-Bahari. 11. Dynastie. Kairo, Ägyptisches Museum 11/11/20/17

181 Sarkophag der Kawit. Kalkstein. Aus Theben Deir el-Behari, Grabanlage Mentuhoteps II. 11. Dynastie. Kairo, Ägyptisches Museum JE 47397

182–183 Sarkophag des Dagi. Kalkstein, bemalt Aus Theben, Deir el-Bahari, TT 103, Grab des Dagi. 11. Dynastie. Kairo, Ägyptisches Museum JE 25328

184–185 Skarabäenring Amenemhets III. Gold, Karneol. 12. Dynastie. Privatsammlung

186 Skarabäenring. Gold, Amethyst. 12. Dynastie. München, Ägyptische Sammlung ÄS 5844

187–188 Drei Skarabäen. Silber mit Goldtauschierung, Lapislazuli. Aus Theben, Grab des Wah. 11. Dynastie. New York, Metropolitan Museum of Art 40.3.12

189 Mumienmaske einer Frau. Kartonage, vergoldet. Höhe 61 cm. 12. Dynastie. London, British Museum 29770

190 Relief aus dem Felsgrab des Uch-hotep in Meir/Mittelägypten. Mittleres Reich

191 Vier Zylinderamulette. Gold, Lapislazuli, Türkis. Länge des größten 5,3 cm. Aus Dahschur, Grab der Mereret. 12. Dynastie. Kairo, Ägyptisches Museum JE 53072, 53071

192 Zwei Zylinderamulette. Gold, Amethyst. Höhe 7,3 cm und 5,4 cm. 12. Dynastie. London, British Museum 29774, 30478

193 Vier Zylinderamulette. Gold. Aus Theben, Grab der »Drei Prinzessinnen«. New York, Metropolitan Museum of Art 59.199.1

194 Halskette oder Gürtel. Electrum, Lapislazuli, Amethyst, Türkis und Karneol. Länge 46,3 cm. Aus Theben. 12. Dynastie. London, British Museum EA 3077

195–196 Sitzstatue der Königin Nofret. Schwarzer Granit. Höhe 165 cm. Aus Tanis. 12. Dynastie. Kairo, Ägyptisches Museum JE 37487

197 Pektoral. Electrum. 12. Dynastie. Windsor, Eton College, 215 P 17 (N. Reeves)

198 Bemaltes Relief aus dem Grab des Gaufürsten Djehuti-hotep in el-Berscheh. 12. Dynastie. Kairo, Ägyptisches Museum JE 30199

199 Anhänger. Gold, Karneol, Fayence. 12. Dynastie. München, Staatliche Sammlung Ägyptischer Kunst ÄS 5301

200 Anhänger. Gold, Lapislazuli, Türkis, Karneol. Höhe 4,6 cm. 12. Dynastie. Kairo, Ägyptisches Museum CG 53070 (Photothèque Gallimard)

201 Siehe 219

202 Krone. Gold, Karneol, Türkis, Lapislazuli, Obsidian. Durchmesser 20,5 cm. Aus Dahschur, Grab der Chnumet. Kairo, Ägyptisches Museum CG 52860

203–205 Falkenkragen. Gold, Lapislazuli, Karneol. grüner Feldspat, Granat. Höhe der Falkenköpfe 3,8 cm. Aus Dahschur, Grab der Chnumet. 12. Dynastie. Kairo, Ägyptisches Museum CG 52861

206 Blütenkrone. Gold, Lapislazuli, Türkis, Karneol. Aus Dahschur, Grab der Chnumet. 12. Dynastie. Kairo, Ägyptisches Museum CG 52859

207 Fußknöchelband. Gold, Türkis, Lapislazuli, Karneol. Aus Dahschur, Grab der Chnumet. 12. Dynastie. Kairo, Ägyptisches Museum JE 3195

208–211 Glückwunschanhänger. Gold, Karneol, Türkis, Lapislazuli. Aus Dahschur, Grab der Chnumet. 12. Dynastie. Kairo, Ägyptisches Museum CG 52914, 52955 – 56, 52958

212 Halskette. Gold, Lapislazuli, Türkis, Karneol. Höhe der Falkenköpfe 1,3 cm. Aus Dahschur, Grab der Chnumet. 12. Dynastie. Kairo, Ägyptisches Museum. CG 52920

213 Halskette. Gold, Lapislazuli, Türkis. Aus Dahschur, Grab der Chnumet. 12. Dynastie. Kairo, Ägyptisches Museum CG 53018

214 Goldschmuck. Medaillon in Glasschmelztechnik mit Bergkristall. Durchmesser 2,8 cm. Aus Dahschur, Grab der Chnumet. 12. Dynastie. Kairo, Ägyptisches Museum CG 52975-79

215 Armbandverschluß. Gold, Lapislazuli, Türkis, Karneol. Höhe 3,9 cm. Aus Dahschur, Grab der Chnumet. 12. Dynastie, Kairo, Ägyptisches Museum CG 52044

216 Gürtel. Gold, Lapislazuli, Türkis, Karneol. Aus Dahschur, Grab der Chnumet. 12. Dynastie. Kairo, Ägyptisches Museum CG 53131

217 Perlenkette. Gold, Lapislazuli, Türkis. Aus Dahschur, Grab der Chnumet. 12. Dynastie. Kairo, Ägyptisches Museum CG 52913

218 Dolch. Gold, Lapislazuli, Karneol, die Klinge aus Bronze. Aus Dahschur, Grab der Ita. 12. Dynastie. Kairo, Ägyptisches Museum CG 52982

219 Pektoral mit dem Namen Sesostris' II. Gold, Lapislazuli, Türkis, Karneol. Höhe 5,2 cm. Aus Dahschur, Grab der Sat-Hathor. 12. Dynastie. Kairo, Ägyptisches Museum CG 52001

220 Pektoral mit dem Namen Sesostris' III. Gold, Lapislazuli, Türkis, Karneol. Höhe 6,1 cm. Aus Dahschur, Grab der Mereret. Kairo, Ägyptisches Museum CG 52002

221 Krone der Prinzessin Sat-Hathor-Iunit. Rekonstruktion mit Perückenringen. New York, Metropolitan Museum of Art 31.10.8

222 Krone. Gold, Lapislazuli, Karneol, Fayence. Aus Illahun, Grab der Sat-Hathor-Iunit. 12. Dynastie. Kairo, Ägyptisches Museum CG 52641

223–224 Armbandpaar. Gold, Türkis, Fayence. Breite 12 cm; Höhe 8,1 cm. Aus Illahun, Grab der Sat-Hathor-Iunit. 12. Dynastie. New York, Metropolitan Museum of Art 16.1.8

225 Hüftgürtel mit goldenen Kaurimuscheln. Aus Illahun, Grab der Sat-Hathor-Iunit. 12. Dynastie. New York, Metropolitan Museum of Art 16.1.5

226–227 Fußknöchelbänder. Gold, Amethyst, Obsidian. Länge 17 cm. Aus Illahun, Grab der Sat-Hathor-Iunit. 12. Dynastie. New York, Metropolitan Museum of Art 16.1.6/7

228 Hüftgürtel. Gold, Türkis, Karneol. Länge 84 cm. Aus Illahun, Grab der Sat-Hathor-Iunit. 12. Dynastie. New York, Metropolitan Museum of Art 16.1.8

229 Stirnschlange. Gold, Lapislazuli, grüner Feldspat, Karneol, Obsidian. Höhe 5,3 cm. Aus der Pyramide Sesostris' II. in Illahun. 12. Dynastie. Kairo, Ägyptisches Museum CG 52702

230–232 Amulett. Bergkristall, Gold, Lapislazuli, Türkis, Karneol, Obsidian. Höhe 4,9 cm. 12. Dynastie. Miho Museum Japan

233 Pektoral mit dem Namen Sesostris' II. Gold, Lapislazuli, Türkis, Karneol. Höhe 4,5 cm. Aus Illahun, Grab der Sat-Hathor-Iunit. 12. Dynastie. New York, Metropolitan Museum of Art 16.1.3

234 Pektoral mit dem Namen Amenenhets III. Gold, Karneol, Lapislazuli, Fayence. Höhe 7,9 cm; Breite 10,4 cm. Aus Dahschur, Grab der Mereret. 12. Dynastie. Kairo, Ägyptisches Museum CG 52003

235–237 Armbänder, Fußbänder und Halskragen. Gold, Feldspat, Karneol. Aus Hawara, Grab der Neferuptah. 12. Dynastie. Kairo, Ägyptisches Museum JE 90197-9

238 Diadem. Gold. Aus Lischt, Grab der Senebtisi. 12. Dynastie. New York, Metropolitan Museum 07.227.6-7

239 Anhänger mit dem Namen des Königs Japi-schemu-abi. Gold, Lapislazuli, Feldspat, Türkis, Karneol. Breite 7,1 cm. Aus der Königsnekropole in Byblos. 18. Jahrhundert v. Chr. Beirut, Nationalmuseum (Photothèque Gallimard)

240 Pektoral. Silber, Electrum, Karneol, Glas. Höhe 11,2 cm; Länge 36,5 cm. 13. Dynastie. Boston, Museum of Fine Arts 1981.159

241 Mumienmaske der Tuja. Kartonage, vergoldet, Edelsteine. Höhe 40 cm. Aus Theben, Tal der Könige, KV 46, Grab des Juja und der Tuja. 18. Dynastie. Kairo, Ägyptisches Museum JE 95254

242 Streitwagen. Holz, vergoldet. Aus Theben, KV 62, Tal der Könige, Grab des Tutanchamun. 18. Dynastie. Kairo, Ägyptisches Museum JE 61989

243 Sichelschwert. Bronze, Kupfer, Goldtauschierung in Niello. Aus Sichem/Palästina. Um 1800 v. Chr. München, Staatliche Sammlung Ägyptischer Kunst ÄS 2907

244–246 Stirnreif. Gold. Höhe des Hirschkopfs 8,5 cm. Aus dem Ostdelta. Hyksoszeit. New York, Metropolitan Museum of Art 68.136.1

247 Perlenkragen. Gold, die Falkenköpfe mit Einlagen aus Niello. Aus Theben, Grab der Ahhotep. 17./18. Dynastie. Kairo, Ägyptisches Museum CG 52672

248 Schmuckglieder eines Halskragens. Gold. Aus Theben, Grab der Ahhotep. 17./18. Dynastie. Kairo, Ägyptisches Museum CG 52793, 52688

249 Gürtel, Kettenglieder, Amulette. Gold. Aus Theben, Grab der Ahhotep. 17./18. Dynastie. Kairo, Ägyptisches Museum CG 52793

259–252 Siehe 18

253–254 Armband. Gold, Türkis, Lapislazuli, Karneol. Länge 16,5 cm; Breite 3,5 cm. Aus Theben, Grab der Ahhotep. 17./18. Dynastie. Kairo, Ägyptisches Museum CG 52070

255–256 Armband. Gold, Türkis, Lapislazuli, Karneol. Länge 15 cm; Breite 4,3 cm. Aus Theben, Grab der Ahhotep. 17./18. Dynastie. Kairo, Ägyptisches Museum JE 52071

257–260 Armreife. Gold. Aus Theben, Grab der Ahhotep. 17./18. Dynastie. Kairo, Ägyptisches Museum CG 52668, 52671-4

261 Armreif. Gold. 18. Dynastie. Leiden, Rijksmuseum van Oudheden A02a

262–263 Kette mit Skarabäenanhänger. Gold mit Lapislazuli. Höhe des Skarabäus 3 cm; Länge der Kette 202 cm. Aus Theben, Grab der Ahhotep. 17./18. Dynastie. Kairo, Ägyptisches Museum CG 52670

264–267 Armband. Gold, Lapislazuli. Höhe 3,5 cm. Aus Theben, Grab der Ahhotep. 17./18. Dynastie. Kairo, Ägyptisches Museum CG 52069

268 Pektoral des Königs Ahmose. Gold, Lapislazuli, Karneol, Glas. Breite 9,2 cm. Aus Theben, Grab der Ahhotep. 17./18. Dynastie. Kairo, Ägyptisches Museum CG 52004

269–271 Handgelenkschützer des Königs Ahmose. Gold, Lapislazuli, Türkis, Karneol. Aus Theben, Grab der Ahhotep. 17./18. Dynastie. Kairo, Ägyptisches Museum CG 52642

272–273 Streitaxt des Ahmose. Bronzeklinge mit Einlagen und Tauschierung, teils vergoldet, teils mit Niello; Stiel aus Holz mit Vergoldung und Einlagen. Länge der Waffe 47,5 cm. Aus Theben, Grab der Ahhotep. 17./18. Dynastie. Kairo, Ägyptisches Museum CG 52645

274 »Fliegenorden«. Gold. Länge der Fliegen 9 cm. Aus Theben, Grab der Ahhotep. 17./18. Dynastie. Kairo, Ägyptisches Museum CG 52671

275 Dolch. Bronze, Vergoldung, Einlagen aus Electrum, Lapislazuli, Karneol. Länge 28,5 cm. Aus Theben, Grab der Ahhotep. 17./18. Dynastie. Kairo, Ägyptisches Museum CG 52658-9

276 Perlenarmband. Gold, Lapislazuli, Türkis, Karneol. Länge 15,2 cm; Breite 4,3 cm. 17./18. Dynastie. New York, Metropolitan Museum of Art 1980.410.4

277 Perlenarmband. Gold und Lapislazuli. Länge 15,5 cm; Breite 4,9 cm. Frühe 18. Dynastie. Miho Museum Japan

278–279 Perlenmanschette. Gold, Lapislazuli, Türkis und Karneol. Breite 7,1 cm. 18. Dynastie. Hildesheim, Pelizaeus-Museum (Leihgabe der Niedersächsischen Sparkassenstiftung)

280–281 Perlenarmbänder. Gold, Lapislazuli, Türkis, Karneol, Breite 1,4 cm. 18. Dynastie, Hildesheim, Pelizaeus-Museum (Leihgabe der Niedersächsischen Sparkassenstiftung)

282 Bemaltes Relief. Punthalle im Tempel der Königin Hatschepsut in Deir el-Bahari. 18. Dynastie

283 Wandmalerei aus dem Grab des Pahekamen in Theben-West. 18. Dynastie

284 Bemaltes Relief aus dem Grab des Puiemre. Theben-West, Assasif, TT 39. 18. Dynastie

285 Thutmosis III. Bemaltes Kalksteinrelief. 18. Dynastie. Magazin in Deir el-Bahari

286 Halskette. Gold, Karneol. Länge 24 cm; Fliegen 1,1 x 0,6 cm. 18. Dynastie. London, British Museum 65279

287 Halskette. Gold, Karneol, Fayence. Länge 26,7 cm; Länge der Fliegen 1,1–1,7 cm. 18. Dynastie. Boston, Museum of Fine Arts MFA 1980.167

288 Löwen- und Fliegenkette des Generals Dedi. 18. Dynastie (Rdt. 34, Seite 122, Jg. 1, 1913)

289 Wandrelief im Amun-Tempel in Karnak. 18. Dynastie

290–291 Schale des Generals Djehuti. Gold. Durchmesser 17,9 cm; Randhöhe 2,2 cm. 18. Dynastie. Paris, Musée du Louvre N 713

292 Wandmalerei im Grab des Sennefer. Theben-West, TT 96. 18. Dynastie

293 Kalksteinrelief aus dem Grab des Eje in Tel el-Amarna. Höhe 27,5 cm; Breite 54 cm. 18. Dynastie. Kairo, Ägyptisches Museum 10/11/26/1

294 Sitzstatue des Sennefer und seiner Frau. Grauer Granit. Höhe 120 cm. Aus Karnak. 18. Dynastie. Kairo, Ägyptisches Museum CG 42126

295–296 Herzskarabäus des Generals Djehuti. Länge der goldenen Kette 133 cm; Länge des Skarabäus aus grauem Stein 8,3 cm. 18. Dynastie. Leiden, Rijksmuseum van Oudheden A 01

297 Wandrelief im Grab des Chaemhet. Theben-West, TT 57. 18. Dynastie

298 Siehe 67

299 Wandmalerei im Grab des Rechmire. Theben-West, TT 100. 18. Dynastie

300 Siehe 57–59

301 Siehe 67

302 Grab des Nebenmaat. Theben-West, Deir el-Medineh, TT 219. 20. Dynastie

303 Fingerring. Blaue Fayence. Höhe 2,3 cm. 18. Dynastie. Privatsammlung

304 Kettenglied. Blaue Fayence. Höhe 5,8 cm. 18. Dynastie. Berlin, Ägyptisches Museum 9029

305 Perlenhalskragen. Blaue Fayence. Breite 36,9 cm. 18. Dynastie. Brooklyn, The Brooklyn Museum 40.522

306 Perücke mit Stirnband. Glas. Höhe 5 cm. 18. Dynastie. London, British Museum

307 Löwe mit Nubier. Blaue Fritte, Gold. Länge 4,2 cm. 18. Dynastie. New York, Metropolitan Museum of Art 1989.281.92 (Geschenk des Norbert Schimmel Trust)

308 Halskette. Blaue Fayence. Länge 38 cm. 18. Dynastie. Berlin, Ägyptisches Museum 9029

309 Schmuckkästchen. Steatit, dunkelgrün glasiert. Länge 4,7 cm; Höhe 3,8 cm. Aus Theben-West. 18. Dynastie. Berlin, Ägyptisches Museum 2038

310 Ohrstecker. Blaue Fayence, Glas. 18. Dynastie. Hildesheim, Pelizaeus-Museum 4867, 4866, 4864, 4865 (von links nach rechts)

311 Blumenhalskragen. Fayence. Breite 30,5 cm. 18. Dynastie. Kairo, Ägyptisches Museum JE 61906

312 Blumenhalskragen. Fayence. Breite 28 cm; Höhe der Lotosendstücke 4 cm. 18. Dynastie. Privatsammlung

313 Wandmalerei im Grab des Nacht. Theben-West, TT 52. 18. Dynastie

314–315 Wandmalerei im Grab des Nebamun und Ipuki. Theben-West, El-Khokha, TT 181. 18. Dynastie

316 Wandmalerei im Grab des Userhet. Theben-West, El Khokha, TT 38 18. Dynastie

317 Wandmalerei im Grab des Djeser-kare-seneb. Theben-West, TT 38. 18. Dynastie

318 Fingerring. Electrum, Karneol, Fayence, Glas. Durchmesser 2,5 cm. 18. Dynastie. Hildesheim, Pelizaeus-Museum 4721

319 Skarabäenring. Gold, glasierter Steatit. Länge des Skarabäus 1,4 cm. 18. Dynastie. Hildesheim, Pelizaeus-Museum 4781

Verzeichnis der Abbildungen

320–321 **Skarabäenring**. Gold, grün glasierter Steatit. Länge des Skarabäus 1,8 cm. 18. Dynastie. Boston, Museum of Fine Arts 62.810

322 **Siegelring Amenophis' II**. Silber. Länge der Ringplatte 2,2 cm. 18. Dynastie. Brooklyn, The Brooklyn Museum 37.726 E

323 **Siegelring Amenophis' II**. Gold. Länge der Ringplatte 1,9 cm. 18. Dynastie. Paris, Musée du Louvre AF 2276

324 **Siegelring Amenophis' II**. Silber. Länge der Siegelplatte 1,7 cm. 18. Dynastie. Boston, Museum of Fine Arts 1985.433

325–326 **Siegelring Thutmosis' III**. Gold. Länge der Siegelplatte 1,9 cm. London, British Museum EA 71492

327 **Wandmalerei** im Grab des Huy. Theben-West, Qurnet Murrai, TT 40. 18. Dynastie.

328 Siehe 313

329 **Menit**. Bronze, Einlagen aus Silber und Gold. Länge 11,5 cm. Aus Amarna. 18. Dynastie. Berlin, Ägyptisches Museum 814 A

330 **Wandmalerei** im Grab des Ipui. Theben-West, Deir el-Medineh, TT 217. 18. Dynastie.

331 **Halskette**. Gold, Karneol, Jaspis, Glas. Länge 48 cm. 18. Dynastie. London, British Museum EA 65617

332 **Halskette**. Gold. Länge der Kette 49,5 cm; Länge der Anhänger 1,2–1,5 cm. 18. Dynastie. Privatsammlung

333–334 **Halskette**. Gold, Karneol. Länge 45 cm, Höhe des Pantherkopfs 2,2 cm. 18. Dynastie. Hildesheim, Pelizaeus-Museum 4818

335 **Halskette**. Gold, Karneol. Länge einer Ente 1,1 cm. 18. Dynastie. Miho Museum Japan

336 **Halskette**. Electrum, Glas. Länge 39,9 cm, Höhe des Schakals 1,4 cm. 18. Dynastie. Boston, Museum of Fine Arts. 45.969

337 **Pektoral**. Gold mit farbigen Einlagen. Höhe 6,9 cm. Gott Sched mit Köcher und Pfeilen über der Schulter, in den Händen Schlangen und Gazellen; seine Füße ruhen auf zwei Krokodilen. 18.–19. Dynastie. Hildesheim, Pelizaeus-Museum 5922

338 **Ring Nofretetes**. Electrum. Ringplatte Länge 2,1 cm, Höhe 2,5 cm. Privatsammlung (obere Reihe) – **Siegelring Echnatons**. Gold, Silber, Kupfer. Ringplatte Länge 2 cm. Privatsammlung (mittlere Reihe) – **Siegelring Echnatons**. Gold. Ringplatte Länge 1,4 cm. British Museum EA 32723 (untere Reihe, links) – **Siegelring Echnatons**. Gold. Ringplatte Länge 2,2 cm. British Museum EA 37644 (untere Reihe, rechts)

339 **Haarhaube**. Gold, Karneol, Jaspis, Glas. Aus Theben-West, Grab der »Drei Prinzessinnen«. 18. Dynastie. New York, Metropolitan Museum of Art 26.8.117

340 **Ohrringe**. Gold, Rosetten mit Karneol- und Glaseinlagen. Aus Theben-West, Grab der »Drei Prinzessinnen«. 18. Dynastie. New York, Metropolitan Museum of Art 26.8.92

341 Siehe 19

342 **Oberarmbänder**. Gold, Karneol, grüner Feldspat, blaue Fritte. Aus Theben-West, Grab der »Drei Prinzessinnen«. 18. Dynastie. New York, Metropolitan Museum of Art 26.8.122-4

343–344 **Diadem**. Gold, Karneol, blaue und grüne Fritte. Länge 43 cm. Aus Theben-West, Grab der »Drei Prinzessinnen«. 18. Dynastie. New York, Metropolitan Museum of Art 26.8.99

345 **Halskette**. Gold, Lapislazuli, Jaspis, Karneol, Feldspat, grün glasierter Steatit, Glas. Länge 65,5 cm. Aus Theben-West, Grab der »Drei Prinzessinnen«. 18. Dynastie. London, British Museum 65617

346 **Halskette**. Gold, Lapislazuli, Karneol. Höhe eines Thoeris-Anhängers 2,5 cm. Wahrscheinlich aus Theben-West, Grab der »Drei Prinzessinnen«. 18. Dynastie. Hildesheim, Pelizaeus-Museum (Leihgabe der Stiftung Niedersachsen)

347 **Halskragen**. Gold, Karneol, Türkis, Obsidian, blaugrüne Fritte. Aus Theben-West, Grab der »Drei Prinzessinnen«. 18. Dynastie. New York, Metropolitan Museum of Art 26.8.59

348 **Halskragen**. Gold, Glaseinlagen. Aus Theben-West, Grab der "Drei Prinzessinnen". 18. Dynastie. New York, Metropolitan Museum of Art 26.8.135

349–350 **Armreif**. Gold, Türkis, Karneol, blaue Fritte. Durchmesser 5,6 cm. Aus Theben-West, Grab der »Drei Prinzessinnen«. 18. Dynastie. New York, Metropolitan Museum of Art 26.8.125-8

351 **Sandalen**. Gold. Länge 25,5 cm. Aus Theben-West, Grab der »Drei Prinzessinnen«. 18. Dynastie. New York, Metropolitan Museum of Art 26.8.146A/B

352 **Skarabäenringe**. Gold, Lapislazuli, glasierter Steatit. Aus Theben-West. Grab der »Drei Prinzessinnen«. 18. Dynastie. New York, Metropolitan Museum of Art

353–358 **Hüftgürtel**. Gold. Aus Theben-West, Grab der »Drei Prinzessinnen«. 18. Dynastie. New York, Metropolitan Museum of Art 26.8.41 (353) und 26.8.60 (355)

359 **Lockenringe**. Jaspis. 18. Dynastie. Privatsammlung

360 **Ohrringe**. Gold. 18. Dynastie. Privatsammlung

361 **Ohr- oder Lockenringe**. Electrum. 19. Dynastie. Privatsammlung

362 **Ohrringe**. Gold. 18. Dynastie. Privatsammlung

363 **Königin Teje**. Eibenholz mit Einlagen. Über der Haarhaube aus Electrum (?) ein Überzug aus verklebten Leinenbinden. Höhe des Köpfchens 9,4 cm. 18. Dynastie. Berlin, Ägyptisches Museum 21834

364–366 Siehe 21-22

367 **Stuhl der Prinzessin Sat-Amun**. Holz, vergoldet. Aus Theben, Tal der Könige, KV 46, Grab des Juja und der Tuja. 18. Dynastie. Kairo, Ägyptisches Museum CG 51111

368 **Sargkammer des Tutanchamun-Grabes**. Theben, Tal der Könige, KV 62

369 **Sarg Tutanchamuns**. Gold, Halbedelsteine, Glas. Länge 182,5 cm. Gewicht 110,4 kg. 18. Dynastie. Kairo, Ägyptisches Museum JE 60671

370 **Seelenvogel Tutanchamuns**. Gold, Halbedelsteine, Glas. Höhe 12,5 cm. Breite 33 cm. 18. Dynastie. Kairo, Ägyptisches Museum JE 61903

371–373 **Goldmaske Tutanchamuns**. Gold, Lapislazuli, Quarz, Karneol, Obsidian, grüner Feldspat, Glas. Höhe 54 cm; Tiefe 49 cm. 18. Dynastie. Kairo, Ägyptisches Museum JE 60672

374–375 **Brustschmuck des Tutanchamun**. Goldblech. Höhe 24 cm; Breite 29 cm. 18. Dynastie. Kairo, Ägyptisches Museum JE 61876

376–377 **Brustschmuck des Tutanchamun**. Gold, Obsidian, Glas. Höhe 46 cm. 18. Dynastie. Kairo, Ägyptisches Museum JE 61875

378 **Pektoral des Tutanchamun**. Gold, Lapislazuli, Karneol, Alabaster, Glas. Höhe 5,7 cm; Breite 9,5 cm. 18. Dynastie. Kairo, Ägyptisches Museum JE 61900

379 **Pektoral des Tutanchamun**. Rotgold, Lapislazuli, grüner Feldspat, Türkis, Karneol. Gesamtlänge 50 cm. 18. Dynastie. Kairo, Ägyptisches Museum JE 61896

380 **Krönungspektoral des Tutanchamun**. Gold, Silber, Quarz, Calcit, Glas. Höhe des Pektorals 11,5 cm; Höhe des Gegengewichts 8,4 cm; Länge der Kette 34,3 cm. 18. Dynastie. Kairo, Ägyptisches Museum JE 61941

381 **Pektoral des Tutanchamun**. Gold, Electrum, Halbedelsteine, Fayence. Länge der Kette 23,5 cm; Breite des Pektorals 10,8 cm. Kairo, Ägyptisches Museum JE 61897

382 **Armband des Tutanchamun**. Gold, Türkis, Lapislazuli, Karneol. 18. Dynastie. Kairo, Ägyptisches Museum JE 62362

383 **Pektoral des Tutanchamun**. Rotgold, Silber, Chalzedon, Karneol, Calcit, Lapislazuli, Türkis, Obsidian, Glas. Höhe 14,9 cm; Breite 14,5 cm. 18. Dynastie. Kairo, Ägyptisches Museum JE 61884

384–385 **Pektoral des Tutanchamun**. Gold. 18. Dynastie. Kairo, Ägyptisches Museum JE 61944

386–387 **Pektoral des Tutanchamun**. Gold, Quarz, Glas. Höhe 11,9 cm; Breite 16,2 cm. 18. Dynastie. Kairo, Ägyptisches Museum JE 61949

388–389 **Geierpektoral des Tutanchamun**. Gold, Karneol, Lapislazuli, Obsidian. Höhe 7,4 cm; Breite 11,4 cm. 18. Dynastie. Kairo. Ägyptisches Museum JE 61961

390 **Falkenpektoral des Tutanchamun**. Gold, Halbedelstein, Glas. Breite 12,6 cm. 18. Dynastie. Kairo, Ägyptisches Museum JE 61893

391 **Mieder des Tutanchamun**. Gold, Elfenbein, Karneol, Glas. Höhe 40 cm; Länge 85 cm. 18. Dynastie. Kairo, Ägyptisches Museum JE 62627

392 **Amulett des Tutanchamun**. Gold. 18. Dynastie. Kairo, Ägyptisches Museum JE 61952

393 **Fingerring des Tutanchamun**. Gold, Electrum, Lapislazuli, Feldspat, Karneol. Innerer Durchmesser 2 cm; Breite 1,4 cm. 18. Dynastie. Kairo, Ägyptisches Museum JE 62430

394 **Fingerring des Tutanchamun**. Gold mit schwarzem Glas. 18. Dynastie. Kairo, Ägyptisches Museum JE 62437

395 **Pektoral des Tutanchamun**. Gold. 18. Dynastie. Kairo, Ägyptisches Museum JE 61890

396 **Ohrringe des Tutanchamun**. Gold, Halbedelsteine, Glas. Länge 10,9 cm; Breite 5,2 cm. 18. Dynastie. Kairo, Ägyptisches Museum JE 61969

397 **Ohrring des Tutanchamun**. Rotgold, Karneol, Calcit, Quarz, Glas. Länge 18,8 cm; Breite 5,4 cm. 18. Dynastie. Kairo, Ägyptisches Museum JE 61971

398 **Ohrring des Tutanchamun**. Rotgold, helles Gold, braunes Harz, Karneol, Glas (?). Länge 10 cm; Breite 5,5 cm. 18. Dynastie. Kairo, Ägyptisches Museum JE 61972

399 **Dolch des Tutanchamun**. Gold mit Halbedelsteinen, Klinge aus Eisen. 18. Dynastie. Kairo, Ägyptisches Museum JE 61585

400–401 **Dolchscheide des Tutanchamun**. Gold mit Glaseinlagen. Länge 21 cm. 18. Dynastie. Kairo, Ägyptisches Museum JE 61584

402 **Geierpektoral des Tutanchamun**. Gold. Höhe 12,1 cm; Breite 17,2 cm. 18. Dynastie. Kairo, Ägyptisches Museum JE 61943

403 **Pektoral des Tutanchamun**. Gold. Länge 18,2 cm; Höhe 12,8 cm. 18. Dynastie. Kairo, Ägyptisches Museum JE 61947

404–406 **Thronsessel des Tutanchamun**. Holz, mit Goldblech überzogen, Silber, Quarz, Glas. 18. Dynastie. Kairo, Ägyptisches Museum JE 62028

407 Siehe 1

408–409 **Gefäß des Atumentaneb**. Silber, Gold. Höhe 16,5 cm. Aus dem Schatz von Zagazig. 19. Dynastie. Kairo, Ägyptisches Museum JE 39867

410 **Siegelring Ramses' II**. Electrum. Länge der Siegelplatte 2,95 cm. 19. Dynastie. München, Staatliche Sammlung Ägyptischer Kunst ÄS 5851

411 **Armreif Ramses' II**. Gold, Lapislazuli. Breite 6 cm; Durchmesser 7,2 cm. 19. Dynastie. Kairo, Ägyptisches Museum CG 52575-6

412 **Anhänger**. Gold und Glaseinlagen. Höhe 7,2 cm. 19. Dynastie. Boston, Museum of Fine Arts 68.836 (K. Flimm)

413 **Falkenpektoral**. Gold, Lapislazuli, Türkis, Karneol. Breite 13,7 cm. Aus Saqqara, Serapeum. 19. Dynastie. Paris, Musée du Louvre E 80

414 **Pektoral mit dem Namen Ramses' II**. Gold, Silber, Fayence. Höhe 12 cm; Breite 14 cm. Aus Saqqara, Serapeum. 19. Dynastie. Paris, Musée du Louvre E 79

415 **Farbiges Relief** im Grab der Nefertari. Theben, Tal der Königinnen, QV 66. 19. Dynastie.

416 **Ohrgehänge Sethos' II**. Gold. Höhe 13,5 cm. 19. Dynastie. Kairo, Ägyptisches Museum CG 52397-8

417 **Blütendiadem mit den Namen Sethos' II. und der Ta-usret** Gold. Durchmesser 17 cm. 19. Dynastie. Kairo, Ägyptisches Museum CG 52644

418 **Filigrankette**. Gold. Höhe der Anhänger 2,1 cm. 19. Dynastie. Kairo, Ägyptisches Museum CG 52679

419 **Ohrgehänge mit dem Namen Ramses' XI**. Rotgold. Länge 16 cm; Breite 5 cm. 20. Dynastie. Kairo, Ägyptisches Museum CG 52323-4

Verzeichnis der Abbildungen

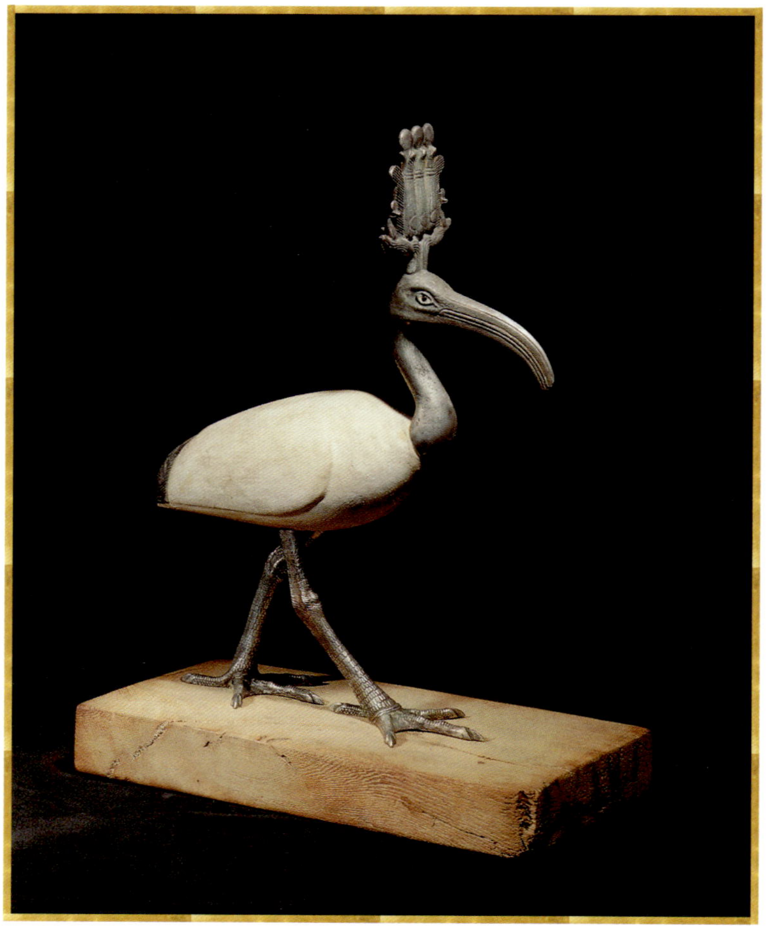

506 *Ibis, Silber, Holz, Glaseinlage*

Umschlagfotos
Vorne: Kanopenschrein Tutanchamuns
Hinten: Metamorphosen-Pektoral Tutanchamuns

Die Deutsche Bibliothek – CIP-Einheitsaufnahme
Die Schätze der Pharaonen / Hans Wolfgang Müller; Eberhard Thiem. [Red .: Friedrich Naab]. – Augsburg: Battenberg, 1998
ISBN 3-89441-417-0

BATTENBERG VERLAG AUGSBURG

Idee, Konzeption und Produktion: THEMA Produktmarketing und Werbung GmbH, München
Umschlaggestaltung: Sabine Dohme / Thomas Steinkämper, Wörthsee
Layout: Sabine Dohme
Redaktion: Friedrich Naab
Satz: Eva Friedl
Reproduktion: Repro Ludwig, Zell am See
Druck und Bindung: Neue Stalling, Oldenburg
Gedruckt auf chlorfrei gebleichtem Papier
Printed in Germany

ISBN 3-89441-417-0

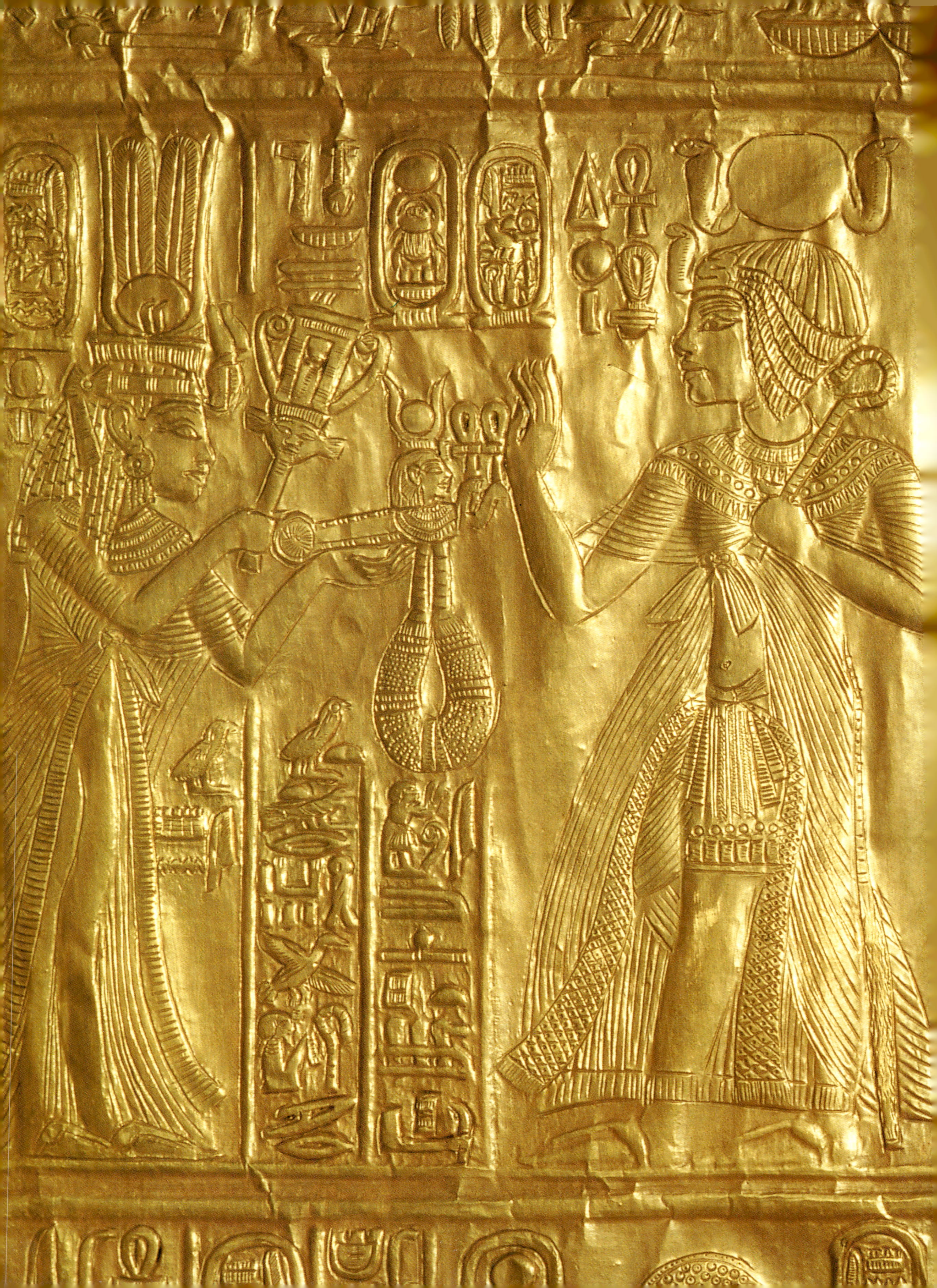